QUESTIONS D'ÉTHIQUE BIOMÉDICALE

Des mêmes auteurs

Mattei J.-F. *L'enfant oublié ou les folies génétiques*, Paris, Albin Michel, 1994.

Mattei J.-F. *Les droits de la vie*, Paris, Odile Jacob, 1996.

Mattei J.-F. *Le chemin de l'adoption*, Paris, Albin Michel, 1997.

Mattei J.-F., Étienne J.-C, Chabot J.-M. *De la médecine à la santé. Pour une réforme des études médicales et la création d'universités de santé*, Paris, Flammarion Médecine-Sciences, 1997.

Mattei J.-F., Folscheid D., Le Mintier B. *Philosophie, éthique et droit de la Médecine*, Paris, PUF, coll. Thémis, 1997.

Mattei J.-F. *Le diagnostic prénatal*, Paris, Flammarion, coll. Dominos, 2000.

Mattei J.-F. *Le passeur d'univers*, Paris, Calmann Lévy, 2000.

Mattei J.-F. *Sonate pour un clone*, Paris, Presses de la Renaissance, 2000.

Mattei J.-F. *Santé sociale : ces absurdités qui nous entourent*, Paris, Ed. Anne Carrière, 2001.

Mattei J.-F. *L'urgence humanitaire, et après ? (Pour une action humanitaire durable)*, Paris, Hachette Littératures, 2005.

Mattei J.-F. *L'homme en quête d'humanité*, Paris, Presses de la Renaissance, 2007.

Le Coz P. *Le médecin et la mort : approches éthique et philosophique*, Préface du Pr. Jean-François Mattei, Paris, Vuibert, 2006.

Le Coz P. *Quelle philosophie de la famille pour la médecine de la reproduction ?*, Préface du Pr. Jean-François Mattei, Paris, L'Harmattan, 2006.

Le Coz P. *Petit traité de la décision médicale : un nouveau cheminement au service des patients*, Paris, Le Seuil, 2007.

Sous la direction de
JEAN-FRANÇOIS MATTEI

Avec la collaboration de
JEAN-ROBERT HARLÉ
PIERRE LE COZ
PERRINE MALZAC

QUESTIONS D'ÉTHIQUE BIOMÉDICALE

Flammarion

ISBN : 978-2-2570-0061-3

LISTE DES AUTEURS

Annagrazia Altavilla
Avocate au Barreau de Tarente (Italie). Maître de conférences associé à la Faculté de Médecine, Université de la Méditerranée, Espace Éthique Méditerranéen/EA3783, Hôpital de la Timone, Marseille.

Jean-Michel Azorin
Professeur des Universités à la Faculté de Médecine, Université de la Méditerranée, Praticien hospitalier, Pôle universitaire de Psychiatrie, Hôpital Sainte-Marguerite, Marseille.

Patrick Ben Soussan
Praticien hospitalier, Pédopsychiatre, Responsable du Département de Psychologie clinique, Institut Paoli-Calmettes, Centre Régional de Lutte Contre le Cancer Provence-Alpes-Côte d'Azur, Marseille.

Nicole Cano
Praticien hospitalier, Secteur 4 de Psychiatrie générale des Bouches-du-Rhône, AP-HM, Espace Éthique Méditerranéen/EA3783, Hôpital de la Timone, Marseille.

Brigitte Chabrol
Professeur des Universités à la Faculté de Médecine, Université de la Méditerranée, Praticien hospitalier, Service de Neurologie Pédiatrique, Hôpital d'Enfants de la Timone. Commission Handicap de l'Espace Éthique Méditerranéen, Marseille.

Patrick Collignon
Praticien hospitalier, Service de Génétique médicale, Hôpital Font-Pré, CHIC Toulon. Commission Handicap de l'Espace Éthique Méditerranéen/EA3783, Hôpital de la Timone, Marseille.

Jérôme Colonna
Président de l'URAPEI (Union Régionale des Associations de Parents d'Enfants Inadaptés) PACA, Saint-Mitre lès Remparts.

Pierre de Alcala
Docteur en Psychologie, Centre Hospitalier Valvert, Marseille.

Lidia Despinoy
Psychologue clinicienne, Centre d'Action Médico-Sociale Précoce de la Rose. Détachée à temps partiel, Espace Éthique Méditerranéen/EA3783, Hôpital de la Timone, Marseille.

François Eisinger
Professeur associé de Santé publique, Praticien hospitalier, Centre régional de Lutte contre le Cancer, Institut Paoli-Calmettes. Responsable Unité INSERM UMR 912, Marseille.

Cynthia Georgantelis
Médecin généraliste. Attachée à temps partiel, Espace Éthique Méditerranéen/EA3783, Hôpital de la Timone, Marseille.

Guillaume Gorincour
Praticien hospitalo-universitaire, Faculté de Médecine, Université de la Méditerranée, Service de Radiopédiatrie, Centre de Diagnostic prénatal. EA3783, Hôpital de la Timone, Marseille.

Jean-Robert Harlé
Professeur des Universités, Vice-Doyen de la Faculté de Médecine, Université de la Méditerranée, Praticien hospitalier, Service de Médecine interne, Hôpital de la Conception. Espace Éthique Méditerranéen/EA3783, Hôpital de la Timone, Marseille.

Jean-Marc La Piana
Médecin, Directeur de « La Maison », Centre de Soins palliatifs, Gardanne.

Pierre Le Coz
Maître de conférence en Philosophie, Faculté de Médecine, Université de la Méditerranée. Espace Éthique Méditerranéen/EA3783, Hôpital de la Timone, Marseille. Vice-Président du Comité Consultatif National d'Éthique.

Perrine Malzac
Praticien hospitalier, Département de Génétique médicale, Coordonnatrice de l'Espace Éthique Méditerranéen/EA3783, Hôpital de la Timone, Marseille.

Jean-François Mattei
Professeur de Pédiatrie et Génétique médicale à la Faculté de Médecine, Université de la Méditerranée, Fondateur de l'Espace Éthique Méditerranéen/EA3783, Hôpital de la Timone, Marseille. Membre de l'Académie Nationale de Médecine. Président de la Croix-Rouge Française. Ancien Ministre de la Santé, de la Famille et des Personnes handicapées.

Nicole Philip
Professeur des Universités à la Faculté de Médecine, Université de la Méditerranée, Praticien hospitalier, Département de Génétique médicale, Hôpital d'Enfants de la Timone, Marseille.

Jean-Michel Riou
Médecin, « La Maison », Centre de Soins palliatifs, Gardanne.

Umberto Simeoni
Professeur des Universités à la Faculté de Médecine, Université de la Méditerranée, Praticien hospitalier, Service de Néonatologie et Pôle Parents-Enfants, Hôpital de la Conception, Marseille.

Sébastien Tassy
Chef de Clinique à la Faculté de Médecine, Université de la Méditerranée, Assistant des Hôpitaux, Service de Psychiatrie, Hôpital Sainte-Marguerite. Institut de Neurosciences cognitives de la Méditerranée, Marseille.

Corinne Tourame
Association La Chrysalide (Association de parents et amis de personnes handicapées mentales), Marseille.

AVANT-PROPOS

Ce n'est pas l'Homme en général mais une personne unique et singulière que le soignant rencontre dans le quotidien de sa profession. Face à celui que la maladie fragilise, il sait qu'il doit répondre à une demande qui n'est pas soluble dans un protocole thérapeutique ou une procédure réglementaire. Le questionnement éthique que déclinent les pages du présent ouvrage est issu de la conscience des effets de déshumanisation engendrés par l'application mécanique aux personnes soignées de principes formels et standardisés.

La qualité de la prise en charge médicale requiert assurément une bonne connaissance des recommandations institutionnelles. Il faut à la médecine des principes généraux pour baliser ses orientations. L'éthique elle-même ne peut se dispenser de la connaissance des lois relatives à la santé publique, des règles du droit positif, des chartes internationales et de la nécessité de la recherche. Elles sont rappelées à plusieurs reprises au cours de ce livre. Cependant, en présence de la particularité des contextes, ces repères d'ordre général demandent à être modulés, réfléchis et adaptés. Ainsi, le droit attribué au patient de connaître toute la vérité au sujet de sa maladie ne nous dit rien sur le moment où il faut la lui révéler ni sur les termes qu'il faut employer. Il se heurte, par ailleurs, au droit du malade de ne pas savoir…

Si, pour adopter une attitude éthique, il suffisait de plaquer sur la réalité clinique des principes universels, quelle serait la raison d'être d'un livre d'éthique biomédicale ? Par la grâce du consensus, chacun saurait à tout moment ce qu'il faut dire ou taire, faire ou s'interdire. S'il nous a paru utile de concevoir un tel ouvrage, c'est parce que les opinions divergent parfois jusqu'à l'opposition lorsqu'il s'agit d'interpréter les principes éthiques et les normes juridiques. Le fait, par exemple, que le principe cardinal du respect de la dignité de la personne puisse être brandi par les partisans d'une légalisation de l'euthanasie autant que par ses adversaires atteste des limites de sa valeur opératoire.

Cela ne signifie nullement que le questionnement éthique surgisse à chaque instant. On peut même dire que dans la majorité des cas, les règles de la délicatesse, les codes de la déontologie, le savoir-faire technique et les compétences scientifiques suffisent aux soignants pour faire face aux situations difficiles. Mais lorsque les décisions ne s'imposent plus d'elles-mêmes, l'interrogation éthique devient inévitable. Ainsi, peut-on respecter la volonté de ce patient qui refuse un traitement sans l'abandonner pour autant ? Si oui, ce refus peut-il aussi concerner le soin ? Peut-on présumer du consentement de tel autre malade à se livrer à des essais cliniques alors même que sa maladie altère ses fonctions cognitives ?

Nous aurions tort de croire que ce type de questions d'éthique biomédicale n'implique que les professions de santé. Comment ne pas voir que c'est toute la société qu'il concerne et qu'il convoque ? La maîtrise du vivant, la manipulation des éléments du corps humain, les bouleversements que les techniques d'assistance à la procréation ont provoqués dans le champ de la filiation, ont étendu le questionnement éthique au-delà de la sphère clinique. Plus résolument encore, ils ont engagé les citoyens dans le débat public autour des nouveaux pouvoirs de la biomédecine.

Depuis quinze ans maintenant, l'Espace Éthique Méditerranéen que le CHU de Marseille abrite entre les murs de l'Hôpital de La Timone a pris la mesure de cette dimension sociale des problèmes de bioéthique. Ses formations universitaires ont toujours associé aux professionnels du soin les acteurs du monde scientifique, notamment des sciences humaines et sociales. Ce livre se propose de partager cette aventure, de montrer qu'il peut exister au sein d'un hôpital un espace d'échanges interdisciplinaires, dynamiques et fructueux.

Le lecteur ne tardera pas à se rendre compte que les médecins qui prennent ici la plume ont conscience de ne pas avoir le monopole de l'éthique médicale. Ils sont même les premiers à solliciter les citoyens afin que ceux-ci s'impliquent à leurs côtés pour affronter les défis que les progrès techniques ont fait surgir. Voilà pourquoi le présent ouvrage est ouvert aux contributions de professionnels d'autres champs disciplinaires que la médecine. La psychologie et le droit, bien sûr, mais aussi la philosophie, cet art de la formulation des questions qu'on appelle la problématique.

Dans cette réflexion continue, chaque fois qu'une étape nouvelle se prépare pour la bioéthique, nous avons besoin de conjuguer nos approches, nos sensibilités et nos compétences, de multiplier les éclairages pour construire un débat démocratique digne de ce nom. Ce livre à vocation pédagogique entend apporter sa contribution à un tel débat, en permettant à chacun de s'approprier les grandes questions d'éthique biomédicale de notre temps.

Jean-François Mattei

I

ÉTHIQUE BIOMÉDICALE : DÉFINITIONS, ASPECTS HISTORIQUES, LÉGISLATIFS

1

ÉMERGENCE DE LA CONSCIENCE ÉTHIQUE

(1947-1988 : de Nuremberg au Conseil d'État)

Jean-François Mattei

Si le mouvement en faveur des droits de l'homme est symboliquement marqué, à ses débuts, par la Révolution française de 1789, c'est dans la deuxième moitié du XXe siècle que les rapports entre les progrès de la science, notamment en biologie et en médecine, et le respect des droits de la personne ont véritablement émergé. Jusque là, le caractère obligatoire de certaines vaccinations, même susceptibles d'entraîner des complications (vaccin contre la variole), l'obligation de traitement, éventuellement sous contrainte (traitement de la syphilis), n'avaient jamais été considérés comme attentatoires aux libertés individuelles.

La barbarie nazie et les expériences conduites dans des conditions contraires à la dignité humaine ont constitué le révélateur d'une situation d'autant plus urgente que la rapidité des progrès scientifiques soulevait des problèmes nouveaux. Peu à peu s'est ainsi développé, dans le champ biomédical, une nouvelle forme de la conscience humaine, la conscience éthique [1].

Deux démarches différentes, celle du droit et celle de la médecine, ont tracé leurs chemins, s'ignorant souvent, se recoupant parfois, ne parlant pas toujours le même langage, n'obéissant pas à la même logique et revendiquant chacune la maîtrise de son propre champ. Elles ont fini par converger sur de grands principes et des modalités d'organisation nécessaires pour notre société. Il faut donc retracer la chronologie des faits marquants, juridiques et médicaux, avant de tenter d'en tirer les enseignements.

1947 : le Code de Nuremberg

La Seconde Guerre mondiale fait prendre conscience que la médecine peut également avilir la personne humaine.

Une première série de lois avait été promulguée, dans l'Allemagne nazie, en 1934, visant à prévenir la transmission des « tares » héréditaires. Les examens prénuptiaux étaient rendus obligatoires, la stérilisation était prescrite dans le cas d'un certain nombre de maladies supposées héréditaires (faiblesse mentale congénitale, schizophrénie, psychose maniacodépressive, épilepsie, cécité, surdité, malformation physique et alcoolisme grave). Elle devait également être appliquée aux criminels classés dangereux et irrécupérables, notion bientôt élargie à celle d'« asocial » pour y inclure tout individu montrant par son comportement qu'il ne veut pas s'intégrer dans la communauté. Cette notion fut encore étendue pendant les années de guerre à des êtres considérés comme inférieurs tels que les tsiganes et les homosexuels.

Autre pilier de cette « politique de population », les lois de Nuremberg promulguées en septembre 1935 visaient à assurer la pureté raciale des Allemands en interdisant le mariage et les relations sexuelles avec les juifs. Les années de guerre apparaissaient, enfin, comme l'âge d'or de la biologie raciale dans la mesure où les experts étaient appelés à décider du sort d'êtres inférieurs, notamment dans des camps d'extermination comme Auschwitz. C'est justement à Auschwitz que le docteur Mengele se rendit tristement célèbre par les expérimentations menées sur des cobayes humains. Celles-ci ont profondément marqué les consciences et suscité une série de réactions.

Entre 1942 et 1945, la Déclaration de St-James, la Déclaration de Moscou, la Charte des Nations Unies et la Conférence de Londres proclament la valeur des droits fondamentaux et de la dignité humaine.

Le jugement rendu les 19 et 20 août 1947 au terme du procès de Nuremberg condamne les crimes contre l'humanité. Il est à l'origine du texte pionnier de la bioéthique : le Code de Nuremberg. En dix articles, il pose des règles de protection de la personne humaine en matière d'expérimentation biomédicale.

Le code de Nuremberg

1. Le consentement volontaire du sujet humain est absolument essentiel. Cela veut dire que la personne intéressée doit jouir de capacité légale totale pour consentir : qu'elle doit être laissée libre de décider, sans intervention de quelques éléments de force, de fraude, de contrainte, de supercherie, de duperie ou d'autres formes de contraintes ou de coercition. Il faut aussi qu'elle soit suffisamment renseignée, et connaisse toute la portée de l'expérience pratiquée sur elle, afin d'être capable de mesurer l'effet de sa décision. Avant que le sujet expérimental accepte, il faut donc le renseigner exactement sur la nature, la durée, et le but de l'expérience, ainsi que sur les méthodes et moyens employés, les dangers et les risques encourus ; et les conséquences pour sa santé ou sa personne, qui peuvent résulter de sa participation à cette expérience.
2. L'expérience doit avoir des résultats pratiques pour le bien de la société impossibles à obtenir par d'autres moyens : elle ne doit pas être pratiquée au hasard et sans nécessité.
3. Les fondements de l'expérience doivent résider dans les résultats d'expériences antérieures faites sur des animaux, et dans la connaissance de la genèse de la maladie ou des questions de l'étude, de façon à justifier par les résultats attendus l'exécution de l'expérience.
4. L'expérience doit être pratiquée de façon à éviter toute souffrance et tout dommage physique et mental, non nécessaires.
5. L'expérience ne doit pas être tentée lorsqu'il y a une raison a priori de croire qu'elle entraînera la mort ou l'invalidité du sujet, à l'exception des cas où les médecins qui font les recherches servent eux-mêmes de sujets à l'expérience.
6. Les risques encourus ne devront jamais excéder l'importance humanitaire du problème que doit résoudre l'expérience envisagée.
7. On doit faire en sorte d'écarter du sujet expérimental toute éventualité, si mince soit-elle, susceptible de provoquer des blessures, l'invalidité ou la mort.
8. Les expériences ne doivent être pratiquées que par des personnes qualifiées. La plus grande aptitude et une extrême attention sont exigées tout au long de l'expérience, de tous ceux qui la dirigent ou y participent.
9. Le sujet humain doit être libre, pendant l'expérience, de faire interrompre l'expérience, s'il estime avoir atteint le seuil de résistance, mentale ou physique, au-delà duquel il ne peut aller. L'obligation et la responsabilité d'apprécier les conditions dans lesquelles le sujet donne son consentement incombent à la personne qui prend l'initiative et la direction de ces expériences ou qui y travaille. Cette obligation et cette responsabilité s'attachent à cette personne, qui ne peut les transmettre à nulle autre sans être poursuivie.

10. Le scientifique chargé de l'expérience doit être prêt à l'interrompre à tout moment, s'il a une raison de croire que sa continuation pourrait entraîner des blessures, l'invalidité ou la mort du sujet expérimental.

On voit apparaître dans ce texte fondateur la notion de consentement libre, éclairé et exprès ainsi que la responsabilité de l'expérimentateur. Il faudra 40 ans pour que ces notions qui apparaissent évidentes et clairement définies soient transposées dans le droit français par la loi de 1988 sur « La protection des personnes se prêtant à l'expérimentation biomédicale ». Cela en dit long sur l'inertie et la résistance à traduire dans les faits la réalité des grands principes.

Faisant suite à ce mouvement profond, la Déclaration universelle des Droits de l'homme est adoptée par l'Assemblée générale des Nations Unies le 10 décembre 1948. Elle rappelle dans son préambule le grand principe du respect de la dignité de la personne qui s'applique naturellement aussi au domaine médical.

Déclaration universelle des Droits de l'homme adoptée par l'Assemblée Générale dans sa résolution 217 A (III) du 10 décembre 1948

Préambule

Considérant que la reconnaissance de la dignité inhérente à tous les membres de la famille humaine et de leurs droits égaux et inaliénables constitue le fondement de la liberté, de la justice et de la paix dans le monde.

Considérant que la méconnaissance et le mépris des droits de l'homme ont conduit à des actes de barbarie qui révoltent la conscience de l'humanité et que l'avènement d'un monde où les êtres humains seront libres de parler et de croire, libérés de la terreur et de la misère, a été proclamé comme la plus haute aspiration de l'homme.

Considérant qu'il est essentiel que les droits de l'homme soient protégés par un régime de droit pour que l'homme ne soit pas contraint, en suprême recours, à la révolte contre la tyrannie et l'oppression.

(...)

Considérant que dans la Charte les peuples des Nations Unies ont proclamé à nouveau leur foi dans les droits fondamentaux de l'homme, dans la dignité et la valeur de la personne humaine,

dans l'égalité des droits des hommes et des femmes, et qu'ils se sont déclarés résolus à favoriser le progrès social et à instaurer de meilleures conditions de vie dans une liberté plus grande.
(...)
L'Assemblée Générale proclame la présente Déclaration universelle des Droits de l'homme comme l'idéal commun à atteindre par tous les peuples et toutes les nations afin que tous les individus et tous les organes de la société, ayant cette Déclaration constamment à l'esprit, s'efforcent, par l'enseignement et l'éducation, de développer le respect de ces droits et libertés et d'en assurer, par des mesures progressives d'ordre national et international, la reconnaissance et l'application universelles et effectives (...).
Article premier
Tous les êtres humains naissent libres et égaux en dignité et en droits. Ils sont doués de raison et de conscience et doivent agir les uns envers les autres dans un esprit de fraternité.
Article 2
Chacun peut se prévaloir de tous les droits et de toutes les libertés proclamés dans la présente Déclaration, sans distinction aucune, notamment de race, de couleur, de sexe, de langue, de religion, d'opinion politique ou de toute autre opinion, d'origine nationale ou sociale, de fortune, de naissance ou de toute autre situation.
(...)

Pendant la guerre et l'immédiat après-guerre, le droit international s'incorpore progressivement dans les systèmes nationaux et supranationaux qu'il va tendre à rapprocher. On assiste ainsi à la découverte dans le droit international de la « dignité de la personne humaine », qui deviendra le concept juridique désignant ce qu'il y a d'humain dans l'homme, refusant l'exclusion et la dégradation de l'humain dans l'homme.

1952 : greffe de rein,
naissance de la transplantation d'organes

Le 25 décembre 1952, la première greffe de rein avec donneur vivant au monde est réalisée à l'hôpital Necker. Le professeur Jean Hamburger et son équipe n'avaient alors aucune idée de son impact sur l'histoire de la transplantation et sur les problèmes éthiques soulevés. En effet, Marius Renard recevait un rein « vivant » grâce à la générosité de sa mère. Après sa chute d'un échafaudage, le jeune charpentier est hospitalisé en urgence. Né avec un seul rein, la néphrectomie réalisée en raison de l'hémorragie le condamne à bref délai. Le professeur Hamburger sait les obstacles immunologiques, mais devant l'insistance de sa mère et en raison du bon état de santé de Marius avant sa chute, l'équipe médicale décide de tenter la greffe. Jean Hamburger estime qu'il est moralement plus acceptable de tenter cette opération de la dernière chance, plutôt que regarder Marius s'éteindre d'une mort lente. L'opération est un succès, le rein fonctionne immédiatement et Marius, qui était mourant, retrouve rapidement des forces. Hélas, au bout de trois semaines d'attente et d'espoir, le greffon est rejeté et Marius s'éteint.

Le monde entier fut remué par la générosité de ce don, symbole de la force de l'amour maternel, mais aussi par les prodiges de la médecine moderne.

Pourtant personne ne peut nier les problèmes éthiques qui surgissent. Le progrès médical impose-t-il de transgresser les lois ? Peut-on s'affranchir de questions nouvelles concernant les modalités du don, la légitimité des risques pris par les donneurs, les conditions de l'intervention, le respect des morts et l'utilisation d'éléments du corps humain ?

1967 : première greffe du cœur

Au Cap, en Afrique du Sud, Christian Barnard tente la première greffe cardiaque en implantant le cœur d'une jeune femme de 25 ans, décédée dans un accident de la route, chez un malade cardiaque de 53 ans. La greffe réussit, mais la haute dose de radiations subies en vue d'éviter le rejet du nouveau cœur expose le greffé à la moindre infection. Il succombe, 18 jours après, d'une pneumonie bilatérale. La technique devra attendre les années 1980 pour se développer après la découverte de la ciclosporine.

Là encore, le monde salua ce nouveau pas de la chirurgie. Mais de nouvelles questions surgissaient en raison même du caractère singulier du cœur, organe mythique, siège des émotions. Vivre avec le cœur d'un autre qui bat dans sa poitrine…

1967 : la contraception et la loi Neuwirth

En 1956, Pincus crée la première pilule contraceptive dont les résultats sont concluants même si la fiabilité n'est pas totale et les effets secondaires très importants. En 1960, la pilule est autorisée aux États-Unis comme moyen contraceptif. D'autres pays vont emboîter le pas.

En 1967, la loi Neuwirth dépénalise enfin la contraception en France en abrogeant la loi de 1920 qui l'interdisait. Dès lors, toute femme peut se procurer la pilule sur prescription médicale. Il y a des réticences, notamment religieuses, qui ralentissent la mise en application de la loi, mais le progrès paraît tel qu'il incarne la conquête par les femmes de la liberté de leur corps. C'est une véritable révolution sociologique : désormais les femmes ont le droit de choisir d'avoir des enfants ou non, de choisir quand elles les veulent et d'en fixer le nombre. Elles peuvent envisager d'entreprendre une vie professionnelle tout en fondant une famille. Cette pilule donne aux femmes la liberté de mener leur vie comme elles l'entendent.

C'est en corollaire le début de la libération sexuelle. Cette découverte qui révolutionne des comportements séculaires a, sans aucun doute, largement inspiré, si ce n'est toute la révolution de 1968, un bon nombre de slogans de l'époque : « un enfant, quand je veux, si je veux ».

C'est le point de départ de toute une évolution loin d'être achevée et qui modifie profondément les repères sociaux, notamment familiaux et professionnels. On peut regretter l'absence d'accompagnement de la contraception par une réflexion éthique sur les changements induits pour notre société.

1975 : l'interruption volontaire de grossesse et la loi Veil ; le moratoire d'Asilomar

L'interruption de grossesse a toujours été le dernier recours des femmes enceintes qui ne pouvaient, pour des raisons diverses, assumer une grossesse, la naissance et l'éducation d'un enfant. Le plus souvent réalisé de façon clandestine, l'avortement entraînait de fréquentes complications parfois mortelles. L'inégalité entre les femmes qui pouvaient aller à l'étranger pour avorter dans de bonnes conditions et celles qui en étaient réduites aux circuits clandestins et plus aléatoires était insupportable. Tout comme l'inégalité entre celles qui avaient pu accéder à la contraception et celles qui n'avaient pu, le plus souvent pour des motifs qui n'étaient pas de leur fait (niveau économique, manque d'information, contre-indication médicale...).

Le projet de loi sur l'interruption volontaire de grossesse (IVG) fut marqué par la personnalité volontaire et courageuse de Simone Veil dont le texte eut l'intelligence de se fonder sur trois éléments très importants. D'une part, il rappelle le principe fondateur du respect de la vie en évoquant clairement dans l'article premier que la vie doit être respectée dès le commencement. D'autre part, il n'autorise pas l'avortement, mais le dépénalise en prévoyant des mesures dérogatoires dans certaines situations de détresses particulières définies dans la loi. Enfin, le texte est adopté pour une période de cinq ans au terme desquels un bilan sera effectué avant nouvelle discussion.

Après une longue procédure législative et des débats très vifs, le texte présenté au Conseil des ministres le 13 novembre 1974 est adopté le 20 décembre par 277 voix contre 192 à l'Assemblée nationale et 185 contre 88 au Sénat. Il est promulgué le 17 janvier 1975.

On sait qu'au fil du temps, la loi fut confirmée en 1979, l'IVG remboursée en 1982 et son cadre étendu à plusieurs reprises, notamment en 2000 avec un allongement du délai légal de dix à douze semaines de grossesse et l'assouplissement des conditions d'accès aux contraceptifs d'urgence (ou pilules dites du lendemain) comme à l'IVG pour les mineures.

Loi n° 75-17 du 17 janvier 1975 relative à l'interruption volontaire de la grossesse

Art. 1er. – La loi garantit le respect de tout être humain dès le commencement de la vie. Il ne saurait être porté atteinte à ce principe qu'en cas de nécessité et selon les conditions définies par la présente loi.
Art. 2. – Est suspendue pendant une période de cinq ans à compter de la promulgation de la présente loi, l'application des dispositions des quatre premiers alinéas de l'article 317 du code pénal lorsque l'interruption volontaire de la grossesse est pratiquée avant la fin de la dixième semaine par un médecin dans un établissement d'hospitalisation public ou un établissement d'hospitalisation privé satisfaisant aux dispositions de l'article L. 176 du code de la santé publique.
(...)

« Art. L. 162-1. – La femme enceinte que son état place dans une situation de détresse peut demander à un médecin l'interruption de sa grossesse. Cette interruption ne peut être pratiquée qu'avant la fin de la dixième semaine de grossesse.
(...)
« Art. L. 162-8. – Un médecin n'est jamais tenu de donner suite à une demande d'interruption de grossesse ni de pratiquer celle-ci mais il doit informer, dès la première visite, l'intéressée de son refus.
(...)
« Art. 162-12. – L'interruption volontaire d'une grossesse peut, à toute époque, être pratiquée si deux médecins attestent, après examen et discussion, que la poursuite de la grossesse met en péril grave la santé de la femme ou qu'il existe une forte probabilité que l'enfant à naître soit atteint d'une affection d'une particulière gravité reconnue comme incurable au moment du diagnostic.
(...)

La même année dans un tout autre domaine, celui du génie génétique, on cite le moratoire d'Asilomar comme une première prise de conscience de la communauté scientifique.

Il s'agit d'un moratoire que se sont imposé les chercheurs en biologie moléculaire américains, lors d'une conférence organisée à Asilomar en Californie, en décidant de renoncer à pratiquer des recombinaisons artificielles de gènes entre organismes différents, dans l'attente d'un code de conduite défini au niveau fédéral. L'objectif de ce code devait garantir le respect de protocoles de sécurité adéquats dans l'ensemble des laboratoires de biotechnologie du pays. Il fut âprement discuté sans que l'éthique n'occupe une place importante dans la décision, comme le raconte Jeremy Rifkin [2].

1976 : la loi sur le consentement présumé en matière de prélèvements d'organes et la loi Caillavet

L'activité de transplantations d'organes se développant de façon importante, les équipes se trouvèrent assez vite confrontées au manque d'organes à greffer. Les volontaires au don devaient porter sur eux un document signifiant l'autorisation de prélèvement d'un ou plusieurs organes en cas de décès. Or, une telle démarche est loin d'être spontanée.

En 1976, à l'initiative du sénateur Caillavet, fut donc discutée une loi définissant les conditions du prélèvement et introduisant la notion de consentement présumé. Autrement dit, celui qui n'a pas fait savoir de façon formelle son refus est présumé consentant. Le témoignage de la famille est cependant recueilli de façon à s'assurer que la personne n'y était pas opposée.

Le texte de loi pose, là encore, de très délicats problèmes éthiques. D'une part il évoque pour la première fois la définition de la mort qui conditionne le prélèvement. D'autre part, avec le consentement présumé, il renverse la logique juridique en vigueur puisqu'il considère en premier lieu l'intérêt d'autrui (le malade en attente d'organe) pour effectuer un prélèvement sur une personne décédée dont l'assentiment n'est pas prouvé. Il a soulevé de très vives controverses, et il est encore refusé par de nombreux États européens.

Loi n° 76-1181 du 22 décembre 1976
relative aux prélèvements d'organe

Art. 2. – Des prélèvements peuvent être effectués à des fins thérapeutiques ou scientifiques sur le cadavre d'une personne n'ayant pas fait connaître de son vivant son refus d'un tel prélèvement.
(...)
Art. 4. – Un décret en Conseil d'État détermine (...) les procédures et modalités selon lesquelles la mort doit être constatée.
(...)

1978 : la loi Informatique et libertés ;
la naissance de Louise Brown

Un problème éthique d'une toute autre nature se dessine à propos de l'utilisation de données individuelles par le moyen de fichiers informatiques. Il apparaît que les libertés individuelles sont menacées et que la vie privée pourrait ne plus être respectée. La loi de 1978, dite « Informatique et libertés », organise donc la confidentialité des données et réglemente très rigoureusement la constitution des fichiers, leur contenu et leur utilisation. Une instance indépendante est chargée de veiller sur le respect scrupuleux des mesures adoptées : il s'agit de la Commission Nationale Informatique et Libertés (CNIL).

On voit bien que la médecine est directement concernée par de telles dispositions. Elle approuve naturellement la préservation de la confidentialité qui fonde le secret médical. Néanmoins, les exigences de l'épidémiologie, de la santé publique, de la constitution de registres pour certaines maladies vont très vite se trouver confrontées à des obstacles insurmontables.

Or, personne n'a encore, à cette époque, pris conscience de la nature de l'enjeu et du caractère éthique de la réponse à apporter. C'est la raison pour laquelle cette loi devra être modifiée à deux reprises. D'une part avec les lois de 1994, pour prendre davantage en compte l'automatisation des données en santé et les nécessités de la santé publique, d'autre part en 2004, pour se mettre en conformité avec la directive européenne de 1995.

Lorsque, la même année 1978, la naissance du premier « bébé-éprouvette » est annoncée à grand renfort de médias, en Grande-Bretagne, là encore le questionnement éthique n'est pas vraiment convoqué. Louise Brown est en effet le premier bébé résultant d'une fécondation *in vitro*. Ce sont les premiers pas d'une technique qui va apporter la solution tant espérée par de nombreux couples infertiles. Elle vient s'ajouter aux développements d'une autre technique, déjà ancienne mais que certains tentent d'encadrer, l'insémination artificielle avec sperme de tiers donneurs. Dès lors, une nouvelle discipline médicale se développe : l'assistance médicale à la procréation. La naissance en France d'Amandine, en 1982, agit sans doute comme un révélateur de l'importance des problèmes désormais soulevés. En effet, les premières interrogations éthiques sur le devenir des embryons dits surnuméraires apparaissent.

1983 : la création du Comité Consultatif National d'Éthique (CCNE)

Le CCNE est créé en 1983 par un simple acte réglementaire, un décret signé du président de la République. En se dotant d'une telle instance, la France fait figure de pionnier dans un domaine encore mal appréhendé par les dirigeants politiques. Dans ce premier texte, il a pour mission de donner des avis sur les problèmes moraux soulevés par la recherche dans le domaine de la médecine, de la biologie et de la santé.

À n'en pas douter, ce sont la pertinence et la qualité de ses avis et rapports qui ont justifié l'extension de compétence et le renforcement de l'indépendance du Comité. Désormais, le champ de l'éthique entre officiellement au rang des préoccupations de la classe politique qui, pour l'aborder, fait appel à une représentation très large de personnalités venus d'horizons bien différents.

1988 : la loi de protection des personnes se prêtant à l'expérimentation biomédicale, dite loi Huriet-Sérusclat ; le rapport du Conseil d'État

Lorsque la loi Huriet-Sérusclat vient en discussion en 1988, si elle s'appuie sur des avis du CCNE, il n'est pas encore question de loi de bioéthique. En fait, cette loi est la traduction en droit français des dispositions énoncées dans le Code de Nuremberg, quarante ans plus tôt. Alors que les horreurs de l'époque avaient conduit à préconiser des mesures urgentes, il aura fallu quarante ans pour que le sujet de l'expérimentation humaine soit enfin abordé et traité. La France n'est pas différente des autres pays dans ce domaine tant il y a de réticences pour la médecine, la recherche et sans doute les entreprises qui leur sont liées, à se voir contenues dans des limites législatives et réglementaires, en raison de problèmes dont la portée immédiate n'apparaît pas toujours comme évidente. On peut même dire que la France est probablement aujourd'hui le pays qui a la législation la plus complète dans le domaine de la bioéthique, mais la prise de conscience fut longue et les décisions difficiles.

C'est d'ailleurs la même année, 1988, que le Conseil d'État, dans son rapport « De l'éthique au droit », propose, après un formidable travail de réflexion et d'écriture, un véritable avant-projet de loi visant à organiser et encadrer l'application des progrès de la science et de la médecine. Ce rapport, dont l'utilité fut très grande par la suite pour les législateurs de 1994, eut un grand tort : il était le premier à proposer une approche globale de tous les problèmes éthiques, de la greffe d'organes à la procréation médicalement assistée, du diagnostic génétique à la thérapie génique. L'ensemble éveilla sans aucun doute une grande crainte devant la difficulté des questions soulevées. Les médecins se voyaient empêchés d'exercer, les chercheurs de chercher et les juristes prêchaient la plus grande réserve dans un champ inédit. Les politiques voyaient, en outre, de multiples raisons de mécontenter l'opinion sans bénéfices évidents. Le rapport fut donc tout simplement soumis à une réflexion approfondie, c'est-à-dire mis de côté.

Au fond, se posait très clairement la question de savoir si, dans le domaine de la bioéthique, il fallait vraiment légiférer.

Bibliographie

1. Mattei JF. *L'homme en quête d'humanité*, Paris, Presses de la Renaissance, 2007.
2. Rifkin J. *Le siècle biotech*, Paris, La Découverte, 1998.

2

LE MOUVEMENT ÉTHIQUE INTERNATIONAL

Jean-François Mattei

Historiquement, les principes applicables en matière de bioéthique ont d'abord été posés au niveau international par le Code de Nuremberg, en 1947. C'est lui qui reconnaît la dignité humaine comme principe cardinal des droits fondamentaux, principe retrouvé dans de très nombreux textes internationaux.

Puis, la réflexion mondiale en matière d'éthique biomédicale s'est développée au sein d'organismes parallèles (organisations non gouvernementales et comités d'éthique internationaux). Ils ont su donner à leur discours une portée réelle, parfois même supérieure à celle du droit positif.

Enfin, le droit international de la bioéthique, notamment au sein des Nations Unies et de l'Europe, s'est développé, s'efforçant de transposer les discours dans des normes juridiques.

Les déclarations des organisations non gouvernementales (ONG)

Les ONG sont des structures d'une grande souplesse qui tirent leur efficacité de leur reconnaissance dans le droit international, ce qui leur permet d'être entendues par l'ONU, l'OMS et le Conseil de l'Europe, parmi d'autres.

Elles publient des textes (déclarations, résolutions...) qui formalisent leurs positions et contribuent à la mobilisation de l'opinion publique. En matière de bioéthique, des textes déterminants ont été publiés par des ONG comme l'Association médicale mondiale (AMM) et le Conseil des organisations internationales des sciences médicales (CIOMS).

La *Déclaration d'Helsinki* de 1964 élaborée par l'AMM mérite une mention spéciale car elle demeure la référence internationale majeure pour les expérimentations médicales sur l'homme. À partir d'une idée forte en bioéthique, à savoir la primauté de la personne humaine sur les intérêts de la science et de la société, les recommandations sont organisées autour de plusieurs principes :

– le respect de la vie dès son commencement, étant précisé que le fœtus doit être considéré comme « un être humain potentiel » ; la mort est assimilée à la mort cérébrale et la fin de vie doit être traitée, par le médecin, de manière à épargner au malade les souffrances de la phase terminale, et ce, avec son accord, ou celui de ses proches ;

– la dignité de la personne humaine, qui conduit, dans son principe, à l'interdiction formelle faite au médecin d'admettre, d'assister ou de participer à toute forme de traitements cruels ou inhumains. Ce principe doit également s'appliquer dans le cadre de toute recherche biomédicale comme dans les rapports entre le médecin et le mourant. De la même façon, se rattachent à la dignité toutes les déclarations de l'AMM invoquant la non-patrimonialité, la non-commercialité et la non-brevetabilité du corps humain et de ses éléments. Sont notamment condamnés : l'achat et la vente d'organes humains à des fins de transplantation, le commerce de gamètes, d'embryons ou de tissus fœtaux, ainsi que la brevetabilité de tout ou partie du génome humain. Enfin, partant du même principe, l'eugénisme est formellement banni, notamment en matière de choix du sexe du futur enfant ;

– la liberté individuelle et le respect de la vie privée sont traduits par la nécessité du consentement libre et éclairé des patients.

L'intérêt des nombreuses déclarations des ONG est de favoriser l'émergence d'une prise de conscience mondiale des responsabilités liées aux pratiques modernes de la recherche et de la médecine. De ce fait, elles préparent une intervention du droit dans des domaines, auparavant, fort peu explorés par lui.

Les avis et propositions des comités d'éthique internationaux

L'une des marques originales de la bioéthique, comparée à d'autres domaines comme l'environnement ou même, plus fondamentalement, celui du droit de l'homme, est d'avoir généré des institutions jusqu'alors sans équivalent : les comités d'éthique.

Après le Comité consultatif national d'éthique français, beaucoup d'autres ont été créés dans les pays voisins de sorte qu'existent désormais des rencontres régulières entre les comités d'éthique en Europe. Néanmoins, sur le plan international, seuls deux comités véritablement indépendants existent à ce jour : le Comité international de la bioéthique (CIB) de l'Unesco et le Groupe des conseillers pour l'éthique de la biotechnologie (GCEB) auprès de la Commission européenne.

Au sein de l'ONU, deux organisations avaient vocation à s'intéresser plus particulièrement aux problèmes d'éthique biomédicale : l'OMS et l'Unesco.

L'*OMS* a choisi de ne pas se doter d'un Comité d'éthique, mais de s'attacher à développer la dimension éthique de chacun de ses programmes d'action. Une consultation des États a voulu dépasser l'éthique de la pratique médicale individuelle établie par le serment d'Hippocrate, pour souligner la dimension sociale de l'éthique de la santé dans son acception la plus large. La démarche n'est pas toujours probante. C'est ainsi que le rapport demandé sur « éthique et génétique » est resté sans suite, en raison de l'opposition formelle du plus gros contributeur au budget de l'organisation qui ne souhaitait pas d'entraves à la brevetabilité des gènes et aux manipulations génétiques. On interroge, ici, la notion d'indépendance, y compris financière, qui reste seule garante de l'objectivité des avis rendus.

La démarche de l'*Unesco* est sensiblement différente puisqu'elle s'est dotée d'une instance unique en son genre au plan mondial, le Comité international de bioéthique (CIB) installé à Paris en 1993 dans une logique beaucoup plus institutionnelle. Ce Comité est une instance permanente de 55 membres, issus d'une quarantaine de pays et de disciplines les plus diverses. Leur liberté d'expression garantit le statut d'indépendance du comité lui-même. Son rôle est triple : animer le débat éthique au plan mondial, promouvoir la pédagogie et préparer « un instrument international » de nature juridique énonçant les principes éthiques applicables à la génétique humaine. Cet instrument a pris la forme d'une « Déclaration universelle sur le génome humain et les droits de l'homme » votée le 11 novembre 1997, tout à fait dans la pratique onusienne.

Il s'agit d'aborder un sujet difficile par une déclaration souple et non contraignante qui effarouche moins, se réservant de cheminer progressivement vers des textes plus directifs et plus forts. C'est cette même démarche qui a été adoptée avec la Déclaration des Droits de l'homme en 1948, suivie en 1966 par deux pactes internationaux, l'un relatif aux droits civils et politiques, l'autre relatif aux droits économiques, sociaux et culturels.

La Déclaration universelle de l'Unesco
sur le génome humain et les droits de l'homme
(Adoptée le 11 novembre 1997)

(...)

A/ La dignité humaine et le génome humain

Article premier. – Le génome humain sous-tend l'unité fondamentale de tous les membres de la famille humaine, ainsi que la reconnaissance de leur dignité et de leur diversité. Dans un sens symbolique, il est le patrimoine de l'humanité.

Art. 2. – Chaque individu a droit au respect de sa dignité et de ses droits, quelles que soient ses caractéristiques génétiques.

Cette dignité impose de ne pas réduire les individus à leurs caractéristiques génétiques et de respecter leur caractère unique et leur diversité.

Art. 3. – Le génome humain, par nature évolutif, est sujet à des mutations. Il renferme des potentialités qui s'expriment différemment selon l'environnement naturel et social de chaque individu, en ce qui concerne notamment l'état de santé, les conditions de vie, la nutrition et l'éducation.

Art. 4. – Le génome humain en son état naturel ne peut donner lieu à des gains pécuniaires.

B/ Droits des personnes concernées

Art. 5. – Une recherche, un traitement ou un diagnostic, portant sur le génome d'un individu, ne peut être effectué qu'après une évaluation rigoureuse et préalable des risques et avantages potentiels qui leur sont liés et en conformité avec toutes autres prescriptions prévues par la législation nationale. (...)

Art. 6. – Nul ne doit faire l'objet de discriminations fondées sur ses caractéristiques génétiques, qui auraient pour objet ou pour effet de porter atteinte à ses droits et à ses libertés fondamentales et à la reconnaissance de sa dignité.

Art. 7. – La confidentialité des données génétiques associées à une personne identifiable, conservées ou traitées à des fins de recherche

ou dans tout autre but, doit être protégée dans les conditions prévues par la loi.
(...)

C/ Recherches sur le génome humain
Art. 10. – Aucune recherche concernant le génome humain ni ses applications, en particulier dans les domaines de la biologie, de la génétique et de la médecine, ne devrait prévaloir sur le respect des droits de l'homme, des libertés fondamentales et de la dignité humaine des individus ou, le cas échéant, des groupes d'individus.
(...)

En Europe, le *Groupe de conseillers pour l'éthique de la biotechnologie* (GCEB) constitue un véritable comité d'éthique, composé de neuf membres, créé en novembre 1991 pour mieux prendre en compte les enjeux sociaux et moraux attachés au développement des biotechnologies en Europe, domaine clé pour les industries de la santé et agro-alimentaires. Il avait pour but de répondre, d'une certaine manière, à la montée de la défiance de l'opinion publique européenne vis-à-vis de la génétique et singulièrement des manipulations génétiques.

Le rôle du GCEB reste cependant ambigu. Certes les membres sont nommés en dehors de toute représentation d'un État et les délibérations sont indépendantes. Certes le groupe rend des avis en forme de recommandations sur les questions éthiques liées aux biotechnologies, en relation avec les compétences de la Communauté européenne (devenue Union européenne). Pourtant, on ne peut s'empêcher d'évoquer la préoccupation économique sous-jacente, même si une triple mission, plus vaste, lui a été assignée : identifier les questions éthiques soulevées par les recherches en science de la vie et leurs applications ; évaluer, du point de vue éthique, l'impact des activités communautaires en ces domaines ; enfin et surtout, conseiller la Commission européenne quant aux initiatives, éventuellement législatives, à prendre pour assurer la sauvegarde des principes éthiques en cause. En fait cette ambiguïté résulte aussi d'un chevauchement croissant des compétences respectives de l'Union européenne et du Conseil de l'Europe. Rappelons qu'initialement, la compétence du Marché commun (devenu Communauté européenne puis Union européenne) est par nature économique alors que le Conseil de l'Europe se voit reconnaître la compétence de tous les champs en dehors de l'économie. Les problèmes de bioéthique auraient donc dû relever de la seule compétence du Conseil de l'Europe, mais il est vrai que devant les liens étroits avec le marché économique, l'Union a souhaité intervenir également dans ce domaine. C'est probablement à la lumière de cette observation qu'il faut analyser la directive de l'Union sur les biotechnologies, notamment la position sur la brevetabilité des gènes humains.

Le *Conseil de l'Europe*[1], dont l'identité demeure peu connue, occupe une place à part dans nos institutions. En effet, il n'est pas limité aux seuls pays de l'Union et rassemble soixante États de la grande Europe. Il est donc beaucoup plus représentatif de l'Europe au sens large du terme et comporte une assemblée parlementaire composée de parlementaires nationaux. Il est de plus en plus considéré comme un sas avant l'admission dans l'Union, dans la mesure où la compétence du Conseil de l'Europe porte avant tout sur le respect des droits de l'homme. C'est ainsi qu'il traite de l'éducation, de la santé, de la science, de l'environnement et, bien entendu, des problèmes de bioéthique dont on a vu les liens étroits avec les droits de l'homme.

La réflexion sur la bioéthique a été rapidement confiée à un Comité directeur de bioéthique (CDBI). Dès lors, une réflexion très large et assidue a débouché sur une convention présentée à Oviedo en avril 1997 : la « Convention des droits de l'homme et de la biomédecine ». Cette convention fixe avec précision les grands principes directeurs en matière de bioéthique. Elle est devenue effective après la ratification par les cinq premiers États. Hélas, le processus de ratification se poursuit avec une grande lenteur car les États doivent se doter, au préalable, des outils législatifs indispensables au respect de la convention qui prend, avec la ratification, une valeur contraignante. C'est le cas de la France qui a signé mais pas encore ratifié le texte en raison de quelques divergences persistantes, notamment sur la fin de vie. Au fil du temps, cette convention est complétée en tant que de besoin par

1. 5 mai 1949 : Traité de Londres instituant le Conseil de l'Europe, signé par dix États : Belgique, Danemark, France, Irlande, Italie, Luxembourg, Norvège, Pays-Bas, Royaume-Uni et Suède.

des protocoles additionnels, par exemple « portant interdiction du clonage d'êtres humains » (novembre 1997), ou encore sur « la transplantation d'organes et de tissus d'origine humaine » (2000)… C'est la Cour européenne des droits de l'homme qui est chargée de contrôler le respect de la convention, alors que la Cour de justice des communautés européennes est le garant des dispositions communautaires.

Convention sur les droits de l'homme et la biomédecine
(Adoptée par le Comité des ministres le 19 novembre 1996)

Chapitre Premier – Dispositions générales
Art. 1. – (Objet et finalité.) Les Parties à la présente Convention protègent l'être humain dans sa dignité et son identité et garantissent à toute personne, sans discrimination, le respect de son intégrité et de ses autres droits et libertés fondamentales à l'égard des applications de la biologie et de la médecine.
Chaque partie prend dans son droit interne les mesures nécessaires pour donner effet aux dispositions de la présente Convention.
Art. 2. – (Primauté de l'être humain.) L'intérêt et le bien de l'être humain doivent prévaloir sur le seul intérêt de la société ou de la science.
(…)

Chapitre II. – Consentement
Art. 5. – (Règle générale.) Une intervention dans le domaine de la santé ne peut être effectuée qu'après que la personne concernée y a donné son consentement libre et éclairé.
Cette personne reçoit préalablement une information adéquate quant au but et à la nature de l'intervention ainsi que quant à ses conséquences et ses risques.
La personne concernée peut, à tout moment, librement retirer son consentement.
(…)

Chapitre IV. – Génome humain
Art. 11. – (Non-discrimination.) Toute forme de discrimination à l'encontre d'une personne en raison de son patrimoine génétique est interdite.
Art. 12. – (Tests génétiques prédictifs.) Il ne pourra être procédé à des tests prédictifs de maladies génétiques ou permettant soit d'identifier le sujet comme porteur d'un gène responsable d'une maladie soit de détecter une prédisposition ou une susceptibilité génétique à une maladie qu'à des fins médicales ou de recherche médicale, et sous réserve d'un conseil génétique approprié.

Art. 13. – (Interventions sur le génome humain.) Une intervention ayant pour objet de modifier le génome humain ne peut être entreprise que pour des raisons préventives, diagnostiques ou thérapeutiques et seulement si elle n'a pas pour but d'introduire une modification dans le génome de la descendance.
Art. 14. – (Non sélection du sexe.) L'utilisation des techniques d'assistance médicale à la procréation n'est pas admise pour choisir le sexe de l'enfant à naître, sauf en vue d'éviter une maladie héréditaire grave liée au sexe.

Chapitre V. – Recherche scientifique
(...)
Art. 18. – (Recherche sur les embryons in vitro.) 1. Lorsque la recherche sur les embryons in vitro est admise par la loi, celle-ci assure une protection adéquate de l'embryon.
2. La constitution d'embryons humains aux fins de recherche est interdite.
(...)

Chapitre VII. – Interdiction du profit et utilisation d'une partie du corps humain
Art. 21. – (Interdiction du profit.) Le corps humain et ses parties ne doivent pas être, en tant que tels, source de profit. (...)

Au travers des travaux tentant de rapprocher les points de vue, souvent divergents, sinon opposés, on prend mieux conscience de la diversité des choix exercés par chaque pays. Ainsi, sur la transplantation d'organes, pas moins de quatre points essentiels n'ont pu faire l'objet de consensus et ont renvoyé la décision au choix de chaque État : les critères de dons d'organes entre vivants, la protection des personnes incapables de consentir, la définition de la mort, et le consentement présumé[2]. On voit donc que la démarche éthique rencontre des limites. Elle risque, en se bornant à dégager un « consensus mou » sur des questions pourtant fondamentales, de ne pas satisfaire les aspirations d'une société en quête immédiate de repères. On peut aussi craindre que les comités d'éthique, par manque d'implication du public, confisquent le débat majeur sur les enjeux de société. Pourtant, malgré ces divergences et ces critiques, il faut reconnaître que le débat, quasi permanent,

2. *Cf.* chap. 26.

permet de mieux se comprendre les uns les autres, et d'aboutir à des compromis provisoires très importants.

Il est enfin intéressant de noter que l'Union européenne a souhaité sortir de son champ de compétences strictes pour s'impliquer dans la réflexion éthique, et ce en accord avec l'élargissement des champs traités, notamment le champ social et sanitaire à certains égards. Il reste à souhaiter que l'Union et le Conseil arrivent à mettre en commun leurs réflexions, ce qui aurait, naturellement, plus de force pour entreprendre une démarche au niveau mondial.

L'intégration des normes éthiques dans le droit positif

Reste, bien sûr, que la transformation de normes éthiques en normes juridiques n'est pas à l'abri de toute difficulté. Elle peut se heurter à deux séries d'obstacles : d'une part, ses points de rencontre avec la morale, les cultures et les religions font que la bioéthique se prête difficilement à un accord international. D'autre part, à supposer qu'un tel accord puisse être obtenu, l'effectivité des normes juridiques internationales, dans le domaine de la bioéthique comme dans les autres d'ailleurs, demeure fort relative, faute d'un mécanisme organisé de sanctions. Cela ne doit pas porter au découragement, car dès lors que des règles essentielles sont formulées et admises officiellement par la communauté internationale, on peut espérer que la pression de l'opinion publique internationale incitera à les respecter.

À cet égard, la bioéthique est probablement un terrain privilégié pour un type particulièrement moderne de construction du droit qui favorise la maturation et privilégie la négociation, en évitant l'imposition immédiate de normes impératives. On constate que les normes de bioéthique sont en effet explicitées avant même de se cristalliser en véritables règles juridiques. C'est ainsi que le texte de la Convention de bioéthique du Conseil de l'Europe, avant d'être voté, a été préparé par un grand nombre de résolutions de l'Assemblée parlementaire de cette organisation.

Reste qu'il faut désormais tenter de préciser la définition de l'éthique, plus particulièrement la bioéthique, et d'en délimiter le champ.

3

ESSAI DE DÉFINITION DE L'ÉTHIQUE BIOMÉDICALE

Jean-François Mattei

L'évolution de la société à laquelle nous assistons aujourd'hui résulte de la conjonction de deux événements déterminants : l'achèvement d'un siècle de dupes et l'avènement d'une révolution scientifique.

Le XXe siècle : un siècle de dupes

Le XXe siècle, qui n'aura duré que soixante-dix ans entre les bornes de 1914 et 1989 fixées par les historiens, nous aura fait vivre au rythme d'un affrontement vain entre deux idéologies qui, sous des visages très différents, offraient une alternative pour un monde prétendument meilleur. Cet affrontement a tout stérilisé, effaçant les repères traditionnels, repoussant le spirituel dans l'ombre et formatant la pensée. Presque tout le mouvement philosophique de la période a été marqué par cette opposition politique, sans doute aussi par cette opposition entre l'espoir et l'abandon. Un monde dont la division entre le communisme et l'influence grandissante de l'économie américaine va s'accentuer après la Seconde Guerre mondiale avec le Traité de Yalta. D'un côté, un système sévèrement contrôlé par un pouvoir totalitaire bridant les consciences au motif de construire un monde meilleur, plus juste et plus équitable. De l'autre, une économie triomphante livrée au marché et à la consommation et cultivant l'illusion d'un bonheur résidant dans l'argent, les valeurs matérielles et le plaisir sans contrainte. À cet égard, la révolution de mai 68 est importante car elle réclame un changement de société mais exprime aussi une première réaction à ce consumérisme ambiant.

C'est à la fin des années 1980, que l'un et l'autre système révèlent leur incapacité à organiser un monde plus humain. À l'est, la chute du mur de Berlin laisse apparaître ruine et désolation sans trace du bonheur annoncé. À l'ouest, l'Eldorado américain laisse sur le côté 40 millions d'hommes et de femmes de la classe « moyenne-basse » qui n'ont pas accès aux soins les plus élémentaires. Le bonheur n'est pas vraiment là non plus. L'un et l'autre modèle, dans des registres différents certes, ont montré leurs limites. L'essor des médias, notamment la télévision, permet de visualiser la réalité. On ne peut plus tricher. Après avoir accaparé soixante-dix ans de l'histoire, ce conflit idéologique stérile disparaît en emportant son siècle et laissant un monde désemparé. Les valeurs de toujours ont été contestées sans avoir été remplacées, le monde qui commence à percevoir l'étroitesse de ses limites comprend qu'il n'a jamais été aussi fragile. C'est ce sentiment de fragilité qu'il faut retenir comme un déterminant essentiel de cette époque.

Il s'exprime dans le même temps où se développe un autre événement majeur, la troisième grande révolution sociale des temps modernes.

La révolution scientifique

Après la révolution agricole et la révolution industrielle, la révolution scientifique constitue la troisième grande révolution sociale des temps modernes. En cinquante ans, nos connaissances ont progressé plus qu'en cinquante siècles. Il y avait, autrefois, quelques découvertes révolutionnaires par siècle, ce qui donnait le temps de les assimiler, de s'y habituer avant de s'y rallier. Mais c'est désormais à un rythme effréné qu'apparaissent de nouvelles connaissances susceptibles de tout bouleverser, voire de compromettre notre propre existence. Il n'est plus question de prendre le temps, ce qui peut expliquer pour beaucoup les craintes et les refus.

Avec les découvertes nucléaires, l'homme est désormais en mesure de détruire la planète qui l'abrite. Hiroshima et Nagasaki ont définitivement marqué les consciences. La catastrophe de Tchernobyl a accentué cette peur en montrant qu'en temps de paix, quelque chose évoquant la fin du monde pouvait aussi arriver.

Avec le génie génétique, l'homme est désormais capable de modifier le monde vivant, y compris sa propre nature. C'est cela qui justifie le rejet des organismes génétiquement modifiés (OGM), symbole de ces « manipulations génétiques ». Le fantasme d'êtres hybrides devient réalité.

Du temps où l'on pouvait marier les petits pois dans le jardin d'un couvent ou les chevaux à la recherche d'un champion dans les haras, toutes ces entreprises semblaient à la mesure de l'homme. Avec le double progrès de l'énergie nucléaire et de la manipulation cellulaire, la démesure est manifeste avec la peur qui l'accompagne, inévitablement. L'inconnu doit être apprivoisé, on n'accepte pas facilement qu'il s'impose. Désormais la science va plus vite que les consciences qu'elle contribue à plonger dans le désarroi. Paradoxalement, jamais l'homme n'a semblé aussi puissant, et c'est entre puissance et fragilité qu'il doit trouver le chemin de son humanité [1].

Le questionnement en éthique biomédicale

Toutes ces connaissances nouvelles sont à l'origine de situations sans précédent. Celles-ci suscitent de nouvelles questions sur l'attitude à adopter et les choix à effectuer. Par exemple, les nouvelles techniques de fécondation in vitro et la congélation des embryons ont posé la question inédite de leur devenir : que faire des embryons congelés et quelle signification leur accorder ? De même, les techniques du transfert de noyau d'une cellule à l'autre soulèvent la question du clonage : est-il acceptable de cloner un être humain ou de créer des embryons hybrides (cybrides) ?

Ces nouveaux choix mettent à l'œuvre de nouvelles libertés qui ouvrent des espaces jusqu'alors ignorés. Inévitablement de nouvelles responsabilités apparaissent puisque nous sommes responsables de nos libres choix comme de nos actes. Finalement, le fondement de la dignité humaine se trouve au cœur du questionnement : quels choix, quelle attitude, quel comportement adopter pour être un homme et le rester ? On l'a vu, c'est ce souci qui a suscité l'émergence progressive de la conscience éthique avec sa réflexion nécessaire.

En fait, c'est donc bien l'étape du choix qui oblige à un questionnement éthique. Ce questionnement se pose à deux niveaux.

Au niveau individuel, le choix en conscience fait appel aux références de chacun, philosophiques, morales ou religieuses. À cet égard, on peut dire que l'éthique rejoint la morale en application. Mais l'éthique n'est pas la morale, contrairement à la confusion cultivée parfois. Alors que la morale demeure intangible, les questions éthiques peuvent se poser différemment selon les avancées de la science ou les évolutions sociales. Nos choix éthiques vont donc nécessiter une sorte de délibération intérieure renouvelée, un cheminement vers la solution retenue, en conscience.

C'est ainsi que se forge, peu à peu, une *éthique de conviction* propre à chacun. Définie par Max Weber [2] comme notre boussole personnelle, elle nous permet de faire les choix qui s'imposent dans nos vies privées. C'est cette liberté de conscience qu'il faut absolument préserver car elle est une des libertés fondamentales, dès lors, bien sûr, qu'elle ne porte pas atteinte à la liberté d'autrui.

Car il nous faut garder à l'esprit que nombre de nos choix, bien que relevant de notre engagement personnel, ne restent pas sans conséquence. Tout d'abord, conséquences sur les autres. C'est ce que Kant a très bien défini par son impératif « Ne fais pas à autrui ce que tu ne voudrais pas qu'il te fasse » [3], autrement dit « Fais en sorte que ton action considère toujours l'homme comme un sujet et jamais comme un objet ». Chaque fois que je suis appelé à faire un choix qui apparemment n'appartient qu'à moi et n'engage que moi, il m'incombe d'apprécier les conséquences qui pourraient advenir pour les autres. La notion d'éthique de conviction ne peut donc pas ignorer la dimension d'*altérité*.

Ensuite, Hans Jonas a bien démontré que désormais nos choix devaient aussi prendre en compte les conséquences qu'ils pouvaient avoir dans le temps. « Fais en sorte que ton action permette aux hommes d'être toujours accueillis dans un monde authentiquement humain » [4]. À la notion d'altérité vient s'ajouter la dimension de *temporalité*. Cette préoccupation s'est affirmée au cours des dernières décennies comme fondamentale. Saint-Exupéry avait déjà rappelé que « le monde ne nous appartient pas mais que nous l'empruntons à nos enfants », la Fondation Cousteau s'engage pour les générations futures et les ONG réclamant le respect de l'homme et de la planète se multiplient. Engagé vis-à-vis de moi, je le suis donc obligatoirement vis-à-vis des autres et de l'avenir. J'en suis responsable. Il me faut donc accepter l'idée que mon éthique de conviction ne peut être considérée comme détachée de tout, elle doit se doubler d'une éthique de responsabilité.

Cette *éthique de responsabilité* n'est pas facile à mettre en œuvre. Elle induit nécessairement des tensions entre la personne et le groupe. Il faut à ce point admettre qu'il n'y a pas de choix éthique sans forte tension morale puisque la délibération intérieure peut aboutir à des compromis exigés par la réalité extérieure. La solution qui s'impose dans le débat éthique repose sur la reconnaissance des interdits fondateurs et la possibilité de transgression en conscience. Chacun a ses interdits profondément enracinés dans ses valeurs morales, éventuellement religieuses, et doit, naturellement, tout faire pour les respecter.

Mais chacun peut aussi comprendre et admettre qu'il est des situations où la réalité exige de passer outre en transgressant l'interdit. C'est parce que l'interdit fondateur « Tu ne tueras pas » est un des plus puissants qui soient que se pose avec une telle difficulté la question de l'euthanasie et de la fin de la vie : il s'agit, ni plus ni moins, de s'interroger sur les conditions éventuelles de la transgression. On peut aussi comprendre pourquoi la question de l'avortement reste si prégnante dans le débat social. Devant la réalité des souffrances et des morts de femmes ayant avorté dans des conditions inacceptables, devant l'inégalité entre celles qui pouvaient aller à l'étranger et celles qui ne le pouvaient pas, le problème s'est imposé à la société. La loi rappelle donc, en premier lieu, l'interdit, mais ensuite prévoit et organise la transgression [5]. Chacun peut être rassuré sur la valeur de l'interdit qui demeure comme principe fondateur mais, de fait, il devient relatif puisqu'il est désormais licite de s'en affranchir. D'aucuns prétendent que le procédé est hypocrite alors qu'il relève simplement du principe de réalité qu'il faut parfois savoir accepter. Pour autant la tension demeure puisque les uns vont refuser la banalisation progressive de la transgression, la dépénalisation devenant peu à peu autorisation, la transgression par nature exceptionnelle devenant habituelle (plus de 200 000 IVG par an pour 720 000 naissances). Les autres, craignant toujours une possible remise en cause d'un droit acquis, vont maintenir un combat permanent. Il n'y a pas de commentaires à faire sur les craintes et les fantasmes des uns ou des autres. Il faut simplement noter avec humilité que le vote d'une loi civile ne peut pas affranchir les consciences de la loi morale et de son interdit : les lois organisent notre vie commune, elles ne règlent pas les conflits de valeurs qui fondent notre condition d'homme.

Pourtant il nous faut bien des règles pour organiser la vie du groupe. Il faut élaborer des règles qui assurent le respect de chacun et rappellent les obligations de tous. Ces règles peuvent découler d'une réflexion à propos des enjeux éthiques. C'est là que l'éthique rejoint la démarche politique, au sens noble du terme, puisqu'il s'agit d'œuvrer pour le bien-être de chacun dans la cité et garantir un monde plus humain, il faut bien faire des choix responsables.

La prise de décision

Au fil de l'histoire, les décisions ont toujours été le résultat d'un jeu subtil entre Savoir et Pouvoir.

Selon les périodes, le *Pouvoir* s'impose et le politique ou le religieux dictent leur loi. Galilée doit se parjurer devant l'invocation d'une prétendue loi divine. La théorie évolutionniste de Darwin qui se heurte au récit biblique de la création doit attendre tout un siècle pour s'imposer après que Teilhard de Chardin ait démontré en quoi l'évolution des espèces n'est pas contraire à l'écriture et n'entame en rien le pouvoir divin. Plus récemment, on a pu voir la psychiatrie, instrumentalisée par des pouvoirs totalitaires (nazi ou communiste), définir les comportements normaux ou anormaux, acceptables ou répréhensibles. Au cours de l'histoire, le Pouvoir a donc su s'opposer au Savoir ou l'utiliser selon ses besoins.

Mais à d'autres moments, quand le pouvoir politique est affaibli et ne s'appuie sur aucune idéologie ou doctrine forte, il doit chercher des appuis pour renforcer son autorité. C'est dès lors le *Savoir* qui est convoqué, en quelque sorte, pour faire valoir le politique. Au terme du siècle de dupes, nous sommes sans doute en panne de véritables idéologies nouvelles, les politiques se cherchent, droite et gauche se confondent souvent sur l'essentiel, forgeant leur identité sur des questions secondes. Peu à peu s'installe la république des experts et les prix Nobel sont appelés à la rescousse. Les discours ne sont plus émaillés de citations philosophiques tirées de la république de Platon ou de la pensée de Socrate, mais ils sont rythmés par des arguments incontestables puisque « il est scientifiquement prouvé » ou « statistiquement démontré ». Il ne s'agit pas d'une boutade, mais d'une réalité.

Néanmoins, il n'est pas toujours aussi simple de prouver, même par la science ! C'est ainsi que la Conférence des Nations Unies sur l'Environnement et le Développement s'est tenue en 1992, à Rio. Peu avant, des scientifiques de renom publient un manifeste, connu sous le nom d'appel d'Heidelberg, sonnant comme une mise en garde contre une idéologie agissante au plan de l'écologie : certes il faut contribuer pleinement à la préservation de la planète, mais il ne saurait être question d'accepter une idéologie irrationnelle qui s'oppose au progrès scientifique et industriel, source de développement économique et social. Cette prise de position provoqua sur-le-champ des réponses considérées comme un contre-appel émanant d'autres scientifiques pour prétendre exactement le contraire : des scientifiques s'appuyant sur la prétendue sagesse que gagnent certains d'entre eux en devenant prix Nobel, semblaient vouloir séparer le bon grain de l'ivraie ; sans arguments, sans compétences, ils ont semé le doute !

Chacun sait que les scientifiques sont souvent en désaccord jusqu'à ce que les démonstrations s'imposent, irréfutables. Mais cette contradiction évidente fut sans doute pour la première fois perçue comme une trahison des scientifiques au regard de l'opinion publique. Celle-ci réalisait qu'il fallait peut-être ne plus s'en remettre aveuglément à des experts qui, sur un sujet aussi important que l'avenir de la planète, se disputaient par communiqués de presse interposés.

Il faut souligner que cet événement révélateur survenait après le drame du sang contaminé, de l'hormone de croissance, de l'hépatite C, sans compter ce qui commençait d'apparaître avec l'amiante et la viande bovine (encéphalopathie spongiforme bovine, ESB), pour ne citer que quelques problèmes parmi tant d'autres. Dans tous ces cas, les experts avaient été consultés et écoutés, parfois même les médecins étaient directement impliqués. Et au final, puisque les politiques n'assumaient plus, que les scientifiques se contredisaient parfois, l'opinion décidait de s'en mêler.

Elle découvrait la finitude du monde physique, la difficulté d'une bonne information, la réalité des dangers, la nécessité du progrès mais aussi ses possibles dérives. Elle voulait donc participer directement aux processus de décision. Au Pouvoir, au Savoir, venait s'ajouter désormais le *Vouloir* des citoyens. La démocratie représentative cède le pas à la démocratie d'opinion avec interpellation du pouvoir et mise en doute du progrès. Le débat sur les antennes-relais de téléphonie mobile, qui n'est qu'un exemple parmi tant d'autres, l'a bien montré.

Le résultat en est l'existence aujourd'hui d'un fort désir d'un contrôle social de la science. La contestation du monde en construction rappelle par cette remise en question du progrès l'époque du romantisme ; c'est l'exigence d'information, de transparence, de débat, de consultations. L'opinion convoque le pouvoir auquel n'est plus reconnue la légitimité d'autrefois.

Nous changeons donc bien de civilisation, au sens historique du terme. Il faut inventer un nouveau contrat social. Les questions éthiques sont désormais au cœur du débat et concernent tous les domaines scientifiques et techniques où l'homme est en cause. Si le questionnement éthique s'impose peu à peu dans nombre d'activités humaines, simplement parce que le progrès et ses applications peuvent mettre en cause la place prééminente de l'homme – on pourrait parler des Nouvelles Technologies de l'Information et de la Communication (NTIC), ou de l'environnement, par exemple –, c'est naturellement dans le champ de la biologie et de la médecine que les questions sont les plus cruciales. Elles concernent, en effet, des sujets aussi essentiels que la vie (a-t-elle un sens ?), la mort (est-elle une fin ou un passage ?), les différences (peuvent-elles sous-tendre l'idée de catégories d'êtres humains de qualité différente ?), la souffrance (jusqu'où la combattre ?), le destin (quelle liberté reste-t-il à l'homme avec l'identification de son programme génétique ?).

On le voit, ces interrogations, renouvelées à partir des avancées de la médecine, concernent chaque personne. Le débat capital doit donc être conduit le plus largement possible et en dehors de toute confiscation scientifique. La bioéthique est par définition un débat citoyen. Il n'est pas de famille qui ne soit concernée, par un problème de stérilité, la survenue d'un handicap d'origine génétique, ou encore la mort brutale d'un proche dans un accident de la circulation. Chacun peut être, un jour, sollicité pour une expérimentation médicale, impliqué dans une greffe d'organes, une assistance médicale à la procréation, un diagnostic génétique pendant ou après la grossesse, ou concerné par la médecine prédictive ou même une manipulation génétique. Sur ces sujets difficiles qui, désormais, jalonnent la vie de notre société, le plus important, avant de proposer des réponses, est d'apprendre à poser le plus justement possible les questions essentielles, dans une démarche de problématique.

Bibliographie

1. Mattei JF. *Le passeur d'univers,* Paris, Calman Lévy, 2000. 214 pages.
2. Weber M. *Le savant et le politique* (1919), Paris, Poche, 2002, 220 pages.
3. Kant E. *Fondements de la métaphysique des mœurs* (1785). Paris, Nathan, 2004.
4. Jonas H. *Das Princip Verantwortung,* Francfort, Insel Verlag, 1979 – Traduction française Greisch J. *Le Principe Responsabilité,* Paris, Cerf, 1990.
5. Guillebaud JC. *Le goût de l'avenir,* Paris, Seuil, 2004, 368 pages.

4

ÉTHIQUE BIOMÉDICALE : FALLAIT-IL LÉGIFÉRER ?

Jean-François Mattei

Il pourrait paraître iconoclaste de poser cette question alors que les lois dites de bioéthique adoptées en 1994 puis révisées en 2004 sont désormais inscrites dans notre patrimoine législatif de façon durable. Pourtant, pour comprendre les difficultés rencontrées et le temps pris pour aboutir, il est indispensable de se rappeler les conditions dans lesquelles le débat s'est engagé.

On a vu que le Code de Nuremberg a, pour la première fois, convoqué l'éthique dans le champ de la recherche. Après la Seconde Guerre mondiale, l'opinion publique découvrait que les médecins pouvaient utiliser leur art à d'autres finalités que le soin. Dès lors s'imposait de rappeler avec force et solennité les droits de l'homme et, en premier lieu, le respect dû à sa dignité.

Cette préoccupation, loin de s'effacer avec le temps, s'est trouvée entretenue et même accentuée par les avancées des sciences biomédicales : transplantation d'organes, assistance à la procréation, apparition de la génétique médicale, parmi d'autres. Naturellement, ces nouveaux champs de la médecine ont représenté des progrès considérables et apporté des réponses inespérées à bien des problèmes jusqu'alors sans solution. Néanmoins, ils ont également été à l'origine de situations qui n'ont pas manqué de surprendre et de soulever de nombreuses interrogations, qu'il s'agisse de trafics d'organes, de procréation de convenance ou du devenir des embryons congelés, par exemple. La question est donc de savoir quelles réponses apporter afin de définir les champs du souhaitable et de l'interdit.

Les réponses possibles

Trois réponses peuvent être identifiées.

La première consiste à ne rien faire, c'est-à-dire à ne pas légiférer pour laisser s'établir un équilibre, fonction de l'offre et de la demande.

On laisse les médecins exposés, en première ligne, aux demandes de leurs patients avec l'interrogation suivante en toile de fond : ont-ils l'obligation morale de satisfaire toutes les demandes qui leur sont faites, au motif qu'ils possèdent la technique ? Répondre oui revient à considérer le médecin comme un simple prestataire de service appliquant son savoir-faire aux sollicitations dont il est l'objet, sans aucune distinction et engageant sa responsabilité sur une évolution parfois anarchique de la société. À l'opposé, répondre non conduit le médecin à accepter ou à refuser telle ou telle demande, ce qui revient, d'une certaine manière, à l'ériger en juge. Sans oublier que se pose, évidemment, la question des critères selon lesquels il va répondre oui ou non à la demande faite. En fonction de ses propres convictions, en invoquant la clause de conscience ? Une telle appréciation personnelle reste inopérante sur le plan social. C'est une situation de cet ordre qui a longtemps prévalu avant que le processus législatif n'aboutisse.

Le dilemme aboutissait alors à saisir la justice. De fait, les différends entre médecins et patients ont été portés devant les tribunaux qui ont dû se prononcer sur des cas inédits pour lesquels, en l'absence du droit, la jurisprudence s'imposait au fur et à mesure des conflits. Mais les premières jurisprudences, parfois contradictoires, rendaient incertaine la nécessaire stabilisation des usages. De plus, une telle attitude revenait à établir des règles générales à partir de cas particuliers, ce qui est, habituellement, la démarche inverse de la loi qui cherche à établir des règles générales en laissant le soin à la justice d'apprécier les cas particuliers.

Enfin, il était difficile de méconnaître l'évolution différente des autres pays, en Europe et dans le monde. Or rien n'était moins homogène que les critères prévalant à l'encadrement des pratiques d'un pays à l'autre. La Grande-Bretagne, toujours très pragmatique, avait dans une première loi sur la procréation artificielle invoqué le respect de l'embryon, mais considéré comme tel seulement au 14ᵉ jour du développement. L'Allemagne, marquée par son histoire encore présente dans toutes les mémoires, avait retenu un régime d'interdiction très étendu. Inversement, l'Espagne, pour des raisons historiques inverses, souhaitait instaurer des pratiques les plus libérales possibles et retenait un système peu contraignant. Enfin, l'Italie ayant le plus tardé à légiférer pour éviter les conflits avec le Vatican, apparaissait rapidement comme le pays pionnier des dérives redoutées telles que les grossesses post-ménopausiques, au motif simple que tout ce qui n'est pas interdit est considéré comme permis.

La deuxième réponse possible consistait à imposer un moratoire sur les techniques soulevant des interrogations éthiques. Un tel choix aurait consisté à organiser un arrêt momentané des recherches et des applications pratiques en médecine, le temps qu'un cadre général fût trouvé. Cette éventualité s'inspirait du précédent qu'était le moratoire d'Asilomar au début des manipulations génétiques. Outre le fait que le moratoire d'Asilomar reposait moins sur des préoccupations éthiques que sur un souci de responsabilité juridique en cas d'accidents, un tel moratoire s'avérait illusoire pour des activités telles que la transplantation d'organes, l'assistance médicale à la procréation ou le diagnostic génétique tant le nombre d'équipes engagées dans ces pratiques était élevé et impossible à contrôler.

Mais à cet argument factuel s'est ajouté un argument de fond beaucoup plus consistant. En effet, il n'est pas dans la nature de l'homme de renoncer à sa quête de connaissance. Ce n'est d'ailleurs pas la connaissance qui est dangereuse en elle-même, mais bien l'utilisation qu'on en fait. Les exemples sont nombreux qui le démontrent. Ainsi, la maîtrise de l'atome permet de guérir des cancers mais aussi de provoquer la mort, selon l'usage qui en est fait. De même les bactéries et les virus peuvent conduire à développer des vaccins et des traitements ou à fabriquer des armes pour une guerre biologique. En y regardant bien, il est peu de domaines où la conscience de l'homme ne soit appelée à se déterminer. La problématique spécifique à la bioéthique provient de ce qu'il faut innover face à des questions inédites, avec des conséquences souvent mal appréciées.

Reste la troisième réponse possible qui consiste à définir et imposer des règles d'utilisation de ces nouvelles connaissances, c'est-à-dire à légiférer. C'est le choix qu'a fait la France en 1994, en s'orientant, la première, vers une législation globale.

D'une part, le contexte était favorable. La France avait, en effet, suivi de près l'élaboration du Code de Nuremberg. Elle avait déjà pris des dispositions d'ordre éthique, sans le savoir car l'éthique n'était pas encore à la mode – comme dans les domaines de la contraception (1967) ou de la transplantation d'organes (1976) –, ou sans le dire car l'éthique suscitait la méfiance – par exemple en 1988 avec la loi de protection des personnes se prêtant à l'expérimentation médicale. En outre, le Comité consultatif national d'éthique créé en 1983 avait produit un certain nombre d'avis qui constituaient une base très utile pour un processus de législation.

Il y avait, certes, des difficultés considérables. Le premier rapport du Conseil d'État en 1988, intitulé « De l'éthique au droit », très documenté, avait révélé l'ampleur des problèmes et suscita de nombreuses oppositions.

Pourtant, légiférer s'imposait. Les dérives se multipliaient et l'opinion, alertée par les médias, s'inquiétait, partagée entre admiration pour la science et craintes de dérapages. Il était nécessaire de rassurer ! D'autre part, la Commission de Bruxelles, par le biais de préoccupations économiques, s'apprêtait à appliquer les règles du marché au sang et à ses dérivés. Il fallait réagir. Enfin, le Conseil de l'Europe s'engageait dans l'élaboration d'une Convention sur la bioéthique qu'il s'agissait, de toute évidence, d'accompagner. Pour toutes ces raisons, il semblait nécessaire de clairement définir la volonté de la France, ne serait-ce que pour pouvoir prendre part au débat international et peser sur ses orientations.

La recherche du compromis improbable

Le débat, fondé sur une réflexion très large, aura pris plus de dix ans avant que les premiers textes ne soient adoptés. Plusieurs rapports sont venus compléter le rapport initial du Conseil d'État[1], et le débat s'est poursuivi, amplement relayé par les médias, dans

1. Rapport Bioulac à l'Assemblée nationale, Huriet-Sérusclat au Sénat, Noëlle Lenoir au Premier ministre en 1991 et Jean-François Mattei au Premier ministre en 1993 (publié par La Documentation Française, Paris, en 1994 sous le titre : « La vie en questions : pour une éthique biomédicale »).

la communauté médicale et scientifique, au sein des communautés confessionnelles, philosophiques et du monde associatif. Comment tenter de concilier l'inconciliable ? Dans ce cheminement, comment permettre au temps de jouer son rôle afin d'apprendre, assimiler, apprivoiser un monde nouveau, se projeter pour, finalement, découvrir les intérêts contradictoires, les convictions opposées et les responsabilités communes autour d'objectifs indispensables ?

Tout d'abord il fallait, par-dessus tout, éviter d'instaurer un nouvel ordre moral énonçant le bien et le mal et intervenant, qui plus est, dans l'intimité de la vie privée des personnes. Pour autant, il était nécessaire d'introduire des valeurs morales dans le débat public pour rappeler la valeur de la vie, de la mort et de la personne.

Ensuite, il fallait éviter la confusion entre les deux champs du légal et du moral. Car, même s'ils se recoupent parfois, ils sont de nature différente. Ce qui est légal ne relève pas nécessairement de la morale. De même, ce qui est moral n'a pas toujours sa traduction dans la loi civile. À ce point, il faut bien admettre que, de tout temps, la loi civile et la loi morale ont pu s'opposer. L'affrontement d'Antigone et de Créon reste d'actualité, chacun exprimant sa part de vérité dans des champs différents autour de cas tragiques qui bouleversent les consciences. À quelle loi se référer pour décider d'offrir ou de refuser une digne sépulture à Polynice, frère d'Antigone mais traître à sa cité ?

Il fallait, aussi, tenir compte des intérêts parfois contradictoires entre la personne et la société. La transplantation d'organes, l'expérimentation humaine, la recherche embryonnaire et même le secret médical sont des exemples qui seront détaillés plus loin, mais ils permettent déjà de saisir l'intérêt que la société peut avoir à ce que de nouvelles stratégies thérapeutiques soient élaborées au service du plus grand nombre. En pareille circonstance, le respect du mort, celui des libertés individuelles à consentir ou refuser, de la vie humaine débutante apparaissent parfois comme des obstacles à contourner. Dans le même esprit, comment concilier les intérêts parfois contradictoires, et toujours différés dans le temps, des couples en demande parentale et des enfants désirés, en matière d'assistance médicale à la procréation (AMP) comme d'adoption (notamment après accouchement sous X) ? Entre l'idée du *droit à l'enfant* exprimée par certains et le *droit de l'enfant* qui est la priorité, comment refuser une AMP à un couple, au motif de l'intérêt d'un enfant qui n'existe pas ?

Il fallait, de même, tenir compte de la logique économique, bien souvent limitée par le respect de la dignité humaine. Ce sont de tels conflits que soulève la médecine prédictive (au regard des assureurs, employeurs, prêteurs...) ou encore la question de la brevetabilité du vivant.

Enfin, il fallait compter avec des divergences de point de vue entre les croyants (et encore les différences sont-elles notables entre les diverses religions), les athées et les agnostiques (là encore, les différences philosophiques sont majeures entre l'utilitarisme et l'essentialisme...). On se retrouvait ainsi pris dans des conflits entre la nécessaire éthique de conviction, mais aussi l'indispensable éthique de responsabilité afin de construire des règles communes.

Avec le temps, s'est imposée l'idée qu'au-delà de nos différences religieuses et politiques, il fallait trouver un minimum de consensus sur les fondements éthiques de notre existence sociale. En fait, toute activité liée à l'éthique est subordonnée à deux attitudes apparemment opposées selon qu'elle s'oriente vers l'éthique de responsabilité ou l'éthique de conviction. Mais il n'existe aucune éthique au monde qui puisse ignorer que pour atteindre des fins « bonnes », on peut être amené à composer avec des moyens moralement dangereux aux conséquences éventuellement fâcheuses. Aucune éthique au monde ne peut nous dire non plus à quel moment et dans quelle mesure une fin moralement bonne justifie les moyens et les conséquences moralement dangereuses.

On le discerne de mieux en mieux, l'éthique de conviction et l'éthique de responsabilité ne sont pas contradictoires, mais elles peuvent se compléter l'une l'autre et constituer ensemble l'homme authentique, c'est-à-dire un homme qui peut prétendre à la « vocation politique » [1].

C'est tout cela qu'il fallait considérer dans l'élaboration de dispositions législatives relevant de la bioéthique et destinées à poser des repères et organiser des pratiques nouvelles dans une république laïque et pluraliste.

Conclusion

Au terme de cette réflexion, et contrairement aux positions initiales de défiance ou même de refus, un très large consensus s'est dégagé pour accepter une démarche législative tant la nature des enjeux et la rapidité des avancées de la science semblaient pouvoir compromettre les fondements de notre société. Naturellement, chacun espérait que ses propres positions s'imposeraient sans toujours percevoir les limites imposées à ce genre d'exercice. Il fallait légiférer, certes. Restait à définir comment.

Bibliographie

1. Weber M. *Le savant et le politique,* (1919), Paris, Poche, 2002, 220 pages.

5

LES LOIS DITES DE BIOÉTHIQUE

Jean-François Mattei

Les lois dites de bioéthique de 1994

Décidé après bien des hésitations, le processus législatif a débuté en 1991. Conduit avec prudence, il s'est achevé en 1994 après un long travail de commissions et au terme des quatre débats parlementaires que comportent les navettes entre l'Assemblée nationale et le Sénat.

Les principes législatifs retenus reposent sur quatre textes de loi :

– la loi n° 94-653 du 29 juillet 1994 relative au respect du corps humain, qui porte essentiellement sur le Code civil ;

– la loi n° 94-654 du 29 juillet 1994 relative au don et à l'utilisation des éléments et produits du corps humain, à l'assistance médicale à la procréation et au diagnostic prénatal, qui modifie le Code de la santé publique ;

– la loi n° 94-548 du 1er juillet 1994 relative au traitement de données nominatives ayant pour fin la recherche dans le domaine de la santé et modifiant la loi n° 78-17 du 6 janvier 1978 relative à l'informatique, aux fichiers et aux libertés ;

– à ces trois lois, s'ajoute la loi n° 94-630 du 25 juillet 1994 modifiant le titre II *bis* du Code de la santé publique relatif à la protection des personnes qui se prêtent à des recherches biomédicales (révision de la loi de 1988, dite loi Huriet-Sérusclat).

Ces quatre textes sont fondés sur un principe commun essentiel inscrit en toile de fond : « La loi assure la primauté de la personne, interdit toute atteinte à la dignité de celle-ci et garantit le respect de l'être humain dès le commencement de sa vie » (Code civil, art. 16). Ils ont quatre objectifs principaux.

Le premier est de favoriser la vie. Pour cela, la loi organise la transplantation d'organes afin de soigner et sauver des vies humaines ; elle définit le champ de l'assistance médicale à la procréation (AMP) afin de lutter contre la stérilité et permettre de donner la vie ; elle encadre le diagnostic prénatal pour permettre la survenue de grossesses chez des couples à risques génétiques élevés ; elle fixe le cadre de la médecine génétique future. Le deuxième est de protéger l'homme. La loi rappelle clairement que le corps ne résume pas la personne, mais que le respect du corps est nécessaire pour en garantir la dignité ; elle affirme l'inviolabilité du corps humain ; elle rend le consentement obligatoire avant toute intervention et réaffirme la non-patrimonialité du corps humain (le corps humain, tout ou partie ou produit, est hors commerce et ne saurait être considéré comme une marchandise) ; elle limite l'utilisation de la médecine prédictive au seul cadre de la médecine individuelle ; elle protège l'identité biologique des personnes ; elle interdit toute pratique eugénique tendant à l'organisation de la sélection des personnes ; elle proscrit toute transformation génétique dans le but de modifier la descendance de la personne. Le troisième est de rappeler le rôle de la famille dans l'accueil, la prise en charge et l'éducation de l'enfant. Pour ce faire, la loi fixe le cadre de l'AMP (demande parentale d'un couple confronté à une infertilité pathologique), elle rappelle la responsabilité des couples tout au long de leur démarche d'AMP, de leur décision initiale au devenir des embryons cryoconservés. Le quatrième objectif est de défendre les intérêts de l'enfant, notamment dans les cas de conceptions avec un tiers donneur de gamètes, en solennisant, devant un juge ou un notaire, le consentement du couple qui s'engage par avance à assurer les responsabilités incombant à des parents.

Comme on s'en doute, les discussions furent passionnées, soumises à toutes les tensions contraires entre conviction et responsabilité, entre laïcité et croyances, entre intérêt personnel et général. Logiquement, compte tenu du caractère inédit de la plupart des dispositions adoptées dans des domaines aussi sensibles que la procréation assistée (tiers donneur, conservation des embryons, diagnostic prénatal et préimplantatoire notamment), les deux premiers textes ont fait l'objet d'une saisine du Conseil constitutionnel. Celui-ci, dans sa décision n° 94-343-344 DC du 27 juillet 1994, a considéré que lesdites lois énonçaient un ensemble de principes au nombre desquels figuraient la primauté de la personne humaine, le respect de l'être humain dès le commencement de sa vie, l'inviolabilité, l'intégrité et l'absence de caractère patrimonial du corps humain ainsi que l'intégrité de l'espèce humaine ; que les principes ainsi affirmés tendaient à assurer le respect du principe constitutionnel de sauvegarde de la dignité de la personne humaine ; il a également considéré que l'ensemble des dispositions de ces lois mettaient en œuvre, en les conciliant et sans en méconnaître la portée, les normes à valeur constitutionnelle applicables, en foi de quoi il a confirmé que ces deux lois étaient conformes à la constitution.

La portée de l'ensemble de ces lois s'est confirmée au fil du temps, soulevant en retour bien d'autres questions, d'autant qu'il fallait préparer la révision prévue, par sagesse, au terme de cinq ans.

La révision législative de 2004

La loi de bioéthique résultant de la révision des trois textes initiaux a été promulguée le 9 août 2004 après la décision de conformité du Conseil constitutionnel, à nouveau saisi. Ce texte est venu, provisoirement, conclure une très longue période ouverte en 1988 avec le rapport du Conseil d'État : « De l'éthique au droit » [1]. Il faut d'emblée souligner un concours de circonstances singulier, puisqu'en 2002, comme en 1993, il est revenu à une majorité de poursuivre le processus législatif engagé par un gouvernement du bord opposé. Deux documents, parmi de nombreux autres, ont largement contribué à éclairer le législateur dès 1999 : le rapport de l'Office parlementaire d'évaluation des choix scientifiques et technologiques (A. Claeys et C. Huriet) [2] et le rapport du Conseil d'État (Les lois de la bioéthique : cinq ans après) [3]. Par ailleurs, le Comité consultatif national d'éthique (CCNE) a fait connaître sa position sur différents sujets et notamment sur l'avant-projet de révision des lois de bioéthique (avis n° 67) [4].

1994-2004 : il aura fallu dix années pour achever la révision des lois de 1994 qui devait l'être au terme de cinq ans. C'est dire si l'entreprise s'est avérée ardue. On peut trouver à ce retard bien des excuses pertinentes et légitimes : l'adoption tardive de certains décrets d'application dans des domaines largement inédits tels que le diagnostic préimplantatoire ou l'accueil d'embryons, l'évolution rapide des enjeux scientifiques conduisant chaque fois à reprendre une réflexion sans cesse renouvelée... Mais ce retard est aussi le témoin d'hésitations devant la gravité de certains choix au regard des générations futures et la difficulté réelle d'assumer ces choix.

En outre, la science apporte continuellement des services de plus en plus performants grâce auxquels l'homme jouit d'une meilleure qualité de vie. Mais la science n'est pas une activité neutre et l'entreprise scientifique ne peut échapper au jugement critique. Il a fallu tenter de distinguer entre le véritable progrès et le progrès apparent, d'autant que les évolutions scientifiques et techniques en matière de sciences du vivant posent sous un jour radicalement nouveau la question des relations entre le progrès médical et les repères de la conscience.

Dix ans après les premiers textes législatifs, plusieurs réflexions ont donc été proposées.

L'intervention du législateur légitimée

En 1994, grandes étaient les interrogations sur la légitimité du législateur à intervenir dans des domaines aussi sensibles que la médecine de la reproduction, la génétique ou le don d'organes. L'État n'allait-il pas s'immiscer, ce faisant, dans l'intimité des couples et des citoyens ? Ne définissait-il pas un carcan dans lequel la liberté du chercheur serait étroitement contrainte ? En bref, la méfiance prévalait : celle des professionnels intéressés, médecins et scientifiques, les premiers craignant un encombrement de leur activité par une judiciarisation envahissante, les seconds une délimitation trop restrictive du champ de leurs recherches ; la méfiance, aussi, de tous ceux qui redoutaient que la morale commune ne se trouvât figée dans un sens trop lâche ou, au contraire, trop contraignant [5].

Que dire aujourd'hui, à cet égard, sinon que les doutes se sont taris ? L'on ne se demande plus vraiment si le droit est l'aboutissement obligé de la réflexion bioéthique, car les lois de 1994 ont fait la preuve de leur nécessité. Elles ont permis, de l'avis général, une pacification du débat.

Dans le même temps, il est apparu à tous les esprits que les lois de bioéthique avaient conduit à une moralisation des pratiques. Les acteurs du monde médical, et c'est remarquable, ont bien admis l'immixtion du législateur. En effet, notre édifice normatif a donné l'onction du droit à leurs pratiques et en a aussi favorisé l'acceptabilité sociale. C'est ainsi, par exemple, que le diagnostic préimplantatoire a pu se développer en France dans un cadre très strictement défini. D'où cet acquis majeur : la régulation des sciences du vivant s'impose, et elle revient bien au législateur, non aux seuls professionnels. Sont en cause, en effet, des pratiques qui mettent en jeu les représentations mêmes de la société et qui dépassent largement l'exercice de la médecine. Qu'est-ce que la personne humaine ? Jusqu'où le respect lui est-il dû ? De quoi peut-il être fait commerce ? Quelles sont les implications de la médecine prédictive dans la liberté de chacun ou de l'assistance médicale à la procréation dans la possibilité de concevoir un enfant en modifiant les repères anthropologiques de toujours ? En cela, la bioéthique n'a pas fini d'éprouver notre édifice juridique dans ce qu'il a de plus central, le statut des personnes, le droit de la filiation et de la famille ou encore le droit des contrats. Les questions qu'elle soulève relèvent *a priori* du politique, puisque c'est moins la recherche en tant que telle qui est visée que ses applications et ses conséquences sur l'individu et le groupe.

Pacification du débat, moralisation des pratiques, donc, mais aussi ce qui apparaît comme une des réussites de l'œuvre législative : la fonction éducative de la loi. Le fait d'avoir formalisé les problèmes dans le langage rationnel du droit a contribué à l'élévation du niveau du débat public. Aujourd'hui, les citoyens sont mieux informés et sont même devenus particulièrement friands de tous les sujets bioéthiques, les médias ne s'y sont pas trompés. Non que la loi ait alimenté le sensationnalisme, mais elle a permis que les interrogations se portent plus en amont, vers le cœur du problème : l'embryon humain, la place du chercheur, le clonage ou encore la frontière entre les fondements biologiques et les fondements sociaux du comportement humain.

Le succès de l'arsenal législatif particulièrement complet dont la France s'est dotée en 1994 tient, probablement, à deux facteurs.

Le premier facteur de succès est lié à l'émergence de la conscience éthique, c'est-à-dire à une conscience aiguë de la nécessité de poser des limites au développement des sciences biomédicales, faute de quoi il n'est pas en accord avec la dignité de l'être humain et ne constitue qu'un progrès apparent. Cette conscience éthique moderne, qui a émergé après la Seconde Guerre mondiale et trouve sa source dans le procès de Nuremberg, s'avère nécessaire pour notre société afin de distinguer le possible de l'interdit. Or, le développement scientifique s'est poursuivi, ces dernières années, à un rythme extraordinaire : clonage de mammifères, perspectives nouvelles de la thérapie cellulaire, achèvement du décryptage du génome humain, parmi d'autres avancées. La tâche consiste plus que jamais, aujourd'hui, à distinguer ce qui personnalise l'homme de ce qui le dépersonnalise, ce qui le rend plus libre de ce qui l'asservit. Ces choix impliquent plus que jamais les générations futures. Nous sommes comptables de l'avenir. Mais les applications cliniques ne progressent pas au même rythme que les connaissances. D'où l'existence d'un décalage entre la connaissance et le traitement qu'il faut parfois expliquer à nos concitoyens afin de ne pas alimenter de faux espoirs. D'où la nécessité d'expliquer également qu'un espoir thérapeutique ténu et lointain ne justifie pas nécessairement que nous nous affranchissions des principes qui fondent notre ordre juridique en matière de bioéthique. C'est en grande partie le fond de l'argumentation qui a prévalu, par exemple, dans le débat sur le clonage « thérapeutique ».

Le second facteur de succès tient, à mon sens, à la façon dont le législateur a conçu son rôle en matière de science du vivant en privilégiant le droit. La tâche n'était pas évidente : sur des sujets revendiqués depuis longtemps par les philosophes et les théologiens, qui demandaient une bonne compréhension des enjeux scientifiques, quelle était la place du droit ? Je crois qu'elle a été définie avec bon sens et efficacité. Sans fuir devant la difficulté, le législateur a assumé ses responsabilités, traçant, avec raison et intelligence, les limites de son intervention : ni philosophie ni science, mais le droit. Cette juste conception de sa fonction est particulièrement manifeste dans la manière dont le législateur parle de l'embryon.

Il a instauré un régime fondé sur le principe du respect dû à l'embryon, solennellement inscrit dans l'article 16 du Code civil, et sur la définition des atteintes qui peuvent lui être portées, mais il n'a pas voulu définir cet embryon. Ce faisant, il s'est fort justement tenu à l'écart des querelles biologiques et philosophiques, en renvoyant dos à dos les différents courants de pensée et en écartant la question de la nature de l'embryon. Car si la question de la nature de l'embryon ne peut être tranchée, en revanche, sur le plan pratique, il est possible et même nécessaire de définir quelle doit être notre conduite à son égard ; et c'est bien la fonction du législateur que de dire ce droit-là. Le législateur s'est donc situé sur le plan du devoir-être à l'égard de l'embryon, et non de son être. Ce choix, critiqué par certains au motif que c'est le statut qui permet d'imposer les limites et non le contraire, est pourtant à la fois juste et efficace.

Ce choix est juste, parce que la loi n'a pas à qualifier les êtres humains ; elle doit seulement constater leur existence et les protéger. À défaut, la qualité d'être humain, comme celle de personne, serait non pas un droit, mais une concession. Ce choix est efficace, parce qu'en ne déterminant pas ce qu'est l'embryon mais en disant comment on doit le traiter, l'éthique et le droit ont trouvé leur espace propre. C'est à partir de ces acquis de fond et de forme – nécessité de tracer des limites et de donner des repères, d'une part, place du droit par rapport à la morale et à la biologie, d'autre part – que le travail entrepris en 1994 a été poursuivi.

Les problèmes récurrents

1. La procréation médicalement assistée et la transplantation d'organes

Certains problèmes avaient déjà été au cœur des débats de 1994. C'est ainsi que le champ de la procréation médicalement assistée a de nouveau été discuté au regard des repères anthropologiques que constituent la structure familiale, la paternité et la maternité, l'intérêt de l'enfant : couples hétérosexuels, âge, durée de vie commune… C'est aussi le douloureux problème du transfert d'embryons *post-mortem*, objet de prises de position contrastées au cours de la discussion parlementaire. Pourtant, les décisions votées en 1994 ont finalement été confirmées.

En revanche, l'élargissement du diagnostic préimplantatoire (DPI) apporte une novation importante qui n'avait pas été envisagée lors des premières lectures. Cédant sans doute au merveilleux de deux succès rapportés par les médias, il a été décidé d'autoriser le recours au DPI pour faire naître un enfant utile au traitement d'un autre, déjà né, atteint d'une maladie génétique grave (c'est ce que l'on a pu appeler le « bébé médicament »). Si encadrées que soient la technique et les indications, cette disposition conduit cependant à donner une finalité particulière à la naissance de l'enfant et valide par avance la conception *in vitro* d'embryons humains à des fins thérapeutiques. On peut, sans doute, regretter le manque de réflexion suffisante, préalable indispensable pour un débat de telle portée.

Le législateur a tenté de renforcer l'efficacité du système et a même élargi le don d'organes entre vivants consentants dans des conditions strictement définies. La définition des liens entre donneur et receveur a fait l'objet d'argumentations contradictoires fort bien étayées, à la recherche d'un impossible compromis, entre le désir de sauver le malade condamné et celui de préserver l'avenir du donneur bien portant. Des solutions apparemment raisonnables ont été arrêtées mais le sujet reviendra certainement, car les morts évitables sont toujours insupportables.

C'est en raison des problématiques communes, tant du point de vue de la démarche du don, des impératifs sanitaires et des préoccupations éthiques, qu'a été décidée la création d'une Agence de Biomédecine ayant compétence sur l'ensemble des problèmes liés à l'utilisation thérapeutique de plus en plus fréquente de « matières vivantes » telles que les organes, les tissus, les gamètes.

Parmi les problèmes récurrents, il faut aussi faire une place à part à la recherche sur l'embryon, d'autant que des avancées récentes ont étendu la question aux cellules souches, embryonnaires et adultes, en même temps qu'au clonage reproductif et au clonage thérapeutique.

2. Recherche sur l'embryon et cellules souches

En 1994, ayant à traiter pour la première fois du problème vertigineux de l'assistance médicale à la procréation, des embryons congelés et de leur devenir, le législateur avait interdit la recherche sur l'embryon à l'exception d'études qui ne lui portaient pas atteinte. Il avait, en revanche, rendu possible, dans des indications précises, le diagnostic préimplantatoire.

Devant les progrès réalisés par la médecine prénatale et le génie génétique, et devant la nécessité de faire entrer l'embryon dans le champ de la médecine, il fallait évidemment trouver un compromis entre le respect dû à la vie dès son commencement et la nécessaire recherche sur l'embryon. Le législateur a choisi de se placer pour cela dans la même logique que la loi de 1975 sur l'interruption de grossesse. L'interdit reste la référence première, aucun embryon ne pouvant être conçu à des fins de recherche. Néanmoins, par dérogation, dans des conditions très rigoureuses de contrôle, d'évaluation et de transparence, des recherches sur l'embryon pourront être conduites et cela pendant une période de cinq ans. Au terme de ce délai, un bilan sera fait et permettra de prendre les décisions qui s'avèreront les plus appropriées.

Avec la même logique, et la même rigueur, les recherches sur les cellules souches embryonnaires sont autorisées, assorties d'un engagement très fort pour développer les travaux sur les modèles alternatifs de cellules souches adultes qui, elles, ne posent évidemment pas les mêmes problèmes éthiques.

Enfin, et ce fut encore l'objet de débats très vifs, le clonage dit « thérapeutique » est resté interdit. Au demeurant c'était déjà la position adoptée dès la première lecture en janvier 2002, sous le gouvernement d'alors. Mais les différents avis recueillis montrent combien les opinions restent partagées sur ce sujet difficile. En réalité deux arguments essentiels ont guidé le choix du législateur : la nécessité pour le clonage de disposer de très nombreux ovules humains, ce qui ouvrait la porte aux dérives commerciales éventuelles, et aussi le fait que la technique est exactement la même que celle du clonage reproductif, avec tous les risques de dérapage que l'on peut imaginer.

3. Le clonage reproductif

Le nouveau texte de loi maintient la distinction entre clonage reproductif et clonage thérapeutique, néanmoins tous les deux interdits, mais avec un traitement pénal différent. Une disposition spécifique souligne l'interdiction du clonage reproductif : « Est interdite toute intervention ayant pour but de faire naître un enfant génétiquement identique à une autre personne vivante ou décédée » (art. 21). Le clonage reproductif est désormais considéré comme un crime contre l'espèce humaine et la France s'engage afin d'obtenir une législation internationale appropriée.

4. La protection juridique des inventions biotechnologiques

Cette question essentielle avait été réglée par anticipation dans la loi dès 1994 en posant le principe de non-brevetabilité d'un gène humain, en tant que tel. Or, en 1998, après plus de dix ans de tergiversations sur la forme et la présentation, l'adoption de la directive européenne 98/44/CE a de nouveau semé le trouble dans les esprits en ce qu'elle permet, malgré un habillage éthique habile, la prise de brevets sur des gènes humains. Cette question, abordée par plusieurs institutions en France comme en Europe, a donné lieu à un débat important. En effet, comment concilier les incidences de la directive du fait de son application, notamment par l'Office européen des brevets (OEB), et la volonté politique déclarée par la France d'éviter que le corps humain, ses éléments, y compris les gènes, ne tombent dans le domaine marchand par le moyen de la brevetabilité ?

Finalement c'est un texte interprétatif de l'article 5 de la directive qui a été retenu dans l'article 17 de la loi. Il confirme qu'un gène humain ne peut être breveté mais qu'en revanche les procédés biotechnologiques utilisant les gènes peuvent l'être.

Il va de soi qu'une mise à plat de l'article 5 de la directive doit être obtenue lors d'une nécessaire renégociation. Suite à une action initiée par l'Institut Curie, rejoint par d'autres, la révocation par l'OEB du premier brevet obtenu par Myriad Genetics pour le gène prédisposant au cancer du sein (BRCA1) est un signal fort qui doit encourager l'action de tous ceux qui refusent les tentatives commerciales d'exploitation des gènes humains.

5. En guise de conclusion : la consécration ambiguë de la « bioéthique »

La loi reconnaît l'importance croissante du débat sur la bioéthique dans notre pays. C'est ainsi qu'elle renforce l'indépendance du Comité consultatif national d'éthique et crée des « espaces éthiques régionaux », voire « interrégionaux », pour assurer les échanges, les débats nécessaires et la formation, mais aussi observer l'évolution des pratiques.

Pourtant, la révision de la loi s'est heurtée au problème du concept même de ce que l'on appelle la bioéthique. En effet, faisant en quelque sorte la synthèse des trois lois de 1994 dites de bioéthique, le texte adopté en juillet 2004 légitime pour la première fois, dans son titre, le terme de « bioéthique » souvent controversé.

Ce mot s'est imposé grâce à sa force expressive remarquable, mais il est parfois ambigu car il laisse croire que c'est la biomédecine qui façonne sa propre éthique, alors que l'éthique doit rester au-dessus des savoirs particuliers. Il aurait mieux valu que la loi montre que l'éthique biomédicale n'est pas obligée d'adapter inévitablement ses principes à toute pratique nouvelle afin de la justifier *a posteriori.* On n'attend pas du législateur en bioéthique qu'il concilie tous les contraires mais qu'il dise les limites, c'est-à-dire qu'il donne, avec humanité, un cadre permettant à la créativité et à la liberté de chacun de s'exprimer, dans le respect de l'intérêt collectif.

À cet égard, le titre de la loi peut d'ailleurs donner le sentiment erroné que la bioéthique se résumerait aux sujets abordés dans cette loi. Il n'en est rien bien sûr, il suffit de penser aux législations spécifiques survenues entre 1994 et 2004, qu'il s'agisse de la contraception, de l'interruption de grossesse, de la stérilisation des femmes handicapées, de la fin de vie, ou encore des droits des malades et notamment des enfants nés atteints de handicaps, pour comprendre que la « loi relative à la bioéthique » ne traite que de quelques sujets parmi beaucoup d'autres relevant pourtant, eux aussi, du même champ de la bioéthique. Il est d'ailleurs pour le moins surprenant que la révision de la loi de 1988 portant sur la protection des personnes se prêtant à l'expérimentation médicale soit traitée dans la loi de santé publique alors qu'elle relève, à l'évidence, du champ de la bioéthique.

C'est pour cela que l'inscription dans la loi du principe de sa révision, signe de modestie du législateur qui, en 1994, s'attelait à une tâche largement inédite, peut apparaître comme un procédé désormais ambigu et néfaste. Ambigu car dépourvu de toute valeur normative, il ne contraint en rien le législateur et ne modifie pas sa faculté de remettre en chantier la loi chaque fois qu'il l'estime nécessaire. Dans certains domaines, la clause de révision a pu constituer un frein à la prise de décisions sur des questions appelant des prises de position rapides. Inversement, cette idée de la révision à cinq ans risque de pousser à aborder trop tôt des questions dont les enjeux scientifiques et les implications éthiques ne sont pas suffisamment clairs. Néfaste car le législateur n'a pas, en particulier lorsqu'il édicte des principes, vocation à faire une œuvre dont la date de péremption soit par avance annoncée. Comment ne pas craindre que la solennité et la légitimité de la loi se trouvent malmenées ? Il est essentiel que la norme éthique ne soit pas conçue d'emblée comme caduque. On ne réinvente pas l'éthique à chaque découverte scientifique. Cette remarque aurait pu décider le législateur à ne pas reconduire, pour réviser la loi, le délai légal de cinq ans dont l'efficacité n'a pas été démontrée, s'en remettant, ce qui est sa prérogative, à son initiative pour compléter ou modifier la loi en fonction des besoins nouveaux. Fixer la révision du texte à cinq ans, c'est probablement limiter le champ de la bioéthique à la procréation médicalement assistée, à la transplantation d'organes et à la génétique et l'enfermer dans une contrainte regrettable.

Enfin, le débat a souligné que les interrogations liées aux sciences du vivant et aux questions éthiques qu'elles font naître prennent sur la scène internationale une importance croissante ; elles sont, en effet, de celles qui appellent, sinon une régulation commune encore utopique, du moins une large concertation au niveau mondial. La ratification de la Convention d'Oviedo par l'ensemble des États membres du Conseil de l'Europe, et notamment la France, marquerait la volonté d'aller vers une harmonisation des principes éthiques en Europe.

La révision législative à venir

La révision prévue cinq ans après la promulgation de la loi devrait donc intervenir dans le courant de l'année 2009, et en tous cas dans les années à venir. La réflexion est d'ores et déjà bien engagée au Parlement comme au Comité consultatif national d'éthique. Sans aucunement préjuger de la nature du débat parlementaire, du contenu des nouvelles dispositions et des décisions prises, on peut penser que les principales discussions porteront à nouveau sur la transplantation d'organes et l'assistance médicale à la procréation.

Sur les transplantations d'organes, en raison du risque confirmé d'accidents lors de greffes hépatiques on s'interrogera sur l'opportunité, ou non, d'élargir le cadre du don d'organes entre vivants. Il sera probablement important d'améliorer les conditions du dialogue entre l'équipe médicale et les familles avant un éventuel prélèvement. La participation de psychologues formés et la disposition, dans les unités de transplantation, de lieux dédiés à cet échange aussi douloureux que décisif devraient être soulignées. Enfin, le moment est sans doute venu d'élargir le fichier automatique des refus à ceux qui consentent, sachant qu'il reste toujours possible de modifier son choix à tout moment. On aurait ainsi un fichier rassemblant les différents choix exprimés. En outre, on pourrait également prévoir que chacun soit interrogé sur le sujet avant l'âge de 25 ans avec inscription de la mention de l'acceptation sur un document officiel.

Concernant le diagnostic prénatal et le diagnostic préimplantatoire, il sera probablement très utile de faire le point sur la responsabilité des médecins (obstétriciens et échographistes, notamment) qui interviennent dans la surveillance des grossesses. Le traumatisme lié à l'affaire Perruche[1] a laissé des traces et il faut s'assurer que les zones d'ombre qui peuvent persister n'ajoutent à la pénurie qui menace pour ces spécialités à haut risque de poursuites judiciaires.

Dans le champ de la médecine prédictive, compte tenu des offres faites sur internet pour faire procéder volontairement à l'analyse exhaustive de son génome, il faudrait empêcher que quiconque puisse se prévaloir de l'analyse de son génome pour en tirer avantage ce qui pourrait constituer une forme de discrimination positive.

Dans le domaine de l'assistance à la procréation, on reviendra peut-être sur la douloureuse question du transfert *post-mortem* d'embryons congelés ainsi que sur le recours aux mères porteuses, rebaptisé « gestation pour autrui ».

Pour la thérapie cellulaire se posera la question de savoir quelle attitude adopter au terme des cinq ans d'autorisation dérogatoire. La décision dépendra probablement des données comparées obtenues à partir des cellules d'origine embryonnaire et des cellules prélevées sur l'adulte.

Étrangement, le débat sur la fin de vie sera probablement traité dans un texte de loi spécifique. Le caractère éminemment éthique de ce sujet souligne encore l'appellation inappropriée de « loi de bioéthique ».

Enfin, eu égard à la rapidité des travaux dans le champ de l'imagerie fonctionnelle cérébrale et de ses premières utilisations

---

1. *Cf.* chap. 41.

dans des domaines aussi différents que l'économie et la justice, notamment aux États-Unis, il apparaît indispensable de rappeler qu'en l'état actuel des connaissances, nul ne peut tirer argument des images obtenues à quelques fins que ce soit.

Tous ces sujets sont abordés plus en détail dans différents chapitres de cet ouvrage afin d'aider à la réflexion.

Bibliographie

1. Conseil d'État. *De l'éthique au droit* (« rapport Braibant »), Paris, La Documentation Française, 1988, pp. 1-208.
2. Claeys A, Huriet C. *Le clonage, la thérapie cellulaire et l'utilisation thérapeutique des cellules embryonnaires.* Rapport de l'office parlementaire d'évaluation des choix scientifiques et technologiques n° 40799, Paris, Éditions des journaux officiels, juin 2000.
3. Conseil d'État. *Les lois de la bioéthique : cinq ans après.* Étude adoptée par l'assemblée générale du Conseil d'État le 25 novembre 1999, Paris, La Documentation Française, 1999, 337 pages.
4. Comité Consultatif National d'Éthique, Avis n° 67 sur l'avant-projet de révision des lois de bioéthique, du 27 janvier 2000. http://www.ccne-ethique.fr/docs/fr/avis067.pdf.
5. Mattei JF. *La révision des lois dites de bioéthique*, Les cahiers du Comité Consultatif National d'Éthique, Octobre-Novembre 2004, n° 41 : 39-44.

6

LE DROIT EUROPÉEN DE LA BIOÉTHIQUE

Annagrazia Altavilla

L'essor des biotechnologies dans le domaine médical a permis des innovations sans précédent dans les différents secteurs de la recherche, de l'expérimentation ou encore de l'assistance médicale à la procréation. Cependant, la recherche en biologie et en médecine peut mettre en jeu des notions fondamentales, telles que la personne, la famille, la santé, la vie privée, les droits de l'homme (droits fondamentaux, inaliénables, imprescriptibles et universels) et la dignité humaine.

C'est donc la nécessité de protéger juridiquement l'être humain contre les risques de son instrumentalisation face aux progrès de la recherche scientifique qui a conduit à l'affirmation progressive d'une réflexion (bio)éthique aux niveaux national et européen.

Le législateur (national et européen) a ainsi procédé à l'élaboration de normes juridiques destinées à l'encadrement des techniques biomédicales en recherchant un compromis difficile : d'une part, la nécessité de ne pas entraver la recherche susceptible de permettre la mise au point de nouvelles thérapeutiques et d'améliorer la vie des personnes, et, d'autre part, l'importance d'assurer le respect de l'être humain face aux excès possibles des progrès biomédicaux.

Ainsi, aux frontières de la science, de la médecine, du droit et de l'éthique, deux institutions politiques ont contribué à la construction du droit européen de la bioéthique : le Conseil de l'Europe et l'Union européenne.

Le Conseil de l'Europe

Le Conseil de l'Europe est une organisation de coopération intergouvernementale créée en 1949 afin de promouvoir les idéaux et les valeurs qui sont le patrimoine commun de l'Europe. L'apport du Conseil à la protection des droits de l'homme dans le domaine de la biomédecine est considérable. Il travaille à élaborer des normes communes sur des aspects spécifiques, tout en veillant à l'application des normes existantes au niveau national. Il cherche également à susciter le débat public sur ces questions, dans un esprit de pluralisme et de démocratie.

Dans le secteur de la coopération intergouvernementale, les activités du Conseil de l'Europe ont commencé avec l'adoption de règles éthiques pour la santé, règles qui se sont ensuite étendues, à partir de 1970, au secteur des sciences biomédicales. Pendant cette période, les travaux du Conseil ont essentiellement abouti à des recommandations et résolutions adressées aux États membres. Il convient de signaler à ce propos les textes adoptés dans des domaines voisins (Sida, protection des données médicales) ou ceux ayant une approche plus technique (greffes, produits sanguins, biodiversité...).

À partir des années 1980, des organes spécifiques de coopération dans le domaine de la bioéthique ont été mis en place au sein du Conseil de l'Europe : en particulier, la Conférence permanente des comités nationaux d'éthique (COMETH) et le Comité directeur pour la bioéthique (CDBI).

La COMETH a pour objectifs de promouvoir la coopération et l'échange d'informations et d'expériences entre les comités nationaux d'éthique, d'assister les pays souhaitant instituer un comité national d'éthique et de promouvoir le débat public sur les questions éthiques posées par les développements des sciences biomédicales et de la santé. Le CDBI est un organe d'expertise pluridisciplinaire composé des représentants (biologistes, médecins, juristes, personnes qualifiées dans le domaine de l'éthique et des sciences biomédicales) des États membres (47 pays à ce jour). Les travaux du CDBI ont pour but principal de permettre aux États de disposer de textes harmonisés répondant aux défis soulevés par le prodigieux essor des sciences biomédicales. Ces travaux permettent de favoriser l'échange d'informations et d'expériences tant avec les professionnels qu'avec le public.

Le Comité a, tout d'abord, souhaité encourager les États à définir eux-mêmes les règles devant s'appliquer à la bioéthique à partir de textes harmonisés. Plus tard, la nécessité s'est fait ressentir d'affirmer sous la forme d'un instrument international contraignant, une convention, un certain nombre de principes fondamentaux [1].

Dans le cadre du Conseil de l'Europe, l'encadrement des sciences biomédicales, à la lumière d'une réflexion (bio)éthique, trouve sa source aussi bien dans des textes de portée générale (la Convention européenne des droits de l'homme) que spécifique (la Convention sur les droits de l'homme et la biomédecine).

La Convention européenne de sauvegarde des droits de l'homme et des libertés fondamentales, signée à Rome le 4 novembre 1950, proclame des principes qui ont comme raison d'être la protection de l'être humain et se sont révélés parfaitement transposables au domaine de l'éthique biomédicale. On peut citer ainsi l'article 2 sur le droit à la vie, l'article 3 sur l'interdiction des traitements inhumains ou dégradants, ou encore l'article 8 sur la vie privée et familiale, la notion de vie privée recouvrant celle d'intégrité physique et mentale dans la jurisprudence de la Cour européenne des droits de l'homme. Cette Convention confère une force particulière aux droits et libertés qu'elle énonce, car elle instaure une juridiction chargée de sanctionner la transgression de ses dispositions : la Cour européenne des droits de l'homme (CEDH) peut être saisie soit par un État contractant, soit par un particulier. La Cour européenne a, à plusieurs reprises, fait application des principes de la Convention dans des affaires liées à la bioéthique[1].

La Convention sur les droits de l'homme et la biomédecine a été approuvée en 1997 afin de répondre à la nécessité de compléter les droits de l'homme jusque-là définis par un certain nombre de principes éthiques fondamentaux (autonomie, respect de la vie dès son commencement, confidentialité, gratuité du don) sous la forme d'un instrument juridique international plus contraignant.

1. À titre d'exemple, par sa décision du 8 juillet 2004 (CEDH, Gd. Ch., n. 5394/00, arrêt Vo contre France), la Cour a décidé que la question de savoir quel est le point de départ de la vie au sens de l'article 2 de la Convention relève de l'appréciation des États.

Cette Convention vise à prendre, dans le domaine des applications de la biologie et de la médecine, les mesures propres à garantir la dignité de l'être humain et les droits et libertés fondamentaux de la personne. L'article 1er dispose que les parties (c'est-à-dire les États qui ont signé et ratifié la Convention) « protègent l'être humain dans sa dignité et son identité et garantissent à toute personne, sans discrimination, le respect de son intégrité et de ses autres droits et libertés fondamentales à l'égard des applications de la biologie et de la médecine ». Son article 2 formule le principe sous-jacent à toutes les dispositions de la Convention : « L'intérêt et le bien de l'être humain doivent prévaloir sur le seul intérêt de la société ou de la science ».

Le texte contient des dispositions applicables à toute intervention médicale (accès équitable aux soins de santé, art. 3 ; respect des normes et obligations professionnelles, art. 4 ; obligation du recueil du consentement libre, éclairé et révocable à tout moment, de la personne concernée, art. 5-9 et art. 16-17 qui, en matière de recherche biomédicale, prévoient que le consentement doit être donné expressément, spécifiquement et consigné par écrit ; droit au respect de la vie privée de toute personne, s'agissant des informations relatives à sa santé, art. 10 ; interdiction de faire du corps humain et de ses parties, en tant que tels, une source de profit, art. 21-22), ainsi que des dispositions relatives au génome humain (chapitre IV), à la recherche scientifique (chapitre V) et au prélèvement d'organes et de tissus sur des donneurs vivants à des fins de transplantation (chapitre VI).

Cette Convention, entrée en vigueur en 1999, a été complétée, à ce jour, par quatre protocoles additionnels concernant : l'interdiction du clonage d'êtres humains (1998), la transplantation d'organes et de tissus d'origine humaine (2002), la recherche biomédicale (2005), les tests génétiques à des fins médicales (2008).

Le concept de convention-cadre repose sur l'idée que l'harmonisation européenne ne peut être satisfaisante que si elle laisse un certain rôle aux autorités nationales, tout en promouvant une coopération entre les parties. La Convention (ainsi que ses protocoles) impose donc aux États qui l'ont ratifiée de prendre les mesures nécessaires pour donner effet à ses dispositions. Il revient également aux États d'assurer le contrôle juridictionnel des droits énoncés par la Convention.

La sanction européenne reste cependant peu efficace, puisqu'il est prévu simplement que chaque partie peut être tenue de fournir, sur la demande du Secrétaire général du Conseil de l'Europe, des explications sur la façon dont elle assure l'application de la Convention dans son droit interne (art. 30). Les particuliers ne peuvent pas l'invoquer directement devant la CEDH, cette dernière ne donnant que des avis concernant l'interprétation de la Convention (art. 29).

L'Union européenne

La Communauté économique européenne, instituée par le Traité de Rome en 1957, a été créée dans un objectif de libéralisation économique, elle n'a pas de compétence directe en matière de bioéthique. Cependant, dans la mesure où elle se reconnaît le devoir d'assurer la compatibilité des règles communautaires avec les droits fondamentaux, dans certains domaines de sa compétence comme le fonctionnement du marché intérieur, la politique sociale ou la protection des consommateurs, elle a été amenée à intégrer dans l'ordre juridique communautaire certains principes dont les fondements se trouvent dans la bioéthique.

Le concept d'éthique, en effet, n'est mentionné ni dans le Traité de 1951, créant un marché commun du charbon et de l'acier, ni dans le Traité de Rome de 1957, ayant institué la Communauté économique européenne, non plus dans l'Acte unique européen de 1986, dans le Traité de Maastricht de 1992 constituant l'Union européenne, ou dans celui d'Amsterdam de 1997. Cependant, il existe entre les domaines qui relèvent de l'action communautaire et le champ de la bioéthique suffisamment d'interférences pour justifier l'action des diverses instances de l'Union [2]. Tout d'abord, il est important de souligner que la bioéthique européenne est profondément imprégnée de notre culture commune des droits de l'homme, qui représentent le premier instrument de protection de la personne confrontée au progrès de la biomédecine. Depuis 1957, l'évolution de la Communauté a été marquée par la signature de différents traités, qui ont élevé les droits fondamentaux au rang de principes généraux du droit communautaire.

Ainsi, le préambule du Traité de Maastricht sur l'Union européenne confirme l'attachement des États membres « aux principes de la liberté, de la démocratie et du respect des droits de l'homme et des libertés fondamentales et de l'État de droit ».

Dans ce contexte, la Charte des droits fondamentaux de l'Union européenne (2000) constitue le premier texte européen normatif prenant en compte les principes issus de la bioéthique, comme par exemple l'interdiction de pratiques eugéniques, l'interdiction de tirer profit du corps humain ou de ses produits, le respect du consentement libre et éclairé du patient (principe d'autonomie).

Cette Charte constitue le seul exemple de « transposition législative » de principes fondamentaux applicables au secteur de la biomédecine. En effet, le fait que sur les cinquante articles qui composent la Charte environ une dizaine soient réservés à l'encadrement du domaine biomédical, atteste de la place croissante accordée par l'Union européenne aux questions posées par le développement de la biomédecine.

Il s'agit d'un texte uniquement déclaratoire qui sera contraignant une fois intégré dans les traités. Toutefois, cette Charte représente une contribution à une plus grande sécurité juridique, dans la mesure où elle inspire la jurisprudence de la Cour de justice de la Communauté européenne, qui est appelée à assurer le respect des droits fondamentaux et à surveiller leur compatibilité avec les règles communautaires.

Par ailleurs, bien que la (bio)éthique ne rentre pas dans les compétences de l'Union européenne, celle-ci peut se donner un pouvoir normatif indirect dans le domaine de la bioéthique dès lors que, formellement, elle se situe dans l'un de ses domaines de compétence et qu'un accord politique apparaît. Ainsi, l'Union est-elle confrontée à des questions éthiques à travers les compétences que lui accorde le Traité en matière de santé publique (art. 152) et de recherche (art. 163). Mais dans ces domaines, qui ne relèvent pas de sa compétence exclusive, la Communauté n'intervient, conformément au principe de subsidiarité (art. 5), que dans la mesure où les objectifs de l'action envisagée ne peuvent pas être réalisés de manière suffisante par les États membres et peuvent donc, en raison des dimensions ou des effets de l'action envisagée, être mieux réalisés au niveau communautaire.

Ainsi, l'Union a pu, en utilisant comme base juridique l'article 95 du Traité relatif à l'établissement et au fonctionnement du marché intérieur, adopter une série de textes où l'on retrouve une dimension éthique, comme ceux concernant : la protection des individus au regard du traitement des données à caractère personnel (Directive 95/46/CE) ; la protection juridique des inventions biotechnologiques (Directive 98/44/CE) ; les bonnes pratiques en matière d'essais cliniques des médicaments à usage humain (Directive 2001/20/CE) ; ainsi que les normes de qualité et de sécurité pour le don, l'obtention, le contrôle, la transformation, la conservation, le stockage et la distribution des cellules humaines (Directive 2004/20/CE).

Enfin, au début des années 1990, a été créé le « Groupe européen d'éthique des sciences et des nouvelles technologies » (GEE), composé de douze personnalités de différentes disciplines (médecine, biologie, génétique, droit, philosophie, théologie) nommées en raison de leur expérience, leur compétence et leurs qualités personnelles dans ces matières. Indépendant, pluraliste et multidisciplinaire, le GEE, élu par la Commission pour une durée de quatre ans renouvelable une fois, a pour mission d'émettre un avis au cas par cas, sur les implications sociales et humaines d'une nouvelle technique, d'un nouveau produit ou d'une nouvelle prestation de services, issus des biotechnologies et disponibles, pour le présent ou le futur, sur le marché européen. Ce groupe, dont l'existence même atteste de la volonté de l'Union d'assurer la protection de la personne dans le développement des biotechnologies, est une instance consultative, dont le rôle est d'émettre des avis non contraignants à propos de directives ou de règlements en projet ou en cours d'élaboration. Par ses avis, qui ont une influence indéniable sur les programmes et les textes réglementaires communautaires, le GEE participe à la construction du droit élaboré par l'Union européenne, notamment dans le domaine de la bioéthique.

En matière de biomédecine et de bioéthique, la majeure partie du droit international est constituée de normes à valeur indicative telles que les résolutions, les déclarations, les recommandations ou les conventions émanant de normes intergouvernementales. Sur le plan européen, le droit communautaire dans les secteurs biomédical et biotechnologique (ayant une forte caractérisation bioéthique) a commencé à se développer. Son but premier était d'éviter que les divergences entre les dispositions nationales applicables en la matière soient de nature telle qu'elles créent des entraves aux échanges entre les États membres et des distorsions de la concurrence entraînant un obstacle au fonctionnement du marché intérieur. Ainsi, l'instrument juridique utilisé pour réglementer le secteur de la biomédecine est-il celui des directives, c'est-à-dire des actes normatifs qui lient tout État membre destinataire quant au résultat à atteindre, tout en laissant aux instances nationales la compétence quant à la forme et aux moyens.

Si l'on raisonne en termes d'efficacité, le droit international et européen de la bioéthique est donc à l'état de droit émergeant, car les normes affectées d'une véritable force contraignante sont encore peu nombreuses et relèvent essentiellement du droit européen. Néanmoins, le rôle de la « *soft law* » s'avère non négligeable, car elle permet à la communauté internationale une première approche commune des questions liées à la bioéthique, ainsi qu'une véritable harmonisation des normes qui règlent le fonctionnement du marché intérieur, même dans le domaine biomédical [3].

Le caractère peu contraignant des normes ainsi adoptées est certainement un facteur rassurant pour des États confrontés aux questions nouvelles posées par le progrès scientifique, sur lesquelles ils peuvent avoir des opinions opposées. De plus, ces normes influencent les législations nationales, et la répétition des mêmes principes à travers différents textes peut aboutir à la mise en place de règles coutumières. Il faut également prendre en compte l'incidence que peuvent avoir, dans l'application du droit, les décisions de juridictions internationales telles que la Cour de justice des communautés européennes ou la Cour européenne des droits de l'homme.

Par ailleurs, il est important de souligner que nombre des textes inclus dans les normes de l'encadrement biomédical sont consacrés à la promotion des droits de l'homme. Ce rapprochement se comprend aisément, puisque la réflexion bioéthique, dans son objectif de protection de la personne vis-à-vis du développement de la biomédecine, rejoint le domaine des droits fondamentaux dans le but d'assurer le respect du principe essentiel de la dignité humaine dans l'application des nouvelles techniques biomédicales.

Bibliographie

1. Altavilla A. *Le droit européen de la bioéthique entre progrès scientifique, intérêts économiques et principes éthiques !* Revue Génerale de Droit Médical, 2006, 21 : 87-107.
2. Lenoir N, Mathieu B. *Les normes internationales de la bioéthique,* Paris, Que sais-je, PUF, 2004, 128 pages.
3. Lenoir N. *L'Europe, le droit et la bioéthique,* Hector Gros, Espiell Amicorum Liber, vol. I, Bruylant, 1997 : 641-666.

II

APPROCHE PHILOSOPHIQUE
DE L'ÉTHIQUE BIOMÉDICALE

7

L'ESSENCE DE L'ÉTHIQUE : REPÈRES TERMINOLOGIQUES

Pierre Le Coz

L'éthique n'est pas une science

« Éthique : science de la morale et des mœurs »... La définition des dictionnaires nous égare plus qu'elle ne nous éclaire sur le sens de l'éthique. Car si l'éthique a ses raisons, elles ne sont pas scientifiques. Ce sont des raisons auxquelles on peut opposer d'autres raisons à partir desquelles va émerger un débat contradictoire.

Le désaccord revêt une gravité particulière quand il s'agit de décider ici et maintenant, en contexte clinique : est-il acceptable d'opérer un patient âgé alors que son espérance de vie est faible et le coût de l'intervention élevé ? Doit-on annoncer le sombre diagnostic de sa maladie à un patient qui ne l'a pas demandé ? Faut-il réanimer le candidat au suicide dont on sait que le geste désespéré a entraîné des séquelles graves et irréversibles ? L'éthique se reconnaît à la division des consciences au moment d'apporter une réponse à ce type d'interrogation : à quantité d'informations équivalentes sur la situation et le contexte, les protagonistes de la délibération ne parviennent pas à un consensus.

Mais bien souvent la division est intérieure : c'est nous-mêmes qui oscillons entre deux positions sans arriver à nous décider. La déontologie ne peut suffire lorsqu'il est manifeste qu'un article plaide en faveur d'une décision alors qu'une autre règle autorise une décision différente. L'annonce de la mauvaise nouvelle est exemplaire à cet égard. Le Code de déontologie énonce que le patient a le droit de connaître la vérité. Mais il ne peut dire quand et comment délivrer cette information. Et il stipule qu'en certaines circonstances, la vérité pourrait être différée, voire maintenue définitivement à l'écart de la connaissance du malade.

Une part insurmontable de contingence affecte ce type de décision. L'impression qu'on pourrait décider autrement, *a priori* avec des arguments aussi valables, fait naître un sentiment de solitude. La décision va créer une discontinuité irréversible. Décider, étymologiquement, c'est « couper en tranchant ». Repousser l'échéance serait contraire à l'éthique qui est une réflexion au service de l'action. Arrive le moment où il faut couper court aux tergiversations, se résoudre à sectionner l'une des deux branches de l'alternative. Descartes a qualifié d'« irrésolution » l'état de doute intérieur qui se poursuit indéfiniment alors qu'il serait temps de se décider.

Pour conjurer cet inconfort intérieur – qu'on l'appelle « questionnement éthique » ou « cas de conscience » – deux subterfuges sont actuellement en vogue : l'un est le retranchement derrière l'alibi de la science via l'« *evidence-based medecine* », l'autre est le recours à un arsenal de normes abusivement qualifiées d'« éthiques ».

L'*evidence-based medicine* (EBM) consiste à soumettre toute décision à un protocole prédéfini. Bien qu'elle réponde à un souci rationnel de rigueur scientifique nécessaire et légitime, cette procédure d'aide à la décision permet surtout de dissoudre les cas de conscience dans une démarche méthodologique stéréotypée. On peut résumer la formalisation de la décision que recouvre ce concept ambitieux en quatre étapes :

– formuler une question claire à partir du problème du patient ;

– rechercher dans la littérature des articles qui correspondent à cette question ;

– évaluer de manière critique les données en termes de validité et d'utilité ;

– appliquer les résultats à la situation clinique.

En conférant à la décision l'apparence d'une nécessité implacable, ce dispositif de rationalisation procédurale crée l'impression rassurante que l'examen en conscience n'a plus lieu d'être. Il n'est aucun patient qui ne puisse *a priori* se couler dans ce moule. La décision se déduit de données scientifiquement prouvées ou des conférences de consensus. Sur la base d'une série de cas préexistants étudiés par les plus grands spécialistes européens ou américains, le médecin rompu à l'EBM aura le sentiment qu'il a pris la meilleure décision. Le questionnement critique en même temps que la singularité du patient se trouvent noyés dans une approche rationnelle et standardisée.

On pourrait imaginer que lorsque la littérature scientifique n'apporte plus de point d'appui au praticien, celui-ci puisse recourir à une « *evidence-based ethics* », sorte de rationalité statistique de secours qui le mettrait définitivement à l'abri du vertige de la contingence. Il suffirait de demander à des médecins (*via* internet) ce qu'ils pensent de telle ou telle situation et de décider en conséquence. Notons qu'une expérience de cette nature a déjà eu lieu en Suède [1]. Une large consultation a été menée autour d'un cas de coma en 2004 ; 410 praticiens ont été interrogés sur l'attitude qu'ils adopteraient en présence du cas suivant : une femme de 72 ans arrive aux urgences en état de coma profond. Un accident vasculaire cérébral avec hémiplégie droite est suspecté. Au scanner, les images montrent une hémorragie intracérébrale du côté gauche. L'opération chirurgicale est périlleuse du fait de la localisation de l'hématome. Cependant, sans intervention, le décès risque de survenir rapidement. Une question se pose alors : faut-il ou non opérer cette patiente ? Des résultats de l'étude, il ressort que 82,3 % des médecins se sont déclarés défavorables à l'opération. Leur réticence était étayée par le mauvais pronostic, le caractère aléatoire de l'intervention, l'absence d'amélioration de la qualité de vie de la patiente. Les auteurs ont prolongé leur étude éthico-statistique par une description de la phase post-chirurgicale en soins intensifs. Doit-on poursuivre la ventilation en l'absence d'amélioration dans la semaine suivante ? 94 % des médecins ont opté pour l'arrêt de la ventilation. Précisons que le grand public (un millier de personnes) a également été invité à participer à l'étude.

Les limites de cette éthique statistiquement fondée risquent d'apparaître quand le grand public et le corps médical exprimeront des divergences (ce qui a d'ailleurs été le cas dans l'étude suédoise citée plus haut). Le médecin devra décider à quelles statistiques, entre celles de la population médicale et de la population générale, il devra s'en remettre. Cette situation le renverra à la solitude de son choix.

L'éthique n'est pas la déontologie

Cependant la rationalité scientifique et statistique n'est pas la seule manière d'échapper aux cas de conscience et à la contingence de la décision. Une seconde possibilité consisterait à se barder de normes « éthiques ». Il suffirait que chaque spécialité ait *son* éthique afin de permettre aux professionnels d'être aiguillés par un guide complet de recommandations éthiques, moyennant quoi ils pourraient se mettre en « pilotage automatique ».

De fait, et quelles que soient les professions envisagées, partout aujourd'hui nous voyons fleurir des codes ou des chartes « éthiques » censés nous aider à bien décider en toutes circonstances. Pour décrire ce phénomène d'atomisation ou de « tribalisation » des éthiques, certains observateurs ont parlé de « valse des éthiques » [2]. Il y a une « éthique des affaires », une « éthique du sport », une « éthique des médias », etc. Cette dissémination participe assurément du discrédit de l'éthique. Car enfin, y a-t-il encore un sens à parler d'éthique si l'on compte autant d'éthiques que de corps de métiers ? Que reste-t-il de l'éthique dans un corpus de règles figées, extérieures et formelles, qui change au gré des professions ? Si tout est éthique, plus rien n'est éthique.

Ce qu'on appelle « règle éthique », en ces occurrences, pourrait à la rigueur trouver sa place dans une rubrique « déontologie ». Car ce qui change d'une profession à l'autre, ce ne sont pas les valeurs éthiques mais les codes déontologiques. La déontologie est un ensemble d'obligations morales qui s'appliquent à une profession. Ainsi, du point de vue des métiers relatifs à la sécurité collective, des pratiques telles que la contrainte physique ou le mensonge délibéré peuvent être déontologiquement recommandables, lorsqu'il s'agit de tromper la vigilance d'un malfaiteur et de l'intercepter. La déontologie médicale, en revanche, interdit formellement d'intervenir sur le corps d'une personne sans son consentement préalable, lorsqu'elle est en pleine possession de ses moyens psychiques. La déontologie médicale ne peut pas non plus cautionner le mensonge en tant que moyen au service du bien public. Elle impose qu'on dise au patient qui la réclame la vérité sur la nature de sa pathologie.

Tandis que le questionnement éthique est sans cesse réactivé par l'irruption de nouvelles techniques, on note que les textes qui composent les codes de la déontologie médicale n'évoluent pas fondamentalement au cours du temps. La constance est telle en médecine que les jeunes praticiens prêtent le serment d'Hippocrate le jour de soutenance de leur thèse, avant de commencer leur exercice. Ce rituel d'allégeance à un texte vieux de 2 500 ans laisse apparaître qu'en dépit des évolutions culturelles, les valeurs qui président à l'exercice de la médecine demeurent globalement les mêmes. La déontologie actuelle s'inspire largement du serment d'Hippocrate. Les règles qu'elle énonce tirent leur force d'un certain nombre de valeurs morales qui régissent la collectivité dans son ensemble et dont l'histoire a assuré la stabilisation. Une déontologie n'est jamais qu'une manière de décliner la morale collective en fonction de la particularité du contexte professionnel. Par exemple, aussi bien dans le serment d'Hippocrate que dans le Code de déontologie médicale, on retrouve l'interdit social de tuer à travers le devoir d'assister le malade incurable sans jamais provoquer délibérément l'échéance. S'agissant des règles relatives au secret et à la confidentialité des données de santé, on retrouve sans peine la valorisation collective immémoriale du respect de ses engagements et de la fidélité aux promesses. Notre société, tout autant que celles qui lui ont précédé, blâme le manquement à ses engagements, les dénonciations ou la trahison des secrets. La force de ces obligations morales ancestrales continue à peser de tout son poids sur le Code de déontologie médicale.

Cela ne signifie pas que la déontologie médicale ne soit jamais remaniée ni contestée. Par son aspect rigoriste et l'intransigeance de ses règles, on lui reproche même parfois son « dogmatisme ». C'est notamment le cas des partisans d'un « droit à l'euthanasie » hostiles au caractère absolu du code qui interdit aux hommes de l'art d'administrer un produit létal dans les veines d'un malade en fin de vie. Cependant, cette assimilation de la déontologie au dogmatisme est discutable. Le dogmatisme consiste à absolutiser des normes sans accepter leur révision par d'autres normes. Un système dogmatique s'appuie sur des vérités réputées intangibles qui sont des articles de foi. C'est tout particulièrement le cas des dogmes religieux qui prétendent orienter les pratiques médicales en fonction de vérités absolues (le caractère sacré de la vie dès son commencement, par exemple). Le dogmatisme repose sur un argument d'autorité (la parole divine relayée par des hommes inspirés). Ce n'est pas le cas d'une déontologie qui sédimente des réflexions éthiques dont les argumentations sont déployées et démocratiquement discutées dans l'espace public, parfois sur plusieurs années.

Une règle de droit ou de déontologie cristallise une réflexion sur *les conditions de survie d'une pratique*. Par exemple, ce qui interdit en toute circonstance de trahir le secret médical, c'est une réflexion (déjà menée par Hippocrate) sur les effets délétères que son non-respect engendrerait sur l'exercice même de la médecine (perte de confiance et de crédibilité des praticiens). Si une règle déontologique est bafouée, c'est toute la profession qu'elle régit qui se disloque. Si le patient n'avait pas l'assurance que le médecin est absolument tenu par le devoir de taire ce qu'il lui confie, il hésiterait à lui livrer des informations intimes et le diagnostic serait forcément partiel ou biaisé.

Ce rappel de la différence de nature entre réflexion éthique et règles de déontologie permet de dissiper quelques malentendus autour du phénomène actuel de prolifération des « éthiques » dont nous avons parlé plus haut. Ce que nous prenons pour un foisonnement *éthique* correspond en réalité à une réactivation des codes *déontologiques* de certaines professions que des « affaires » ont discréditées. Empruntons trois exemples hors du champ médical où le mésusage du terme « éthique » est le plus fréquent. Ce n'est pas une éthique que se donne l'athlète lorsqu'il s'astreint à la règle de ne pas tricher ni se doper pour gagner une compétition sportive. En intériorisant ce type de contrainte, un sportif ne fait rien de plus que respecter une déontologie sans laquelle l'idée même de sport n'aurait plus de sens. De même, il n'y a rien d'éthique dans la louable résolution d'un journaliste qui se donne pour principe de ne jamais désinformer l'opinion. Si les acteurs des médias falsifient les informations qu'ils divulguent au public, ce n'est pas l'éthique mais la déontologie journalistique qu'ils transgressent. Enfin, il n'y a pas la moindre trace d'éthique dans la démarche d'un avocat qui s'interdit d'inciter son client à recourir à la calomnie ou au chantage pour intimider la partie adverse et la conduire à céder à ses revendications. Pourquoi faudrait-il encenser la prétendue « éthique personnelle » d'un homme de droit qui se refuse à justifier les moyens par la fin alors qu'il ne fait rien d'autre que plier sa pratique au code de déontologie qui sauvegarde le sens et l'honneur de sa profession ?

L'éthique est un questionnement

Ne confondons pas la déontologie qui est la condition de survie d'une pratique avec le questionnement éthique qui naît d'une situation de crise générée par un conflit entre des valeurs. Comme toute réflexion, l'éthique demande un temps de maturation, un moment de méditation collégiale, menée hors contexte clinique, pour savoir quelle norme demande à être privilégiée et au détriment de quelle autre. L'éthique émerge quand nous sommes mis en demeure de hiérarchiser nos valeurs : quelle est celle à laquelle nous tenons le plus ? Si un enfant dont le pronostic vital est engagé à court terme a besoin d'une greffe de donneur vivant, pour un résultat aléatoire, va-t-on demander aux parents s'ils sont disposés à consentir à ce geste intrusif ? Auquel des deux parents l'équipe devra-t-elle s'adresser ? Si cette pratique dégrade la santé de celui des deux qui se portera « volontaire », la médecine ne fait-elle pas entorse à son principe hippocratique fondateur : *primum non nocere* (« d'abord ne pas nuire ») ? Faut-il privilégier le devoir de bienfaisance pour l'enfant ou le souci de non-malfaisance pour les parents ?

Renonçons à chercher une réponse scientifique, statistique ou déontologique à ce genre de questions. Qu'aurons-nous gagné à dissoudre la tension éthique dans une disposition juridique ? L'exemple de l'euthanasie est emblématique de la tentation du « tout juridique » à laquelle notre société est exposée. Assurément, lorsqu'une personne demande de l'aide pour mourir parce qu'elle estime que sa vie ne vaut plus la peine d'être vécue, lui apporter une réponse favorable revient à incarner le principe du respect de l'autonomie. Cependant, la valeur que nous attachons à la vie humaine se trouve malmenée par un geste euthanasique. Inversement, si nous refusons la demande du patient, en faisant valoir le respect absolu de la vie humaine, nous pouvons avoir le sentiment d'avoir sacrifié le principe de l'autonomie, en passant outre l'avis du malade.

La loi est une condition nécessaire mais insuffisante pour dénouer ce type de cas de conscience. D'un côté, elle commande de ne jamais pratiquer d'euthanasie ; de l'autre elle enjoint de toujours respecter la volonté du patient. Elle ne saurait donc nous épargner d'avoir à mener un cheminement éthique. Faire appel à un nouveau texte de loi pour nous émanciper de la contingence des décisions est une illusion sinon un déni de notre condition d'être voué à choisir sans pouvoir se prémunir contre l'erreur. Même la loi Léonetti de 2005 sur « le droit des malades et la fin de vie » [3], fruit de longs mois de réflexions éthiques, ne pourra jamais dispenser le médecin de réfléchir au conflit de valeurs que les situations concrètes et hétérogènes imposeront à sa conscience.

Les cas de conscience éthiques sont redoublés lorsque la relation de soin devient triangulaire, mettant en jeu un tiers mineur ou juridiquement incapable. Ainsi, le médecin pédiatre doit honorer la confiance de parents qui ont confié leur enfant à son examen. Mais si cet enfant se trouve dans une situation de carence nutritive ou de maltraitance physique, le médecin se trouve tiraillé entre des injonctions contradictoires. D'un côté, il est tenu par le secret médical. De l'autre, il a le devoir d'assister une personne vulnérable exposée à un péril sanitaire. Le deuxième impératif l'inclinera à saisir une autorité juridique pour le protéger au plus vite. Sous l'effet de l'émotion immédiate, nous pouvons penser que ce médecin accomplit un bien en faveur de l'enfant en le libérant de l'emprise délétère de ses parents. Mais si nous songeons que le retrait de l'enfant hors de son foyer familial peut constituer pour lui un traumatisme psychique plus préjudiciable encore, nous comprenons que le médecin se trouve face à un cas de conscience éthique. Ne va-t-il pas aggraver la situation à vouloir y remédier aussi promptement ? Si ces parents sont venus le voir, s'ils ont pris le risque de lui montrer leur enfant dans sa fragilité, n'est-ce pas pour qu'il leur vienne en aide ? N'y a-t-il pas dans cette démarche parentale, une forme d'aveu de désœuvrement, un appel au secours qui requiert soutien et accompagnement plutôt que dénonciation et châtiment ?

Des médecins pourront avoir des points de vue différents sur des cas de figure de ce genre. À situation et niveau d'informations équivalents, ils ne prendront pas les mêmes décisions. Et tant que notre société résistera à la tentation de tout codifier par le droit, il en ira toujours ainsi. En la circonstance, le fait de brandir un code de déontologie ou un article de loi pour justifier la nécessité de la dénonciation immédiate des parents s'apparenterait à un déni de la réalité. Ce serait une manière de se débarrasser de l'inquiétude, de court-circuiter le questionnement éthique par une réponse normative.

Car, on le voit, l'éthique est marquée du sceau de l'embarras. Elle procède d'une inquiétude, au sens littéral du terme : perte d'une situation antérieure de quiétude. L'éthique commence là où s'achève la paisible insouciance. Comme le dit Lévinas, lorsque le visage souffrant d'autrui se tourne vers moi, je « perds ma place au soleil » [4]. Paradoxalement, se sentir responsable pour autrui, c'est se sentir dépossédé de sa liberté. Quand l'autre est là, en face de moi, je n'ai pas le choix : je dois répondre à l'appel muet de son visage, trouver le ton juste pour lui parler et exprimer des réactions d'humanité. Certes, je pourrais tourner les talons après avoir brandi tel article de loi, tel code de déontologie. Mais en dehors de cette possibilité pratique, il existe une impossibilité éthique (« je ne peux pas faire ça »). L'impossibilité d'abandonner autrui à son sort (même lorsqu'aucune solution satisfaisante au problème qu'il pose ne s'offre à nous) est source de déchirement intérieur. C'est donc à juste titre que l'on parle de « tension » éthique. Notre pensée est en crise et c'est au questionnement qui naît de cette crise que convient le mot « éthique ».

La voie du dialogue avec les autres peut nous aider à sortir de cette crise en dégageant la moins mauvaise des solutions. Mais rien ne nous garantit à l'avance que la tension éthique se dénouera au fil de la discussion. Il se peut que lors de la délibération collégiale, il y ait tiraillement entre les personnes au sein de l'équipe médicale du fait du conflit entre des valeurs qui ne peuvent pas être inscrites dans la réalité en même temps. Les uns et les autres ont les mêmes valeurs mais au moment de savoir laquelle doit être subordonnée, voire sacrifiée, ils entrent en désaccord. Ils sont attachés aux mêmes valeurs mais ne les hiérarchisent pas de la même manière.

Bibliographie

1. Critical Care, The online intensive care journal, www.ccforum.com, 2008.
2. Etchegoyen A. *La Valse des éthiques*, Paris, François Bourin, 1991.
3. Loi n° 2005-370 du 22 avril 2005 ; JO n° 95 du 23 avril 2005 ; www.senat.fr
4. Lévinas E. *Éthique et infini*, Paris, Livre de Poche, 1984.

8

LES PRINCIPES ÉTHIQUES RECONNUS À L'ÉCHELLE INTERNATIONALE

Pierre Le Coz

Le rôle des principes en éthique

L'éthique est une délibération qui s'expose au risque d'être improvisée si les protagonistes du débat ne prennent pas soin d'en baliser le déroulement. Ce qui permet d'organiser un débat éthique, ce sont des principes généraux qui canalisent la discussion. Le problème est que, comme nous l'avons rappelé précédemment, il existe une multiplicité de chartes et de normes de tous ordres (morales, déontologiques, législatives...). Comment se repérer dans un tel maquis réglementaire ? Nous aurions besoin de disposer de quelques grands principes directeurs dont la portée éthique serait universellement reconnue et qui permettraient de mettre en relief les zones névralgiques de la décision.

Quels pourraient être ces principes généraux et surplombants ? Si nous consultons la littérature bioéthique internationale, nous constatons qu'il existe des constantes, quels que soient les us et coutumes des pays, les croyances philosophiques ou religieuses des uns et des autres. Nous trouvons toujours (au moins implicitement) des références à l'« autonomie », à la « bienfaisance », à la « non-malfaisance » et à la « justice ».

Sans doute, dans les faits, selon les formes d'organisation sociale (sociétés traditionnelles fondées sur l'autorité des aïeux en Afrique ou sociétés individualistes centrées sur l'épanouissement personnel en Occident) ces valeurs ne sont-elles pas hiérarchisées de la même manière. Dans nos mœurs, le principe d'autonomie occupe une place prépondérante, ce qui ne saurait être le cas là où le groupe affirme sa prééminence sur l'individu. Mais qu'une valeur soit subordonnée à d'autres ne l'empêche pas d'être reconnue et approuvée en tant que valeur (fût-elle relative).

Autonomie, bienfaisance, non-malfaisance, justice : ces quatre invariants éthiques ont été identifiés et thématisés pour la première fois, il y a trois décennies, par T.L. Beauchamp et J. Childress dans un ouvrage devenu incontournable depuis : *Principles of biomedical ethics* [1]. Extraits de la pluralité des systèmes de valeurs – par-delà le bariolage infini des cultures à l'échelle mondiale – ces principes cardinaux ne sont pas des ouvre-boîtes universels. Ils n'ont pas vocation à résoudre les problèmes d'éthique. Ils jouent seulement (mais c'est déjà beaucoup) un rôle de repérage en évitant à la discussion de se fourvoyer.

Sans être des normes au sens moral ou déontologique du terme, les principes éthiques revêtent un statut normatif. Étymologiquement, « principe » veut dire « ce qui vient en premier », mais aussi « ce qui fait autorité ». Le principe ordonne en deux sens : il met en ordre et donne des ordres. Dans le cas qui nous intéresse, le principe oblige à ne pas aborder un problème éthique sous un angle juridique, technoscientifique ou au regard de considérations gestionnaires et administratives qui parasitent quelquefois les décisions. Ainsi, on peut constater au sein de l'Espace Éthique Méditerranéen de Marseille que les quatre points de repère de l'éthique aident à déployer les discussions sur la base d'une plate-forme éthique commune à tous les protagonistes des débats. Le fait qu'il existe une méthode en éthique est un gage de crédibilité aux yeux des soignants dont la profession requiert rationalité et familiarité avec la rigueur argumentative.

Le principe d'autonomie

Le principe d'autonomie est une valeur qui oblige à prendre en considération la capacité du patient – alors considéré comme un agent – à participer au processus décisionnel. « Autonomie » veut dire « autodétermination ». C'est moi-même (auto : moi) qui suis à l'origine de la démarche thérapeutique qui me concerne ; c'est moi qui décide de son opportunité relativement à mon cas. Le respect du principe d'autonomie requiert le consentement, mais ne s'y limite pas : le sujet ne se borne pas à acquiescer ou refuser. Il contribue (dans la mesure du possible) à participer au processus de décision.

Le principe d'autonomie suppose que le malade soit informé en connaissance de cause, tant il est vrai qu'il n'est de consentement libre qu'éclairé. Il ne doit pas subir de coercition, de quelque nature qu'elle soit. Par exemple, si le pronostic de réussite d'une chimiothérapie est de 50 %, le médecin décidera, en général, de prendre le temps nécessaire pour faire changer d'avis le patient qui décline une proposition au nom des effets secondaires liés à ce traitement. Mais dans quelle mesure pouvons-nous qualifier d'« éthique » cette quête du consentement du malade ? Si celui-ci a parfaitement compris la situation, l'insistance n'est-elle pas une incitation ? Incité, le consentement demeure-t-il aussi « libre » que le réclame le respect du principe d'autonomie ? Inciter ne reviendrait-il pas à extorquer le consentement du patient en produisant chez lui l'émotion de crainte que la perspective menaçante de sa mort n'a pas suffi à faire naître ?

Si d'aventure le praticien parvenait à emporter son consentement par un coup de force rhétorique, il placerait le malade dans la situation de devoir affronter la lourdeur d'un traitement dans un état de souffrance morale aggravé par la nostalgie de son refus initial. Il aurait forcé sa décision pour se rendre compte rétrospectivement, peut-être, que le patient avait eu raison de renoncer à la médecine (« combien de vacances, qui auraient été les dernières pour le malade et sa famille, ont été gâchées ou annulées en raison d'impératifs thérapeutiques ou médicaux superfétatoires ! » [2]).

Assurément, le médecin oncologue est fondé à estimer qu'« un effort de persuasion s'impose lorsque le choix du malade semble manifestement irrationnel, c'est-à-dire en conflit avec son bien-être prépondérant, non pas au regard subjectif d'un soignant qui ferait valoir des convictions personnelles tout aussi irrationnelles, mais d'un point de vue objectif » [3]. Cependant, la pratique de la « persuasion » ne va pas sans équivoque. Elle joue sur le registre de l'affectivité en s'adressant à la part sensible de la personne. Or, le principe éthique du respect d'autonomie ne peut s'accommoder que de recommandations rationnelles et jamais d'incitations psychologiques dès lors que l'information ne met pas en péril la santé d'un tiers, d'un proche du patient (un enfant par exemple). Aussi le médecin semble-t-il devoir s'incliner, le cas échéant, en présence d'un refus de consentement et se résigner à orienter son interlocuteur vers des mesures préventives ou d'hygiène, des alternatives moins efficaces ou des palliatifs. Lui incombe exclusivement le devoir d'informer le patient cancéreux qu'en dépit du fait qu'il ne peut approuver sa décision, il s'efforcera de l'accompagner du mieux possible dans la voie qu'il a choisie. Tout au plus est-il permis au médecin d'espérer que cette marque de respect ne laissera pas insensible le malade et que celui-ci en viendra à réviser sa position en acceptant, *in fine*, le conseil qui lui a été prodigué.

Il est certes permis de douter que le malade soit réellement libre, surtout quand l'usage de ses facultés cognitives est altéré par sa pathologie. Cependant, le postulat de la liberté du sujet est le seul garde-fou contre les risques liés à l'emprise du corps médical qui serait la porte ouverte à toutes les dérives du paternalisme. Un consentement n'a de sens que s'il est assorti de la possibilité d'être refusé. C'est ce qu'a souligné le Comité consultatif national d'éthique, dans son avis 87 de 2005, en appelant à ce que le consentement du malade devienne plus souvent explicite « avec pour corrélat une plus grande attention portée à sa parole, fut-elle hostile à une proposition médicale » [4].

Le principe de bienfaisance

La bienfaisance enjoint à toujours se soucier d'accomplir un bien en faveur du patient, ce qui n'implique pas seulement un bénéfice sur le plan thérapeutique mais engage aussi une réflexion sur l'amélioration de la qualité de vie du sujet dans l'état actuel des connaissances et des moyens palliatifs. Si le principe de bienfaisance consiste à réaliser un bien au profit du patient, il faut que l'intéressé puisse reconnaître ce bien en tant que tel. Il est essentiel que le bien visé soit en même temps *son* bien, ce qui oblige à différencier le bien tel que le conçoit le médecin (voire la famille du patient) et le bien tel que l'appréhende le patient.

Il peut arriver par exemple que l'allongement de la durée de vie soit le bien tel que l'appréhendent le praticien et les proches du malade. Mais le bien tel que le malade se le représente n'est pas nécessairement identique à un bien quantitativement déterminé. Ainsi, la mise au point d'un nouveau produit qui permet à un malade atteint d'un cancer incurable de vivre quelques mois supplémentaires, s'il peut passer pour un bien aux yeux du médecin, n'apparaîtra pas forcément comme tel au regard de celui qui souffre de cette pathologie létale. Le bien peut être davantage estimé en termes de qualité de vie plutôt qu'en termes de quantité de temps gagné sur la mort.

Si être bienfaisant envers le malade revient à respecter sa représentation personnelle de ce qui est préférable pour lui, cela signifie que le principe de bienfaisance perd son sens s'il est envisagé séparément du principe d'autonomie. On ne peut pas faire le bien d'une personne contre son gré. Ce changement de paysage culturel marque « le passage d'une éthique médicale de style téléologique, mettant au premier plan le principe de bienfaisance, vers une éthique médicale de style déontologique, mettant au premier plan le principe du respect des personnes, tenues pour des sujets moraux autonomes » [5].

Cependant, la propension à vouloir absolument subordonner le principe de bienfaisance au respect de l'autonomie peut conduire à quitter un travers pour tomber dans un autre. La mise à l'arrière-plan de la bienfaisance au profit du respect de l'autonomie peut paraître problématique lorsque, du fait de la maladie ou de la détresse, l'indépendance du jugement du patient semble sévèrement compromise. Un gynécologue obstétricien peut-il se retrancher derrière la nécessité d'accomplir le bien *tel que sa patiente l'a déterminé* lorsqu'une image échographique laisse planer un doute sur la normalité du fœtus ? N'y a-t-il pas dans la notion de bienfaisance une dimension compassionnelle qui oblige en certains cas à aider la décision des sujets plongés dans le désarroi ? [6] C'est sans doute le rôle essentiel du principe de bienfaisance que de pondérer les excès auxquels peut conduire la sacralisation du principe d'autonomie.

Le principe de non-malfaisance

Lorsque l'état du patient ne permet pas de donner à son bien un contenu déterminable, le principe de bienfaisance fait place à sa forme négative, le principe de non-malfaisance. Il concentre l'esprit du médecin sur les risques, lui dictant l'obligation de ne pas exposer le malade au péril d'avoir à subir un mal qui ne serait pas la contrepartie du rétablissement de sa santé. Ce principe a pour lointaine origine le *primum non nocere* hippocratique : « d'abord ne pas nuire ». Il s'agit d'épargner au patient un préjudice moral ou physique qui ne ferait pas sens pour lui. La souffrance ne peut être acceptée qu'à la condition que le malade soit disposé à l'endurer du fait qu'il la perçoit comme l'envers dont l'endroit est la réalisation d'un bien pour lui (on songera aux douleurs postopératoires ou aux vomissements liés à certains types de traitement). En revanche, l'infection nosocomiale qui conduit un patient à sortir de l'hôpital dans un état plus grave que celui pour lequel il y était entré est une entorse manifeste au principe éthique de non-malfaisance. Constitue également une forme courante de manquement au devoir de ne pas empirer la situation, l'obstination déraisonnable (jadis appelé « acharnement thérapeutique ») où le patient atteint d'une affection incurable subit des traitements ou des opérations qui ne font qu'augmenter le processus d'altération de sa santé.

Le principe de non-malfaisance peut s'étendre au-delà du patient lui-même, à la famille et aux proches. Ainsi, lorsque des parents s'entendent dire que l'enfant sévèrement handicapé auquel ils ont donné le jour sera « toute sa vie un légume », on peut considérer que cette brutalité de l'annonce ajoute inutilement un mal à un autre mal.

Enfin, une tension peut se produire entre le principe de bienfaisance et celui de non-malfaisance dans les contextes où le devoir de réaliser le bien du patient perd de sa pertinence du fait de l'état d'inconscience dans lequel il se trouve plongé. Philosophiquement parlant, la disposition la plus conforme à l'esprit de la médecine est celle d'une subordination du principe de non-malfaisance au principe de bienfaisance. Il y a *primat* du principe de non-malfaisance, et *primauté* du principe de bienfaisance. En effet, il s'agit *d'abord* de ne pas nuire (anticiper sur les effets dommageables du traitement), et *ensuite* de viser le bien, étant entendu que le premier objectif (ne pas aggraver la situation) est généralement au service de la réalisation du second (améliorer la santé du sujet). Dire qu'il y a « primat » du principe de non-malfaisance c'est dire que la préoccupation thérapeutique la plus immédiate est de ne pas détériorer la situation. Parler de « primauté » du principe de bienfaisance c'est dire que la visée dernière de la démarche médicale est de rétablir le patient dans le plein usage de ses facultés et de ses fonctions vitales. Lorsqu'un patient se trouve dans un coma temporaire avec indices de réveil, par exemple, l'équipe médicale va s'efforcer de faire plus et mieux que de ne pas lui nuire. Même s'il faut en pareil cas décider en lieu et place du patient, se livrer à des actes médicaux sur son corps sans avoir pu obtenir son acquiescement préalable, la décision de le sauver avec le moins de séquelles possibles se fonde sur le principe de bienfaisance. Elle ne s'en tient pas à un principe de non-malfaisance qui dicterait seulement de ne pas aggraver l'état de l'infortuné en évitant de lui faire subir des dommages profonds et irréversibles.

Le principe de justice

Dans leur formalisation éthique de la décision, Tom Beauchamp et James Childress intègrent un quatrième principe qu'ils nomment principe de justice. Il s'agit en fait de justice distributive envisagée en la circonstance en tant que traitement équitable pour tous (*fair opportunity*). Or, ce concept ne met pas uniquement en cause les praticiens. Il convoque également le politique et implique des choix de société. Il existe assurément une tension croissante entre l'individu et la collectivité du fait des coûts que génèrent les nouveaux médicaments et les techniques médicales contemporaines. Face au péril d'une dislocation à terme du système de couverture universelle des soins, la réflexion éthique doit permettre l'éveil des consciences à la responsabilité collective. Les ressources allouées au secteur de la santé n'étant pas indéfiniment extensibles, l'amplification actuelle des dépenses de soin requiert que les praticiens réfléchissent davantage à la juste répartition des biens et des services sanitaires. Parler des maladies en termes de coûts ne doit plus être un tabou. Au vu du prix exorbitant des molécules qui font irruption sur le marché, les formules rituelles et convenues selon lesquelles « la santé n'a pas de prix », « le médecin n'est pas un comptable » deviennent « difficilement tenables » [7] et ce ne sont pas les prévisions en la matière qui contribueront à leur redonner crédit.

La décision médicale doit assurément intégrer en elle le souci de l'équité pour recevoir la plénitude de sa dimension éthique. Il reste malgré tout que notre culture du soin se caractérise par une réticence marquée à l'idée de tenir pour *équivalents* sur le plan éthique le scrupule des dépenses de santé et un principe aussi fondamental que celui du respect de l'autonomie du patient. La question économique de juste répartition entre les biens et services de santé ne peut intervenir aussi ostensiblement dans la délibération médicale en France que dans un raisonnement de type anglo-saxon. Notre médecine se place sous le signe d'une philosophie médicale « personnaliste » qui met l'accent sur le primat à accorder au principe du respect de la personne sur toute autre considération. Et même si le facteur économique prend de plus en plus d'importance, il paraît contraire à l'éthique médicale, telle que notre culture du soin l'a conçue jusqu'à ce jour, de le hisser au rang des principes éthiques qui régissent le colloque singulier. Lorsqu'un nouveau-né se trouve en détresse respiratoire, il ne vient à l'esprit de personne de mettre sur un pied d'égalité le souci de bienfaisance à l'égard de l'enfant et le coût de sa prise en charge par la collectivité en cas de séquelles, même si cet élément ne peut pas ne pas être évoqué.

C'est pourquoi l'exigence de juste répartition des richesses allouées au secteur de la santé doit s'intégrer dans les critères de la décision médicale non pas tant comme un principe éthique que comme un « principe de réalité », au sens que Freud a attribué à ce terme (ce qui contrecarre nos aspirations). Dans une société d'abondance, le « principe de justice » n'aurait pas lieu d'être tandis que, quel que soit le budget attribué au domaine de la santé, les trois autres principes garderont toujours leur pertinence.

Bibliographie

1. Beauchamp TL, Childress J. *Principles of biomedical ethics* (5th ed), New-York/Oxford, Oxford University Press, 2001.
2. Hoerni B. *L'autonomie en médecine. Nouvelles relations entre les personnes malades et les personnes soignantes*, Paris, Ed. Payot, coll. « Bibliothèque scientifique Payot », 1991, p. 71.
3. *Ibid.* p. 102.
4. Comité Consultatif National d'Éthique. Avis N° 87 sur « Refus de traitement et autonomie de la personne », 14 avril 2005 (www.ccne-ethique.fr).
5. Cahiers du Comité Consultatif National d'Éthique, N° 17. Avis N° 58 sur « Consentement éclairé et information des personnes qui se prêtent à des actes de soin ou de recherche – 12 juin 1998. http ://www.ccne-ethique.fr/docs/fr/avis058.pdf
6. Milliez J. *L'euthanasie du fœtus*, Paris, Odile Jacob, 1999.
7. Comité Consultatif National d'Éthique. Avis N° 84 sur « La formation en éthique médicale », avril 2004 – www.ccne-éthique.fr

9

VALEURS ET ÉMOTIONS

Pierre Le Coz

D'où viennent les valeurs éthiques ?

Les quatre principes que nous avons passés en revue – l'autonomie, la bienfaisance, la non-malfaisance et la justice – sont récurrents dans les débats internationaux, quels que soient les référentiels religieux, culturels ou philosophiques. Que les valeurs qu'ils incarnent soient bafouées dans les faits ne constitue pas une objection contre elles. Ce n'est pas parce qu'une valeur est niée par une autorité politique particulière que cette valeur perd son universalité. En témoigne la défense de l'autonomie des personnes dans les régimes politiques non démocratiques.

Mais s'il est possible de les identifier et de les formaliser (comme l'ont fait T.L. Beauchamp et J. Childress dans *Principles of biomedical ethics*[1]), il est plus difficile d'obtenir un consensus quant à leur origine. D'où vient que nous attachions de l'importance à ces quatre principes ? Quelle est leur origine ?

La question ne doit pas être négligée, car si ces valeurs sont des artefacts créés par les hommes, alors on ne voit pas pourquoi on ne pourrait pas leur en préférer d'autres. L'apologie de la volonté de puissance chez Nietzsche découle précisément de sa conviction que les valeurs auxquelles nous prêtons une portée universelle sont en réalité des inventions de la « caste sacerdotale » [1]. Selon Nietzsche, nos valeurs sont « occidentales » ; elles sont le pur produit d'un héritage religieux contingent, l'effet délétère d'une tradition judéo-chrétienne que Nietzsche appelle « morale du

1. *Cf.* référence [1] citée page 83.

troupeau » (à laquelle cet auteur préfère une « morale des forts » [2] dont l'ambiguïté n'a jamais été levée par ses admirateurs). Après le désastre des deux guerres mondiales du XXe siècle, il est difficile de ne pas ressentir un certain malaise à la lecture de cette œuvre esthétique et anti-démocratique tramée de références constantes aux « forts » et aux « faibles » (peu importe le sens qu'on voudra bien leur assigner). Ce penseur édifiant nous propose de « créer de nouvelles valeurs » [1]. Mais en quoi consistent-elles au juste ? Et pourquoi ces nouvelles valeurs auraient-elles plus de valeur que les anciennes ? Qu'est-ce qui nous prouve qu'elles échappent à la contingence du flux de l'histoire ? La philosophie de Nietzsche n'apporte pas de réponses à ces questions. Le fait est qu'elle est l'une des rares à n'avoir rien à nous apporter dans la résolution des débats éthiques contemporains. À l'inverse, comme nous le verrons dans la dernière partie de ce chapitre, le kantisme ou l'utilitarisme (pour lesquels Nietzsche n'a que mépris) constituent des références éminemment précieuses.

Si nous mettons de côté le relativisme historique de Nietzsche et que nous admettons que les valeurs auxquelles nous accordons de l'importance ont une réelle portée universelle, il reste à savoir à quoi tient l'attachement que nous éprouvons pour elles.

Aux yeux d'une grande partie de la population planétaire, la réponse est à chercher du côté d'un Être Transcendant. Nous sommes attachés à ces valeurs parce que Dieu les a implantées dans notre cœur. Dans l'optique majoritaire des traditions monothéistes, le Créateur a consigné ces valeurs dans un texte sacré (Bible, Coran, etc.). L'égale valeur qu'il accorde à ses créatures implique non seulement le devoir de justice (ne pas nuire) et de charité (accomplir le bien de son prochain), mais aussi le respect de l'autonomie de chacun. Quoique souvent négligée par les autorités ecclésiastiques, la valeur reconnue à l'autonomie des personnes est particulièrement marquée dans le christianisme : « Il n'y a pour le chrétien ni citoyens ni barbares, ni maîtres ni esclaves, ni juifs ni gentils, ni Blancs ni Noirs, ni Jaunes, mais des hommes tous créés à l'image de Dieu et tous appelés au salut par le Christ ». Ces propos d'Emmanuel Mounier [3] reprennent quasiment mot pour mot ceux de Paul : « Il n'y a plus parmi vous, disait-il, ni Grecs, ni Barbares, ni esclaves, ni citoyens ; vous êtes tous frères, vous êtes tous libres de la liberté que vous tenez du Christ » [4].

Dans une perspective rationaliste, en revanche, c'est à la raison que nous devons de connaître les valeurs susceptibles de guider notre vie. « Il suffit de bien juger pour bien faire » écrit Descartes dans son *Discours de la méthode* [5]. C'est en cultivant notre sens du discernement, notre esprit critique, en un mot notre raison, que nous augmenterons nos chances d'agir de façon ajustée à la diversité des situations morales que la vie nous impose. Selon le père du rationalisme moderne, d'une grande lumière dans l'entendement procède une libre inclination de la volonté. La philosophie rationaliste de Descartes selon laquelle l'exercice de la raison est au fondement de l'éthique se retrouvera chez la plupart des penseurs du siècle des Lumières.

À partir de la fin du XIXe siècle, dans le sillage du darwinisme, se développera l'idée (aujourd'hui vulgarisée par la sociobiologie) que les valeurs ont leur siège dans notre être biologique et non pas dans notre essence rationnelle. Les valeurs auxquelles nous accordons de l'importance ont été sélectionnées par l'évolution des espèces. Par exemple si l'altruisme est une valeur, c'est parce qu'elle est avantageuse à l'espèce humaine. L'altruisme (bienfaisance/non-malfaisance) favorise des comportements d'entraide qui contrecarrent la tendance naturelle au chaos destructeur engendré par les passions issues de l'instinct de conservation. Cette thèse matérialiste est déclinée différemment aujourd'hui par des biologistes aux yeux desquels les valeurs ont leur siège dans le cerveau [6].

Comment les valeurs se révèlent-elles à nous ?

La question de l'origine ultime de notre attachement aux valeurs éthiques admet donc une pluralité de réponses possibles. Pour les uns, « au commencement était la parole de Dieu ». Les autres voient au commencement de toutes choses « la force », « la vie » ou « la matière ». On peut considérer à la suite de Kant que chacun en dit toujours plus qu'il n'en peut savoir dès lors qu'il s'engage sur la voie de la métaphysique [7]. Le débat ne sera jamais définitivement tranché. Mais que nous ne puissions connaître la source ultime des valeurs n'interdit pas de nous interroger sur la manière dont elles se révèlent à nous. Il semble à ce sujet que l'affirmation de A. Damasio au sujet des fonctions cognitives [8], à savoir qu'elles ne peuvent s'activer qu'à la faveur de processus mettant en jeu des émotions, vaut également en éthique. La valeur que nous attribuons aux principes de l'éthique nous est révélée à travers certaines émotions privilégiées.

Avant d'en explorer le contenu, mentionnons d'emblée le rôle crucial que jouent des affects tels que le respect, la compassion, la crainte et l'angoisse. De telles réactions affectives alertent l'agent de la décision sur la valeur des principes éthiques auxquels il tient et qu'il ne désire pas sacrifier. Ce sont les émotions qui réactivent la force de l'engagement des soignants à concrétiser les principes éthiques fondamentaux auxquels leur vocation les a attachés. C'est au cours de certains bouleversements émotionnels qu'ils ressentent l'importance qu'ils accordent à certaines valeurs éthiques. L'expérience affective du *respect* ranime en eux la fidélité au principe d'autonomie du patient. La *compassion* qu'ils éprouvent en face de la souffrance d'un malade réveille en eux leur attachement au principe de bienfaisance. La *crainte* les rend sensibles au principe de non-malfaisance.

Force est de constater néanmoins que les émotions sont ambivalentes, elles sont aussi *nécessaires* que *néfastes* à la qualité éthique d'une décision :

– nécessaires s'il est vrai qu'un médecin dépourvu de toute sensibilité n'aura pas d'attitude empathique ajustée au contexte existentiel du malade. Il ne prendra pas au sérieux le sentiment de révolte face à l'injustice qu'il ressent ;

– néfastes dans la mesure où céder à la spontanéité d'une émotion revient à augmenter dangereusement les risques d'erreur décisionnelle. C'est du reste parce que les émotions peuvent parasiter notre délibération que les philosophes n'ont jamais tenu l'émotion en très haute estime. Depuis la pensée antique, il est entendu que c'est à la raison de dominer le cœur et non au cœur de dominer la raison. Les stoïciens voyaient dans l'émotion un trouble de l'âme [9], une perte de l'impassible sérénité que cherche le sage (l'« ataraxie »). L'émotion était synonyme de défaite de la pensée et de perte de toute maîtrise.

Cependant, ce n'est pas l'émotion en tant que telle qui est susceptible d'obscurcir le discernement mais son intensité. Nous savons que la colère, par exemple, incline souvent à des paroles excessives et déplacées que nous sommes les premiers à regretter.

Mais tant qu'une émotion n'est pas intense au point d'empêcher sa pondération par une autre émotion, elle peut être au service de l'action. Comme l'évoque sa proximité étymologique avec la motricité, l'émotion est aussi un facteur dynamique de mise en mouvement de nos facultés. Aussi, avant de ravaler l'émotion au rang de l'irrationnel et de l'impulsivité, convient-il de lui reconnaître une portée active et même éthique : celle de nous rendre sensibles à des valeurs universelles.

Des émotions aux principes éthiques universels

Intéressons-nous au contenu des émotions les plus fréquentes dans la pratique du soin. Parce que l'hôpital est un espace d'hospitalité, un lieu de refuge pour la souffrance humaine, nous ne tarderons pas à rencontrer la *compassion.* Ni pitié larmoyante, ni commisération, la compassion est une participation empathique à la souffrance d'autrui. C'est la réaction affective la plus naturelle à la perception d'une détresse [10]. Rares sont, en effet, les personnes qui n'éprouvent pas de compassion en présence de la souffrance qui transparaît sur un visage. La vertu éthique de cette émotion est de nous rendre sensibles à la valeur du principe de bienfaisance [11]. L'expérience compassionnelle déclenchée par la perception sensible de la souffrance d'autrui incline à accomplir un bien en sa faveur, à mettre en œuvre tous les moyens pour apaiser sa douleur physique et améliorer sa qualité de vie.

Le *respect* est l'expérience affective que ressent l'agent de la décision lorsqu'il perçoit une grandeur morale chez un patient. La perception chez autrui de vertus telles que le courage, la constance de la volonté, la persévérance face à l'adversité, fait naître en nous une expérience de respect pour la grandeur de l'être humain. C'est à cette grandeur que l'on réserve le nom de *dignité* de la personne. Le respect, écrit Kant, est « un tribut que l'on ne peut refuser au mérite » [12]. La dignité avec laquelle une personne fait face aux ingratitudes du sort impose le respect. Nous l'éprouvons en nous, en notre for intérieur, sans l'avoir décrété : autrui *force* notre respect. Si la compassion s'adresse aussi aux animaux, c'est seulement en présence d'un être humain que nous ressentons du respect. Cette émotion ne se refuse pas à l'enfant. Nous éprouvons de la compassion pour un enfant qui souffre d'une leucémie mais nous ressentons également du respect pour lui lorsque nous percevons son courage face à la dureté des jours, la patience fataliste avec laquelle il affronte l'épreuve dont le destin l'a accablé. Le respect de la dignité de l'autre se traduit concrètement par le désir de l'écouter, de partager avec lui un moment de dialogue, dans un climat de loyauté et d'authenticité. Même si nous sommes soumis à des contraintes de temps, du fait de la vivacité du respect que nous éprouvons pour lui, nous sentons que nous avons le devoir de parler sans détour avec lui. Le respect nous incline à vouloir le faire participer à la décision. C'est en ce sens que l'expérience du respect réactive en nous la valeur que nous attachons au principe de l'autonomie. Un tel respect n'est pas celui que l'on ressent pour des entités telles que l'intérêt commun, la république ou la loi par exemple. Le respect formel, sinon forcé, que l'on éprouve en présence de monuments historiques ou d'instances prestigieuses s'apparente davantage à de la déférence qu'au respect au sens authentiquement humain du terme.

Manière de dire que le devoir de bienfaisance ou le respect de l'autonomie demeureraient des principes purement abstraits s'ils ne s'inscrivaient pas dans la chair d'un vécu émotionnel. Il n'en va pas autrement du troisième principe éthique – principe (hippocratique) fondateur de l'exercice même la médecine – à savoir le principe de non-malfaisance (« d'abord ne pas nuire »). Ce principe qui nous enjoint à anticiper sur l'éventualité de faire subir une souffrance à autrui, nous avons besoin de ressentir une émotion de crainte pour le mettre en œuvre. En soi, la crainte n'est pas une émotion éthique. Mais une décision se doit d'être empreinte d'une part d'appréhension pour être éthique [13]. C'est la crainte pour l'avenir du malade qui conduit un médecin à anticiper d'éventuels scénarios accidentels, à le prémunir contre une tournure défavorable des événements. L'émotion de crainte est salutaire dès lors qu'elle nous protège d'un optimisme béat qui nous pousserait à croire un peu hâtivement que « tout va bien se passer » et à rassurer à trop bon compte notre interlocuteur. On peut aussi éprouver la crainte d'un procès intenté par un patient ; mais bien loin d'avoir une portée éthique, cette crainte étouffe dangereusement les émotions qui nous mettent en relation avec les principes éthiques.

Dans un scénario décisionnel idéal, les émotions telles que la compassion, le respect ou la crainte s'harmonisent. Si un médecin ressent ces trois affects, il adopte intuitivement une attitude juste à l'égard du patient. Il lui parle avec tact et sollicitude, parvient à trouver les mots en présence de son sentiment de révolte face au non-sens de ce qui lui arrive. Il lui laisse le temps de parole que réclame le respect du principe d'autonomie, s'efforce d'apaiser ses tourments (bienfaisance) et anticipe les effets potentiellement négatifs de sa décision (non-malfaisance). Il est de la sorte à la hauteur de cet impératif de justice que nous lisons sur le visage d'autrui et que déclinent les grands principes de l'éthique.

De l'angoisse à la révision émotionnelle

L'éthique en tant que réflexion sur la façon dont il faut hiérarchiser les principes pour prendre une décision juste, c'est-à-dire ajustée au contexte, émerge quand nous sentons que nous ne pouvons pas incarner toutes les valeurs en même temps. Par exemple, le devoir de loyauté inspiré par le *respect* réclame de dire sans détour ce que la *crainte* ou la *compassion* encourage sinon à taire, du moins à alléger par des euphémismes. On doit procéder à une hiérarchisation des principes sachant qu'ils n'ont probablement pas le même degré de pertinence en fonction des contextes. On ne saurait, par exemple, assigner au principe d'autonomie un degré de pertinence supérieur à la bienfaisance dans des contextes aussi fortement chargés que ceux de la pédiatrie. La pénibilité de l'annonce à des parents de la maladie grave d'un enfant, de séquelles irréversibles laissées par un accident, renferme un potentiel d'angoisse plus élevé du fait de son caractère contre-nature. Or, plus une décision à prendre est contre-nature, plus elle nous oblige à nous faire violence, plus elle engendre d'angoisse et, partant, de risques de maladresses verbales, de discordes, d'agressivité mutuelle et d'erreurs décisionnelles. L'angoisse ne peut pas se « gérer » comme on le dit parfois. On peut gérer un compte en banque mais on ne peut pas gérer des émotions.

L'angoisse est une émotion pénible que l'on rencontre souvent à l'origine des réactions qui ne sont pas adaptées au contexte existentiel de ceux qui souffrent. Elle explique, en particulier, la maladresse voire la brutalité de l'annonce d'un handicap majeur de l'enfant. Bien qu'elle soit éthiquement absolument injustifiable, on peut comprendre que cette parole malheureuse ait été prononcée pour des motifs psychologiques tant l'annonce d'une mauvaise nouvelle renferme d'angoisse et de violence contre-nature. Une des réactions face à l'angoisse est de détruire sa source (un visage apeuré), ce que réalise magiquement l'agressivité verbale à travers des paroles « assassines ». La brutalité du couperet dans l'annonce est une manière de répliquer à l'angoisse que fait naître l'attente anxieuse de son destinataire.

Pourtant l'angoisse n'engendre pas nécessairement des comportements de fuite ou d'agressivité. Comme toute émotion, elle est ambivalente par nature. Elle peut aussi être bénéfique à la qualité éthique d'une décision. L'angoisse nous parle : elle nous annonce que nous sommes en présence d'un problème auquel nous n'avons actuellement trouvé aucune solution satisfaisante. L'angoisse est un système d'alarme qui nous avertit que nous sommes face à un cas de conscience parce que les valeurs auxquelles nous accordons de l'importance ne pourront pas être incarnées toutes en même temps dans la réalité. Nous ne sommes plus, comme dans le cas de figure idéal dont il était question plus haut, en situation d'*harmonie* émotionnelle. Nous sommes en situation de crise du fait que diverses émotions nous rendent sensibles à des principes éthiques différents qui tirent la décision dans des directions opposées dont aucune ne nous satisfait.

Cet inconfort subjectif nous est signalé par la persistance d'un fond d'angoisse qui nous alerte que nous n'avons pas encore trouvé la bonne décision. Par exemple, la compassion pour les parents peut incliner à réaliser l'opération de la dernière chance qu'ils demandent pour leur enfant, tandis que la crainte de sombrer dans l'acharnement thérapeutique avertit l'équipe d'un risque de manquer au principe de non-malfaisance qui protège cet enfant. Une émotion en révise une autre et nous n'arrivons pas à stabiliser cette situation affective. L'angoisse alerte sur la nécessité de continuer à chercher la solution la plus humaine, en essayant de gagner du temps, éventuellement en recourant à des pis-aller comme la nécessité de « procéder à des examens complémentaires ». Le médecin se donne le temps de soumettre son cas de conscience à des tiers. La discussion avec d'autres membres de l'équipe ou des confrères extérieurs au contexte clinique lui permet de pratiquer une *révision émotionnelle* [14]. Il teste auprès d'eux la solidité des arguments qui lui viennent à l'esprit. Ce faisant, il s'efforce d'éviter d'abandonner la décision à la spontanéité de ses émotions immédiates. Si nous nous replions sur nous-mêmes, nous réduisons nos possibilités de réviser nos émotions par de nouvelles émotions. Cette attitude empreinte de prudence paraît simple mais la pratique montre qu'elle est très difficile à adopter.

En règle générale, lorsqu'un médecin ou une équipe médicale est en présence d'un cas de conscience éthique qui oblige à hiérarchiser les valeurs, la révision émotionnelle débouche sur une solution de *compromis*. Le compromis est une tentative pour concrétiser simultanément deux valeurs qui semblent inconciliables au premier abord. Par exemple, décider de ne pas dire la vérité dans la brutalité de son exactitude scientifique, mais préparer l'esprit de l'interlocuteur par des médiations (« ce genre de maladie est toujours compliqué à prendre en charge ») est une forme de compromis entre les deux valeurs en conflit. Le praticien décide, dans un premier temps, de ne pas rassurer à bon compte. C'est une décision qui est, à la fois, loyale et compassionnelle. Il peut, dans un second temps, parler de « cellules tumorales » plutôt que d'employer le terme « tumeur » ou « cancer ». C'est une étape vers la vérité de dire que « certaines cellules ne sont pas bonnes » et qu'« elles sont peut-être tumorales ». Le praticien dévoile progressivement la vérité, en cheminant au rythme de l'interlocuteur.

Pour conclure

En résumé, une décision est justifiable, éthiquement parlant, lorsqu'elle est le fruit d'une révision émotionnelle. Ce test de fiabilité de l'émotion immédiate sera d'autant plus pertinent que nous aurons poussé l'effort de recherche de nouvelles émotions qui soient à-même de nous rendre réceptifs à la valeur d'autres principes éthiques auxquels nous tenons. Si nous éprouvons une émotion de compassion, avant de nous laisser guider par elle, nous devons chercher ce que nous avons à craindre avant d'abandonner notre décision à la seule spontanéité de notre expérience compassionnelle. La compassion peut aussi porter ombrage au respect, comme en témoignent régulièrement les personnes qui souffrent d'un handicap physique ostensible. La révision émotionnelle est un travail de soi sur soi, une forme laïque d'exercice spirituel où nous jouons une émotion contre une autre. Nous tentons la relativisation d'une émotion immédiate par une autre émotion que nous cherchons à susciter en nous, par l'imagination, le souvenir, le raisonnement et l'échange des arguments avec des tiers. La révision délibérée d'une émotion spontanée par d'autres émotions constitue ainsi une « épreuve de vérité » qui teste la prétention d'une émotion à orienter la décision.

Bibliographie

1. Nietzsche F. *Par-delà le bien et le mal,* trad. H. Albert et J. Lacoste. Paris, Robert Laffont, coll. « Bouquins », [1886], 1993.
2. Nietzsche F. *L'antéchrist,* §7. Paris, Gallimard, coll. « Folio Essais », 1974.
3. Mounier E. *Le Personnalisme,* Paris, PUF, 1949, pp. 42-43.
4. Paul, Gal. 3,4 ; Bible de Jérusalem, Paris, éditions du Cerf, 1975.
5. Descartes R. *Discours de la méthode,* Œuvres philosophiques. I. Paris, Bordas, 1989.
6. Changeux JP. *L'homme neuronal,* Paris, Fayard, 1983.
7. Kant E. *Critique de la raison pure,* trad. J. Barni. Paris, GF Flammarion, [1781], 1976.
8. Damasio A. *Spinoza avait raison,* Paris, éditions Odile Jacob, 2003.
9. Épictète. Manuel, in *Les Stoïciens,* Paris, Gallimard, coll. «La Pléiade», 1962.
10. Rousseau JJ. *Discours sur l'origine de l'inégalité parmi les hommes,* Paris : Union générale d'éditions, coll. «10/18», 1973.
11. Scheler M. *Nature et formes de la sympathie.* Contribution à l'étude des lois de la vie émotionnelle, trad. M. Lefebvre. Paris, Payot, [1913] 1950.
12. Kant E. *Critique de la raison pratique,* Paris, PUF, coll. « Quadrige », [1788], 2000.
13. Jonas H. *Le Principe responsabilité : une éthique pour la civilisation technologique,* trad. J. Greisch. Paris, Éditions du Cerf, coll. « Passages », [1979], 1990.
14. Le Coz P. *Petit traité de la décision médicale,* Paris, Seuil, 2007.

10

COURANTS DE PENSÉE UTILITARISTE ET PERSONNALISTE

Pierre Le Coz

Société individualiste versus société holiste

Qu'il se déroule au sein des établissements de santé ou des instances nationales de réflexion, le débat éthique n'est pas imperméable à l'environnement socioculturel. Les décisions médicales sont influencées par la manière dont la société hiérarchise ses valeurs quand celles-ci entrent en conflit. Par exemple, aux yeux de nos concitoyens, il paraît de moins en moins acceptable que l'on réalise le bien des personnes contre leur gré, que l'on brandisse le devoir de bienfaisance pour contrecarrer leur libre choix. Dans la mesure où l'on est assuré qu'un sujet est conscient et informé des conséquences de ses décisions, on admet généralement qu'il faille tolérer sa position, quand bien même on serait très éloigné de la partager. L'exemple type est celui du patient Témoin de Jéhovah refusant la transfusion sanguine qui pourrait lui sauver la vie. Jadis mise sur le compte de la superstition, cette croyance est aujourd'hui de plus en plus souvent tolérée comme une forme de liberté d'opinion, dès lors que le patient est majeur. On trouvera, certes, éminemment regrettable qu'un homme ayant la vie devant lui préfère une mort évitable à une transfusion sanguine. Mais le laisser libre de son choix paraît moins choquant que lui imposer un traitement contraire à sa volonté. À condition d'avoir pris le temps de longuement discuter avec le patient pour essayer de le convaincre, de lui avoir garanti le respect du secret de sa décision, l'idée qu'il vaut mieux encore accepter la mort délibérée d'une personne majeure plutôt que d'intervenir en force au motif de la protéger contre son propre aveuglement est en train de s'enraciner dans les mœurs [1]. C'est seulement à partir du moment où ses croyances idéologiques nuisent aussi à des tiers que la souveraineté d'une personne peut être remise en cause (c'est le cas du refus de césarienne, par exemple).

C'est là toute la différence entre les organisations sociales de type *holistique* (nombreuses en Afrique, par exemple) et nos sociétés occidentales de type *individualiste* : les premières font valoir les impératifs de solidarité collective, les secondes poussent la liberté du sujet le plus loin possible [2]. L'idéologie individualiste, en dépit des effets pernicieux que son ancrage a produits dans notre culture (solitude urbaine, déchirure du lien familial, repli sur soi, réflexes corporatistes, etc.), a l'incomparable mérite de valoriser l'indisponibilité du corps humain et le respect du consentement des personnes. Dans une culture individualiste, nous pouvons choisir notre métier, notre conjoint, notre religion, notre manière de nous vêtir, etc. Il n'en va pas de même dans les sociétés qui ne sont pas inscrites dans ce processus moderne d'émancipation des mœurs. Il suffit de songer à des pratiques rituelles de mutilation des organes génitaux féminins pour mesurer l'étouffement parfois insupportable que subissent les individus du fait des traditions qui cimentent les sociétés holistiques. Ces sociétés sont assurément plus solidaires que les nôtres et il y aurait un grave danger à vouloir prescrire à l'ensemble de la planète notre sacralisation de l'individu souverain. L'individualisme n'est pas la voie royale vers le bonheur et nous avons le devoir de laisser les sociétés qui ne sont pas prises dans les rets de sa logique expérimenter d'autres voies de socialisation. Fondées sur la solidarité intergénérationnelle et l'entraide, les sociétés holistiques n'épargnent-elles pas à leurs membres une quantité de tourments existentiels qui frappent les sujets autodéterminés de nos sociétés individualistes ? Gardons-nous de tout lyrisme, cependant : la solidarité holistique du groupe se paye souvent au prix fort de la réduction des possibilités d'initiative et d'émancipation du sujet auxquelles nous demeurons culturellement attachés.

Le respect du principe d'autonomie ne peut être érigé en absolu

Si les systèmes individualistes et holistes constituent deux formes d'organisation sociale différentes (l'une fondée sur le droit à l'émancipation de l'individu et l'autre sur le respect des traditions), ils n'en sont pas pour autant opposés en tous points. Il est clair, en effet, que même dans notre société individualiste, persistent des interdits que nous conservons en commun avec les communautés holistes, à commencer par l'interdit de tuer qui est fondateur de toute civilisation. Et même si, en éthique médicale, l'imprégnation des mœurs contemporaines par notre culture individualiste se traduit par une primauté accordée au principe d'autonomie, il n'en reste pas moins que l'intérêt collectif continue parfois à prendre le pas sur l'intérêt individuel. On songera, par exemple, à l'intérêt du groupe dans le cas de refus de certaines vaccinations, de traitements antituberculeux, ou refus de césarienne pour des raisons culturelles dans certaines maternités. Dans ce type de cas-limite où l'exercice de la liberté individuelle nuit manifestement au groupe ou à un tiers, un consensus peut assez facilement se dégager. Mais en marge de ces situations extrêmes, il existe des désaccords philosophiques sur l'opportunité de limiter l'exercice de la liberté individuelle. Les illustrations de ces divergences sont patentes dans le champ de l'assistance médicale à la procréation. Les uns estiment que les couples homosexuels, les femmes veuves ou célibataires doivent avoir la même liberté que d'autres de bénéficier des possibilités de l'aide à la procréation artificielle (gestation pour autrui comprise). Les autres pensent, au contraire, que la liberté ne doit pas être comprise comme le caprice d'un bon-vouloir qui s'exercerait sans tenir compte de la nécessité de respecter la dignité de la personne, à commencer par celle dont ils sont eux-mêmes porteurs.

Le référentiel personnaliste

Pour contenir la liberté individuelle dans des bornes éthiquement acceptables, on peut recourir à deux types de régimes d'argumentation. Nous appellerons « personnaliste » le premier système de justification, en référence à Emmanuel Mounier. Nous préciserons ses caractéristiques en explorant le second modèle de raisonnement connu sous le nom d'« utilitarisme ».

Au concept de personnalisme s'attache une connotation chrétienne qui tient aux convictions spirituelles de Mounier [3]. Cependant, la composante religieuse n'est pas essentielle au concept de personnalisme qui garde toute sa pertinence, y compris aux yeux d'auteurs agnostiques ou athées. Être personnaliste, c'est penser que le devoir de respecter la dignité de la personne doit être la pierre angulaire des raisonnements en éthique. L'idée force de cette philosophie est que vouloir construire un vivre-ensemble en partant du droit au plaisir des individus conduit à une impasse (c'est le point de divergence fondamentale avec l'utilitarisme que nous aborderons ci-après). Le personnalisme défend une conception exigeante de la liberté qui fait des *devoirs* envers autrui le fondement de l'éthique et la condition de possibilité d'une application concrète du *droit* des personnes. Par exemple, le *droit* de figurer sur une liste de donneurs d'organes suppose que d'autres se sentent tenus par le *devoir* de solidarité et se fassent connaître auprès de leurs proches comme donneurs potentiels. Si chacun d'entre nous en venait à s'inscrire au registre du refus, le droit de bénéficier d'un organe deviendrait purement formel.

Du fait de cette primauté du devoir moral envers autrui sur le droit au plaisir individuel, on parle parfois de courant de pensée « déontologiste ». Ce concept fait écho au grec *deon* qui signifie « devoir » ou « ce qu'il faut faire ». Synonyme de personnalisme, ce concept doit être cependant utilisé avec prudence en raison du risque de confusion entre « éthique déontologiste » et déontologie.

Un second point fondamental de la philosophie personnaliste est que la dignité ne doit pas seulement être respectée en la personne d'autrui mais *en soi-même*. En ce sens, on peut considérer Kant [4, 5] comme le précurseur du personnalisme. Ainsi, la prostitution n'est pas moralement acceptable parce qu'elle consiste à transformer autrui en objet de consommation sexuelle. La personne qui se prostitue attente autant que son client à la dignité de sa personne dans la mesure où elle accepte de traiter son corps comme objet. Autrement dit, il n'y a autonomie ni du point de vue du client qui se laisse dicter son action par des penchants immédiats, ni du point de vue de la prostituée (soit parce qu'elle doit se résoudre à cette condition avilissante du fait de sa précarité économique, soit parce qu'elle exerce sa liberté sans tenir compte de sa dignité et du respect de son corps qui en est le corollaire).

La *dignité* est une valeur absolue et immuable. C'est sa valeur inconditionnelle qui fait de l'homme un *sujet* par opposition à l'*objet* qui n'a qu'une valeur relative, autrement dit un *prix*. Le prix est une variable indexée au taux de désuétude. Il varie en fonction du degré d'altération des propriétés de l'objet. À l'inverse, parce qu'elle est inconditionnelle, la dignité ne dépend pas des conditions sociales du sujet, ni du sexe, ni de l'âge, ni de sa santé, ni d'aucune caractéristique particulière. Elle n'est pas relative à l'état de dégradation physique et/ou mentale de la personne. Les conséquences en termes de prise en charge des personnes au sein d'un hôpital sont les soins apportés y compris aux personnes qui ne peuvent plus guérir, la relativisation des critères de l'âge et du coût de prise en charge des patients. On ne saurait parler de la perte de dignité comme d'un fait objectivement constatable, à la façon dont on parle de la perte de valeur d'un objet usagé.

Dans la philosophie kantienne, la dignité est une grandeur qui impose le respect. On peut avoir de l'affection pour l'animal, mais il revient à l'homme d'inspirer un sentiment de respect. En parlant du respect comme d'un « sentiment » [5], Kant a pressenti le rôle de la sensibilité dans la prise de conscience de la valeur que nous accordons à l'être humain. Cette participation de la sensibilité à la perception de la dignité a été mise en évidence par d'autres philosophes au cœur du XXe siècle, en particulier Lévinas [6]. Penseur qui s'inscrit dans la perspective de l'éthique déontologiste plaçant la responsabilité pour autrui au-dessus du droit au plaisir, Lévinas a souligné que, par sa droiture, le visage de l'autre impose une rectitude dans notre conduite à son égard. Grandeur absolue qui émane du visage, la dignité n'est ni estimable, ni quantifiable et il n'y a rien d'étonnant à ce que nous ne puissions pas la définir. La dignité s'éprouve, elle ne se prouve pas. Elle se ressent en présence du regard qui se tourne vers soi. Nous n'avons pas à démontrer qu'une personne possède une dignité. Il suffit d'avoir levé un jour les yeux sur son visage pour apercevoir la signification du vocable « dignité ». Vouloir définir la dignité est une entreprise vaine puisque – à l'image du visage qui est son lieu de révélation – la dignité ne peut entrer dans les contours d'une définition rationnelle. Définir la dignité nous conduirait à définir le visage, ce qui reviendrait à vouloir le délimiter, se l'approprier, l'enserrer dans un contour verbal [7].

Le référentiel utilitariste

Le schéma de pensée utilitariste partage avec le système personnaliste le souci de respecter la liberté des personnes sans chercher à la limiter en vertu d'une transcendance divine ou de l'autorité de la tradition, comme c'est le cas dans les ensembles collectifs holistiques. Sur cette convergence laïque de fond, une divergence se détache dans la façon de concevoir l'autonomie des personnes.

Les utilitaristes contestent l'idée que pour être éthique une action doit être désintéressée. Réclamant l'oubli de soi, la morale personnaliste paraît idéaliste et élitiste. Elle ne peut convenir au plus grand nombre. L'homme est un être de nature autant que de culture et sa nature l'incline immanquablement à chercher ce qui lui est « utile », c'est-à-dire ce qui lui procure une augmentation qualitative et quantitative de plaisir. Il faut bâtir une éthique qui soit fondée sur une conception réaliste de l'homme en misant sur le calcul de son intérêt bien compris pour l'inciter à agir moralement.

On ne peut pas imposer à la majorité des hommes des devoirs contre-nature. Par exemple, si on considère que les parents ont le devoir d'aimer leurs enfants, c'est parce qu'ils ont déjà tendance naturellement à leur accorder leur affection. De même, le devoir de bienfaisance qui nous commande d'œuvrer au bénéfice d'autrui est une vertu enracinée dans une disposition naturelle qui nous incline spontanément à la compassion.

Du point de vue utilitariste, nous sommes fondés à considérer comme relevant de l'« autonomie » tous les actes qui émanent de notre penchant naturel à chercher le plaisir et à fuir la douleur. Dans la perspective personnaliste, une telle définition de l'autonomie comme possibilité de choisir ce qui procure du plaisir ou nous épargne de la souffrance est considérée comme une forme rudimentaire et quasi-animale à laquelle reviendrait plutôt le concept d'hétéronomie. En effet, c'est autre chose que moi (*hétéro*), en l'occurrence l'impulsion animale, qui me dicte sa loi (*hetero* = autre, *nomos* = loi). Ce que nous dépeint l'utilitarisme, n'est-ce pas un *individu* plus qu'une personne, s'il est vrai que « la personne est mouvement pour autrui » (selon la formule d'Emmanuel Mounier) ? À cette objection, les utilitaristes répondent que leur doctrine n'a rien d'un hédonisme débridé. Elle comporte une norme régulatrice de la quête des plaisirs. La recherche d'une satisfaction personnelle est éthiquement acceptable quand elle contribue au bonheur du plus grand nombre d'individus possible. Et, par corollaire, une action est éthique quand la liberté de choisir ses plaisirs (d'avoir ses préférences) aboutit manifestement à « réduire la quantité de douleur dans le monde » [8]. Considérant comme éthique ce qui augmente le bonheur ou réduit la somme des douleurs au sein de la société, l'utilitarisme aboutit ainsi à disqualifier l'avidité des appétits égoïstes et à proposer un sens à la vie : « Selon le principe du plus grand bonheur, la fin dernière de l'action est une existence aussi exempte que possible de douleurs, aussi riche que possible en jouissances, envisagée du double point de vue de la quantité et de la qualité. » [8] Une action gagne en justification éthique à mesure que la souffrance qu'elle permet d'éviter est intense et que le nombre de personnes épargnées est important. Ce modèle de raisonnement conduit à la tolérance à l'égard de la prostitution comme moyen de réduire la frustration sexuelle dans le monde. Il peut aussi aboutir à justifier des pratiques qui se traduisent par l'augmentation du bonheur collectif jusqu'à preuve du contraire. Ainsi le recours aux mères porteuses permet d'accroître le bonheur des couples demandeurs. Dans la mesure où peu de femmes gestantes font part de leur souffrance, que nous ne pouvons pas démontrer que les enfants pâtiront de ce type de procréation assistée, on peut considérer cette pratique comme conforme à la norme du « plus grand bonheur du plus grand nombre possible ». Ces formes d'instrumentalisation des personnes ne sont pas acceptables du point de vue personnaliste qui inscrit l'autonomie sous l'horizon du respect de la dignité.

Cela étant, le modèle argumentatif des utilitaristes ne débouche pas nécessairement sur des conclusions différentes du modèle personnaliste. Sur la majorité des problèmes d'éthique, les deux référentiels se rejoignent. C'est dans le mode de justification qu'ils diffèrent. L'exemple du cas de conscience que pose un nouveau-né en détresse respiratoire, dont on sait qu'il sera atteint de lourdes séquelles neurologiques, est significatif à cet égard. Dans la philosophie personnaliste (retenue par le Comité d'éthique dans son avis 65 de 2000) [9], le nouveau-né est une personne investie d'une valeur inconditionnelle (dignité). On se résout, dans certaines circonstances extrêmes, à provoquer une « euthanasie d'exception » mais le principe de l'égale dignité de tous n'est pas remis en question. C'est seulement en raison de sa faible qualité de vie probable et non du fait de son absence de dignité que le nouveau-né ne sera pas maintenu en vie. Un utilitariste comme Peter Singer objectera qu'on ne peut pas décider à la place du nouveau-né ce qui est bon pour lui [10]. Certes, il approuvera l'idée d'une euthanasie néonatale mais en prenant appui sur d'autres arguments. Il ne partira pas de son hypothétique mauvaise qualité de vie personnelle mais de la souffrance morale occasionnée par sa survie au sein de son entourage familial (parents, fratrie, etc.). J.S. Mill – l'un des pères fondateurs de l'utilitarisme – l'avait déjà énoncé au XIXe siècle : « l'idéal utilitariste n'est pas le plus grand bonheur de l'agent lui-même mais la plus grande somme de bonheur totalisé » [8]. La souffrance des parents et des proches en général est actuelle, tangible et réelle. Elle peut être sentie, reconnue et anticipée par les intéressés, ce qui n'est assurément pas le cas du nouveau-né.

Le cran d'arrêt que les utilitaristes fixent à la justification d'une décision d'interruption de vie par les conséquences en termes de souffrance du *groupe* est le respect du consentement des intéressés. Même si l'on pense qu'une telle décision contribuerait à apaiser la souffrance de tiers, en quantité et en intensité, on ne peut pas intervenir sur le corps d'une personne si elle-même n'y a pas préalablement consenti, à moins qu'elle ne se soit montrée délibérément nuisible aux autres : « La seule raison légitime que puisse avoir une communauté pour user de la force contre un de ses membres est de l'empêcher de nuire aux autres. *Sur lui-même, sur son corps et son esprit, l'individu est souverain* » [8]. Dire qu'une personne est « souveraine », c'est dire qu'elle ne peut être sacrifiée sur l'autel du bonheur social ou familial sans avoir été consultée. Il n'est pas éthiquement acceptable de présumer du consentement d'une personne à sacrifier sa vie pour éviter d'être un fardeau pour ses proches. L'utilitarisme sacrificiel est une caricature de l'utilitarisme philosophique et non son essence véritable, comme on a parfois tenté de le faire croire pour le discréditer. Jeremy Bentham, le fondateur de l'utilitarisme, l'avait déjà énergiquement souligné : « le plus grand bonheur du plus grand nombre est la mesure du juste et de l'injuste » mais « il faut garantir le bonheur collectif *dans le respect des libertés de chacun* » [11].

Cependant, les limites de l'argumentation utilitariste sont manifestes quand il apparaît que la justification de l'euthanasie du nouveau-né ne peut se concevoir que si son statut de « personne » a été contesté à la base [12]. C'est ce qui a choqué l'opinion dans les positions de Singer : il n'accorde pas au nouveau-né handicapé mental un statut ontologique différent du fœtus. Il n'est qu'une personne humaine en devenir et pour cela la question de son consentement présumé à sa propre suppression ne se pose plus. Cet exemple atteste que l'utilitarisme comporte toujours le risque de tendre vers le sacrifice de l'individu sur l'autel du bonheur collectif [13].

Conclusion

Le personnalisme et l'utilitarisme sont des systèmes d'argumentations morales qui ont en commun le souci de sauvegarder la liberté individuelle tout en cherchant une norme laïque susceptible de lui imposer des limitations. Dans le premier cas, la liberté individuelle est limitée par *le respect de la dignité de la personne.* Dans le second, la liberté individuelle est limitée par le souci de préserver *le plus grand bonheur du plus grand nombre possible.*

On concèdera volontiers aux utilitaristes que le bonheur est une aspiration naturelle de l'être humain avec laquelle il faut compter. Cela étant, le fait que l'idéal d'une conduite désintéressée, toujours soucieuse de respecter la dignité en soi comme en la personne d'autrui, ne soit que rarement concrétisable dans les faits n'est pas une objection contre sa grandeur. La fonction d'un idéal n'est-elle pas de nous permettre de réguler nos conduites ? Un idéal n'est vain ou dangereux qu'à partir du moment où l'on veut l'imposer de force dans la réalité.

Dans nos raisonnements en éthique, la prudence est de partir de l'idéal personnaliste, quitte ensuite à composer avec les nécessités naturelles mises en évidence par l'utilitarisme. On pourrait considérer que la valeur éthique d'une décision se trouve justifiée lorsqu'elle répond aux normes régulatrices des deux régimes de justification en jeu : le respect de la dignité des personnes et l'accroissement du bonheur collectif. Plutôt que d'opposer les deux référentiels, ne faut-il pas les pondérer l'un par l'autre pour tenter de parvenir à des compromis acceptables ?

Bibliographie

1. Comité Consultatif National d'Éthique. Avis N° 87, « Refus de traitement et autonomie de la personne », 14 avril 2005 (http://www.ccne-ethique.fr). In : Cahiers du Comité Consultatif National d'Éthique, 2005, 44 : 4-24.
2. Dumont L. *Essais sur l'individualisme. Une perspective anthropologique sur l'idéologie moderne,* Paris, Le Seuil, 1983.
3. Mounier E. *Le Personnalisme,* Paris, PUF, coll. « Que sais-je ? », 1949.
4. Kant E. *Fondements de la métaphysique des mœurs,* Paris, Delagrave, trad. V. Delbos, [1785], 1957.
5. Kant E. *Critique de la raison pratique,* Paris, PUF, coll. « Quadrige », [1788], 2000.
6. Lévinas E. *Humanisme de l'autre homme,* Paris, Le livre de Poche [1973], 1987.
7. Lévinas E. *L'intrigue de l'infin,.* Paris, Flammarion, coll « Champs/ L'essentiel », 1994.
8. Mill JS. *L'utilitarisme,* Paris, Champs Flammarion, 1988.
9. Comité Consultatif National d'Éthique. Avis N° 65, « Réflexions éthiques autour de la réanimation néonatale », 14 septembre 2000 (http://www.ccne-ethique.fr). In : Cahiers du Comité Consultatif National d'éthique, 2001, 26 : 3-18.
10. Singer P. *Questions d'éthique pratique,* Paris, Bayard, 1997.
11. Bentham J. *Garanties contre l'abus de pouvoir et autres écrits sur la liberté politique,* Paris, éditions Rue d'Ulm, 2001.
12. Singer P, Kuhse H. *Should baby lives ?* Oxford, University Press Oxford, 1994.
13. Dupuy J.P. *Éthique et philosophie de l'action,* Paris, Ellipses, 1999.

III

ÉTHIQUE DE LA RELATION DE SOIN

11

LE CORPS MALADE

Jean-Robert Harlé

Nous avons actuellement les moyens techniques d'accéder à des représentations du corps humain dans ses trois dimensions, non seulement tel qu'il apparaît au regard de l'autre, mais également dans la profondeur, l'inaccessible de ses organes, avec des détails de plus en plus précis. On parle de corps transparent. Et si ces détails ne suffisent pas, nous pouvons, grâce à des sondes moléculaires adéquates, « ausculter » l'ADN de cette personne. Ces examens et procédures utilisés dans l'action diagnostique sont appelés « paracliniques ». Bien que de plus en plus performants, ils ne nous aident pas pour autant à mieux définir les limites séparant la maladie de la « normalité ». Dans la pratique actuelle de la médecine, qu'est-ce donc que le corps malade ? Sa réalité physique ? Sa représentation virtuelle sous forme d'équations, d'images reconstruites ? Son profil génétique permettant la prédiction d'une maladie future ? Ou peut-être la cicatrice, la séquelle, le handicap succédant à la pathologie et à son traitement ? Quoi qu'il en soit, à quelque niveau de représentation de la maladie que l'on s'arrête, tout débute par le contact verbal et physique entre un malade et un (son) soignant, qui définit un espace-temps nommé « examen clinique ».

Exercer la médecine c'est rétablir l'ordre, la mesure dans un corps malade, comme l'on exerce la justice. La personne *est un corps* indisponible, indivisible, un individu, sujet de ses décisions. Nous ne négligeons aucune occasion pour réaffirmer qu'il ne peut dignement faire l'objet d'une marchandisation. Mais de façon paradoxale, cette même personne humaine *a un corps* qui, s'il tombe malade, devient l'objet de l'investigation médicale. Le malade veut que le médecin considère son corps comme un objet : objet d'intérêt, objet de son investissement professionnel – son art – pour obtenir un diagnostic et proposer un traitement. Perçues comme objets, certaines parties du corps peuvent alors être remplacées (par des prothèses ou des greffons), ou être cédées sous forme de dons de cellules sanguines, voire de dons d'organes, *post-mortem* ou entre vivants. Corps-machine et corps-personne expriment la dualité de l'abord du malade, de sa maladie et du métier de soignant.

Mise à disposition ou exposition du corps malade, du corps-machine

La personne potentiellement malade rencontre le médecin et livre son corps à son art pour connaître son état, malade ou en bonne santé. Il lui demande de le rétablir dans son état antérieur, c'est-à-dire de l'aider à s'acheminer vers la guérison.

Ce chapitre insiste sur un invariant, un fait incontournable, dans la relation qui lie le soignant à un sujet malade : c'est la réalité matérielle, physique, incarnée du malade. En effet, quels que soient les méandres techniques que nous aurons à suivre pour arriver à comprendre la maladie – imagerie, puis examens biologiques complexes – nous partons toujours, pour dresser l'itinéraire du diagnostic, des questions posées par l'assemblage des signes que le malade a accepté de confier. Ainsi, au terme de ces examens paracliniques plus ou moins longs et complexes, le soignant a le devoir de revenir auprès du malade pour faire avec lui la synthèse des symptômes cliniques et paracliniques glanés. Il en va de même pour les maladies de l'esprit, avec une insistance plus grande encore sur ce temps de relation unique appelé « colloque singulier ».

1. Qu'est-ce qu'un corps malade ? Description

La maladie change, déforme le corps, de façon provisoire ou définitive. Ces modifications du corps sont autant de signes « offerts » par le malade au regard expert du médecin. Mais on le sait bien : le médecin n'a pas le même regard sur la maladie qu'il soigne que le patient sur celle dont il souffre. Et tous les malades ne sont pas égaux devant la maladie. Pour se décider à en parler, à consulter un médecin, le malade doit passer par une phase d'analyse propre de ses symptômes. Il lui faut faire un apprentissage des signes qui justifient à ses yeux l'accès aux soins. Dans l'organisation de la prise en charge de l'urgence, on connaît bien la distance qui sépare la réelle nécessité d'un recours urgent à des soins et le besoin de prise en charge ressenti par les patients. Tel malade est-il un pusillanime ou tel autre un « dur à cuire » ? On est souvent étonné de constater le retard pris par certains avant de consulter. Ont-ils peur de l'hôpital et du corps médical ? Sans doute, au moins pour une partie d'entre eux. Ce qui est sûr en tout cas, c'est qu'ils n'aiment guère s'interroger sur les raisons des modifications de leur corps ou sur la douleur qu'ils ne manquent pas de ressentir. Mais comment en parler ? Chacun sait à quel point il est difficile de décrire ce qui ne tombe pas sous son regard, ce qui ne se vit qu'à l'intérieur de soi. Ce constat est particulièrement frappant chez les patients psychotiques, qui semblent ne pas savoir se plaindre en cas de douleur. Dans un autre registre, on peut souffrir de son corps alors qu'il fonctionne bien : le transsexuel candidat à la chirurgie explique la souffrance qu'il a de son corps pour justifier cette chirurgie transformatrice, l'anorexique exprime aussi un refus de son corps adolescent lorsqu'apparaissent les caractères sexuels secondaires. Dans ces cas, c'est en fait la souffrance psychique qui s'exprime au travers du corps.

Dans certains passages du *Timée*, Platon nous livre sa conception de la maladie à travers la description du corps humain : composé de quatre genres à savoir la terre, le feu, l'air et l'eau ; et des signes de maladies que sont la sueur, la bile, les pituites, blanches, ou aigres et salées…

L'observation hippocratique en est contemporaine, avec les premières descriptions cliniques et leur corollaire : le lit, le grabat, sur lequel est couché le malade et où s'assoit le médecin. Les notions de colloque singulier et de secret qui l'accompagne, les principes éthiques de bienfaisance, de non-malfaisance et d'équité sont déjà présents dans cette pratique et l'on en retrouve les traces dans le serment d'Hippocrate établi cinq siècles avant J.-C.

Descartes, en affirmant une dualité ou indépendance réciproque entre deux substances, la substance étendue (le corps) et la substance pensante (l'esprit), participe à l'avènement d'un « désenchantement du corps ». L'humain se détache de sa condition naturelle. C'est alors que le corps peut devenir objet, d'étude et de dissection, ce qui a permis la compréhension du corps et des maladies par les progrès de l'anatomie, de l'anatomie fonctionnelle puis de la physiologie. Leriche au début du XXe siècle affirmait encore que la santé était le fonctionnement du corps dans le silence des organes, superbe métaphore traduisant une conception toute fonctionnelle et mécanique du corps.

Actuellement qu'est-ce donc qu'un corps malade ? L'expérience contemporaine nous montre, à travers des cultures différentes, que l'on soigne comme on connaît ou comme on perçoit la maladie. Ainsi, la médecine occidentale s'appuie principalement sur les concepts scientifiques et sur les apports techniques, physiques et chimiques. La médecine chinoise, quant à elle, a un abord de la maladie très différent en ayant recours à une utilisation thérapeutique de l'acupuncture, des médecines parallèles dites douces (iridologie, aromathérapie), de techniques manuelles (chiropraxie) ou d'approches comportementales. Elle fait aussi appel à des connaissances ancestrales sur les vertus médicinales des plantes. Ces savoirs empiriques ont d'ailleurs permis de révolutionner très récemment le traitement du paludisme, ou celui de certaines leucémies.

2. Examen d'un corps malade. Modalités d'examen

Qu'examine-t-on d'un corps malade ? Au XIXe siècle, on découvre que le corps n'est pas seulement anatomique mais qu'il est aussi biologique. Claude Bernard nous apprend que la frontière entre le normal et le pathologique est ténue et fluctuante puisqu'elle doit, en fait, résulter de la définition de la normalité et donc de son observation préalable (en cheminant de la physiologie à la physiopathologie). Dans cette définition, le maintien du corps dans son état d'équilibre est dépendant d'équations physicochimiques (balance acidobasique, mouvements électrolytiques) et des forces qu'elles génèrent (pression oncotique, pression osmotique). Toujours selon Claude Bernard, les variations de ces constantes définissent le milieu intérieur. De plus, on voit se dessiner, à travers le concept de médecine quantifiée, l'existence de zones grises, chevauchement entre normal et pathologique. Où commence la maladie et où s'arrête la normalité ? Les frontières de certains paramètres ont si souvent changé, comme les valeurs seuils du cholestérol, de la glycémie ou de la tension artérielle. On apprend donc aussi en examinant le corps non malade… mais prenons garde : « tout sujet bien portant serait-il un malade qui s'ignore ? » comme nous le dit le Docteur Knock [1].

Le XIXe siècle voit également émerger une discipline, la Clinique. À travers elle, va se développer une tendance à réduire les corps souffrants à des signes dont la juxtaposition permettra d'écrire la nosologie des maladies, qui sont une abstraction des malades [2]. Une inversion s'opère alors dans l'approche des maladies : les symptômes peuvent être déduits d'un corpus de connaissances abstraites pour n'être que secondairement rapportés, pour vérification, aux données d'observation recueillies auprès du malade. L'autopsie permet de grandes avancées en neurologie et en thérapeutique du fait de la possible confrontation des éléments anatomiques et des données cliniques (clinique neurologique de Charcot).

C'est au XXe siècle que la médecine se détache définitivement d'une approche presque exclusivement compassionnelle, au motif qu'elle devient efficace. L'ère pastorienne des vaccinations ouvre la marche du progrès. La multiplication des appareillages, outils et instruments, associée à l'usage des médicaments (eux-mêmes, anesthésiques ou antibiotiques, issus des avancées scientifiques et surtout technologiques) va transformer les fins de la médecine. « La maladie peut être vaincue, le malade doit être guéri », nous exhorte, par médias interposés, l'espérance populaire. En contrepartie, il est demandé au patient d'accepter la condition d'être un objet et d'exposer son corps à l'examen clinique, dans la consultation ou dans la chambre hospitalière. Il est invité aussi à se soumettre à toutes sortes d'investigations : endoscopies, cathétérismes, sondages, biopsies, procédés d'imagerie... Cependant, l'approche analytique d'un malade et de son corps reste tributaire du niveau de richesse et de l'organisation de la santé d'un pays, ainsi que de ses structures d'accueil et de soins (hôpitaux, dispensaires). Aussi, le corps malade est-il appréhendé très différemment par l'étudiant français et l'étudiant indien ou africain. Le jeune français découvre les malades lors de ses premiers stages à l'hôpital. Il les rencontre dans des locaux impersonnels, selon une procédure très hiérarchisée, loin de leur domicile, de leur cadre de vie et hors de tout contexte social. L'étudiant indien ou africain sera, dès ses premiers contacts, confronté à la pauvreté, au dénuement, au manque d'hygiène des malades dans le cadre d'une médecine de rue ou de campagne. On comprend l'envie des étudiants européens, face à une certaine aseptisation de leur pratique, de découvrir la médecine clinique à travers des stages dans les pays en voie de développement.

Ainsi pensent-ils pouvoir rencontrer les malades dans leur vrai cadre de vie, et les examiner sans la médiation obligatoire de la technique paraclinique. De leur côté, les étudiants africains ont un vif désir de compléter leur formation par des stages dans les hôpitaux en Europe. Ces deux souhaits, apparemment contradictoires, témoignent du dilemme ressenti par les étudiants en santé des pays occidentaux. Nourris de haute technicité durant leurs études, ils regrettent de ne pouvoir appréhender les malades que comme des organes ou des systèmes désincarnés à réparer et non comme des personnes « à part entière » avec leur corps, leur mode de vie et leur environnement. Le contact avec les malades hors de l'hôpital, que ce soit dans les cabinets des généralistes ou au domicile, manque réellement aux étudiants en médecine.

Comment examine-t-on un corps malade ? Recueillir les signes de la maladie et les transcrire en symptômes intelligibles dans le corpus de connaissances du soignant sont les étapes de l'examen clinique. L'interrogatoire, l'examen physique, la mise en jeu des examens paracliniques en constituent les différentes phases. Le colloque singulier est la rencontre de deux protagonistes de la relation médecin-malade, sur un fond d'asymétrie fondamentale, entre celui qui demande l'explication ou le remède et celui qui est censé savoir les trouver. Au cœur de cette relation est la parole. Elle accompagne l'indispensable contact physique, depuis la poignée de main jusqu'à la palpation, mais aussi la main tendue, la main qui prend l'autre main, qui caresse, qui console [3].

Est-ce encore un corps que l'on examine ? D. Sicard, dans son ouvrage *La médecine sans le corps* [4], insiste sur la parcellisation de la connaissance du corps à travers les multiples entrées possibles : « mon cholestérol, ma glycémie, mon échographie… » comme disent les consommateurs de soins. Il pointe également la mise à distance du corps malade. De plus en plus, les médecins travaillent sur des représentations construites du corps (IRM, scanners, scintigraphies, reconstructions tridimensionnelles) et sur des abstractions biologiques. Imagées, chiffrées, ces données éloignent le malade et son corps des nombreux médecins, de spécialités différentes, qui concourent ensemble à faire émerger un diagnostic, à propos de la maladie, mais à distance de la personne. Mais peut-on sérieusement croire que la médecine pourra un jour se passer de l'examen clinique du corps du malade ?

Qui doit annoncer à un malade un diagnostic de cancer ? Ceux qui détiennent la preuve du diagnostic ou les connaissances théoriques sur la maladie, le spécialiste anatomopathologiste, le radiologue, le biologiste, l'épidémiologiste ? Non. C'est bien sûr au clinicien généraliste qui connaît le malade, ou à l'oncologue qui a organisé les examens, ou aux deux ensemble, de faire cette consultation d'annonce.

La quête de la vérité incite soignants et malades à multiplier le recueil de signes objectifs, quantifiés, chiffrés donc reproductibles, assistés par ordinateur. Dans de nombreux domaines de la médecine, les index et les scores ont envahi le discours. Nous en sommes à l'« *evidence-based medicine* » ou « médecine par les preuves », l'assistance par ordinateur, l'assistance personnelle au diagnostic de sa propre maladie par internet. Un mode d'exercice médical, distancié du corps, rassure le malade par l'illusion que la technicité et la modernité seront moins faillibles.

Il est cependant du devoir du clinicien de rappeler que le contact direct entre soignant et patient est le pilier d'une médecine centrée sur l'éthique, car respectant le désir d'autonomie de chaque personne malade, en affirmant le respect de sa dignité.

Et lorsque la médecine devient prédictive de pathologies à venir, elle propose de traiter le corps avant que la maladie ne s'exprime par le moindre signe. Ainsi propose-t-on des interventions chirurgicales préventives d'ablation de seins ou du côlon à des sujets dont on a estimé le risque de développer un cancer au cours de leur vie suffisamment fort pour les justifier. Doit-on mutiler une personne jusque-là en bonne santé sur la seule éventualité d'une pathologie ? Qu'en est-il de cette relation paradoxale entre un soignant et un sujet risquant d'être malade ?

3. Réactions au corps du malade. Ou de l'attitude du soignant vis-à-vis du malade

« Du temps que je commençais à pratiquer la médecine je l'aimais avec passion (...) Quand les affections se développaient pleinement (…) je leur trouvais de la beauté (…) Je me fusse écrié volontiers avec Pinel : voilà un beau cancer ». Ainsi parle le médecin de campagne d'Anatole France [5].

Peut-on éprouver un plaisir, un contentement dans l'observation des malades ? En fait cette attitude est un exemple de mise à distance du malade par le médecin qui choisit de ne se concentrer que sur sa maladie, peut-être aussi pour mettre à distance sa propre angoisse face à la détresse de l'autre. Autre exemple, à propos de l'expérience de la douleur : existe-t-il à son sujet un malentendu entre malade et médecin ? Pour le médecin, la douleur est un signe dont l'analyse permet d'orienter la recherche diagnostique. Pour le malade, elle est une sensation désagréable, anormale, parfois intolérable, à faire disparaître d'urgence. L'un n'empêche pas l'autre en réalité. J'ai pu interroger un groupe d'étudiants en début de cursus sur le fait de savoir s'ils avaient ressenti du dégoût au cours de leurs premiers pas dans le monde hospitalier. Les réponses furent nombreuses. Plus que la vue du malade, de son corps souffrant ou du cadavre, ce sont souvent des odeurs dans des circonstances particulières comme l'émission de crachats, des vomissements ou l'expulsion du placenta qu'ils rapportèrent comme les ayant véritablement dérangés. Cette expérience du dégoût, émotion particulière, peut-elle entraîner une réaction de compassion, un sursaut éthique d'indignation [6] ? On pourrait faire référence à l'approche de l'altruisme rapportée par Ricoeur à travers un sentiment qu'il qualifie de fort : l'indignation. Elle interpelle le soignant (en négatif) à propos de la dignité d'autrui aussi bien que de sa propre dignité. Mais l'indignation sous sa forme la plus commune ne pourrait-elle être une attitude d'évitement, conduisant certains soignants à un rejet de la médecine clinique ?

Le corps – personne malade. Ou le point de vue du malade

1. Réaction du malade à l'examen de son corps

La palpation, en tant que relation physique, nécessite, pour le malade, la passivité et la délégation de son corps et, pour le médecin, la transgression d'un tabou, celui de l'observation de la nudité. Pour examiner la personne malade dans sa globalité, une véritable démarche d'apprivoisement est nécessaire dans le respect de l'intimité et de la pudeur du malade. En effet, non seulement le corps est exposé nu, mais le médecin peut, doit parfois, pratiquer une palpation des seins, réaliser un toucher vaginal ou rectal. Même avec leurs blouses blanches, uniformes censés souligner la neutralité émotionnelle des soignants, la présence de combien d'entre eux serions-nous prêts à accepter dans la pièce, si nous étions à la place du malade, si nous devions subir un tel examen ? Voilà une bonne question à se poser régulièrement…

2. Réaction du sujet à son corps malade

Dans la maladie et l'incapacité – fussent-elles provisoires – le corps-sujet, la personne, « rétrécit » pour s'effacer derrière elles [7]. Espoir de la guérison, déception d'être malade, prise de conscience de la finitude de la vie sont des sentiments complexes souvent décrits par les patients. Au cours d'une vie, nombreuses sont les occasions où l'on se trouve confronté à la maladie. Il existe chaque fois une appréhension, peur des séquelles, du handicap, de la mort. De ce point de vue, le constat de la chronicité d'une affection constitue un tournant particulier car l'angoissante réalité de la maladie ne peut plus, alors, être atténuée par l'espoir de la guérison. Et pourtant, même avec un corps malade, l'être humain continue de faire des projets d'avenir. La mise en lumière de la maladie du corps et sa sublimation permettent de résister dans certaines situations. Un patient dira qu'il a un cancer, pas qu'il est cancéreux. Les équipes de soins palliatifs témoignent de ce que souvent les malades en fin de vie supportent la dégradation physique, aussi soigneux qu'ils aient pu être de leur apparence encore quelques mois auparavant.

3. Réaction du public au corps du malade

On cache habituellement les corps malades et déformés, par pudeur, honte, peur de l'obscénité. Rappelons le hurlement lancé dans le film de David Lynch par ce monstre exposé dans des cirques, Elephant Man : « Je suis une personne humaine… ». Le Téléthon, événement médiatique dont le but est de récolter des fonds destinés à la recherche en génétique, transforme les personnes atteintes de myopathie en héros d'un jour. Il a ainsi familiarisé les téléspectateurs avec la vue des corps déformés et affaiblis des personnes handicapées. Cette manifestation aide à présenter de façon positive la vie des personnes à mobilité réduite en leur permettant de s'exprimer. Ainsi, le public peut tout à la fois apprendre à ne pas stigmatiser le corps malade d'une personne handicapée, tout en éprouvant un sentiment de compassion qui, le cas échéant, peut se transformer en don d'argent. On a pu retrouver le même type d'exposition du corps malade dans les campagnes d'affichage proposées par l'Institut National du Cancer en 2007 : le cancéreux héros de sa maladie, qu'il a surmontée, dont il a guéri. De même, les jeux paralympiques constituent-ils, par leur médiatisation, un enjeu très important pour l'acceptation du handicap et des personnes handicapées dans la société moderne. Le corps malade et ses images sont aussi présentés à travers des expositions artistiques de photographies, de vidéoscopies (endoscopies digestives) ou de clichés d'imagerie médicale (examens scanographiques ou IRM) [8]. Ces images, présentées hors contexte médical, permettent à tout un chacun de se représenter son corps mais aussi de visualiser les traces de la maladie sur les corps.

Cette médiatisation de la médecine joue de la prévalence de l'image sur la réalité, de la force des images qui suscitent des émotions et attisent la curiosité. Ce constat nous oblige, en vertu de la prudence la plus élémentaire, à une certaine défiance envers la mise en scène de prouesses médicales ou chirurgicales et envers les déclarations inconsidérées qui entretiennent auprès du public l'espoir de progrès continus et ininterrompus. Nous avons vu que la relation au corps malade et au corps du malade s'apprend, que le recours à la médecine n'est pas immédiat et qu'il requiert des connaissances actualisées. L'art médical nous rappelle à l'humilité d'un métier qui emprunte aux progrès techniques et scientifiques tout ce qui est possible pour améliorer la qualité des soins, et à une humanité constamment réapprise sur le terrain de l'exercice clinique.

Bibliographie

1. Romains J. *Knock ou le triomphe de la médecine,* Paris, Théâtre, 1923.
2. Foucault M. *Naissance de la clinique,* Paris, PUF, 2003.
3. Le Coz P. *Petit traité de la décision médicale,* Paris, Seuil, 2006.
4. Sicard D. *La médecine sans le corps,* Paris, Plon, 2002.
5. France A. *Journal d'un médecin de campagne,* Paris, Calman-Lévy, 1923. Bibliothèque de la Pléiade, NRF, 1994.
6. Misrahi R. *Qu'est ce que l'éthique ?* Paris, Armand Colin, 1997, p. 120.
7. Le Corre F. *Le corps souffrant ; que devient la personne ?* Laennec, 2004, 2 : 30-42.
8. Horio Monteiro R. *Images médicales entre art et science,* Société, 2007, 95 : 97-108.

12

GUÉRIR, TRAITER, SOIGNER

Jean-Robert Harlé

La médecine contemporaine s'appuie sur des savoirs scientifiques récemment acquis. Rappelons qu'avant d'être une technique de traitement efficace pour de nombreuses maladies, la médecine est partout une réponse soignante à la souffrance des êtres humains, même et surtout lorsqu'elle ne peut vaincre la maladie. Notre idéal de guérison, d'efficacité, de pouvoir sur la maladie serait-il irrémédiablement rattrapé par cet adage « guérir parfois, traiter souvent, prendre soin toujours », qui rappelle les ambitions et les limites de la médecine ? « Si la biomédecine est le médiateur privilégié du rapport de l'homme moderne à la question de son bonheur existentiel, rationalisant la seule pensée de l'efficacité de la médecine moderne, scientifique, quel type de critique est capable d'exercer l'éthique dans cette tautologie médecine-bonheur personnel-progrès ? » [1].

Guérir

Ce mot n'est apparu qu'au XIe siècle, dans un premier sens de « défense, protection ». Puis de « se cicatriser ». La guérison est la cicatrisation d'une brèche, d'une plaie. La guérison est longtemps restée un domaine réservé aux prêtres, à Jésus dans la tradition chrétienne – le Jésus médecin, qui guérit l'aveugle, le sourd, le paralytique et le réinsère dans la société. D'une idée lointaine, imaginaire, miraculeuse, la guérison est devenue une possibilité à la portée de la médecine du XXe siècle. Les greffes d'organes, les antibiotiques, la chimie par le biais des médicaments, la réanimation, les biothérapies actuelles nous permettent d'approcher de la guérison comprise comme une restitution du corps à son état antérieur à la maladie. La guérison passe alors par la médiation du médicament, de l'acte médical, qui lui donne une explication raisonnable, reproductible. Dans cette approche thérapeutique, la médecine peut se prévaloir d'être scientifique, c'est-à-dire conforme à la démarche expérimentale qui fonde le raisonnement scientifique. Elle se détache du soin global à la personne pour se concentrer sur sa technicité, appliquée au concept de maladie, à ses causes, à sa nosologie. Alors même qu'il devient un « guérisseur », le médecin déchoit au rang d'acteur interchangeable puisqu'il s'efface derrière la connaissance médicale. Son art, son expérience n'interviendraient-ils pas ou peu ? Le malade reste souvent ambivalent dans ses choix, souhaitant avoir face à lui à la fois le guérisseur, celui qui enlève le mal comme par magie, sans en formuler l'explication rationnelle, et le médecin qui objective la maladie, la nomme, et déduit logiquement l'option thérapeutique souhaitable. Le soignant est puissamment encouragé à cette rationalité par la valorisation de son activité grâce aux outils de quantification tels que la tarification à l'activité : agit-il selon « les bonnes pratiques » ? L'hospitalisation de ce malade est-elle « pertinente » ? On retrouve aussi cette ambiguïté chez les jeunes étudiants qui, attirés initialement par les valeurs altruistes du soin, ont opté pour la filière des métiers de la santé plutôt que pour les sciences exactes. Mais au cours de leurs études, ils vont naturellement privilégier les valeurs scientifiques, puisqu'ils sont évalués exclusivement sur l'acquisition de ce qui est facilement quantifiable, les connaissances factuelles. Dans cette évaluation, la mise à l'écart des valeurs de l'altruisme les détournerait-elle progressivement de cet idéal humaniste initial ? Certaines enquêtes sur l'intégration d'une éthique des soins au cours des études médicales laissent apparaître une régression paradoxale de la connaissance des concepts éthiques au fil des études. Nous avons pourtant bien la certitude, depuis Rabelais, que « science sans conscience n'est que ruine de l'âme ».

Mais l'expérience de la maladie laisse une marque indélébile dans l'esprit de celui qui a souffert dans son corps. Cette cicatrice à jamais présente lui rend illusoire la guérison qui serait comprise comme un retour parfait à l'état antérieur à la maladie, la blessure.

S'ils n'ont le pouvoir de guérir, le médecin, l'infirmière, l'ensemble des soignants vont exercer ce qui les caractérise : le soin à celui qui le réclame, puisqu'il souffre. Soigner ne peut se limiter en effet à seulement traiter. Soigner c'est associer les actes qui rendent compte de la volonté de s'occuper d'un malade.

Tentons de comprendre ce que traiter veut dire

Le traitement résulte d'une prescription, qui découle d'une décision. Le reproche est souvent fait aux médecins de s'attacher plus volontiers à traiter des maladies-concepts qu'à soigner des malades-corps souffrants. Tout à la difficulté de rassembler les preuves d'une activité scientifique, évaluable, reproductible, le médecin moderne abandonnerait volontiers le malade à cette autonomie qu'il revendique. Au point qu'il pourrait être taxé d'indifférence, voire de malveillance par désintérêt.

Prenons, dans la conception moderne du soin, le couple médecin-malade. On constate dans cet engagement deux ambitions contradictoires : pour le malade, c'est le souhait de conserver son autonomie qui prime sur tout le reste, alors que le souci d'objectiver, de rationaliser, de définir la scientificité de sa démarche, de sa décision pour le soignant, le médecin en particulier, est prioritaire. Rien qui promette la rencontre facile, immédiate, des deux protagonistes, tant ces intérêts peuvent devenir divergents.

À l'étape du traitement, le malade revendique sa souveraineté dans les décisions qui regardent sa santé, et c'est précisément cette liberté de l'usager des soins qui a été entérinée par la loi du 4 mars 2002 relative aux droits des malades et à la qualité du système de santé. Il peut privilégier son automédication, et le vœu d'être le médecin de son propre corps. Les conséquences d'une telle dérive sont tangibles : l'automédication conduit au retard diagnostique par le soignant, aux mésusages et aux accidents médicamenteux par interactions non envisagées. On remarque au passage la conception très réductrice de la maladie, qui se trouve ainsi identifiée par le médicament qui la guérirait, comme le soulignait Dagognet [2].

La chirurgie esthétique, les interventions de plastie du corps, du visage, le remplissage de rides et ridules par injections sont également réalisés par des médecins : s'ils traitent une maladie, est-ce que vieillir est une maladie ? Quand, dans un pays comme la France, on manque de médecins généralistes, de chirurgiens viscéraux, devons-nous continuer de former quantité de médecins qui ne dispenseront pas de soins à des malades ? Ils délivrent leurs « soins » à des bien-portants, déplaçant le concept de soins, au service de la beauté et de la satisfaction personnelle, narcissique. Mais le débat est plus complexe : pouvons-nous traiter les sujets obèses et les inciter à perdre plusieurs dizaines de kilos, et ensuite laisser sans traitement chirurgical le préjudice esthétique que constituent les plis cutanés des cuisses, du ventre, des seins résultant de cet amaigrissement pourtant encouragé ? Avec qui et comment apprendre et perfectionner les techniques chirurgicales qui permettent de reconstruire ou de greffer un visage s'il n'existait pas de chirurgie « esthétique » ?

Traiter implique parfois d'agir sur des sujets non malades : le don d'organe par des donneurs vivants impose la réalisation d'un geste chirurgical d'ablation d'un rein, d'une partie du foie ou du pancréas sur des sujets bien portants dont les liens affectifs et/ou familiaux avec le receveur de cette greffe renforcent la difficulté de décision. Traiter, c'est aussi parfois rendre malade ou au moins dépendant d'un traitement celui qui ne l'était pas : ainsi le greffé des mains devra prendre toute sa vie un traitement immunosuppresseur antirejet, avec ses conséquences potentielles infectieuses ou cancéreuses. Quittant le statut de handicapé, il devient donc malade chronique à la suite d'un geste chirurgical qui le rend dépendant d'un traitement. Quel bénéfice en retire-t-il vraiment ? Quel est le choix le plus approprié ? Le médecin fait-il toujours le même choix que le malade ?

Enfin pour traiter mieux, il faut expérimenter. L'encadrement juridique des essais thérapeutiques nous trace les frontières de la sécurité, que les principes éthiques de bienfaisance et de non-malfaisance animent. Franchir les interdits, faire tomber les barrières, transgresser la loi naturelle, tracent pourtant le chemin tortueux suivi depuis toujours par le progrès médical. Toute avancée technique, thérapeutique va imposer une confrontation de notre morale de précaution à notre désir de progresser pour ce malade. C'est le cas de la réanimation qui peut être jugée terriblement acharnée à garder en vie celui qui devait mourir, ou de la chirurgie qui, pour sauver un malade, lui greffe des organes issus d'autres humains. P. Le Coz [3] propose, dans ces situations de tension éthique, une révision de nos critères moraux, ce qu'il appelle le moment philosophique de la décision médicale. Cette analyse *a posteriori* des critères de la décision permet aussi de bâtir une réflexion préventive. Elle introduit la prudence, principe qui, utilisant l'expérience, anticipe les conséquences néfastes déjà observées d'une décision préalable pour les éviter à l'avenir. La médecine préventive y prend tout son sens.

L'excès thérapeutique devient moralement inacceptable dans deux conditions : lorsque le principe de justice est bafoué, parce que la dépense devient injustifiée par rapport au bénéfice obtenu par le malade, et lorsque le traitement peut être taxé d'acharnement déraisonnable. Gaspillage et acharnement thérapeutique se rejoignent dans notre jugement.

Au-delà de la maladie, la modification du corps pour l'obtention d'une performance supérieure est chaque jour davantage possible du fait de l'apparition de substances dopantes, de matériaux nouveaux, et par l'usage qu'en font des médecins. L'homme artificiel sera-t-il plus performant que l'original ? Les traitements de la performance physique multiplient les occasions d'intervenir sur le cours naturel de la vie, mais à la poursuite de quel but ? L'amélioration de la race humaine ne peut être un but pour les soignants.

Le soin

Les Anglo-Saxons ont deux mots qui distinguent le « *cure* » des médecins prescrivant les traitements et le « *care* » des infirmières assurant les soins aux malades. Le médecin serait ainsi l'auteur, le prescripteur du traitement et l'infirmière serait la dispensatrice du ou des soins. Classiquement, dans nos hôpitaux français, construits sur une organisation hiérarchisée, le médecin traitant ordonne les soins par le biais de prescriptions afin qu'ils soient réalisés par l'infirmière. Ce n'est que récemment que les rôles de chacun se sont différenciés et que les responsabilités se sont clairement réparties, comme en témoigne le fait que les Infirmiers généraux des centres hospitaliers soient devenus depuis peu des Directeurs des soins. L'enseignement d'une éthique du *care*, déclinée comme une éthique du souci de l'autre, qui s'adresse à l'ensemble des professionnels du soin, ne semble cependant intéresser que les équipes soignantes. Aussi doit-on s'interroger sur le rôle du médecin : a-t-il abandonné le champ du souci de l'autre et le soin ? Existe-t-il un enseignement à propos du soin et de l'éthique du soin au cours des études médicales ? Durant la consultation dite d'annonce de maladie grave, un cancer par exemple, le médecin doit faire preuve de sollicitude, en prenant en compte la dimension personnelle mais aussi sociale de la maladie, la détresse morale et la dignité du malade. E. Hirsch, en parlant d'un « coût éthique du cancer » [4], pose les jalons d'une attitude empreinte du souci de l'autre, d'une prise de responsabilité à son égard. Ces dispositions ne sont pas innées, mais nous sommes capables de les apprendre, de les intégrer dans le compagnonnage qu'est l'apprentissage des « habiletés » du métier de médecin, pour reprendre le terme utilisé par les Québécois, ce que nous appelons savoir-faire et savoir-être.

Aux soins curatifs sont souvent opposés les soins palliatifs. On retrouve le terme « curatif » comme véhicule de l'action de traiter ; le soin devient palliatif lorsqu'il abandonne la visée d'une guérison, même si elle n'était qu'hypothétique. Une définition peut en être : « les soins palliatifs englobent tout ce qui reste à faire lorsqu'il n'y a plus rien à faire ». L'objectif des soins palliatifs est de soulager les douleurs physiques et les autres symptômes, mais aussi de prendre en compte la souffrance psychologique, sociale et spirituelle d'un malade en fin de vie.

L'acte de soigner exige un savoir-faire qui ne s'acquiert que dans le temps, par la répétition et l'exercice. La figure du soignant est un ensemble complexe de postures, de gestes, de tact, de maintien, d'élocution, de confiance et d'assurance, et l'acquisition de ces aptitudes ne peut pas faire partie d'un enseignement formel et obligatoire [5].

La revendication individualiste mise en exergue dans la société occidentale et la tendance consumériste des individus « libres » vont peser fortement dans l'établissement de la relation de soins. Le patient sait ce qui lui est utile. Il l'a appris à travers des sites internet, des magazines ou des émissions télévisées de vulgarisation qui l'invitent à suivre leurs injonctions pour traiter son hypercholestérolémie, sa modification tensionnelle. Cette contractualisation procédurière gagne progressivement du terrain, et apparaît à travers le nombre de plus en plus important de documents que doivent signer les patients, lorsqu'ils subissent certains actes de diagnostic (endoscopies, examens biologiques, en particulier touchant au génome) ou certains traitements (chirurgie plastique). Telle est l'orientation qu'une éthique des principes, centrée exclusivement sur le respect de l'autonomie de l'individu, tendrait à privilégier. Une telle évolution mérite un regard critique. Heureusement, ce n'est pas cette tendance qui semble nous guider préférentiellement en Europe. Ainsi P. Verspieren [6] insiste sur la « blessure » que représente la maladie grave, et sur la grande place que continue de tenir dans l'éthique du soin, en Europe, la notion de vulnérabilité du malade. Fragilisé, le patient est reconnu, au moins provisoirement, comme dépendant dans la relation de soin. Il relève alors de la responsabilité du soignant d'en prendre conscience, pour ne pas en abuser.

Bibliographie

1. Boitte P, Cadoré B, Jacquemin D, Zorilla S. *Pour une bioéthique clinique*, Villeneuve d'Ascq, Presses universitaires du Septentrion, 2002.
2. Dagognet F. *La raison et les remèdes*, Paris, PUF, 1964.
3. Le Coz P. *Petit traité de la décision médicale*, Paris, Editions Seuil, 2007.
4. Hirsch E. *Coût éthique du cancer et dignité*, Oncologie, 2005, 7 : 132-139.
5. Klein A. *On ne peut apprendre rapidement la médecine*, Le Portique, e-portique 4 - 2007, Soin et éducation (II).
6. Verspieren P. *Malade et médecin, partenaires*, Études, 2005, 402 : 27-38.

13

DÉCISION ET INFORMATION

Jean-Robert Harlé

Le vocable « décision » évoque assez spontanément dans nos esprits le geste du chirurgien qui décide de trancher dans la chair du patient avec son bistouri. Du reste, littéralement, décider c'est « couper en tranchant ». Il faut garder présente à l'esprit cette représentation activiste et volontariste de la décision pour comprendre que prendre une décision constitue les prémices d'un processus global de prise en charge. Le même mot grec, *diagnosis*, a signifié à la fois discernement, décision et diagnostic médical. C'est dire que la décision n'est pas un élément isolable de la prise en charge du malade. Elle est déjà présente dans la manière d'approcher le diagnostic, pour fonder un pronostic et choisir un traitement. C'est dire aussi qu'elle ne correspond pas toujours à un moment crucial et déterminant pour la suite des événements. Elle existe sur un mode plus discret et diffus qui la rend omniprésente du début à la fin de l'acte médical ou soignant. Ainsi, l'information ne précède pas la décision : elle appartient au processus décisionnel. Même lorsque l'on parle, on prend des décisions. Même ne rien dire, c'est décider de ne rien dire. D'ailleurs, ne dit-on pas : « j'ai *décidé* de ne rien dire » ? La décision ne peut donc pas se limiter à sa signification première et incisive du terme : elle existe à l'état microscopique dans les moindres gestes et les moindres paroles. C'est ainsi que le soignant engagé dans la rencontre avec un patient est sommé de « décider » s'il va lui sourire ou prendre un air grave, décider s'il va parler à l'aide de mots simples ou se retrancher derrière des termes alambiqués, décider s'il va baisser les yeux pour prendre des notes ou soutenir le regard qui le fixe, décider s'il va se taire, ponctuer les propos hésitants de son interlocuteur ou s'accaparer la parole. Du ton sur lequel il s'exclame « asseyez-vous ! » jusqu'à la poignée de main par laquelle il clôt l'entretien, le médecin prend quotidiennement une foule de microdécisions même s'il n'en a pas toujours une conscience explicite. Pour les patients, le moment de l'information est aussi décisif que le moment de l'intervention médicale ou chirurgicale elle-même. Les patients oublient rarement la façon dont on leur a adressé la parole, surtout lorsqu'il s'agit d'une annonce difficile. Trente ans après, ils se souviennent encore du jour où le médecin leur a dit « votre enfant est gravement handicapé ».

Les normes de la décision

La liberté de choix reste par obligation tributaire du contexte et de normes. En effet, toute décision médicale se trouve encadrée par plusieurs normes :

– la norme morale, déontologique et législative relative, par exemple, au respect du secret dans la relation et de l'autonomie du patient ;

– la norme fonctionnelle : les bonnes pratiques médicales, les « habiletés » des Anglo-Saxons. C'est là que se concentrent l'art et la science médicale ;

– la norme collective, relative à la protection sociale et à la reconnaissance du statut de malade par la société.

Dans certaines situations, il s'avère nécessaire de transgresser ces normes, précautions, protocoles et règlements habituels, pour affronter un risque qu'il faudra tenter d'apprécier, de « calculer ». En pratique, l'autonomie dont jouit la médecine, au-delà de ces normes, lui confère un pouvoir que beaucoup ont pu juger excessif, car faisant peu de cas de l'autonomie du sujet malade. Le comportement médical a donc souvent été qualifié de paternaliste. Dans cet ordre d'idées, la consultation médicale n'a-t-elle pas été décrite comme « une conscience qui rencontre une confiance » ? [1].

Aussi les règlements et les lois tendent-ils actuellement à limiter cette suprématie du médecin dans sa relation singulière au patient. On privilégie la notion de *décision partagée* par le soignant et l'usager des soins. La loi du 4 mars 2002 relative aux droits des malades et à la qualité du système de santé va plus loin, renversant le pouvoir de décision pour le remettre entre les mains de l'usager des soins, aidé par le professionnel qui le conseille. Paul Ricoeur, considérant la relation soignant-malade comme fondamentalement déséquilibrée, propose la constitution d'un « pacte de soins fondé sur la confiance » [2], une véritable alliance éthique entre le malade et le soignant contre la maladie.

Cependant la médecine contemporaine est une activité réunissant de multiples acteurs à travers les institutions médicales, l'économie de la santé, la politique des soins, les biotechnologies autour du couple patient-soignant. De leur colloque on peut donc douter qu'il reste « singulier ». La bienveillance et la volonté de non-malfaisance suffisent-elles à considérer la décision médicale comme éthiquement fondée ? Le soignant peut-il abandonner le patient à son autonomie, par exemple lorsqu'il est vulnérable, face à l'annonce d'une maladie grave ? Le souci de l'autre, l'altruisme animant la réflexion et l'action du soignant ne lui dictent-ils pas au contraire de guider la bonne décision, dans la visée de rétablir l'autonomie de ce malade, et non pas de la présupposer au départ ?

La loi de mars 2002 stipule que le patient, ou l'usager des soins, prend sa décision, aidé par le professionnel. L'accent est mis sur l'autonomie du sujet malade qui décide de la conduite de sa vie, de son traitement. Si ce cadre juridique souffre de nombreuses exceptions, en situation de coma, chez des sujets vulnérables (enfants en bas âge, personne âgée dépendante), c'est dans la règle générale qu'il faut l'observer. Le malade vient s'adresser à un professionnel, lui attribuant un certain degré de confiance pour résoudre un problème posé. Le professionnel exerce son métier pour permettre, à partir de plaintes, d'identifier des signes et symptômes dont l'agencement en syndromes va faire émerger des hypothèses diagnostiques. Le médecin n'a pas coutume de proposer au malade de choisir le diagnostic qu'il voudra bien retenir ; le malade jugerait cette attitude surprenante, sinon inquiétante. Durant son intervention, le chirurgien tient dans sa main, au cours de sa dissection plan par plan par le bistouri, la décision de couper, lier, ôter, préserver… S'il aura à rendre compte de cet acte au malade, ce dernier ne participe pas durant l'acte diagnostique et thérapeutique chirurgical à la décision-section. Il est donc nécessaire qu'il ait été informé, préalablement à l'acte, des issues et conséquences possibles pour sa santé, ce que font les chirurgiens, anesthésistes, et tous les soignants effectuant des gestes diagnostiques ou thérapeutiques avant un acte invasif pour le malade. Le verdict quant aux causes de la maladie relève du professionnalisme du médecin, au stade du diagnostic. Quant à la recherche de la meilleure attitude parmi l'éventail des options thérapeutiques, elle fait l'objet d'un choix formulé par le malade, après information.

Mais si l'idéal conforme à l'éthique réside dans une décision partagée, il reste à s'interroger sur les déterminismes inconscients qui pèsent sur une relation intersubjective dès lors que l'un exerce un ascendant psychologique sur l'autre. Dans les expériences qu'il a menées sur la soumission à l'autorité à la fin des années 1960, le sociologue américain Milgram avait démontré que dans la majorité des cas, un sujet soumis à l'autorité d'une instance qu'il reconnaissait comme pouvant lui donner des ordres, acceptait ces ordres quand bien même leurs conséquences pouvaient être désastreuses pour autrui [3]. Le malade n'est-il pas en situation de dépendance et d'éventuelle soumission à l'autorité du soignant ? Les exemples ne manquent pas : mauvais traitements, sévices à des personnes dépendantes, harcèlement moral sont rapportés et trop souvent négligés. C'est pourquoi une pratique de la réflexion éthique est nécessaire dans la relation de soin. Elle permet de rééquilibrer, en permanence, cette asymétrie fondamentale entre celui qui souffre et demande, le malade, et celui qui « sait et qui peut », le professionnel du soin.

Le problème de la rupture du colloque singulier après l'annonce

La confidentialité du couple malade-soignant est bien souvent fictive ; de nombreux acteurs interviennent en fait, de façon conjointe ou successive. Qui, dans la chaîne de décisions qui aboutit au diagnostic de cancer, va être l'interlocuteur du patient ? La consultation dénommée « d'annonce », essentielle pour le patient dans ce cas, sera-t-elle faite par le spécialiste ou par le médecin de famille ? Certes, le partage de l'information conduit à de véritables progrès dans la qualité de prise en charge d'un sujet atteint d'un cancer, par exemple au travers des concertations pluridisciplinaires préalables au traitement. Cependant la multiplicité des intervenants diluant la responsabilité de chacun peut conduire à un certain désengagement potentiellement dangereux pour le malade. Les associations de patients exercent heureusement un contre-pouvoir de veille sur la qualité de vie durant la maladie.

De plus, parmi les acteurs qui participent à la décision médicale, il y a aussi les institutions du pays dans lequel on soigne ou encore ces professionnels des soins que sont également les industriels de la pharmacie. Les intérêts des divers intervenants sont-ils toujours concordants ? Les exemples se multiplient qui démontrent l'influence de lobbies dans la décision thérapeutique. Le recours aux principes de l'éthique de la décision ne devrait-il pas s'appliquer également à eux ?

Le médecin sait qu'il peut y avoir un certain degré d'incertitude quand il établit son diagnostic. Le patient est, lui, à la recherche de cette preuve que l'on ne peut pas toujours lui apporter. Prenons un exemple : le diagnostic de tuberculose est certain, lorsqu'il est attesté par la mise en évidence du bacille de Koch (BK) dans les expectorations du malade qui tousse, donc le traitement doit logiquement être institué. Le diagnostic devient seulement probable lorsque les signes de la maladie sont présents, mais que l'examen direct des expectorations est négatif ; alors que ce BK ne sera mis en évidence que trois semaines plus tard en culture au laboratoire, il est pourtant préférable de traiter, pour le malade et pour son entourage qu'il risque de contaminer. Enfin lorsque ce malade est suspect de tuberculose généralisée, avec des signes si graves qu'il risque de mourir dans les jours à venir, le diagnostic sera alors un pari acceptable, une hypothèse agissante pour débuter un traitement antituberculeux qui sauvera le malade, sans que la preuve ne puisse parfois être jamais apportée, même après coup. C'est l'art, l'expérience du médecin qui permettent de surmonter cette incertitude.

Il est souvent admis que décider c'est garder la tête froide, que c'est « de sang froid », en contrôlant ses émotions, que l'on peut décider, prendre la bonne décision. L'émotion peut-elle alors perturber la faculté de raisonnement ? La capacité de ressentir des émotions serait-elle un parasite dans le processus de décision ? Dans *L'erreur de Descartes*, Damasio [4] étudie le rôle des émotions dans l'aptitude à décider. Ainsi, il montre que la diminution de la capacité de réagir émotionnellement peut être la source de comportements irrationnels. C'est pourquoi la sagesse, moteur des bonnes décisions, pourrait être définie comme la faculté de ressentir des émotions et de les hiérarchiser raisonnablement.

À l'heure de la multiplication des sources d'information et de l'accroissement des coûts des techniques diagnostiques et thérapeutiques, il est nécessaire que, dans l'enseignement et dans la pratique professionnelle, l'accent soit mis non seulement sur les compétences à examiner et à proposer des traitements, mais aussi sur celles de la décision et de son évaluation [5]. La dérive contemporaine de la surinformation génère un malaise dans le domaine des soins, malaise qui transparaît dans la sur-spécialisation, l'excès des examens complémentaires, l'accroissement du coût des soins, la dégradation des relations médecin-malade et les difficultés de l'enseignement médical. Ces constats invitent à écouter les malades dans leurs demandes de participation aux décisions qui les concernent, à prendre en compte leurs desseins personnels et leur revendication d'une meilleure qualité de vie, notamment pour ceux qui souffrent de maladies chroniques.

Les incertitudes de l'information

Quel compromis peut-on envisager entre les deux perspectives souvent opposées que sont celle d'une société solidaire, et celle de la valeur absolue de la personne ? Pour essentielle que soit l'information entre les deux parties, il faut en dresser les caractéristiques pour qu'elle soit de qualité et donc éthiquement acceptable.

Sur quoi l'information doit-elle porter ? Sur le diagnostic et son implication dans la suite : le pronostic, les issues thérapeutiques. Le message doit être intelligible, clair, donc non ambigu. Quelle part laisser dans cette information à l'imprécision, au doute ? Si j'annonce à cette malade qu'elle a un cancer du foie, je n'ai pas le droit moral de me tromper. Si je lui dis qu'elle survivra grâce à une chimiothérapie, ma parole change de registre dans la mesure où sa survie dépend en réalité de la qualité de la réponse que manifestera sa tumeur à un traitement chimiothérapique. Or je ne sais l'évaluer qu'en termes statistiques (par exemple, le pronostic est bon dans 67 % des cas). De nouvelles questions surgissent alors : est-ce un mensonge, une ambiguïté dans l'information, une manifestation de bienveillance que de ne pas tout dire, une entorse à la règle de respecter l'autonomie, l'autodétermination de cette malade ?

Par ailleurs, qui est habilité à partager l'information ? Tout en étant protégée par le secret médical, l'information est et doit être partagée entre plusieurs acteurs des soins. Dans un service hospitalier, les infirmières, les aides-soignantes, les internes, les médecins seniors sont informés des motifs et des diagnostics concernant les malades. Dans le cours des examens d'imagerie, d'endoscopie, des rendez-vous auprès de spécialistes, anesthésiste, chirurgien..., les informations utiles aux investigations sont échangées, par voie de courrier, téléphone, transfert de dossier du patient. De quoi donner le vertige ou plutôt de sérieux doutes sur le principe du secret médical[1].

Une autre incertitude s'attache à l'information : sera-t-elle suivie des effets escomptés ? Si le patient a parfaitement compris la gravité de sa situation et que malgré tout il ne suit pas les traitements proposés, que faut-il décider ? Dans l'enchaînement logique – information, recueil de consentement –, on observera que l'on privilégie désormais la valeur de liberté attachée à l'individu, au respect de son autonomie. Certains objectent que ce contrat donnant l'illusion de préserver l'autodétermination de l'individu malade, responsable de sa décision, s'accompagne d'un désengagement du soignant qui soumet à décision des protocoles prédéterminés, répondant à une situation équivalente, moyenne, pour laquelle il ne devient plus qu'un simple conseiller, au risque de se voir accusé d'indifférence à l'égard de ce malade. Mais dans la réalité, le soignant est souvent interpellé par le malade, qui lui dira « faites ce que vous pensez être le mieux pour moi ! », preuve de la confiance mise dans cette relation de soins, et de la vulnérabilité de la situation du malade.

Conclusion

Décision et information ne peuvent plus être dissociées aujourd'hui. D'une part, on ne peut prendre de décision sans information et, d'autre part, l'information relève toujours d'une décision. On décide de se taire ou de dire, de mettre plutôt l'accent sur les risques ou de mettre en avant les bénéfices. Informer ne s'improvise pas. C'est peut-être dans ce moment crucial de face-à-face avec le malade que la dimension artisanale de la médecine

1. *Cf.* chap. 15.

se révèle le plus ostensiblement. En la circonstance, il n'y a pas de « science » de l'information. L'information est certes une procédure formelle et administrative, mais elle requiert tact et intuition. Elle est un art de la parole qui s'inscrit nécessairement dans une temporalité et une interactivité avec le malade.

L'éthique de l'information est fondée sur l'écoute du patient : c'est seulement en lui donnant la parole que l'on peut savoir jusqu'où il veut aller sur le chemin de la vérité, et ce qu'il souhaite taire à son entourage.

Même lorsque le médecin a le sentiment que l'information est « bien passée », que le malade a compris la nature de sa pathologie et le traitement à suivre, beaucoup de paramètres subjectifs continueront malgré tout à lui échapper, tout comme des déterminants qui échappent parfois à la conscience du patient. C'est pourquoi il ne suffit pas que l'information ait été partagée avec le malade au cours du colloque singulier pour que la prescription médicamenteuse sur laquelle elle aurait dû déboucher soit suivie méticuleusement par le malade.

L'alliance thérapeutique est la condition nécessaire quoique insuffisante de l'amélioration de l'état de santé du patient. C'est sur ce « pacte de soin » que reposent toutes les chances d'un bon usage de médicament prescrit, et d'une bonne observance. Le devoir de résultat est une notion moderne, qui découle des progrès thérapeutiques accumulés à partir du XXe siècle, et qui incombe au médecin.

Bibliographie

1. Portes L. *À la recherche d'une éthique médicale,* Paris, Masson, PUF, 1964, 212 pages.
2. Ricoeur P. *Les trois niveaux du jugement médical,* Esprit, 1996, 228 : 21-33.
3. Milgram S. *La soumission à l'autorité,* Paris, 2e éd., Calmann-Lévy, 1994, 270 pages.
4. Damasio AR. *L'erreur de Descartes,* Paris, Odile Jacob, 1997, 366 pages.
5. Grenier B. *Justifier les décisions médicales et maîtriser les coûts,* 4e éd. Paris, Masson, 2006.

14

ÉTHIQUE ET RELATION : L'ANNONCE D'UNE MAUVAISE NOUVELLE AUX PARENTS

Patrick Ben Soussan

L'annonce d'une maladie, d'un handicap, d'une « mauvaise nouvelle », soulève toujours la question du traumatisme. Ce concept est notamment au cœur des débats éthiques dans le champ de la prise en charge de l'enfant malade.

Tout parent, confronté à la question de l'annonce d'un diagnostic péjoratif concernant la santé mentale ou physique de son enfant, autour de sa naissance, vit cet événement comme un traumatisme. Toute annonce est une épreuve de vie, évidente, violente, qui fera date et laissera trace. Elle engendre la culpabilité des parents qui se sentent « pour quelque chose » dans ce qui arrive à leur enfant.

Repères conceptuels

Événement de la vie du sujet. Le traumatisme est quelque chose qui advient. Il n'est pas causé par le sujet, qui n'en est pas l'auteur, encore que la transmission génétique constitue un cas particulier ; il s'agit en outre de quelque chose qui n'arrive pas directement au sujet mais à un de ses enfants et l'investissement narcissique de tout enfant par son parent est dès lors intimement et fortement apostrophé.

Intensité. En référence à un choc électrique, ce n'est pas le voltage qui tue, mais l'intensité, c'est-à-dire le rapport entre la différence de potentiel et la résistance du sujet. L'intensité n'existe pas en soi, elle est toujours à rapporter à une capacité de résistance. Ainsi, il n'existe pas d'annonce plus ou moins violente, en fonction d'un type d'atteinte, d'un diagnostic, d'un pronostic. Toute annonce est potentiellement « intense ». En fonction de leurs ressources, les uns « résistent » différemment des autres.

Bouleversement. Il s'agit bien d'une transformation que l'annonce induit. Il ne s'agit pas tant de l'annonce en soi que de ce qu'elle augure, dans le réel et l'imaginaire parental. La désorganisation – ou nécessaire réorganisation – de la vie familiale est connue, après la naissance d'un enfant atteint d'un handicap. La présence, les soins, la prise en charge spécialisée, les angoisses vont structurer un nouveau rapport au monde, avec des contraintes souvent répétitives.

Effets durables provoqués dans l'organisation psychique. Les effets de la souffrance s'affirment sur le long terme et mobilisent chez les parents des affects et des émotions qui se poursuivent bien au-delà de l'événement lui-même. Si l'annonce est un « instantané », ses effets s'inscrivent dans la durée, d'où l'importance de toujours conjuguer annonce et accompagnement parental dans le temps.

Les mots de l'annonce

Un enfant est né, un enfant va naître. Mais voilà, il arrive parfois qu'un jour, ce jour qui devait être le plus beau de leur vie, le jour de la naissance de leur enfant, parents et enfant se trouvent soudain précipités dans un monde inconnu de souffrance et de douleur. Souvent quelques regards, quelques mots, de trop lourds silences ont suffi… Et de ce jour, meurtris, vacillants, commence pour eux une nouvelle vie à laquelle rien ni personne ne les avait préparés.

Ces nourrissons ou ces enfants, porteurs de malformations congénitales, de handicaps, de séquelles graves de maladie, toutes ces porcelaines d'humanité, si fragiles, si vulnérables, qui émeuvent, affligent, fascinent ou menacent, confrontent les parents à un bouleversement majeur où se disent la perte, la rupture des rêves, des espoirs d'avenir, de la lignée, les angoisses de mort, la peine et la haine.

Comment penser alors accueil, accompagnement, équilibre, tenir bon, résister, revivre ? Comment aider ces parents à vivre ces moments si difficiles, à les dépasser et à continuer leur vie, avec cet enfant « différent » ? Comment aider ces enfants, contraints dans leur corps et leur psychisme par d'irréductibles entraves ? Comment aider ces professionnels – sommés par les familles, le monde médical, le monde social, peut-être aussi par leur seule vocation à soigner – dans leurs pratiques et face à tous ces mouvements affectifs si forts qu'ils ne manqueront pas de connaître ?

Les mots de l'annonce ont un effet de fixation doué d'une atemporalité incroyable : 10 jours ou 10 ans après, les parents attestent de la vivacité de cette terrible annonce en eux. Ces mots constituent-ils à eux seuls une véritable interruption de fantasme, une amputation de la charge imaginaire de leur parentalité, un trauma psychique ? Que dévoile et recouvre donc le discours médical ? Comment attribuer aux mots une fonction d'ouverture, vitale, là où souvent ils ne sont vécus que comme rupture, enfermement, incarnation du monstrueux, de l'échec et de la honte coupable ?

Au total, comment ces mots de l'annonce pourront-ils être reconnaissance d'humanité mais aussi d'altérité ? Et plus que « comment les dire », comment les rendre audibles ? Comment concilier leur droit à la vérité avec la sollicitude ?

Pour que ces mots laissent de la place à d'autres. Pour que l'enfant handicapé ne soit pas qu'un handicap. Pour qu'être handicapé s'assure d'abord de l'être avant que du handicap. Pour que parents et professionnels ne soient plus aliénés à ce seul effet de discours et que dans cette « situation extrême », les paroles ne s'écrivent pas comme un destin.

Pourquoi ?

Le handicap se définit en une seule et unique question : pourquoi ? Un pourquoi qui ouvre sur une chaîne infinie d'interrogations et plus encore constitue une véritable quête initiatique. Inlassablement, il n'est rien d'autre ici que le rappel insistant de cette énigme. La rencontre du réel, représenté par le handicap, convoque irrémédiablement une tentative de mise en sens, de symbolisation, pour que le sujet ne reste pas en proie à des représentations terrifiantes, monstres persécuteurs revenus du chaos originel. Le travail à accomplir consiste dans le renoncement au *tout savoir-tout maîtriser*, qui est la pente naturelle de l'humain. Sur le plan éthique, le souci du médecin sera de faire accepter qu'on ne peut pas tout comprendre, tout expliquer de façon certaine, afin que le travail de mise en sens, par les parents, du handicap de leur enfant ne se fasse pas sur le mode de la culpabilité.

Peut-on parler ici de travail de deuil face au traumatisme de l'annonce ? L'archaïque qui a ressurgi, il faut alors le travailler de nouveau afin que l'enfant porteur de handicap ne soit pas réduit à son handicap, afin que le parent même ne s'identifie pas à la figure du « parent d'enfant porteur de handicap ». Identification qui assassine potentiellement.

Le temps ne résout rien. Le deuil est réalisé quand la nouvelle réalité est acceptée, que la personne se reconstruit et envisage l'avenir sans l'objet perdu. La rencontre avec le handicap « re-confronte » les parents, mais tout autant l'environnement proche (famille, fratrie, soignant), à cette période de détresse, de désarroi, d'impuissance fondamentale des tout débuts de la vie. Se réactivent alors des vécus très archaïques, porteurs, à l'insu du parent mais tout autant du soignant, de toute une charge d'amour et de haine, qui ne peut manquer de surprendre les uns et les autres par la violence de son émergence.

La rencontre avec le handicap à l'orée de la vie surdétermine cette confrontation avec l'énigme. L'effet de débordement qu'elle induit rend nécessaire un véritable travail psychique chez tous, mais surtout chez les parents. Ce travail est toujours économiquement coûteux, compte tenu de la difficulté foncière de tout un chacun à assumer l'inconnu. Cette élaboration psychique navigue, pour de nombreux auteurs, de traumatisme en restauration psychique, d'atteinte organique en atteinte narcissique, de douleurs en souffrance psychique. Nous en resterons sobrement à ce « dur labeur de l'âme » qu'évoquait Freud dans *Deuil et mélancolie* [1], tout un chantier que le parent aura à engager, seul et accompagné.

Les parents d'un enfant porteur d'un handicap partent toujours en quête de sens, et leurs interrogations, multiples, incessantes, trouvent souvent fort peu d'écho. Qui dira le pourquoi du handicap ? Qui expliquera pourquoi cet enfant plutôt qu'un autre ? « Pourquoi nous ? » Qui justifiera cette atteinte ? Qui expliquera les lésions et les troubles d'aujourd'hui et qui prédira ce que sera demain ? Que deviendra cet enfant, aujourd'hui mais demain surtout quand nous ne serons plus là ? Pourrons-nous avoir d'autres enfants ? Seront-ils semblables ou différents ? Comment vivre tout cela ? Comment supporter, comment continuer ?

« Ça n'est pas possible », « ça n'est pas vrai », « ça ne peut pas arriver », « ça n'arrive qu'aux autres », « qu'avons-nous fait pour mériter ça ? » : le *ça* désigne pour tous les parents la forme syncopée de leur bouleversement, la puissance des représentations en œuvre et la violence générée en de tels instants où la vie entière semble basculer, le ciel vous tomber sur la tête et la folie du monde sans limites. S'il faut se débarrasser au plus vite de « ça », l'éliminer, l'annihiler, c'est parce que les parents s'en veulent de n'avoir pu l'assurer contre la nature défaillante, la génétique incertaine, la maladie, le destin, le hasard. « Ça » n'est pas un enfant. Plus encore, « ça » n'est pas notre enfant. C'est en le nommant qu'un handicap s'affirme. Par cet acte de nomination, il prend forme, vie et épelle le réel, à sa façon, violente.

Le miroir brisé [2]

Parfois, en un éclair, le miroir de nos rêves se brise... L'ombre de nos cauchemars les plus terribles s'étend sur le réel de notre vie. Notre enfant n'est pas ce génie, cette merveille des merveilles que nous appelons tous de nos bons vœux. Notre enfant naît autre, il est dit « différent ».

Notre enfant est handicapé. Et nous, quels parents serons-nous pour lui ?

De quels éducateurs, soignants, professionnels aura-t-il besoin et sera-t-il entouré ? Quels humains, semblables et différents, habiteront le monde dans lequel il lui aura été donné de vivre ? Dans lequel nous aurons choisi de vivre ?

En ces temps de vulnérabilité parentale, l'irruption impromptue de cet événement peut parfois emporter le Bébé de leur Imaginaire au loin, très loin, les rendre absents et comme étrangers au monde.

Ces annonces ont projeté les parents et leurs proches dans un monde bouleversant où leur bébé de rêve n'a plus grand place. En 1919, S. Freud évoquait l'inquiétante étrangeté, qui rendait compte pour lui de « tout ce qui aurait dû rester secret et caché mais qui est venu au jour » [3]. Il ajoutait que ce sentiment surgit « chaque fois que les limites entre imagination et réalité s'effacent, où ce que nous avions tenu pour fantastique s'offre à nous comme réel ». Rappelons-nous que tout bébé s'épelle en ses deux faces, merveilleuse et diabolique. Quand le fantasme devient réalité, quand le bébé qui tombe au monde ou qui est annoncé correspond trait pour trait à ce bébé cassé, malformé, insatisfaisant, quand les parents posent leurs yeux sur un nourrisson différent, cette inquiétante étrangeté ne peut que les assaillir. Leur bébé « dans la tête » subira alors un authentique changement catastrophique, une transformation majeure. Ils seront amenés à penser que l'enfant n'est que handicap, incompétence, déficience, que son humanité même est incertaine, que sa filiation est entachée de tous les péchés de la lignée ; qu'il va enfoncer la famille dans l'abîme, la mener à toucher le fond de la vie.

Cet enfant, tout à coup, fera naître en eux les représentations de la honte, de la culpabilité, de la folie et de la mort. Car si nous sommes tous, humains, en attente d'un rêve, à espérer l'infini et le meilleur, pour nous et les nôtres, nous sommes tout autant terrifiés par l'autre, la différence, l'étrangeté, tout ce qui ne se rapporte pas au même, à l'identique, au connu, au familier.

Conclusion

Il n'y a pas de recettes à l'annonce d'un handicap à la naissance. Comment rendre intelligible ce moment dont le sens échappe à ceux mêmes qui le vivent ? En aucun lieu, en aucun temps, un tel réel se laisse facilement apprivoiser. Il n'existe pas d'annonce heureuse. Il n'existe pas de médecins heureux de faire l'annonce d'un handicap. Il n'existe pas de parents heureux d'être des parents d'un enfant handicapé. Il n'existe pas d'enfants handicapés heureux de l'être. Il n'existe que des histoires singulières, des rencontres singulières et nous devons tout faire pour aider les parents à survivre, à vivre ensuite, en renouant avec leur capacité de rêver, de penser ; nous devons tout faire pour aider ces enfants à prendre leur place, toute leur place d'enfant ; nous devons aider les équipes à aider ces parents et ces enfants et nous devons faire en sorte que le handicap ne handicape pas la vie de tous.

Et résolument nous engager à penser que l'annonce n'a de sens que si elle se conjugue à l'accompagnement et que notre travail premier se situe bien là, à cheminer avec ces familles « affectées », dans le temps.

Bibliographie

1. Freud S. *Deuil et mélancolie* (1915), in : Métapsychologie, Œuvres complètes XIII, Paris, PUF, 1988.
2. Sausse S. *Le miroir brisé. L'enfant handicapé, sa famille et le psychanalyste,* Paris, Calmann-Lévy, 1996.
3. Freud S. *L'inquiétante étrangeté* (1919), in : Essais de psychanalyse appliquée, Paris, Gallimard (coll. Idées no 353), 1978, pp. 163-210.

15

LE SECRET

Jean-Robert Harlé, Annagrazia Altavilla et Perrine Malzac

Le secret professionnel constitue le socle fondamental de la relation de soin. Son respect s'impose à l'ensemble des soignants comme une obligation juridique et, pour les médecins en particulier, comme une règle déontologique, dans le souci de préserver l'intimité des patients. Par le biais de la confidentialité, il garantit la préservation d'un espace de liberté individuelle, le cas échéant au détriment de l'intérêt d'un tiers ou de la collectivité.

Pourtant, force est de constater que ce concept de secret, fondement séculaire de la pratique médicale, est soumis à l'assaut de forces antagonistes portées par les idéaux de transparence et de vérité. De plus, le développement de l'informatisation des données de santé et les nécessités comptables d'une médecine financée par les deniers publics, sur un principe de solidarité, mettent d'ores et déjà à mal le caractère général et absolu du secret médical.

Aspects juridiques et déontologiques du secret médical

Le terme de secret médical désigne l'interdiction faite au corps médical de divulguer les informations apprises au sujet des patients. Déjà Hippocrate conseillait aux médecins de garder le silence et d'observer la prudence dans leurs propos : « Admis à l'intérieur des maisons, mes yeux ne verront pas ce qui s'y passe, ma langue taira les secrets qui me seront confiés… »

Principe élémentaire de la relation de soin, le secret constitue un garant de la confiance indispensable à l'instauration et à la pérennité de celle-ci. En effet, « il n'y a pas de soins sans confidences, de confidences sans confiance, de confiance sans secret » [1].

L'insertion du secret médical au sein du système normatif français s'est faite par l'intermédiaire du Code pénal de 1810, qui réserve un paragraphe à « l'atteinte au secret professionnel » et qui ne vise pas expressément le secret médical. Ainsi, l'article 226-13 du Code pénal établit que « la révélation d'une information à caractère secret par une personne qui en est dépositaire, soit par état, ou par profession, soit en raison d'une fonction ou d'une mission temporaire, est punie d'un an d'emprisonnement et de 15 000 euros d'amende ». Si le secret médical a une existence légale, donc, c'est avant tout par l'incrimination de sa violation.

Le caractère général et absolu du secret médical a été confirmé par la jurisprudence dès le XIXe siècle dans l'arrêt Watelet du 19 décembre 1885 de la chambre criminelle de la Cour de cassation, puis dans l'arrêt Decraene du 8 mai 1947, qui ont précisé que « l'obligation au secret professionnel, établie par l'article 378 ou 226-13 du Code pénal, s'impose aux médecins hormis les cas où la loi en dispose autrement, comme un devoir de leur état : sous cette seule réserve, elle est générale et absolue et il n'appartient à personne de les en affranchir ». La haute juridiction a ainsi précisé le fondement du secret médical – assurer la confiance nécessaire à l'exercice de la profession médicale – et les conséquences qui y sont attachées : un devoir absolu pour le médecin de taire tout ce qu'il a appris dans l'exercice de sa profession.

Si l'obligation au secret médical, proclamée à l'article 4 du Code de déontologie (« le secret professionnel, institué dans l'intérêt des patients, s'impose à tout médecin dans les conditions établies par la loi »), compte parmi les devoirs généraux du médecin, c'est seulement par la loi du 4 mars 2002 que le législateur a officiellement proclamé le secret médical « droit de la personne » et l'a inscrit comme tel à l'article L. 1110-4 du Code de la Santé publique. « Toute personne prise en charge par un professionnel, un établissement, un réseau de santé ou tout autre organisme participant à la prévention et aux soins a droit au respect de sa vie privée et du secret des informations la concernant. » La loi établit, en outre, que ce secret s'impose à tout professionnel de santé, ainsi qu'à tous les professionnels intervenant dans le système de soin. Sont donc soumis au secret non seulement les membres des professions médicales et le personnel soignant en général, mais aussi toutes personnes qui interviennent, à quelque titre que ce soit, dans la prise en charge.

Le législateur attribue donc au secret un caractère éminemment général, indépendamment de toute considération sur le contenu de l'information.

Pour faire face à l'évolution du système de santé et à la multiplication des intervenants dans la relation soignant-soigné, la loi de mars 2002 a introduit la notion de « secret partagé ». Il est donc prévu que « deux ou plusieurs professionnels de santé peuvent (...), sauf opposition de la personne dûment avertie, échanger des informations relatives à une même personne prise en charge » (art. L. 1110-4 al. 3 du Code de Santé publique). Néanmoins, le partage de l'information n'est pas autorisé de manière illimitée, il est soumis à plusieurs conditions :

– le secret ne peut être partagé qu'avec des membres des professions de santé, donc des personnes soumises elles-mêmes au secret médical ;

– l'échange d'informations ne peut avoir lieu que dans l'intérêt thérapeutique du patient puisque l'article précité lui assigne un objectif particulier : assurer la continuité des soins ou déterminer la meilleure prise en charge sanitaire possible ;

– le partage du secret est subordonné à l'absence d'opposition de la part du patient. Toutefois, le partage doit être limité aux éléments nécessaires, pertinents et non excessifs. En effet, ces dispositions constituent un assouplissement du secret afin de répondre à un besoin précis : la collaboration de plusieurs personnes aux soins d'un même patient. Dès l'instant où la révélation n'est plus nécessaire à l'accomplissement de cette finalité, elle redevient une violation du secret médical [5].

Après avoir confirmé le caractère général et absolu du secret médical, le législateur a prévu des dérogations permettant la divulgation de certaines informations relatives à l'état de santé des personnes. Ainsi en est-il en matière de santé publique de la déclaration des maladies professionnelles, des accidents du travail, des maladies contagieuses, mais aussi de l'établissement des certificats médicaux permettant la protection des majeurs incapables ou l'hospitalisation d'office des malades mentaux. Enfin, le médecin est autorisé à déclarer des faits pouvant avoir des conséquences graves pour certaines personnes, notamment les privations et sévices, de nature sexuelle, subis par des mineurs de moins de quinze ans ou des personnes qui ne sont pas en mesure de se protéger compte tenu de leur âge ou de leur état psychique ou physique (art. 434-3 du Code pénal).

Par ailleurs, en cas de diagnostic ou de pronostic grave, le secret médical ne s'oppose pas à ce que la famille, les proches de la personne malade ou la personne de confiance reçoivent les informations nécessaires destinées à leur permettre d'apporter un soutien direct à celle-ci, sauf opposition de sa part. Seul un médecin est habilité à délivrer, ou à faire délivrer sous sa responsabilité, ces informations. Enfin, le secret médical ne fait pas obstacle à ce que les informations concernant une personne décédée soient délivrées à ses ayants droit, dans la mesure où elles sont nécessaires pour leur permettre de connaître les causes de la mort, de défendre la mémoire du défunt ou de faire valoir leurs droits, sauf volonté contraire exprimée par la personne avant son décès.

Les entorses au secret professionnel

Les professionnels du soin dans leur ensemble sont informés, avec insistance, dès leur formation initiale et à nouveau lors de leurs premiers stages à l'hôpital, de l'importance du respect de la confidentialité dans la relation avec les patients. Ils sont tenus au secret. Pourtant, rapidement, ils vont constater, dans la pratique quotidienne, des nombreuses petites entorses à ce principe. Eux-mêmes d'ailleurs – ils en prendront vite conscience – seront amenés à oublier ou à passer outre, plus ou moins délibérément, la discrétion à laquelle ils sont tenus.

En effet, une structure de soin telle que l'hôpital n'est pas propice au secret. Même si l'époque des grandes salles communes est révolue, nombre de chambres d'hospitalisation accueillent au moins deux malades. Ainsi l'interrogatoire et l'examen clinique du patient nouvel arrivant vont-ils se faire au vu et au su de son voisin de chambre qui ne peut pas toujours s'éclipser discrètement. Il en va de même lors de la visite où chacun est informé de l'état de santé de l'autre.

Une foule de situations quasi quotidiennes peut être susceptible de porter atteinte au secret professionnel si l'on n'y prend garde. C'est à l'accueil d'une consultation ou d'un laboratoire, quand le personnel interpelle bruyamment le patient : « Mr X., pour votre spermogramme, c'est dans la salle au fond du couloir… »

ou encore « Pour le service des IVG, c'est l'étage au-dessus Madame… ». C'est lorsque la visite, dans un service de pédiatrie, se prolonge dans le couloir à propos d'un enfant alors qu'y circulent les parents d'un autre. C'est chaque fois que, transportant des dossiers ou des résultats d'examens, une aide-soignante laisse voir des informations personnelles à ceux qui empruntent l'ascenseur avec elle. C'est le panneau portant le nom de tous les patients hospitalisés d'un service, affiché dans l'infirmerie, derrière la baie vitrée, mais parfaitement lisible depuis l'extérieur. C'est la conversation que deux médecins, oublieux de l'environnement et des oreilles indiscrètes, ont à la cafétéria à propos d'un patient commun qui les inquiète.

Que ce soit par habitude, par facilité ou pour des raisons organisationnelles, la discrétion, la prudence et la délicatesse qu'exige le respect de l'intimité des personnes ne sont pas toujours au rendez-vous dans les structures de soin. Pourtant, même s'ils sont fréquents et sans gravité apparente, ces manquements ne peuvent se justifier alors que les patients, en livrant leur histoire, leur corps et leur souffrance, se confient aux soignants sous le sceau du secret.

Dans le cadre de l'enseignement et de la recherche, il est souvent utile, voire nécessaire, de faire référence à l'histoire singulière d'un patient. Le principe, pour respecter le secret, est alors d'anonymiser le récit. Il ne s'agit pas seulement de taire le nom du patient mais d'effacer autant que faire se peut toute donnée spécifique de sa situation clinique. Pourtant ce sont souvent ces caractéristiques qui justifient l'intérêt de rapporter une histoire particulière, notamment en cas de publication. Le médecin doit alors recueillir l'accord écrit du patient, ce qui ne l'affranchit aucunement de masquer les informations identifiantes.

Les limites du secret professionnel

1. La question de la protection de tiers

Jusqu'où doit-on garder le secret ? La question se pose quand la santé de tiers peut être mise en danger si le patient choisit de rester muet à propos de sa pathologie. Dans certaines situations où il y a des risques pour la santé publique, par exemple en cas de crainte de propagation incontrôlable de maladies contagieuses (SRAS, grippe aviaire, ...), il est envisageable de déroger au secret professionnel en raison du contexte d'urgence sanitaire. Mais lorsque le risque concerne des proches, sans danger épidémique majeur – soignants, conjoint ou partenaires sexuels pour le Sida, apparentés pour les maladies génétiques – le professionnel de soin peut-il (doit-il ?) trahir le secret en vu de protéger ces tiers ? Ce patient qui vient consulter pour un dépistage du Sida peut-il être assuré du secret de cette recherche biologique et, en cas de séropositivité, du secret sur son statut ?

Longtemps, et sans qu'il ne soit forcément consulté sur ce point, le patient séropositif a pu être suivi à la trace dans son parcours de soin grâce à la fameuse pastille, en général rouge, apposée sur chacune de ses prescriptions d'examen complémentaire. Le but était louable : avertir les soignants susceptibles d'être en contact avec son sang ou ses sécrétions afin qu'ils fassent preuve d'une plus grande vigilance dans les manipulations ou les gestes invasifs potentiellement infectants. Pourtant, avec une telle procédure, le principe de la confidentialité est mis à mal, le partage de l'information n'ayant pas pour objectif une meilleure coordination des soins du patient mais plutôt la sécurité des soignants. D'autant plus qu'il n'est pas exceptionnel que certains professionnels, ainsi informés de la séropositivité de leur patient, refusent alors de le prendre en charge.

En France, la question de créer une dérogation au secret, en cas de risque pour des tiers, a fait l'objet de nombreux débats au sein des associations de lutte contre le Sida, parmi les professionnels de santé et au Comité consultatif national d'éthique. Tous ont abouti à la même conclusion : une perte de confiance dans la relation de soin, liée à la levée du secret, pourrait avoir des conséquences plus graves à terme. Aussi, l'acteur de soin est-il invité à rester lié au patient, en lui garantissant le respect de la confidentialité, tout en essayant de le convaincre de la nécessité d'informer ses proches dans un souci de prévention.

Si, sur ce sujet, nous ne transigeons pas en France, certains pays ont fait des choix différents. Au Niger, par exemple, les autorités ont opté pour la rupture du secret dans le cas du Sida. Ainsi, il est possible d'informer directement le ou les conjoints désignés d'un patient séropositif, dans un but de prévention, afin d'éviter leur contamination s'ils sont encore indemnes.

2. La question de l'informatisation des données de santé

Il semble paradoxal d'agir dans le secret alors que notre médecine utilise les moyens publics de l'« État providence » pour soigner chaque malade. Des comptes sont demandés aux médecins sur leur mode d'exercice ainsi que sur l'utilisation des ressources instrumentales ou techniques. Le codage de l'activité a été rendu obligatoire afin de justifier chaque facturation auprès des organismes de sécurité sociale. Or les codes attribués à chaque acte médical ou chirurgical sont de plus en plus précis, ils permettent de connaître exactement un parcours de soin et d'avoir une idée de la pathologie, de son degré de gravité et des moyens mis en place pour la combattre. On peut donc craindre que la place laissée à la confidentialité ne soit progressivement entamée. Est-il envisageable de reconnaître un malade à travers les actes de soins dont il a fait l'objet, autrement dit peut-on décoder les codes et faire sauter le verrou de la confidentialité ?

Comment préserver le secret et le respect de l'anonymat ? C'est un point central du débat ouvert à propos du dossier médical personnel (DMP). Le but initial du DMP est une meilleure accessibilité aux données de santé et une plus grande coordination des soins au service du patient. Mais les informations en santé sont des données sensibles. Qui pourrait avoir accès à quelles données ? Est-il utile que le chirurgien, intervenant pour une fracture du col du fémur, sache que sa patiente a déjà été hospitalisée pour une cure de désintoxication alcoolique ? Est-il nécessaire de connaître tous les antécédents (épisodes de troubles psychiatriques, IVG ou recours à l'assistance médicale à la procréation par exemple) pour prendre en charge un malade ? Généralement, c'est lui qui choisit de parler ou de se taire. Avec le DMP, quelle marge de manœuvre lui resterait-il ?

De plus, la procédure d'informatisation des documents de prise en charge et de suivi des maladies de l'ensemble des citoyens peut aboutir à la création de banques de données, initialement pensées pour la médecine, mais dont l'usage pourrait être détourné. Comment éviter qu'elles ne soient utilisées par les assureurs, les employeurs, les chercheurs ou l'État, de façon plus ou moins légale, parfois au détriment des usagers ? Quelles sont les garanties réelles quant à la protection de ces informations couvertes par le secret médical ? Aucune, semble-t-il, ne sera infaillible. La précaution devra donc prévaloir pour la constitution du DMP. C'est cette prudence dans la démarche qui a été préconisée dans l'avis n° 104 du CCNE [2].

Au-delà du secret professionnel, les autres formes du secret dans le champ médical

1. Le secret entre soignant et patient

Le secret professionnel, c'est en général celui que partagent le soignant et le patient vis-à-vis de l'extérieur. Mais le pacte est asymétrique, puisque le dépositaire du secret, le médecin, ne peut s'en délier, quelles que soient les circonstances, alors que le malade peut divulguer tout ce qu'il souhaite. C'est pourquoi même si un homme politique promet de livrer l'exacte vérité sur son état de santé, un médecin qui divulguerait, *a posteriori*, cette même vérité déjà connue de tous pourrait être poursuivi pour atteinte au secret professionnel [3].

Le secret, c'est ce qui est mis de côté, ce qui est caché. Cela suppose que le contenu de ce secret soit une vérité que l'on veut laisser dans l'ombre, que l'on souhaite garder pour soi. Sinon, quel serait l'intérêt de garder un secret ? S'agit-il de dissimuler, de voiler, de recouvrir, de protéger, de préserver, de conserver cette vérité ? Le secret pourrait alors revêtir une valeur plus péjorative, moralement peu défendable, en se rapprochant du mensonge par omission. Ainsi, il peut y avoir des secrets entre le soignant et le patient.

Les malades ne disent pas tout. Ils trient parmi les informations celles qu'ils vont délivrer à l'un, celles qu'ils vont transmettre à un autre, et celles enfin qu'ils vont taire. Force est de constater que l'interne n'a pas reçu les mêmes confidences que le chef de service, et pas les mêmes non plus que l'infirmière ou l'aide-soignante. Doit-on respecter ce choix du patient, et ne parler en staff que des éléments strictement utiles à la prise en charge dans le cadre du secret partagé ? Sans doute faut-il lui poser la question : « ce que vous m'avez confié à propos de vos problèmes conjugaux, puis-je en parler aux membres de mon équipe afin qu'ils comprennent mieux pourquoi vous êtes si triste, ou préférez-vous que je le garde pour moi ? »

Quant à lui, le médecin a le pouvoir grâce aux confidences du malade et à partir des signes cliniques qu'il recherche, de construire une ou des informations nouvelles : un diagnostic, un pronostic. Il crée l'objet, le contenu et donc la valeur du secret [4]. Doit-il toujours partager ces nouvelles connaissances à propos du malade avec le malade ? Le secret n'est pas opposable au patient. S'il le demande, le malade a le droit de connaître, de façon intelligible et complète, tout ce qui concerne son état de santé, tout ce qui jusqu'alors lui été resté inaccessible, tout ce qui a pu être découvert par le médecin auquel il s'est confié. C'est d'ailleurs pourquoi, en général, il a fait appel à ce médecin.

Pourtant les choses ne sont pas toujours aussi simples. Parfois le malade ne demande rien. Veut-il vraiment être informé, dans le détail et jusque dans les aspects les plus funestes du pronostic de sa maladie ? Ne préfèrerait-il pas que le médecin lui cache la vérité ? C'est parfois ce qu'affirment les proches, demandant d'être éclairés, mais exigeant, dans le même temps, qu'on laisse le malade – leur père, leur épouse, leur fils – dans l'ignorance. « Pour le protéger » disent-ils… On peut aussi évoquer la situation du diagnostic « de passage », celui qui est fait par un médecin sans que rien ne lui ait été demandé, un diagnostic presque volé. Serait-il moralement admissible de ne rien dire ?

2. Le secret organisé

Dans notre société, la médecine est parfois amenée à cautionner, voire même à organiser, certains secrets. Il est possible pour une femme d'accoucher en maternité, dans le secret. Elle reste anonyme, elle est réputée n'avoir pas accouché, son nom n'apparaît pas, elle peut confier son enfant pour l'adoption. Ce secret bien gardé a pour but de permettre à des femmes en détresse de mettre leur enfant au monde dans des conditions décentes. Il a été organisé pour éviter les accouchements clandestins, les abandons sauvages, voire des infanticides.

Les dons d'organes ou de gamètes constituent des circonstances particulières au cours desquelles le secret est institué. Par essence, le don est gratuit et anonyme. Le patient dont la vie a été sauvée grâce à l'organe d'une personne décédée accidentellement ne pourra pas connaître son identité. La famille de cette personne ne pourra pas être informée précisément sur ceux qui auront bénéficié du don. L'enfant né après insémination artificielle avec le sperme d'un donneur ne pourra pas accéder à ses origines biologiques. Là encore, le secret est bien gardé. Quoique leur but soit d'éviter que des liens de dépendance ne se créent entre donneurs et receveurs, ces formes de don ne vont pas sans poser des problèmes éthiques notamment au regard du risque de quête identitaire chez les enfants informés de la façon dont ils ont été conçus.

Conclusion

Notre société est paradoxale. Elle prône le secret comme garant de liberté et de protection des individus. En même temps, elle aspire à un surcroît de transparence. La télévision et ses *reality-show* cherchent à nous faire pénétrer dans l'intimité des couples ou des individus qui se prêtent à ces déshabillages cathodiques.

Le secret médical sera-t-il bien et longtemps gardé ? N'est-il pas régulièrement mis à mal ? Il est sans doute nécessaire, comme cela semble avoir été le cas depuis les débuts de la médecine, de réaffirmer, encore et toujours, son rôle fondamental et structurant dans la relation de soin.

Bibliographie

1. Hoerni B. *Éthique et déontologie médicale*, 2e éd. Paris, Masson, coll. Abrégés de médecine, 2000, 115 pages.
2. CCNE. Avis n° 104, Le « dossier médical personnel » et l'informatisation des données de santé, http://www.ccne-ethique.fr, 29 mai 2008.
3. Lerner BH. *The illness and death of Eva Peron : cancer, politics, and secrecy*, Lancet, 2000, 355 (9219) : 1988-1991.
4. Thouvenin D. *Entrée « secret médical »*. In : Dictionnaire de la pensée médicale, sous la direction de Dominique Lecourt, Paris, PUF, 2004, p. 1023-1027.
5. Marcelli A. *Le secret professionnel du médecin et son partage entre soignants et non soignants*, Bulletin de l'Académie nationale de médecine, 2006, vol. 190, n° 6 : 1247-1260.

16

L'ACCOMPAGNEMENT

Lidia Despinoy

Accompagnement signifie communément « acte de se joindre à quelqu'un pour aller où il va, en même temps que lui ». C'est au XIIIe siècle que ce terme apparaît dans le milieu ouvrier, avec le compagnonnage, mettant ainsi l'accent sur la transmission des savoir-faire. Dans le domaine éducatif, J.-J. Rousseau déjà rêvait d'un gouverneur « compagnon de son élève », et les pédagogues novateurs du XXe siècle ont développé une démarche d'enseignement privilégiant l'activité de l'apprenant [1].

Actuellement l'accompagnement désigne une « démarche, visant à aider une personne à cheminer, à se construire, à atteindre ses buts, (...) qui implique, malgré son apparente banalité, un véritable changement paradigmatique » [2].

En médecine somatique, dans les années 1980, la notion d'accompagnement s'est imposée dans les situations de limite des moyens curatifs (soins palliatifs), en l'absence de perspectives thérapeutiques et en contraste avec la sophistication des moyens techniques de diagnostic (génétique), en des lieux de haute technologie où pourtant le nombre de morts est élevé (réanimation). Elle y a émergé sous la forme d'une préoccupation humaniste pour le patient, mais elle était aussi une nécessité pour le soignant, mis en difficulté dans ce qui fonde sa fonction thérapeutique.

L'analyse de ces pratiques d'accompagnement dans le domaine de la médecine se fera à partir d'expériences personnelles et de formalisations issues des recherches dans le domaine éducatif et social. L'examen de ces pratiques impose de reconnaître leur intérêt au-delà des cadres spécifiques où elles se sont développées et de s'interroger sur la conception de la maladie et du soin.

La pratique d'accompagnement

D'après les recherches récentes de C. Niewiadomski [3], l'accompagnement est ce qui positionne le travail éducatif et social dans sa radicale différence d'avec l'assistanat : il est une « prise en compte » de la personne et non une « prise en charge ». Il va s'inscrire dans la gestion d'éléments en opposition : la dépendance de la personne liée à sa situation de fragilité et son autonomie nécessaire à la prise en main de sa vie.

Il suppose le *respect de la personne.* Il est impératif que ce principe éthique central dans toute démarche de soin puisse se décliner, de manière concrète, en fil conducteur de la pratique professionnelle.

Il vise la *promotion de son autonomie*, un objectif qui va s'appuyer sur deux préalables (une présence attentive et une mise en pensée) et se déployer en deux temps (sortie de la passivité et mobilisation des ressources de la personne).

Il trouve son aboutissement dans la *co-création d'un projet* au sein d'une rencontre intersubjective « dans une dynamique de réciprocité et de compréhension mutuelle qui exclut radicalement le souci de maîtrise » [3].

1. Une pragmatique du respect

Depuis les travaux de Spitz, en 1945, sur l'hospitalisme [4], les êtres ne peuvent plus être traités comme « de simples agrégats d'organes ». Les images des orphelinats d'Europe de l'Est, sur fond d'isolement social et d'enfermement, l'ont rappelé cruellement. Ce qui frappe, et qui est à l'origine, en grande partie, de ces situations de marasme dans lesquelles se retrouvent ces enfants, c'est l'aspect dénué d'affectivité et mécanique des soins. Mais fonder les soins sur la dimension affective ne permet pas de garantir au patient une stabilité de sa prise en charge car cette démarche peut amener le soignant à osciller de la culpabilité (ne pas en donner assez) à l'épuisement (en donner trop). Alors, doit-on rester dans une position sentimentale qui ne mobiliserait que des ressources aussi fluctuantes que l'amour, la compassion ou autres sentiments complexes ?

La mise en perspective avec ce qui se joue dans la relation lors des soins donnés par la mère au bébé peut nous éclairer. Pour le bébé, la vulnérabilité de sa condition (néotonie) le rend dépendant de la présence d'autrui pour soutenir ses tendances au développement. Mais cette présence doit avoir certaines caractéristiques. Pour Winnicott [5], c'est la Préoccupation Maternelle Primaire (PMP), qu'il appelle « maladie normale de la mère », qui permet à la mère, par la mobilisation de ressources qui ne sont pas ordinaires, de percevoir puis de comprendre les besoins de son bébé et de s'y adapter. Nous sommes donc conduits à penser, pour le soignant, une formation au soin qui développe cette disposition particulière pour appréhender les besoins de la personne malade et lui apporter des « réponses » fiables et prévisibles (ce qui est différent de la satisfaction de toutes ses demandes).

Le mode de soins donnés aux enfants, séparés de leurs parents, à la pouponnière de Loczy [6] offre un modèle intéressant. Il s'est construit à partir d'un constat : le petit enfant est capable d'activités autonomes, et, si on lui laisse la possibilité de les déployer librement, il peut développer son assurance en acquérant le sentiment d'une possible maîtrise sur son environnement (contrepoint à sa vulnérabilité). Un mouvement d'« aller vers le monde » va pouvoir s'enclencher. Dès lors, pour réaliser ce travail, la formation des nurses a visé à développer leur aptitude à porter au bébé, pendant les soins, une attention bienveillante et exclusive ainsi qu'à repérer et comprendre les signaux qu'il pouvait envoyer. Elle a aussi tenté de renforcer la capacité à verbaliser au bébé tout ce qui allait être fait, pour le prévenir et l'aider à anticiper le déroulement des soins, à écouter ses réponses, à pouvoir faire les gestes qui accompagnent ses mouvements. Ainsi l'enfant devient partenaire de soins, ses rythmes sont respectés au maximum et la relation se trouve protégée des projections affectives et représentations diverses.

Cette relation est différente de celle de la mère avec son enfant. La temporalité en diffère : la relation maternelle se déploie dans la continuité d'un projet de vie, celle du soignant est conjoncturelle et contractuelle. Le but aussi varie : dans le cadre familial, il s'agit de vivre la relation elle-même ; dans le cadre professionnel, c'est le soin qui est le vecteur de la relation. Ce soin vise à restaurer la sécurité du bébé, à créer un sentiment de bien-être et de plaisir pour le rendre apte à tisser des liens profonds et satisfaisants avec son entourage. « C'est une logique du respect ouvrant sur un soin vivant et personnalisant. » [5] Cette approche définit ce que doit être une formation à la pratique de soin d'autant plus respectueuse de la personne que celle-ci est fragilisée par la maladie, à la fois dans ses sentiments de sécurité et de continuité d'existence.

2. La promotion de l'autonomie

Ce mouvement se décline autour de plusieurs exigences qui concernent le cadre à offrir et la dynamique à mettre en œuvre.

Le cadre. Il s'agit de la mise à disposition d'une présence dans une position d'accueil et d'écoute, de se joindre au sujet en souffrance pour combattre le sentiment de solitude qui résulte de la maladie et/ou de la perte de lien social. Dans les soins palliatifs, le souci d'une présence dans une relation « d'aide discrète » nous renvoie à la prière tibétaine « ne pas laisser seul celui qui meurt ». Elle pointe avec une gravité particulière, dans ce court instant de vie, le besoin de la personne et notre devoir de réponse : maintenir le lien. La notion d'intersubjectivité, développée ultérieurement, éclairera ce point dans sa dimension fondamentale de notre inscription humaine.

Le cadre, c'est également la mise en pensée et en sens : une nécessité. Mettre du sens dans le vécu actuel de ceux qui subissent les effets de la maladie constitue un impératif dans tous les domaines de la médecine, mais cette exigence prend un relief particulier dans le secteur du diagnostic prénatal (DPN)[1].

Face au traumatisme de l'annonce, dans une période de particulière fragilité (la grossesse) et au sein d'un processus en train de s'instituer (la parentalité), le soin est mobilisé pour accueillir ce cataclysme et pour faire en sorte que ce qui survient puisse prendre sens pour le couple. On ne peut trouver le sens de l'épreuve subie : « Pourquoi nous ? Pourquoi notre enfant ? ». Mais on peut aider à trouver des repères dans ce qui est en train de se produire, sur l'enchaînement des événements. Donner des éléments de compréhension pour appréhender l'actuel, s'en distancier pour prendre une décision et l'assumer : c'est le soin que l'on se doit de leur accorder, au-delà des tests génétiques et

1. Les réflexions sur le DPN s'appuient sur les communications et les élaborations sur sa pratique de Mme Tri, psychologue dans le service de Génétique du Pr Philip, Hôpital la Timone, Marseille, et sur nos séances d'analyse de la pratique avec des généticiennes au sein du service et de l'Espace Éthique Méditerranéen (EEM).

de tous les renseignements médicaux utiles pour comprendre l'atteinte de leur enfant. L'accompagnement ne se réduit pas à la décision « garder ou ne pas garder l'enfant ». Il est une aide apportée au couple pour faire face à une situation qu'il n'avait pas anticipée et dont il ne comprend pas le déroulement.

La dynamique. Il s'agit, dans le cadre de la reconquête d'une place d'acteur, d'accompagner le sujet pour l'aider à sortir d'un sentiment de fatalité, à devenir acteur de son histoire. C'est toujours un travail difficile, en particulier quand les processus de pensée nécessaires à ce mouvement sont entravés (traumatisme dans le DPN ou désorganisation psychique en psychiatrie).

Dans le DPN, apporter l'aide nécessaire à la « réanimation psychique » du patient devient une urgence afin qu'il puisse participer à la décision sur la poursuite ou non de la grossesse et récupérer sa place d'acteur dans la situation. « Je subis tout, moi, c'est la vie qui m'impose ses choix » dira Mr X. Interrogé par le psychologue, il répondra qu'il se sent actif en venant le rencontrer. Ainsi, prendre la décision d'aller voir un psychologue peut constituer, dans ce contexte, une reprise du pouvoir d'agir. Face à l'effondrement d'un projet de vie, il y a eu des souffrances inévitables mais l'accompagnement a permis d'éviter la souffrance de subir la « fatalité ».

En psychiatrie, le droit d'être informé sur son état de santé (loi du 4 mars 2002) prend une dimension particulière. Trouver les moyens pour que le patient puisse se saisir des droits qui s'appliquent à tous est impératif. Pour A. Caria et C. Mierzejewski [7] l'accompagnement de l'information par les professionnels de santé est l'enjeu majeur la loi du 4 mars 2002. Ainsi en 2003, le centre hospitalier Sainte-Anne a souhaité conforter le rôle des usagers par la création d'une « Maison des usagers ». La mise à disposition de cette aide associative a pour but de permettre à chacun de développer une certaine autonomie vis-à-vis de la « gestion » de son problème de santé, des événements qui surgissent dans sa vie. Deux axes essentiels orientent ce dispositif, animé par des patients et des proches : proposer des outils d'information et valoriser le savoir du patient sur lui-même, un savoir profane que toute personne confrontée à la maladie développe sur celle-ci. Le regroupement au sein d'associations d'entraide permet de le partager et de le transformer en une force pour accompagner les autres dans les soins. Ainsi la personne occupe-t-elle une position d'acteur, non seulement pour elle mais aussi pour les autres.

La dynamique, c'est également la mobilisation des ressources propres de la personne. La tâche à réaliser par la personne vise, ici, l'organisation de ce vécu actuel en une expérience reliée au passé, pour lutter contre le sentiment de discontinuité et retrouver la dimension vitale afin qu'un avenir, quel qu'il soit, se dessine (un moyen pour éviter le « trou noir » de la dépression).

Il est bien difficile de retrouver un projet à construire face à certaines épreuves, notamment quand la parentalité se trouve fondamentalement ébranlée. Dans le DPN, on rencontre deux sortes de réactions :

– soit programmer une grossesse immédiate pour effacer, « pour se venger de la vie » ;

– soit éprouver une difficulté, voire une impossibilité, à se projeter dans une nouvelle grossesse par peur de perdre à nouveau son enfant. Mr R. dira : « Mon identité de père continue à se construire alors que je sais très bien qu'elle est morte. C'est aussi pour cela que je ne veux pas avoir d'enfants. »

Dans le DPN et en réanimation pédiatrique[2], le soin ne se réduit pas à l'enfant et le « prendre soin » ne s'arrête pas à son décès : les parents, eux aussi, ont besoin d'aide. Pour eux, les différents moments qui se sont succédé ont engendré une sorte de sidération psychique. Le décès a mis un terme brusque à ce qui était en train de se construire avec l'enfant. Revoir l'équipe soignante pour parler à nouveau des différentes étapes de la maladie et les intégrer dans une histoire est un besoin exprimé par les parents. Les accompagner pour mener un travail de deuil, apaiser leur souffrance est une nécessité.

En soins palliatifs, l'accompagnement nous confronte à une autre dimension de la projection dans l'avenir. Construire un sens à ce qui se vit, le relier au passé, retrouver, dans le dispositif de

2. Les réflexions sur la réanimation pédiatrique proviennent d'échanges organisés au sein de l'EEM :

– avec le Dr Charpentier, neuropédiatre, et Mme Catillon, psychologue, service du Pr Camboulives, autour d'un projet d'accompagnement des enfants et des familles en situation de fin de vie ;

– avec Mme Catillon, Mme Barge, psychologue dans le service de Pédiatrie du Pr Chabrol, pour la mise en place d'un groupe de parents.

soin, ses habitudes, ses croyances, constituent un objectif central. Ainsi seront mobilisées les forces disponibles pour affronter un avenir dont on ne peut avoir aucune représentation.

3. Rencontre intersubjective et co-construction d'un projet

L'objectif, au terme de cet accompagnement, est que le désir d'action réapparaisse ou, plus globalement, que se retrouve et se vive jusqu'au bout l'élan vital, dans un projet organisé autour de la qualité de la vie, dans une dynamique de retour au monde. Il va s'étayer sur une qualité de rencontre, où la personne se trouve respectée dans son altérité, certes, mais surtout reconnue par l'autre dans son identité, dans ce qui l'inscrit au sein du groupe des humains. C'est la rencontre intersubjective telle que la développe D. Stern dans ses travaux [8].

La qualité de la vie et la reconstruction du lien social. La qualité de la vie concerne le bien-être et l'apaisement pour soutenir le sentiment d'humanité. Ce sont les soins palliatifs qui ont attiré l'attention sur ce point, avec la notion de soins de confort[3].

La reconstruction du lien social va mobiliser des accompagnements différents. En réanimation pédiatrique ou même en pédiatrie générale, en DPN, les parents ont besoin de se retrouver entre eux et avec les psychologues qui ont partagé leur cheminement douloureux. Le groupe de parents apparaît comme un moyen pour renouer un lien social, restaurer leur image et leur place dans un cheminement qui doit les conduire vers l'extérieur de l'hôpital[4]. En pédiatrie, quand l'enfant meurt, l'effondrement et la rupture qui s'ensuivent introduisent une discontinuité radicale. De nouveaux repères vont devoir se construire autour de l'absence de l'enfant et des investissements nouveaux seront nécessaires pour pouvoir retrouver une dynamique existentielle. Le tissu social ordinaire n'offre pas toujours un soutien car ces parents meurtris sont souvent vécus comme porteurs de mort et de malheur. Leur vue est alors insoutenable pour les autres, provoquant malaise, voire fuite. La continuité de soins de ces parents est un impératif qui reste à penser et à construire dans le

3. Statuts de la Fédération JALMALV.

4. *Cf.* note 2.

social en prolongement des soins hospitaliers. L'accompagnement pose alors le problème de la coordination des soins et du travail de réseau. C'est peut-être dans cette préoccupation du retour au monde et dans la mise en place de ces réseaux que l'hôpital retrouvera sa dimension sociale [9].

En psychiatrie, cet accompagnement prend une acuité particulière. L'insertion des patients, tant au niveau social (scolarité, vie professionnelle) qu'au niveau socioaffectif (vie familiale), reste précaire et instable, ce qui compromet en retour leur état psychique. Approches psychothérapiques et socioéducatives, d'ordinaire séparées, devraient être intégrées dans une démarche commune. C'est dans le rapport à la réalité concrète que le sujet exprime sa vérité et c'est aussi dans sa confrontation à cette réalité qu'il travaille psychiquement [10]. Reste alors à envisager la manière de participer à ce travail dans le social, sans le guider d'une manière normative et contraignante, pour ne pas compromettre son travail de restauration. Offrir une présence attentive, qui se garde de l'activisme, et un espace d'élaboration commune sera le soutien à apporter au patient pour construire ses propres repères. Cela suppose d'avoir confiance dans ses capacités, de ne lui proposer aucune solution mais partir de ses valeurs, de ses préoccupations concernant le monde. Se trouve ainsi posée une posture soignante attentiste sans être abandonnique. Le patient occupe une position active et centrale, le soignant est un accompagnant attentif qui chemine à son rythme. Ainsi se dessine un projet de soin, thérapeutique dans sa construction même, avec une visée intégrative dans le sens où il permet au patient de devenir *un sujet* au sein de la société [10].

La rencontre intersubjective. Elle se définit comme le partage, au niveau mental, de l'expérience vécue (affective, cognitive, dans la sensation de mouvements...) entre deux personnes [8]. L'idée de base est que l'esprit humain se construit et se maintient grâce à l'interaction continuelle entre soi et l'autre. Le soi est une construction intersubjective, l'environnement donnant les éléments pour construire son esprit lui-même. Les recherches en neurosciences tendent à démontrer que des processus neurologiques soustendent l'intersubjectivité : les « neurones miroirs », découverts il y a une vingtaine d'années, semblent permettre une sorte d'expérience virtuelle pour participer à l'action de l'autre, comprendre autrui, échanger avec lui, rechercher son état affectif. L'intersubjectivité est sous-jacente au concept d'empathie, capacité à penser et à ressentir ce qui se passe en l'autre. Elle nous amène à mettre en relief deux dimensions essentielles de l'accompagnement : la verbalisation de ce qui est en train de se vivre et la nécessité de la présence de l'autre pour éviter l'épreuve de la solitude dans la maladie ou la fin de vie. En avoir conscience permet d'appréhender la dimension fondamentalement humanisante du « prendre soin » de la personne en souffrance.

Les impératifs de la démarche d'accompagnement

Cette démarche suppose une équipe, elle-même accompagnée, et un « état d'esprit ».

1. L'approche pluridisciplinaire

Elle vise à saisir l'intrication complexe entre l'individu et la société, à répondre aux différents niveaux impliqués (biologique, psychologique, social, anthropologique) d'une prise en charge globale.

Avoir besoin de l'autre, et le reconnaître, libère en retour le patient et sa famille d'un sentiment de dépendance arbitraire. La collégialité de la réflexion (pour une prise en compte de la globalité de la personne) et de la décision (pour une éthique de responsabilité qui engage tous les soignants) en sont les conséquences. Le système hiérarchisé n'est pas synonyme de déresponsabilisation, même si la décision reste *in fine* celle du médecin. Mais pour que les interventions diverses n'engendrent pas un vécu de morcellement et soient lisibles pour la personne, la *coordination des intervenants est un impératif.*

2. Prise en compte de la mobilisation émotionnelle de l'équipe

Dans les secteurs évoqués, les équipes se trouvent exposées à des problèmes décisionnels complexes et à des expériences émotionnellement éprouvantes. Se rendre disponible à cette dimension du travail est nécessaire à l'accueil de la souffrance, à l'écoute, au questionnement et la prise en compte de la singularité de chaque cas. Un accompagnement de l'équipe dans un lieu de parole s'impose. Il permettra une prise de distance absolument nécessaire à la recherche d'un ajustement aux besoins du patient ainsi qu'aux obligations professionnelles du soignant et aux exigences éthiques.

3. Une disposition d'esprit : « l'aptitude à la désillusion »

Pour Enriquez, cité par Niewiadomski [3], il y a nécessité de s'inscrire dans une éthique qui s'enracine dans « l'aptitude de l'homme à admettre sa finitude afin de rester présent sans s'acharner, d'attendre sans contraindre face au sentiment d'impuissance et à la souffrance ressentie devant le drame humain ». Il s'agit donc d'accepter que les événements ne suivent pas la voie que l'on avait imaginée.

L'accompagnement : nouvelle conception du soin ?

Déjà, en 1986, la circulaire Laroque évoquait l'idée que ce type de prise en compte de la personne pouvait être étendu à toute la médecine. En effet, « le désordre corporel que la personne souffrante subit engendre une crise dans laquelle l'individu est globalement remanié, notamment dans son identité, sa perception du temps, sa possibilité d'agir et son rapport à autrui » [11]. Toute maladie introduit une discontinuité dans le vécu interne par les sensations corporelles différentes et par les mouvements adaptatifs mis en œuvre pour intégrer ces transformations. Elle vient bousculer un certain mode d'être, entraîne des moments de confusion, voire des impressions d'irréalité. En ce sens elle interpelle l'identité et le rapport au monde. Elle provoque un sentiment de perte de maîtrise, d'impuissance qui nous plonge dans une « soudaine intimité avec la mort ».

L'homme est plus que la somme de ses parties. Quand un élément est touché, c'est l'économie de l'ensemble qui s'en trouve modifiée. Comment alors, face à la globalité de l'être, concevoir qu'on puisse traiter la maladie et tout ce qu'elle engendre de manière fragmentaire ?

En tirer les conséquences, c'est prendre acte de la *complexité* de l'être humain et prendre conscience de l'interdépendance des domaines en instituant *l'approche pluridisciplinaire* comme une nécessité. C'est accepter de n'être qu'un élément d'un ensemble et de ne pas être détenteur de « la vérité ». Il ne s'agit pas de développer un culte du doute mais d'instituer une démarche rigoureuse de questionnement professionnel permanent qui tente d'approcher la « vérité du sujet » et ses besoins. L'accompagnement tel qu'il a été évoqué ici peut y répondre.

Mais porter cette préoccupation de la globalité pose des problèmes organisationnels importants. C'est un chantier auquel nous sommes convoqués.

Bibliographie

1. Rousseau JJ. *L'Émile ou De l'éducation,* [1762]. Paris, Flammarion, 1966.
2. Beauvais M. *Vers une éthique de l'accompagnement,* www.inrp.fr.
3. Niewiadomski C. *Accompagnement, travail social, postures cliniques et enjeux éthiques,* Éducation permanente, 2001, 153 : 167-177.
4. Spitz R. *De la naissance à la parole,* Paris, PUF, 1993.
5. Winnicott DW. *La préoccupation maternelle primaire.* In : De la pédiatrie à la psychanalyse, Paris, Ed. Payot, 1969.
6. Pirard V. *Qu'est-ce qu'un soin ?* Revue Esprit, Les nouvelles figures du soin, Janvier 2006 : 80-94.
7. Caria A, Mierzejewski C. *Une place nouvelle pour les usagers de Psychiatrie : entraide, accompagnement et information.* Information Psychiatrique, Avril 2006, 82 (n° 4) : 297-299.
8. Stern D. *Le désir d'intersubjectivité. Pourquoi ? Comment ?* Cahiers critiques de thérapie familiale et de pratique de réseaux, 2005/2, 35 : 215-222.
9. Mattei JF. *L'hôpital entre le médical et le social,* Études, 2007, 151 : 29-39.
10. Chapperot C, Pisani C, Gouillieux E, Guedj P. *Réflexions sur la réhabilitation psychosociale des patients psychotiques : conception intégrative,* Information Psychiatrique, 2004, 80 (n° 10) : 809-819.
11. Mallet D. *L'homme souffrant : solitude et altérité.* In : E Hirch. Éthique, médecine, société. Comprendre, réfléchir, décider, Paris, Vuibert, 2008 : 785-795.

17

DOULEUR ET SOUFFRANCE

Cynthia Georgantelis

Migraines, ulcères, fractures, inflammations… la douleur est un motif essentiel de consultation. Pour autant, « la douleur n'est pas une fatalité ». En 1998, le premier plan national de prise en charge de la douleur[1] impulsait un nouveau dynamisme dans le combat contre la douleur quand la majorité se contentait de résignation, voire de poncifs (« c'est normal d'avoir mal »). La lutte désormais gagne la sphère sociale où chacun se reconnaît le droit de ne plus souffrir. Les progrès réalisés, tant sur la connaissance physiologique des mécanismes impliqués dans la douleur que sur la pertinence des grilles d'évaluation ou encore sur l'efficacité des traitements, pourraient nous laisser croire que cette utopie est réalisable.

Malgré cette évolution, les études menées par la suite en vue de l'élaboration des 2e et 3e plans nationaux ont souligné des insuffisances de prise en charge, paradoxalement dans le soulagement des personnes les plus vulnérables (enfants, personnes handicapées, personnes âgées ou en fin de vie), et dans la formation des soignants.

Ce paradoxe place les professionnels dans une tension insidieuse. Si « la lutte contre la douleur satisfait à une attente légitime de toute personne »[2], on peut s'interroger sur les éléments qui en limitent la prise en charge. Devant cet écueil, la réflexion en éthique médicale peut-elle proposer des repères permettant de garder du sens aux soins attribués ?

---

1. Plus de renseignements sur le site du ministère de la Santé : http://www.sante.gouv.fr/htm/pointsur/douleur/2-lutte/intro.htm

2. *Ibid.*

Le phénomène douloureux

Le sens commun assimile parfois les termes « douleur » et « souffrance », et parfois circonscrit la douleur dans un mécanisme physique et la souffrance dans un ressenti psychique pénible. Loin de suivre cette dichotomie entre le corps douloureux et l'esprit souffrant, les deux termes réalisent entre eux des tours de passe-passe. Si le chagrin se devine dans la formule « ...ont la douleur de vous faire part de... », le pôle physique de la souffrance se retrouve dans les descriptions médicales : un organe *en souffrance* signifie que l'organe peine fortement à réaliser sa fonction. Ce terme s'extrait même du corps humain pour se mêler à l'inanimé. Laisser une affaire *en souffrance* signifie qu'elle ne peut être réglée incessamment. La patience est néanmoins toujours requise.

Nous utiliserons indifféremment les deux termes « douleur » et « souffrance » pour rendre compte de l'intrication entre ces deux pôles, somatique et psychique. Soulignant cette complexité du symptôme douloureux, l'Association internationale pour l'étude de la douleur définit la douleur comme « expérience sensorielle et émotionnelle désagréable, associée à un dommage tissulaire présent ou potentiel, ou décrite en termes d'un tel dommage »[3].

Mécanisme physique et retentissement émotionnel, la douleur s'objective dans sa description. Localisation, facteur déclenchant, irradiation, retentissement sur l'humeur, autant de critères à préciser pour la comprendre et, si possible, l'enrayer. Pour faciliter cette tâche de délimitation, la douleur ne se conjugue plus, elle se vit comme une entité à part entière où le sujet qui la subit ne peut s'en détourner.

La souffrance, en revanche, se définit de manière plus incertaine, comme une « douleur physique ou morale, l'état de celui qui souffre » [1]. C'est une épreuve vécue péniblement, qui plonge le sujet dans l'affliction. Chacun comprend ce terme en le rattachant davantage à sa propre expérience plutôt qu'à des mots.

Le terme dérive du latin *suffere* qui signifie supporter, endurer quelque chose de désagréable mais aussi permettre. Remarquons alors une certaine ambiguïté : « supporter, endurer » rejoint une

3. Définition officielle de l'Association internationale IASP, disponible dans de nombreuses références, notamment dans l'article sur la douleur de I. Baszanger, *Dictionnaire de la pensée médicale*, Paris, Ed. PUF, 2004, 1270 pages.

forme de tolérance peu compatible avec la pénibilité du symptôme. L'aspect du visage en souffrance, l'appel au secours qu'il suscite ne semble *souffrir* aucun ajournement. La souffrance suppose donc une action subie mais aussi une réaction pour sortir de cet enfermement. Contrairement au mot douleur, la souffrance se conjugue et c'est dans cet espace entre l'intime malmené et la volonté de sortir de cet état que le verbe « souffrir » trouve sa signification.

La déstabilisation émotionnelle

Dans *Les Trachiniennes* [2], « Héraclès se tord sur le sol, à moins qu'il ne bondisse, criant et hurlant ». Ce qui le conduit à demander à son fils Hyllos de le tuer, afin de mettre fin à ces douleurs insupportables :

« Hyllos : Mais à quoi me convies-tu ? À devenir ton meurtrier, ton assassin ?

« Héraclès : Non certes, mais mon médecin, seul guérisseur de tous mes maux. »

Cette demande d'Héraclès à son fils illustre parfaitement la remarque de Pascal « tout homme désire être heureux, même ceux qui vont se pendre », à savoir que la mort est préférable à la douleur insupportable. Dans cette expérience, l'individu souffrant est seul devant celui qui lui fait face, impuissant à soulager la douleur autrement que par la mort. « Dans le partage entre ce qui se dit et ce qui se tait, la douleur qui accompagne la maladie ou la blessure paraît une expérience plus troublante, plus secrète pour celui qui l'éprouve que la maladie elle-même, et pour autrui, plus angoissante que le spectacle organisé de la mort » [3].

L'histoire de la douleur nous permet de comprendre que chaque civilisation a cherché le moyen d'annihiler sa morsure, aussi bien pour celui qui l'éprouve que pour celui qui en est témoin. Réfutant les propos de R. Leriche, « il n'y a qu'une douleur qu'il soit facile de supporter, c'est la douleur des autres » [4], l'incompréhension et l'impuissance devant la douleur d'autrui nous poussent à réagir, même s'il y a dans le détachement la possibilité de se soustraire au malaise.

La réponse à la douleur donne à chacun la possibilité de distinguer ce qui a du sens de ce qui est absurde. Des études ont montré que pour une même blessure, les soldats évacués du champ de bataille réclamaient trois fois moins de morphine que les civils [5].

Les conséquences n'en sont pas les mêmes. Le soldat a vu ses camarades mourir dans les batailles. Cette blessure signifie qu'il va être évacué, vivant. Pour le civil, cela signifie la perte de son emploi, voire un handicap social. On comprend bien ici que la douleur trouve son expression dans l'impact psychique de la blessure : soulagement pour les premiers, anxiété pour les autres. Éclairée par ce constat, que serait alors la demande d'Héraclès au XXIe siècle avec le panel des antalgiques disponibles ?

Dans l'épreuve de la douleur, l'empreinte sociale, l'interaction d'autrui sont particulièrement prégnantes. D. Lebreton constate : « Toutes les sociétés définissent implicitement une légitimité de la douleur ressentie et exprimée qui anticipe sur des circonstances réputées physiquement pénibles. Une intervention chirurgicale, un accouchement, une blessure... suscitent les commentaires avertis de ceux qui sont déjà passés par là » [6]. Même si certaines douleurs sont réputées universelles, pour être entendue, l'expression de la douleur doit passer par des codes propres à chaque culture.

La plainte comme langage offre alors à l'autre la place qu'il doit occuper. Les limites franchies indisposent, « l'expression supposée excessive suscite de la gêne plus que de la compassion, voire de la suspicion ». De même, toute peine anormalement silencieuse frustre l'entourage « dans son souci de prodiguer consolation et soutien » [7]. Soulager l'individu souffrant certes, à condition que cette souffrance puisse être délimitée par les conventions établies. Sans forcément attendre de reconnaissance, l'individu, soignant en particulier, attend de son engagement envers autrui le pouvoir de gommer la tragédie de la douleur.

Certaines douleurs rebelles défient toutefois tout élan bienveillant et toute logique scientifique. Sans doute, la compassion permet-elle une prise en charge de l'humain beaucoup plus vaste que l'analyse clinique mais ne saurait à elle seule ni remplacer les compétences techniques nécessaires à la compréhension de la douleur et à son traitement, ni veiller à la juste distance du soignant qui projette inconsciemment ses angoisses dans le corps souffrant qui lui fait face.

La réponse médicale

Face à ce dilemme, la culture occidentale moderne privilégie la compréhension des mécanismes physiques à l'origine du symptôme pour mieux cerner les phénomènes rencontrés. Ainsi, dès la Renaissance, les planches anatomiques de Vésale réalisées à partir de l'observation rigoureuse et la dissection de cadavres remplacent les gravures de macchabées des *Ars moriendi*, censées expliquer le sort de la condition humaine. Cette mise à distance permet l'étude des phénomènes en dehors de leur portée métaphysique et émotionnelle.

Pour progresser, le modèle scientifique semble donc avoir mis l'accent sur la matière en éludant la question des sentiments qui imprègnent la douleur. De par la volonté d'améliorer l'emprise de l'homme sur les pathologies et la vie, l'esprit analytique occidental a conduit au décryptage physiologique du phénomène douloureux. Par ce biais, la douleur est pensée sur le plan somatique, gérable par la médecine. L'aspect subjectif des sentiments n'est pas pris en compte pour ne pas parasiter les résultats obtenus. D'autant que ces sentiments ouvrent sur l'inconnu et la menace d'un avenir incertain. La douleur peut-elle mettre en péril le principe même de vie ? Que traduit-elle des désordres de notre corps ? Dans ce contexte, la douleur qui inquiète, c'est la douleur pénible, alarmante dans l'habituel « silence des organes » évoqué par R. Leriche et dans lequel chacun se croit « en bonne santé ».

De ce constat se détache pourtant un paradoxe : bien que la douleur soit, le plus souvent, l'expression de la maladie, elle a, par elle-même, des effets néfastes sur la santé et doit donc entraîner une prise en charge spécifique antalgique, ce qui n'est pas encore toujours le cas. La charte du patient hospitalisé rédigée en mai 1995, nous interpelle : « Au cours de ces traitements et ces soins, la prise en compte de la dimension douloureuse, physique et psychologique des patients et le soulagement de la souffrance doivent être une préoccupation constante de tous les intervenants (...) L'évolution des connaissances scientifiques et techniques permet d'apporter, dans la quasi-totalité des cas, une réponse aux douleurs (...) qu'elles soient ressenties par des enfants, des adultes ou des personnes en fin de vie. »

La loi du 4 mars 2002 renchérit : « Toute personne a le droit de recevoir des soins visant à soulager sa douleur. Celle-ci doit être en toute circonstance prévenue, évaluée, prise en compte et traitée » (art. L1110-5), et souligne que « la personne malade a droit au respect de sa dignité » (art. L1110-2). La personne hospitalisée, quelles que soient ses affections, ne se « contente » pas d'être malade mais reste plus que jamais reconnue dans sa vulnérabilité. Cette assertion semble marquer un renouveau dans l'attention portée au patient dans sa globalité.

Le devoir de soutien de la personne souffrante en toute circonstance n'est cependant pas le seul fait de la fin du XXe siècle. Une circulaire adressée, sous le Second empire (1852-1870), par le Conseil général des hospices parisiens aux directeurs, stipule que « l'administration hospitalière remplit avant tout une mission de bienfaisance ; son devoir ne consiste pas seulement à traiter les malades susceptibles de guérison ou dont l'état présente à l'observation scientifique un intérêt particulier, elle doit (...) recueillir pour leur donner des soins et adoucir au moins leurs souffrances, les malades, qui, parvenus à la dernière période d'affections chroniques, n'abordent l'hôpital que pour y mourir » [8]. Dans ce texte, il est fait état de la douleur liée à la maladie incurable mais aussi de la nécessité de prendre soin des personnes échappant aux thérapeutiques en cours. La maladie qui se dérobe à « l'observation scientifique » semble plus importuner que captiver.

Si l'impossibilité de recourir à des thérapeutiques efficaces indispose, « recueillir » les souffrances des malades incurables ne semble pas aller de soi, même au XIXe siècle. Faut-il une prédisposition particulière pour inclure cet objectif dans les soins ? Loin de tout protocole, les principes de base utilisés en éthique médicale nous permettraient d'analyser les émotions qui nous submergent en pareille situation. Quelle décision prendre lorsque la situation clinique nous rend impuissants ? Quel bien sera perçu en tant que tel par le patient qui souffre ?

Face aux possibilités thérapeutiques actuelles, la lutte pour la vie à tout prix laisse place à la réflexion autour de la « qualité de vie », supposée exempte de douleurs. L'approche jusque là binaire, vie-mort, se densifie en une myriade de choix thérapeutiques, propres à chacun en fonction des aspirations personnelles. Comment rendre compte alors de l'expérience personnelle unique éludée dans l'approche clinique classique ? Les standards permettent une prise en charge neutre, laissant de côté la personnalité du malade ou du médecin. La méthode scientifique propose sa propre grille de lecture de la douleur. Le revers risque d'être pernicieux, chacun devenant dépendant des possibilités de la médecine moderne. La personne souffrante n'est plus tenue d'abdiquer, elle peut s'en remettre au « thaumaturge savant qui possède les secrets de la santé et de la souffrance, qui savait mieux que personne ce qu'il fallait faire et à qui revenait par conséquent de choisir en toute souveraineté » [9]. Si l'historien P. Ariès met en exergue les formidables espoirs soulevés par les progrès médicaux pour chacun d'entre nous, il en découle cette obligation faite au corps médical de répondre à la douleur du patient : « En toutes circonstances, le médecin doit s'efforcer de soulager les souffrances du malade par des moyens appropriés à son état et l'assister moralement » (art. 37 du Code de Déontologie médicale, 1995).

« En toutes circonstances »... Ce devoir évoque-t-il la possibilité de se soustraire aux aléas de la condition humaine pour vivre sans éprouver de douleurs ? Pour I. Illich, la médecine a transformé ces expériences douloureuses « essentielles en une suite d'écueils qui menacent le bien-être et qui obligent chacun à recourir à des consommations » [10]. Certes la critique d'Illich s'inscrit dans un registre provocateur face à la médecine. Mais comment alors assembler les différents arguments censés être compatibles avec les espérances de chacun et de tous ? Les jalons posés par la réflexion en éthique médicale se justifient particulièrement dans cette double interpellation, entre la nécessité d'acquérir un savoir efficace mais insuffisant à lui seul, et la considération du sujet sans se laisser envahir par une pitié sclérosante.

Conclusion

Le soignant devient-il le « souffre-douleur » des exigences sociales ? Le phénomène de la douleur dépasse l'emprise que le soignant peut avoir sur elle. De ce point de vue, la question de la douleur rejoint les préoccupations éthiques sur deux plans. Sur le principe de non-malfaisance, sous-tendu par le précepte *primum non nocere* : dans nos décisions, n'ajoutons pas un mal plus grand que celui qui existe déjà, un mal qui ne ferait pas sens pour la personne soignée.

Par ailleurs, les principes éthiques sont régis par un impératif de justice : la décision *juste* est celle qui donnera du sens à l'expérience de la personne. Sens d'autant plus apprécié que la situation douloureuse est absurde et pénible. L'équilibre recherché dans la confrontation de tous les arguments issus de la réflexion rejoint l'interpellation faite par la douleur. Quel en est le sens, quelle est la *justesse* du mal éprouvé ici et maintenant ? Quelle décision résonnera comme un bien perçu en tant que tel par le patient ?

Sur un terrain exigeant autant d'impératifs et d'engagements, l'éthique diffèrera de la morale, sensiblement moins flexible. Les assertions « il faut », « nous devons » suggèrent des idéaux mais pointent aussi du doigt les insuffisances, renforçant la culpabilité liée à l'impuissance et au désir de bien faire.

Trouver la lueur qui éclairera le *pourquoi*, voilà un point de rencontre entre éthique et prise en charge de la douleur.

Bibliographie

1. Dictionnaire de l'Académie française, 8e édition informatisée : http://atilf.atilf.fr/academie.htm
2. Sophocle. *Les Trachiniennes*, Paris, Ed. Belles Lettres, coll. Des Universités de France, 1981, 115 pages.
3. Rey R. *Histoire de la douleur*, 2e ed, Paris, la Découverte, 2000, 403 pages.
4. Leriche R. *La douleur*, Paris, Masson, 1937, p. 28.
5. Beecker HK. Relationship of significance of wound to the pain experienced. JAMA, 1956, 161 : 1609-1613, citée par Lebreton D. In : Metzeger C, Muller A, Schwelta M, Walter C. Soins infirmiers et douleur, 2e ed, Paris, Masson, 2004, 297 pages.
6. Lebreton D. *Aspect sociologique de la douleur*. In : Metzeger C, Muller A, Schwelta M, Walter C. Soins infirmiers et douleur, 2e ed, Paris, Masson, 2004, 297 pages.
7. *Ibid.*
8. Carol A. *Les médecins et la mort*, Paris, Aubier, coll. Historique, 2004, 335 pages.
9. Ariès P. *L'homme devant la mort*, Paris, Seuil, coll. L'univers historique, 1977, 620 pages.
10. Illich I. *Nemesis médicale*, Paris, Seuil, 1975.

18

FRAGILITÉ ET DIGNITÉ DE LA PERSONNE ÂGÉE

Pierre de Alcala

Réjouissons-nous, l'homme actuel, dans une société moderne, vit plus longtemps. Merveilleux progrès dont la science, notamment, peut se flatter. Bien évidemment, le rabat-joie rumine son éternel mécontentement et grommelle : « vous trouvez que c'est bien tous ces vieux ? Et on en fait quoi ? ». La grossièreté de la question est peut-être de nature à freiner notre enthousiasme à rejoindre les rangs de cette population. D'autant plus lorsque, avec la plus grande légitimité semble-t-il, est abordé non pas le Grand Âge, mais plus prosaïquement le « problème du vieillissement ». Si c'est là le seul espace dont nous disposons pour penser *le vieux*, reconnaissons qu'il est aussi confortable que celui réservé aux « encombrants ». Nous pouvons en effet nous interroger sur la place que nous accordons aux nouveaux vieux et à leur nombre. Quelle est leur place dans notre esprit, dans nos mots, dans nos représentations, dans nos élaborations, dans nos projets, dans nos collaborations avec eux, dans notre société ?

Quelle place pour le vieux dans *notre* monde ? Le « problème », c'est qu'ils sont de plus en plus nombreux, les acteurs de la précédente génération. Ils pourront éventuellement occuper des rôles de figurants, mais devront veiller à ne pas perturber ni mettre en péril le nouveau spectacle. « Le monde a changé mamie, on ne va plus chercher l'eau à la fontaine aujourd'hui, toi et ta façon d'aborder les questions du monde, vous êtes *old fashion* ». Et mamie rit avec nous et partage notre bonne humeur. Peut-être parce qu'elle ne sait pas traduire *old fashion* tout autant qu'elle ne sait pas traduire *too old*. Un savoureux concept économique anglo-saxon, que l'on peut traduire par « trop vieux ».

Trop vieux pour bénéficier de prestations coûteuses du nouveau soin, celui défini par le Nouvel Expert en Santé. Celui qui, par quelque étrange contorsion sémantique, est parvenu à substituer « qualité » à « économie ». Lui au moins s'est donné du mal pour trouver une solution. Cependant, peut-être est-il temps qu'il rende, ou partage, les clefs que d'aucuns lui ont confiées. En attendant que le chiffre fasse ses humanités, que peut-on dire de la dignité, de la fragilité de la personne âgée ?

Dans une définition du dictionnaire, nous pourrons trouver : « Dignité : fonction éminente ». Il s'agit plus exactement d'une fonction occupée par la personne âgée. Une sorte de discrimination positive, au seul titre de l'âge. En quelque sorte, un bénéfice qui serait accordé grâce au vieillissement. Cependant une seconde définition remet en question cette première acception : « Dignité : respect que mérite quelqu'un ». Mériter renvoie à un étalonnage, à une évaluation, à une distinction entre ce qui mérite une faveur et ce qui mérite un rappel à l'ordre. Autrement dit, des critères sont établis, capables de décerner, à des sujets qui s'y conforment, un respect mérité et, ainsi, d'accéder à la dignité. Le respect nous serait accordé si nous ajustions nos comportements aux attentes du groupe. Il attend la plupart du temps que nous contribuions et participions à son bien-être. Pour celui qui donne le sentiment de ralentir son développement, sa croissance ou, pire, d'y faire obstacle, accéder à la reconnaissance de sa dignité devient plus difficile.

Autrefois, ou ailleurs, accéder au grand âge (même relatif) c'était avoir, très tôt et tout au long de sa vie, déjoué les pièges naturels, surmonté les adversités. Autrement dit, il fallait être sage très jeune déjà afin d'avoir quelques chances de vieillir. Vieillir était un gage d'expérience, de sagesse, et pouvait mériter le respect. On peut même imaginer que cela pouvait inciter de plus jeunes à revendiquer sinon une filiation avec le sage, du moins une fierté à le compter dans son groupe. Peut-être un espoir – pourquoi pas une impatience ? – à suivre les traces du vieux sage.

Le respect que mérite quelqu'un est conditionné par son action pionnière, sa conduite, ses qualités humaines, ses performances, ses compétences, sa contribution sociale, scientifique…

Certes, il peut arriver que le vieillard soit reconnu. Mais ce sera généralement à travers la commémoration de l'œuvre accomplie durant sa vie d'adulte jeune. Parfois aussi (en sera-t-il prévenu ?), à titre posthume. Un voile, peut-être pudique, tente de dissimuler ce que le vieillard est aujourd'hui en le drapant de ce qu'il a été. Un voile aux couleurs d'hier pour exorciser la misère d'aujourd'hui, un subterfuge, un ré-étiquetage afin de masquer une date de péremption dépassée. Et soudain, un murmure traverse le public : « bon sang, ce qu'il fait jeune ! »

Compliment sincère mais menaçant. En effet, combien de temps cela va-t-il encore durer ? Que se passera-t-il lorsqu'il « ne fera plus jeune », lorsque, forcément, un jour ou l'autre, il « fera vieux » ? La dignité, le respect que l'on mérite, trouvent témoignage dans le discours et le regard que l'autre nous accorde, tel que nous sommes ici et maintenant. Il doit se porter sur la réalité de ce que je suis dans l'actualité de mon être et non pas sur un instant isolé de ma trajectoire passée. Sans cela, je n'ai pas de consistance actuelle et ce que je suis est suffisamment transparent pour ne laisser voir que les traces de moi. La lumière vacillante de certaines étoiles mortes, la queue d'une comète disparue témoignent encore de leur passage… d'hier. Elles sont contemplées, mais à titre posthume.

C'est parce que nous peinons à lui donner un sens que nous avons tant de difficulté à voir le grand âge dans sa définition actuelle. Faut-il donc que l'autre ait de « nouvelles compétences » pour le reconnaître dans sa différence ? Et quel défi, pour mériter la dignité, si nos référents d'attribution sont définis de façon inadaptée ? Et la question réapparaît : quel espace de dignité pour le vieillissement ?

Cette absence de définition de la vieillesse et de son sens se retrouve en de nombreux endroits. Ne sommes-nous pas admiratifs mais surtout réconfortés d'apprendre que ce sexagénaire court encore le marathon ? Au-delà du bonheur de celui qui satisfait *son* défi, nous voilà rassurés. Sûr, à cet âge, on peut toujours être performant, on peut toujours entonner un gaillard « je suis des vôtres, j'ai couru le marathon comme les autres ! ». « Être encore des nôtres », s'accrocher pour gagner le certificat garantissant, provisoirement, l'appartenance au groupe élu. Celui triomphant des jeunes adultes, avec la peur panique de franchir la frontière du peuple déjà ombre, de ceux qui ne courent plus le marathon. Parce que si nous pensons pleine santé, dynamisme, nous pensons performance physique.

Plutôt que de nous laisser aveugler par notre référentiel, si nous nous interrogions sur les outils de nos évaluations, sur la pertinence de nos critères *comparatifs* d'évaluation ? Ainsi, peut-être, si nous comparons le grand âge aux performances d'une mémoire jeune, nous pourrions penser qu'en vieillissant, la mémoire se dégrade, ou encore que le non-repérage dans le temps chez une personne âgée est pathologique, qu'il se nomme désorientation, ou que la dépendance dans le grand âge est une malédiction.

Nous savons que les performances d'une mémoire jeune sont liées à la nécessité d'un apprentissage massif afin d'appréhender le monde et de s'y inscrire. L'outil mémoire exigé doit donc avoir des capacités phénoménales en stockage d'informations. Cette activité singulièrement pertinente va au cours du temps s'adapter, s'étoffer, se complexifier et bien entendu se différencier de sa fonction première. Fonction première que l'on pourrait assimiler à la fonction buvard ou éponge (même si, lors de ces opérations, les informations peuvent être soumises à déformations). Une fois la période de stockage intensif dépassée, son fonctionnement va inévitablement se modifier (sans grande nostalgie d'ailleurs). On pourrait en conclure que des exigences liées aux besoins d'un sujet, à son contexte, à un instant de son évolution, génèrent les performances requises. Le besoin du moment créant la compétence adaptée.

Ainsi cette jeune femme, entre autres mère de famille et en activité professionnelle, indexe-t-elle précisément son organisation aux exigences de chacun des jours de la semaine. En résumé, il est indispensable qu'elle sache si nous sommes lundi ou mercredi. En revanche, Noémie, sa grand-mère, vit en maison de retraite depuis trois années et a peu d'intérêt pour le repérage du jour de la semaine, ni même de la date dans le mois et honnêtement, parfois même de l'année en cours. Certains autres résidents plus perspicaces ou simplement gourmands repèrent le dimanche dès le matin grâce aux… viennoiseries servies ce jour-là au petit déjeuner. Il faudrait être taquin en diable, ou adepte de jeux asiatiques très sophistiqués, pour interroger Noémie sur la date du jour. Il serait également particulièrement étrange d'en tirer des conclusions sur la défaillance de sa mémoire.

Et la fragilité de la personne âgée dans tout cela ? Assurément, le vieillard est fragile. Mais pouvons-nous ignorer que la fragilité est une variable sensible à l'influence de facteurs externes ? Mettons-nous un instant à la place d'un sujet âgé que l'on invite à un buffet social, où il trouve des ustensiles inadaptés, des discussions assassines sur le thème « comment mourir dans la dignité ? » alors qu'il aimerait peut-être échanger sur « comment vivre avec bonheur ? ». Imaginons-le entendre décliner le vieillissement en termes de pertes, entendre les uns et les autres s'inquiéter des dépenses de santé occasionnées par les anciens, ou du pillage qu'il pratiquera sur les revenus de ses descendants une fois la dépendance venue. On comprendra alors que la fragilité n'est pas qu'affaire d'argent. Elle réside aussi dans les liens de dépendance – l'interdépendance – sans avoir à en souffrir, ni en avoir peur ou honte.

Ainsi pourrait se poser la question de la fragilité : un sujet remis en question – physiquement (en interne) et socialement (en externe) – pourrait-il s'interroger sur sa légitimité à continuer d'être ? Pourrait-il se sentir en situation tellement irrégulière, sinon clandestine, qu'il pourrait exposer au doute ses mécanismes naturels de résistance et de survie ?

La médecine hellénique décrivait le Décatexis : dix stades à franchir avant d'accepter l'idée de mourir, et dont l'avant-dernier (la phase d'enquête) est troublant. En quelques mots : « quelle pertinence est accordée par les autres à ma survie ? ». Une fragilité réelle pourrait prendre une dimension dramatique lorsque notre conviction à pouvoir survivre est dans un tel doute que l'avis des autres me devient nécessaire. Et si, vieillard, je cherche une image, un reflet rassurant dans le discours ambiant, et que je ne trouvais qu'un vide vertigineux ? Un vide par absence d'utilité, de représentation juste, d'espace, de mot et de regard qualifiants. Certains, pathétiques, inventent alors la convoitise de l'autre plus jeune, sur leur situation.

Mr M., 86 ans, tire sur ce jeune facteur qui tentait de séduire la plus charmante femme du monde, la sienne, 82 ans, que, dit-il, tous lui envient. Il est pourtant le seul à oublier que l'esprit de sa douce a choisi la liberté lorsque son corps s'est retrouvé cloué dans un fauteuil.

Mme L., quant à elle, imagine un « trafic » avec les corps des résidents décédés qu'elle voit subrepticement dissimuler dans des fourgons à l'insu de tous. Nous refusons de le voir, mais même morts, nous dit-elle, les vieillards présentent un intérêt.

Certains changent d'interlocuteur pour trouver présence et attention, parfois au prix d'une solidarité avec plus fragile qu'eux. Ainsi Mme B., 86 ans, tente de se suicider au décès de... son canari. Indigence affective, solitude, fragilités en cascade.

Mme R. n'en est pas là. Elle craint cependant de ne pas survivre à la disparition de celui qui partage sa vie : son chien. « Quel âge a votre chien, Mme R. ? » « Si je ne me trompe pas (comme la mémoire qui ne flanche pas est cruelle), si je ne trompe pas, il a 16 ans mon gavroche ». Sursis, espérance de vie ?

Mr T. crie à longueur de journée. Il ne crie pas, il hurle « je suis là ». Quand les autres ne parviennent pas à me rassurer quant à ma présence, quand ils oublient de me signifier « tu es là », quel moyen me reste-t-il ? Il faudra que je me persuade que si je crie, si je m'entends crier, alors je suis, et peut-être, en sus, arriverai-je à en convaincre quelques-uns. « En période de disette, l'oiseau qui crie le plus fort dans son nid est sûr de manger ». Un vieux proverbe tibétain enseigne qu'en situation de menace, pour survivre, il faut (se) manifester. Peut-être un jour apparaîtra une délinquance du vieillard dont le message sera : « nous sommes encore là ».

Mr S., lui, est tout autant désarmé. Il est délirant. Délire de préjudice ou de spoliation diagnostiqué au centre spécialisé. Il prétend qu'on lui dérobe tout, notamment ses biens, jusqu'aux plus modestes. Si on l'écoutait, il dirait par exemple qu'on lui prend son droit à décider sa vie. Il va jusqu'à s'imaginer que chaque jour on grignote les points de son permis de vivre. Qu'il n'a plus de dignité, qu'il vit comme un animal qui bientôt ne pensera qu'à manger et dormir… en toute sécurité. Si ne plus avoir de dignité est une menace d'indignité, la porte s'ouvre sur la mélancolie. Et la mélancolie chez la personne âgée est souvent un insurmontable obstacle à vivre.

Quelques autres, dans l'illusion de garder le petit crédit de dignité qu'il leur reste, dans la confrontation avec leur fragilité, mettront un terme à leur vie. Certains le font avec l'espoir qu'il existe un monde où ils seront mieux accueillis, où il fait bon vivre. Il est curieux que les statistiques de suicides de nos anciens fassent si peu, sur ce thème, la une de nos préoccupations. Nous y trouverions peut-être des éléments troublants sur l'espace mis à disposition pour l'expression de la dignité du sujet âgé. Peut-être pourrions-nous alors nous pencher sur les éléments « par surcroît » qui contribuent à la fragilité du vieillard.

Conclusion

La dignité, tout comme la fragilité, pourrait se vêtir des effets fournis par la relation. Ces effets seraient parfois déterminants, sinon décisifs. Dans cette relation, l'autre peut m'aider à surmonter ce que, seul, je n'aurais pu affronter. Mais cette complémentarité deviendrait redoutable si le message entendu émettait un doute sur la pertinence de ma présence. Y a-t-il encore une place honorable pour moi ?

Si le vieillissement ne trouve pas une définition en termes positifs, il est irrémédiablement meurtrier. Un oiseau pour le chat, dit l'expression. Combien l'oiseau doit se sentir seul et fragile quand il mesure que tout le monde le destine au chat.

Le plus pénible est de voir les autres imaginer, accepter et même savoir que nous réunissons tous les critères pour être fragiles. Et surtout, qu'il y aurait beaucoup de dignité à l'accepter. Après quelques tentatives, parfois sévèrement réprimées, trop vieux pour entrer en résistance, il ne me reste plus qu'à attendre que se réalise la prophétie.

Il est possible de restaurer la dignité d'être vieillard, et réduire ainsi la fragilité « liée au vieillissement ». Peut-être suffirait-il pour cela de repenser ce vieillissement en commençant par modifier notre regard et nos mots ?

Bibliographie

1. MATTEI JF. *L'homme en quête d'humanité,* Paris, Presses de la Renaissance, 2007, 260 pages.

19

DÉBAT EN ÉTHIQUE, PLURIDISCIPLINARITÉ ET AIDE À LA DÉCISION

Perrine Malzac

Historique

En 1983, face à l'exaltant mais non moins inquiétant développement des biotechnologies, le président de la République crée le Comité consultatif national d'éthique (CCNE) avec pour « mission de donner des avis sur les problèmes éthiques et les questions de société soulevés par les progrès de la connaissance dans les domaines de la biologie, de la médecine et de la santé ». Les enjeux de réflexion et de débat en éthique semblent alors étroitement reliés au champ de la recherche biomédicale et aux retombées des progrès techniques dans le domaine de la santé. En 2004, dans le sillage de la loi du 4 mars 2002 [1] d'une part, et du rapport Cordier [2] d'autre part, le CCNE, dans son avis n° 84 sur la formation à l'éthique médicale [3], expose en quatre points les raisons pour lesquelles la réflexion éthique devrait se développer dans le domaine du soin. La relation de soin a évolué, analyse-t-il, du fait « des effets de dépersonnalisation liés à la spécialisation », « d'un effacement de la clinique », « des limites du tout juridique » et « des retombées d'un contingentement des soins ». Cet avis entérine le déplacement, vers le champ de la pratique clinique, de l'exigence de débat en éthique.

Au terme d'une lente évolution, dont on peut voir les prémices dans les années 1980, l'agir en médecine n'apparaît plus dépendant de la seule volonté d'un médecin omniscient. Les « usagers du système de santé » revendiquent un partenariat avec les soignants et une participation aux décisions qui les concernent. Informés par les médias, les citoyens veulent faire entendre leurs voix sur des sujets aussi divers que le clonage, l'euthanasie ou l'assistance médicale à la procréation. Quant à la médecine, l'hôpital ou la relation de soin, ils deviennent de plus en plus des objets d'étude pour les professionnels des sciences humaines et pour les juristes. Ainsi les occasions, les lieux et les instances de débat en éthique se sont-ils multipliés, à l'instar des personnes conviées à s'y exprimer.

Les règles du débat en éthique

S'interroger ensemble, échanger des idées, discuter, débattre, délibérer, rien n'est moins simple. La pluralité des opinions, le poids des idéologies, la force des convictions sont autant d'obstacles au déroulement serein de débats ayant pour objet un questionnement sur l'homme, homme malade, fragile, souffrant, naissant et mourant. Comment surmonter ces difficultés ?

Dès l'origine, au regard de la complexité des sujets de dilemme éthique, une composition pluridisciplinaire des instances de débat (qu'on les appelle comités, commissions ou groupes de réflexion…) s'est imposée. La pluridisciplinarité dont il s'agit est venue bousculer les habitudes et les prérogatives médicales. En effet, s'il est d'usage en médecine d'échanger avec des confrères issus d'autres disciplines médicales ou avec des scientifiques, il est beaucoup plus rare que les soignants (cadres de santé, infirmiers, sages-femmes, aides-soignants, psychologues,… pourtant directement impliqués auprès des malades) soient conviés au débat. Que dire alors lorsque le cercle des participants s'élargit au-delà des acteurs de terrain, lorsque le philosophe, le sociologue, l'anthropologue ou le juriste sont convoqués ? Comment trouver un langage commun ? Comment s'exprimer autrement pour traduire, en termes compréhensibles par tous, son jargon professionnel ? La place des patients eux-mêmes ou de leurs représentants comme acteurs à part entière de ces discussions en éthique, si elle semble indispensable, n'en est pas moins problématique. En effet, elle oblige non seulement à des efforts sémantiques, mais aussi à des précautions oratoires eu égard à leur expérience parfois douloureuse de la maladie.

D'autre part, il semble important de s'entendre sur les objectifs d'un débat en éthique. S'agit-il de dire ce qu'il est bon de faire ? Doit-on privilégier la recherche de ce qui est préférable, à ce moment-là, dans cette situation-là ? Est-il nécessaire d'obtenir un consensus au terme de la discussion ? Faut-il trouver une « solution » au « problème » soulevé ? Est-il toujours utile d'établir des règles de « bonnes pratiques », de rédiger un avis, de faire un choix, de déboucher sur une décision ? Les dissensions ne sont-elles pas parfois plus instructives que les ententes molles et minimalistes ? Ne peut-on admettre comme efficiente en soi toute posture de questionnement, quand bien même elle n'aurait pas pour objectif premier d'aboutir à un consensus ou d'adopter une norme ? Quoi qu'il en soit, favoriser la disposition au questionnement apparaît à la fois comme un préalable et comme un objectif de la délibération en éthique [4].

Si la pluridisciplinarité et la disposition au questionnement sont nécessaires au débat en éthique, elles ne sont pas suffisantes. En effet, elles ne garantissent pas une juste et respectueuse circulation de la parole entre tous les protagonistes de la discussion. Il est donc utile, pour permettre le déroulement harmonieux des échanges, que des procédures de discussion soient définies. De telles procédures ont été formalisées par Jurgen Habermas et relèvent de ce qu'il a appelé « éthique de la discussion ». Elles ne sont jamais tout à fait respectées dans le concret des débats empiriques mais le fait de les expliciter peut permettre de ne pas s'en écarter outre mesure. Une première règle est énoncée comme suit par Habermas : « Chacun doit pouvoir exprimer ses points de vue, ses désirs et ses besoins » [5]. Sa mise en œuvre consiste à considérer la parole d'autrui comme *a priori* valable, en laissant chacun s'exprimer selon un temps d'intervention égal, sans pression hiérarchique ou d'autorité. Respecter les dires de l'autre, l'écouter attentivement, attendre que celui qui parle ait fini de s'exprimer, demander la parole, ne pas couper court à la discussion, toutes consignes qui, simples et évidentes en apparence, ne sont pas faciles à respecter lorsque les émotions et la passion s'emparent de l'assistance. Une autre règle consiste à s'astreindre à « problématiser toute affirmation quelle qu'elle soit » [6]. Chaque participant est invité à s'exprimer et à prendre position, en faisant l'effort d'expliciter rationnellement ses propos, sans évoquer l'« argument » de l'évidence. Il doit aussi accepter de confronter ses idées à des avis contraires, des points de vue divergents, des argumentations différentes, afin d'en apprécier la validité.

Typologies des débats en éthique dans le champ de la santé

On peut distinguer, de façon sans doute un peu caricaturale mais dans un souci de clarté, deux types de débats en éthique selon d'une part l'objet et d'autre part l'objectif du débat.

L'objet de la discussion peut être une question d'ordre général ou un sujet de société. Par exemple, en référence à des avis du CCNE : quels sont les enjeux éthiques des contraintes financières en milieu hospitalier ? Quelles sont les questions éthiques posées par les nanosciences et les nanotechnologies dans le domaine de la santé ? Quels sont les problèmes éthiques soulevés par les demandes d'accès aux origines au regard de l'anonymat ou du secret de la filiation ? L'objectif essentiel est, après avoir explicité la problématique, d'explorer les principes et valeurs en tension au regard de celle-ci. Il s'agit de privilégier, de promouvoir même, la dimension réflexive de l'éthique.

En éthique clinique, l'objet du débat va s'orienter autour d'une situation singulière, d'un cas particulier, dans le champ de la démarche de soin. Pour évoquer cette approche, on parle parfois de casuistique, plus fréquemment d'étude de cas. L'objectif est d'explorer, à propos de l'histoire précise d'un patient, les enjeux d'une décision éthiquement difficile. Faut-il poursuivre la réanimation de ce nouveau-né, grand prématuré, en insuffisance rénale chronique, comme les parents le souhaitent, alors que son pronostic vital est très compromis ? Peut-on accepter d'entreprendre une fécondation *in vitro* pour ce couple infertile, quand chacun des deux conjoints souffre de troubles psychiatriques réfractaires aux thérapeutiques disponibles ? Le débat a pour but premier d'aider les soignants et le patient à décider de la prise en charge. Il s'agit de déterminer quelle est la décision la plus éthiquement ajustée au contexte.

En pratique, cependant, réflexion et décision ne sont pas forcément exclusives l'une de l'autre. Même s'il est des questions sans réponse, de l'ordre de l'indécidable, l'homme ne sait que rarement suspendre sa pensée après un point d'interrogation. Des idées, des suggestions, des propositions, des avis s'élaborent, qui ne demandent qu'à se soumettre à l'épreuve de la réalité. Choisir délibérément de rester du côté du questionnement trouve ses limites dans le fait qu'aucune réflexion ne peut rester totalement neutre. Elle porte en elle une tendance normative. Aussi, viendra le jour où cette réflexion devra, pour être prise en compte par la collectivité, s'organiser sous la forme d'une décision politique ou citoyenne. D'autre part, l'analyse au cas par cas, même lorsqu'elle est centrée sur la décision, ne peut faire l'économie de la réflexion, pour explorer la situation au regard des principes éthiques, mais aussi pour analyser, d'un cas à l'autre et sans renier la singularité de chacun, ce qui les rassemble et ce qui les distingue.

Les limites du débat en éthique

1. L'éthique comme alibi

L'éthique est naturellement convoquée dans le champ des soins ou dans celui de la recherche biomédicale, comme un label de qualité, une garantie de bonne pratique. Aussi chaque hôpital, chaque clinique, toute structure de soin s'empresse-t-elle de créer son « comité d'éthique », poussée en cela par la démarche d'accréditation, qui valorise ces initiatives sans bien en définir les objectifs ni le mode opératoire. Le concept d'éthique se porte bien, même si ses contours en restent mal définis pour la plupart des acteurs du soin. Il serait cependant dangereux de faire de l'éthique une étiquette de circonstance, un vernis superficiel ou, pire encore, une fin en soi. Utiliser l'éthique comme alibi pour avaliser une décision médicale ou administrative, sans concertation réelle, au motif que le comité d'éthique aurait rendu un avis favorable, est une des façons de l'instrumentaliser, de la détourner de son objectif premier, celui de promouvoir réflexion et discussion. Dire « c'est éthique » ou « ce n'est pas éthique », c'est simplifier à outrance les enjeux du débat, au risque de le stériliser en déresponsabilisant les soignants en charge du patient. La réflexion en éthique du soin se construit pas à pas, de la confrontation inquiète de multiples opinions, au contact de la personne malade. Il faut comme le dit Alain Cordier « entendre dans cette expression une exigence radicale de profondeur, précisément le questionnement premier né de la présence d'autrui : interpellation, interrogation critique, inquiétude » [2]. La prudence devrait donc nous guider afin que le terme d'éthique ne soit pas galvaudé.

2. La confrontation d'opinions souvent inconciliables

Si la pluridisciplinarité des intervenants semble être une condition nécessaire à la qualité des débats, elle n'est pas suffisante pour garantir la pluralité des opinions. Dans une société où le recours aux experts est si fréquent, comment faire en sorte que la pluridisciplinarité ne soit pas, en réalité, une somme d'expertises techniques ? Comment réhabiliter la parole du profane, en tant que sujet et témoin d'une expérience humaine ? Comment échapper aux idéologies politiques, aux pressions partisanes de lobbies plus ou moins organisés ou aux poncifs réducteurs véhiculés par les médias ? Il faut sans doute faire preuve d'humilité. En éthique comme ailleurs, accepter de mettre une question en débat, c'est accepter les limites de l'exercice : la confrontation d'opinions souvent inconciliables sur un fond d'enjeux de pouvoir. Mais c'est aussi parier sur une possible rencontre, par un effort d'exploration argumentative, au-delà des convictions personnelles, des postures professionnelles ou des positionnements hiérarchiques.

3. La tentation normative

Le recours à la délibération en éthique ne peut pas être fondé uniquement sur des exigences normatives. Or bien souvent, les professionnels comme les citoyens attendent qu'à l'issue d'un débat, des règles soient proposées : un nouveau texte de loi sur l'euthanasie, ou des recommandations (*guidelines*) pour la prise en charge des nouveau-nés extrêmement prématurés, ou encore un avis consensuel sur la conduite à tenir en matière de dépistage néonatal de la surdité congénitale, pour ne prendre que quelques récents exemples, respectivement dans l'espace politico-médiatique, au sein de la communauté des pédiatres néonatologistes ou au CCNE. Peut-être serait-il nécessaire de réhabiliter le débat pour le débat, non pas seulement comme pourvoyeur de réponses, mais aussi comme source de nouvelles questions, outil pédagogique et agitateur d'idées ?

Les vertus du débat en éthique

1. Multiplier les angles d'approche

Créer des groupes de réflexion en éthique médicale, au sein des établissements de santé ou dans la ville, avec comme souci principal la pluridisciplinarité, a une première vertu : faire sortir la discussion des cercles étroits dans lesquels elle est trop souvent confinée (services de médecine spécialisée, sociétés savantes ou groupes d'experts). Cette ouverture au-delà des murs de l'hôpital, vers les chercheurs en biologie ou en sciences humaines, jusqu'aux malades et à leurs représentants, si elle n'est pas facile, est enrichissante pour tous. Elle permet d'accéder à d'autres univers mentaux, de comprendre les différents vécus d'une même réalité et de prendre conscience des contraintes de chacun. Ces échanges viennent éclairer la problématique sous des angles différents, parfois contradictoires, toujours complémentaires.

2. Donner du sens aux pratiques

D'autre part, à travers le débat, les pratiques, qu'elles soient chirurgies d'exception comme les greffes d'organe, techniques sophistiquées comme la réanimation ou prise en charge quotidienne comme les soins palliatifs, prennent sens. Confronté à l'incertitude de l'avenir du patient, le soignant est inquiet. Il est angoissé face à une décision difficile à prendre. Il peut avoir envie de fuir la douleur et la dégradation physique du malade. Tous ces sentiments qu'il éprouve et subit à la fois, le soignant peut se les réapproprier par une exploration argumentative faisant appel aux principes de l'éthique médicale que sont le respect de l'autonomie, la bienfaisance, la non-malfaisance et la justice.

3. Aider à la décision

La procédure de discussion en éthique peut prendre une dimension plus opérationnelle. Certains praticiens proposent des consultations pluridisciplinaires d'aide à la décision inspirées des méthodes pratiquées outre-Atlantique. Il s'agit après avoir rencontré, à leur demande, un patient, sa famille et l'équipe soignante, de débattre à propos de cette situation singulière. À partir des témoignages reçus et des faits observés, ces référents en éthique élaborent un avis qu'ils transmettront au malade ainsi qu'aux soignants, avec l'objectif affiché de participer à la décision. D'autres vont préférer une approche plus indirecte en proposant une aide méthodologique par l'apport de compétences pluridisciplinaires et de ressources documentaires dans le but d'éclairer la décision. Jouant un rôle de tiers vis-à-vis de l'équipe soignante, ces personnes formées au questionnement éthique peuvent faire émerger d'autres points de vue utiles pour dénouer des situations complexes.

4. Un outil pédagogique

Parce qu'il permet de confronter ses idées, ses représentations ou ses opinions à d'autres, le débat représente un formidable outil pédagogique. À propos de sujets de société ou d'études de cas, la mise en question oblige à explorer des arguments qui avaient échappé de prime abord. La rencontre avec l'altérité et le pluralisme moral interroge les certitudes, remet en cause les habitudes et les usages. Elle fait progresser. Les propositions et les formes de débat ont d'ailleurs évolué avec l'apparition du concept de démocratie délibérative et le développement de l'outil informatique. Les expériences de consultations publiques ou de forums citoyens, dans la cité ou via l'internet, se sont multipliées. Appelé à s'exprimer, le public doit donc être de mieux en mieux formé et informé. C'est pourquoi il semble indispensable de promouvoir, dans tous les lieux d'apprentissage, et ce dès le plus jeune âge, une véritable éducation au débat d'idées.

Bibliographie

1. Loi n° 2002-303 du 4 mars 2002 relative aux droits des malades et à la qualité du système de santé. http://www.legifrance.gouv.fr
2. Cordier A. *Éthique et professions de santé.* Rapport au ministre de la Santé, de la Famille et des Personnes handicapées. Mai 2003.
3. Comité Consultatif National d'Éthique. Avis 84 sur la formation à l'éthique médicale. http://ccne-ethique.fr/docs/fr/avis084.pdf
4. Mouillie JM. *L'éthique de la discussion.* In : JM Mouillie, C Lefève, L Visier. Médecine et sciences humaines – Manuel pour les études médicales, Paris, Ed. Belles Lettres, 2007 : 134-139.
5. Habermas J. *Morale et communication,* Paris, Flammarion, coll. Champs, 1986.
6. Habermas J. *ibid.*

IV

ÉTHIQUE DES PRATIQUES MÉDICALES

20

L'ASSISTANCE MÉDICALE À LA PROCRÉATION

Jean-François Mattei

Le développement de la médecine et de la biologie de la reproduction est au cœur du débat éthique. L'artifice de la procréation, pratiqué dès l'aube du XIXe siècle, pas plus que la transfusion sanguine au début du XXe ni l'expérimentation humaine durant la Seconde Guerre mondiale, n'avaient entraîné le développement d'une réflexion éthique étendue à la médecine. La contraception, l'avortement et même la transplantation d'organes avaient bien suscité des discussions passionnées, mais aucun de ces sujets n'avait été rapproché du champ global de l'éthique biomédicale qui n'avait pas encore trouvé sa cohérence et sa légitimité. C'est l'apparition de l'assistance médicale à la procréation qui a conduit à rassembler les questions posées, notamment parce que l'insémination artificielle avec sperme d'un donneur ajoutait, dans certains cas, l'artifice de filiation à l'artifice technique. C'est bien la procréation médicalement assistée qui a imposé à notre société de chercher des réponses à des questions toujours repoussées mais devenues d'une actualité pressante comme en témoigne, d'ailleurs, la création du Comité consultatif national d'éthique un an après la naissance d'Amandine, premier bébé-éprouvette en France. Après la contraception qui mettait à disposition des femmes les moyens de ne plus avoir les enfants qu'elles ne voulaient pas, voilà qu'apparaissaient, grâce à la procréation médicalement assistée, les méthodes permettant d'avoir l'enfant désiré, même quand la nature offrait quelques résistances. Pourtant, donner la vie au fond d'une éprouvette, parfois à l'aide d'un tiers anonyme, conserver des œufs fécondés dans un congélateur, s'interroger sur leur avenir n'allaient pas de soi. Entre le bonheur émerveillé devant la vie qui apparaît enfin et des situations aussi inédites que troublantes, les consciences pouvaient se trouver à l'épreuve dans des débats difficiles mêlant convictions personnelles et responsabilité collective. Ce sont quelques-unes de ces questions qu'il faut s'efforcer de poser.

L'insémination artificielle

Elle est, historiquement, la technique la plus ancienne. Elle peut se faire *entre conjoints* (insémination artificielle avec sperme du conjoint ou IAC) lorsque la concentration en spermatozoïdes d'un seul éjaculat est trop faible pour être fécondant (oligospermie). La congélation de plusieurs éjaculats espacés dans le temps permet, en les additionnant, de restaurer un nombre de spermatozoïdes suffisant. La congélation de sperme peut, également, être utilisée pour des couples dont l'homme doit subir un traitement stérilisant (pour un cancer du testicule, par exemple). Une fois le traitement terminé, le sperme peut être décongelé pour la conception d'un enfant qui, sans ce recours, serait devenue impossible.

Le problème essentiel mais rare que peut poser cette technique est celui de la mort du conjoint avant le succès de l'insémination. En pareil cas, des demandes d'insémination *post-mortem* peuvent être formulées par des veuves désireuses de poursuivre seules le projet qu'elles avaient formé en couple. Avant la législation de bioéthique en 1994, face au refus des équipes médicales de permettre la naissance d'un enfant conçu délibérément comme orphelin de père, la justice avait rendu des décisions contradictoires – il est vrai dans des conditions un peu différentes – en autorisant à Créteil la restitution à la veuve des paillettes de sperme congelé de son défunt mari et la refusant à Toulouse[1]. Outre l'éventuel caractère patrimonial conféré au sperme congelé sur le plan juridique, la question qui se pose est donc simplement de savoir si la médecine doit tenter de contourner toutes les causes d'infertilité, y compris le décès du conjoint, ou si son champ d'action ne doit s'adresser qu'à des couples vivants au moment de la conception d'un enfant.

Mais lorsque le sperme du conjoint est dépourvu de spermatozoïdes (azoospermie), toute concentration est inefficace. Il

1. Affaire PARPALAIX, TGI de Créteil, 1er août 1984.

est alors possible de recourir à une *insémination artificielle avec sperme d'un donneur* (IAD). Cette solution est également possible lorsque le conjoint est porteur d'une maladie génétique dominante sévère et que le couple souhaite éviter tout risque de transmission, parfois après une ou deux expériences douloureuses de diagnostic prénatal. Cette méthode a été organisée en France dès 1973 au travers de la fédération des Centres d'étude et de conservation des œufs et du sperme humains (CECOS)[2].

La première remarque est que le don de spermatozoïdes, comme d'ailleurs celui d'ovules, ne peut en aucun cas être rapproché du don de sang ou du don d'organes comme on pourrait être tenté de le signifier en faisant appel à la générosité des gens. En effet, donner du sang ou une partie de soi peut permettre de sauver une vie menacée, alors que le don de gamètes consiste à créer une nouvelle vie, ce qui est tout autre chose.

La deuxième remarque porte sur la valeur de l'action et celle de l'intention. L'expérience montre que lorsque la décision est mûrie par le couple qui l'assume, la naissance d'un enfant ainsi conçu apporte une joie incommensurable. Pour un couple, l'amour qu'exige un tel choix l'emporte, évidemment, sur la simple biologie qui défaille. Encore faut-il s'entourer des mesures indispensables pour qu'une telle décision ne puisse s'effacer au gré des sentiments qui peuvent s'estomper. C'est l'enfant qu'il faut avant tout protéger et c'est dans cet esprit que la loi de bioéthique a été adoptée, introduisant un engagement préalable devant un juge ou un notaire, sorte de reconnaissance par anticipation.

Si l'on entre dans la logique de l'IAD, il faut encore affronter quelques questions inéluctables. Tout d'abord, celle de la *sélection des donneurs*, car dans la mesure du possible il est souhaitable que le phénotype de l'enfant ne diffère pas trop de celui de ses parents. À la suite d'erreurs d'étiquetage, quelques affaires d'enfants noirs nés dans des couples blancs, ou réciproquement, ont souligné combien certaines caractéristiques devaient être choisies avec attention. En outre, il convient de s'assurer, autant que possible, que le donneur a déjà des enfants et qu'il est exempt des maladies génétiques les plus fréquentes. Bien que cette démarche se justifie, la sélection des donneurs de gamètes reste une attitude dérangeante,

2. On trouvera une rétrospective sur la création et l'organisation de l'IAD dans la Tribune des CECOS du 24 septembre 2004.

tout comme l'a, d'ailleurs, été la création d'une banque de spermes issus de prix Nobel aux États-Unis promettant une descendance douée d'une intelligence hors du commun.

Si l'on retient le principe de gratuité du don qui s'impose en France, il reste, néanmoins, la redoutable question que pose l'*anonymat des donneurs*. Retenu pour des raisons évidentes de confidentialité, l'anonymat est, généralement, conforme au désir de la grande majorité des couples et des donneurs. Les couples, une fois l'insémination réalisée, souhaitent retrouver le cours d'une vie normale. Pour eux, l'insémination n'est qu'un moyen destiné à contourner leur infertilité. Elle n'a pas d'autre signification. Quant aux donneurs, ils n'ont aucune envie de devoir, même sans aucune obligation y afférant, endosser une paternité qu'ils ont souhaité permettre à d'autres. Évidemment ce point de vue concernant couples et donneurs doit être complété par celui des enfants qui, en âge de s'interroger et instruits de leur histoire, voudront peut-être savoir. Cette question de la filiation sociale et biologique est discutée dans différents chapitres de cet ouvrage (adoption, accouchement sous X) et ne doit pas être écartée sans considération. Des travaux contradictoires ont été conduits sur le sujet, ils demeurent difficiles à mener pour des raisons faciles à comprendre de discrétion, si ce n'est de secret. Certains pays ont rendu obligatoire la possibilité de connaître l'identité du donneur, avec pour corollaire de la décision, une diminution drastique du nombre de donneurs. Entre la quête identitaire de celui qui cherche sans parvenir à savoir qui est son « père » biologique et le doute identitaire de celui qui découvre un père biologique en plus du père affectif, il est bien difficile de choisir formellement. L'anonymat paraît la moins mauvaise des solutions, mais il faut se rendre à l'évidence : quand on s'écarte des processus habituels, il devient très difficile de satisfaire tout le monde et les autres.

Enfin, le plus délicat reste la définition du *cadre des indications*. On a vu quelles pouvaient être les indications médicales. Il en va tout autrement des indications de convenances, ou sociales. Il peut s'agir, par exemple, d'une femme seule ou d'un couple de femmes. En pareils cas, peut-on dire que la médecine doit s'engager ou, à l'inverse, refuser d'intervenir ? Cette problématique est essentielle à tout le débat sur la bioéthique. C'est pour cela qu'elle est fondatrice dans l'organisation à venir de notre société qui doit fixer l'utilisation qu'elle entend faire de la médecine. Autrement dit, *le médecin a-t-il l'obligation de répondre aux demandes qui lui sont faites au motif qu'il possède la technique ?* Si la réponse est oui, le médecin devient un simple prestataire de service et se trouve directement engagé dans une évolution nouvelle de la société qui dépasse, et de loin, le seul champ qui est le sien. Si la réponse est non, alors se pose la question de savoir sur quel motif le médecin va refuser. On voit apparaître ici la nécessité d'une organisation sociale autour du principe selon lequel la médecine est là pour corriger ou pallier les anomalies et les insuffisances de la nature, sans aller au-delà. Mais ce point de vue n'est pas unanimement partagé. On devine combien la frontière est ténue en songeant au débat sans fin entre la médecine de soins et la médecine de confort, sans compter le problème du financement personnel ou collectif. D'autres choix que ceux de la France ont été faits dans de nombreux pays, y compris en Europe. Par exemple, l'AMP est ouverte aux femmes seules ou homosexuelles en Belgique, au Royaume-Uni, aux Pays-Bas, en Espagne et au Canada. Comme pour de nombreux sujets d'éthique biomédicale, on observe que l'opinion publique n'est pas stabilisée et que l'évolution récente et très rapide des techniques n'a pas été complètement assimilée par des consciences encore hésitantes. C'est une remarque qui conforte l'idée que nous changeons bien de civilisation.

La fécondation in vitro

C'est une technique qui a pour objet essentiel de contourner une obstruction persistante des trompes. L'ovule ne pouvant pas rencontrer le spermatozoïde, aucune fécondation ne peut avoir lieu par les voies naturelles. L'idée consiste à prélever un ovule en voie de maturation pour le placer dans une éprouvette au contact des spermatozoïdes. La fécondation a donc bien lieu *in vitro* (FIV). Pour réunir les meilleures chances de succès, il faut pouvoir prélever plusieurs ovocytes ce qui implique un traitement par induction de l'ovulation. Le moment venu, les ovocytes sont prélevés avec précaution (cœlioscopie, échographie). Lorsque la fécondation a eu lieu, on transfère dans l'utérus, selon les cas, un ou deux œufs fécondés choisis parmi ceux qui semblent les plus trophiques. Les autres sont conservés dans de l'azote liquide à –196 °C (cryoconservation) pour une éventuelle utilisation ultérieure (échec du premier transfert ou désir d'une nouvelle grossesse). Au terme de la gestation, les parents biologiques sont bien les parents de l'enfant et le médecin n'est intervenu que pour contourner un obstacle mécanique. Cette technique a rapidement rencontré un succès considérable et elle est perçue dans l'opinion publique comme un recours salvateur en cas d'infertilité. Elle a même donné lieu à des schémas faisant appel à la FIV avec sperme de donneur et, avant son interdiction par la loi, certains couples avaient souhaité recourir à un double don de gamètes avant d'assurer la gestation. Les résultats nationaux récemment publiés par l'Agence de biomédecine sont éloquents[3].

De nombreuses complications ajoutant aux interrogations éthiques ont fait l'objet de réflexions et de protocoles destinés à les prévenir. Ainsi, l'expérience aidant, les problèmes de grossesses triples ou quadruples, douloureux au point de nécessiter parfois des réductions embryonnaires, ont été considérablement diminués par le respect du transfert d'un ou deux embryons seulement[4]. Parallèlement, les problèmes de prématurité sévères avec parfois séquelles neurologiques ont diminué.

Pourtant, les problèmes soulevés sont encore nombreux et demeurent parfois l'objet de controverses argumentées. Le premier vient du fait que les méthodes de congélation des ovules ne sont pas encore éprouvées pour être proposées dans la pratique quotidienne. Ce sont, en effet, des cellules en voie de division que la congélation détruit le plus souvent. Force est donc de prélever plusieurs ovocytes, d'obtenir plusieurs œufs fécondés et de les conserver, à ce stade, au froid. Ces embryons sont appelés « surnuméraires » : ils sont en surnombre puisqu'ils n'ont pas contribué au succès de la grossesse. Ils n'ont, en pratique, plus d'utilité sauf en cas de nouvelles grossesses désirées. Cette situation pose la question de leur devenir. Il est certes légitime de les conserver tant que les parents n'ont pas renoncé à procréer à nouveau, mais

---

3. L'Agence de biomédecine, qui a, entre autres, la responsabilité de suivre, d'évaluer et de contrôler les activités d'AMP, dénombre pour 2006 : 54 179 inséminations artificielles dont 9,5 % avec gamètes d'un donneur, 65 413 cycles de fécondation *in vitro* (FIV, ICSI,...), 20 042 enfants nés de l'AMP, soit 2,5 % des naissances environ. Au total, 1 228 enfants ont été conçus avec don de gamètes.

4. Le taux de gémellité est en moyenne de 24 % après FIV contre 1 % dans la population générale.

dans quel délai ? Peut-on, à la demande des parents ou s'ils ont disparu, suspendre la conservation, c'est-à-dire les supprimer ? Peut-on encore, puisque aussi bien ils ont vocation à être détruits, les confier dans certaines conditions à des équipes de recherche qui tentent de mieux comprendre les premiers stades de la vie et leurs anomalies ? Ou bien encore, ne peut-on les confier à un couple infertile en attente d'enfant ? Dans ce cas d'accueil d'embryon, la procédure rejoindrait celle de l'adoption, dans sa forme la plus précoce, puisque la mère porterait en son sein cet enfant venu d'ailleurs qu'elle mettrait au monde. Le lieu n'est pas ici de reprendre le débat récurrent sur l'embryon auquel un chapitre est consacré plus en détail, mais on peut comprendre, à tout le moins, que la question éthique du devenir des embryons congelés ait été et continue d'être l'une des plus débattues. Cet état de fait pose, en outre, une question concernant le rapport à la temporalité. Pour ces embryons-là, le temps est suspendu jusqu'au jour où, éventuellement, s'étant à leur tour développés après leur transfert, ils seront les jumeaux de frères ou sœurs nés plusieurs années avant eux. Or, sur le même mode que les demandes d'insémination *post-mortem* avec sperme du conjoint, des demandes ont été faites pour un transfert d'embryons « surnuméraires » après la mort du mari. L'attitude la plus compassionnelle consiste, naturellement, à tenter d'accéder à cette demande qui vient du cœur. Beaucoup d'arguments plaident en faveur de cette solution, qu'ils soient affectifs ou respectueux de la vie. On expliquera facilement qu'un embryon congelé n'est pas comparable à de simples paillettes de sperme congelé. Pourtant la chose n'est pas si simple. Dans quel délai ? Dans quelles conditions ? Avec quel accompagnement ? Selon quel partage des responsabilités vis-à-vis de l'enfant, entre sa mère, l'équipe médicale et la société ? Avec quelles conséquences juridiques pour un enfant né plus de neuf mois après la mort de son père, éventuellement bien davantage ? C'est un véritable bouleversement des repères qui, en outre, n'est pas sans donner des arguments supplémentaires pour souligner la signification et la valeur de ces quelques cellules figées dans l'azote liquide. Avant même d'être transférées dans l'utérus de leur mère, les voilà peut-être héritiers réservataires... De plus, un argument qui conduit à beaucoup hésiter s'appuie sur le précédent qui serait ainsi créé. Que ferait-on des embryons conservés en cas de divorce et d'avis divergents des époux divorcés ? Faudrait-il les détruire, réduisant à néant l'argument consistant à privilégier la vie ? N'est-il pas, finalement, plus sage de s'en tenir à suivre la nature et ne considérer fécondation et transfert que si les deux conjoints sont présents ? La Belgique a, pourtant, récemment autorisé le transfert d'embryons *post-mortem* six mois après le décès du père et dans un délai de deux ans[5]. Les esprits évolueront sans doute, mais peut-on se passer de repères et notamment ceux du temps et de la mort ?

À jouer d'ailleurs avec le temps, on en vient à s'interroger sur des grossesses qui pourraient être menées par des femmes ayant dépassé, parfois de beaucoup, l'âge de la ménopause. Une sorte de rébellion spontanée a surgi dans l'opinion publique en découvrant les « mamies-mamans » et l'on n'en parle plus guère. Cet « exploit » n'est pas lié à des techniques nouvelles, mais repose sur un don d'embryon. En outre il cumule les risques d'un traitement hormonal et d'une grossesse à un âge maternel élevé, exposant à des complications potentiellement graves. On ne rentrera pas dans le débat sur les conséquences éducatives, pas plus que sur la situation différente des femmes et des hommes au regard de leur âge et de leurs facultés procréatives, mais de plus en plus la nécessité apparaît de fixer une limite d'âge pour l'AMP, à la fois pour les femmes et pour les hommes.

Enfin, en parallèle du don de sperme, se pose la question du don d'ovules qui ne répond pas, et de loin, aux besoins exprimés. Ce déficit se comprend fort bien car le don d'ovocytes est une démarche pénible qui ne se compare en rien au don de sperme. Selon certains, la plupart des donneuses sont, de fait, des patientes qui accepteraient de partager leurs ovocytes lors d'une FIV sur la demande d'une équipe médicale, ou des donneuses amenées par des couples demandeurs dont il est impossible d'estimer la pression psychologique éventuelle ou même financière qui s'exerce sur elles. Devant cette situation de pénurie d'ovules face à la demande, la réaction de certaines équipes est de répondre par les lois du marché, c'est-à-dire en proposant de payer les donneuses ! En clair, il faut ajuster les conditions de l'offre aux besoins de la demande grâce à la variable de l'argent. C'est, évidemment, une transgression majeure du principe de non-commercialisation du corps

5. Vote de la Chambre du Parlement belge par 64 voix contre 58, le 15 mars 2007.

humain. S'opposant à cette marchandisation, Georges David disait déjà, il y a 25 ans : « L'homme après s'être libéré de la vente en globalité qu'était l'esclavage est désormais menacé d'être vendu au détail » [1].

L'injection intra-cytoplasmique de spermatozoïde

Une autre situation mérite qu'on s'y attarde un instant, à savoir l'injection intra-cytoplasmique de spermatozoïde (ICSI). La méthode est simple : elle consiste à injecter directement dans le cytoplasme de l'ovule un spermatozoïde prélevé au moyen d'une micropipette. Le procédé répond donc aux indications de presque toutes les oligospermies et asthénospermies dans lesquelles les spermatozoïdes n'ont pas tout le pouvoir fécondant voulu (motilité, équipement enzymatique). Expliquée ainsi, la technique semble presque providentielle puisqu'elle vient diminuer de beaucoup les demandes d'insémination artificielle, avec sperme de donneurs notamment. Il faut cependant souligner, même si cela n'a pas de conséquence essentielle, que l'ICSI « force » la fécondation par des spermatozoïdes inaptes et peut être à l'origine de la transmission d'une stérilité héréditaire, ce qui est pour le moins « paradoxal ». Beaucoup plus préoccupant est le fait que cette technique a été appliquée à l'espèce humaine sans aucune expérimentation animale préalable et qu'elle s'est répandue sans qu'aucune évaluation sérieuse ne soit initialement menée. Certes les premiers résultats semblent, aujourd'hui, satisfaisants, encore que persistent des doutes sur une augmentation de la fréquence d'anomalies chromosomiques et peut-être aussi de l'empreinte génomique, mais ce qui est le plus problématique réside dans la mise au point de telles techniques touchant à la fécondation. Comment faut-il procéder, s'agissant de reproduction humaine ? Les modèles animaux préfigurent-ils de façon satisfaisante la physiologie reproductive humaine ? Expérimenter chez l'homme en pareille situation n'a plus rien à voir avec les essais sur l'homme mais relève d'essais d'hommes [2], ce qui est très différent. Le bien-fondé d'une technique devrait, en effet, s'apprécier non pas sur la réussite de la seule fécondation mais sur la qualité de l'enfant à naître (absence de malformations ou de susceptibilité particulière au cancer). Si l'on en venait à créer des embryons humains dans le seul but de tester et mettre au point des techniques, comme l'ont déjà autorisé certains pays et comme le souhaitent la majorité des chercheurs, la logique ne devrait pas s'arrêter là. Une fois la phase embryonnaire *in vitro* testée avec ses ratés et ses succès, il faudrait apprécier aussi les conditions d'implantation, puis de gestation, et pourquoi pas le produit fini à la naissance ? Il est vrai que, songeant déjà à l'utérus artificiel, chaque étape pourrait alors être méticuleusement surveillée.

La gestation pour autrui

Le recours à une « *mère porteuse* », encore appelé gestation pour autrui (l'altruisme est toujours plus convaincant !), est une méthode qui dérive directement de la FIV. Ce recours est sollicité initialement par des couples dont la femme ne possède pas d'utérus. L'embryon, issu d'une FIV intraconjugale, est transféré dans l'utérus préparé d'une femme volontaire pour porter l'enfant le temps de la grossesse et le remettre aux parents à la naissance. Lorsque la femme du couple ne produit aucun ovule, la mère porteuse peut en même temps être la donneuse d'ovule. Une telle méthode, notamment pratiquée aux États-Unis et qui se fait peu à peu une place dans l'opinion publique, n'est pas sans poser un cortège de questions très délicates.

Interdite en France, la gestation pour autrui intervient dans des circonstances assez particulières. La mère porteuse peut être sollicitée par des réseaux internet qui affichent pedigrees et photos de la candidate à la gestation. Puis, il est nécessaire d'établir un contrat entre le couple et la mère porteuse afin de fixer, en fonction de divers critères, les conditions de dédommagement pour les neuf mois de gestation ainsi que les conditions de remise de l'enfant. L'aspect financier de l'affaire n'est pas des plus rassurants car il est difficile de fixer la limite entre le défraiement et la démarche lucrative, et donc de se conformer à l'un des principes fondateurs de notre éthique biomédicale, à savoir que le corps est indisponible et hors commerce.

Ensuite, on semble méconnaître complètement tout ce que représente pour l'avenir d'un enfant la période des neuf mois de gestation. Au moment où des travaux de plus en plus nombreux et convaincants démontrent la nature des échanges entre la mère et l'enfant, pas seulement biologiques mais aussi psychologiques, esthétiques, affectifs, on voit mal comment on pourrait pour une nécessité de convenance ignorer ce temps-là. D'ailleurs, des mères porteuses s'étant trop attachées à l'enfant ont déjà refusé de le remettre comme elles s'y étaient engagées. Il est aussi arrivé que l'enfant étant anormal à la naissance, personne n'en veuille plus, ni la mère porteuse, ni les parents commanditaires. Enfin, il peut arriver qu'un accident survienne au cours de la grossesse entraînant des séquelles définitives chez la mère porteuse, ouvrant un champ nouveau de contentieux qu'il faudrait préciser.

Personne ne peut nier la logique d'une telle demande lorsque la motivation est sincère et l'indication formelle. Certaines cultures, en dehors de toute disposition législative, ont au regard de l'enfant des attitudes moins rigides. En Polynésie, par exemple, il n'est pas exceptionnel qu'une sœur ou une cousine « fasse » un enfant, le « porte » pour le donner à la naissance à une proche en mal d'enfant. Mais c'est toute la conception de la structure familiale qui est différente, beaucoup plus large que nos familles nucléaires occidentales. On ne peut même pas dire qu'une conviction se dessine peu à peu car les demandes formulées sont très contradictoires : les demandes de double don de gamètes ou d'accueil d'embryon par des couples infertiles témoignent bien de l'importance accordée à la grossesse. Sans compter que l'absence d'anonymat en la circonstance peut être à l'origine d'une relation triangulaire inédite dont personne ne peut dire ce qu'elle pourrait devenir[6].

On aurait envie, ici, d'ouvrir un chapitre de prévention et d'éducation à la santé. Il aurait pour but essentiel de souligner la nécessité d'expliquer en temps utile, aux femmes notamment, que la fertilité diminue après 30 ans et se trouve souvent problématique après la quarantaine. Il faudrait rappeler aussi aux médecins l'intérêt d'évoquer avec toute femme sollicitant le renouvellement d'un moyen contraceptif à partir de 30 ans son éventuel désir d'enfant et lui rappeler que le temps ne joue pas en sa faveur. Nous ne sommes plus à un paradoxe près quand le fait de ne pas avoir d'enfant est inimaginable alors que dans le même temps la conception d'un premier enfant est de plus en plus tardive (30 ans), c'est-à-dire de plus en plus incertaine.

---

6. D'autres méthodes pourraient encore être discutées, telles que la greffe ovarienne ou le clonage reproductif. La greffe ovarienne est encore du domaine de l'exception et nous l'évoquons au chapitre sur la parenté-filiation-famille. Le clonage reproductif a, quant à lui, fait l'objet d'un chapitre spécifique.

Conclusion

Il n'était pas difficile de prévoir l'évolution actuelle devant la dérive progressive des demandes médicales vers des sollicitations de circonstances, fonction du désir des personnes adultes. Les questions de prétendues Cassandre, souvent repoussées depuis plus de vingt ans, reviennent aujourd'hui avec une insistance renouvelée. Le seul désir d'enfant peut-il légitimer l'intervention du médecin ? Est-il acceptable qu'une femme soit devenue mère à soixante-sept ans ? Le malaise médical est évident. Les équipes sont parfois désemparées face à des situations pour lesquelles elles ne sont pas préparées, avec le sentiment que leur rôle de médecin n'est pas clair. Il y a les femmes seules, les couples homosexuels, mais aussi des situations plus complexes encore où se mêlent la maladie, l'âge ou le contexte économique. Il ne s'agit pas d'utiliser, ou de récuser, le terme d'acharnement procréatif mettant en cause, tour à tour, équipes médicales et couples [3]. Bien au-delà de la seule médecine, aujourd'hui beaucoup plus qu'hier se pose la question des règles pour définir les liens de filiation, de parentalité, la valeur de l'enfant et le regard porté sur la vie. La vie est-elle un don, ou un dû ? Peut-on opposer les droits de l'enfant aux droits à l'enfant, enfant sujet d'un côté ou enfant objet de l'autre ? Car évoquer le droit à l'enfant lui confère bien les caractéristiques des choses auxquelles on peut prétendre et les conditions dans lesquelles on les acquiert. On ne peut jamais avoir droit à quelqu'un, mais éventuellement à quelque chose ! En fait, lors de la demande des couples infertiles, personne ne pense à s'exprimer au nom de l'enfant.

Même au rythme d'une révision tous les cinq ans, les lois de bioéthique ne pourront jamais prévoir les évolutions à venir tant elles sont aussi rapides qu'imprévues. Insidieusement, les comportements les plus « inattendus » s'affichent sous nos yeux, la toile du web aidant, permettant à un tourisme procréatif coûteux de se développer. Dans une enquête sur « l'essor du bébé-business », Courrier international [4] souligne la commercialisation des enfants et les marchés florissants de la fertilité et de l'adoption. Aux États-Unis, l'industrie de la fertilité pesait 3 milliards de dollars en 2004, la location d'un utérus coûtait entre 25 000 et 45 000 dollars pour neuf mois tandis qu'un ovule revenait entre 2 500 et 50 000 dollars pièce. Le site internet d'enchères EBay a même proposé des ovules à vendre au Royaume-Uni malgré l'interdiction légale.

Faut-il, au motif qu'on ne pourra l'éviter puisque les autres le font, se conduire comme Gribouille et pour ne pas être mouillé par la pluie se jeter dans rivière ? Ou faut-il, au contraire, accompagner les progrès scientifiques de réflexions éthiques largement partagées pour éclairer les consciences ? Rien ne serait pire qu'une victoire de la connaissance qui conduirait à une défaite de la pensée, surtout aux dépens d'un enfant.

Bibliographie

1. David G. *Le Monde*, 24 décembre 1991.
2. Kahn A. *Et l'homme dans tout ça ?* Paris, Nil Editions, 2000.
3. Kahn A. *L'acharnement procréatif, Le Monde*, 16 mars 1999.
4. Courrier international, dossier : Debora Spar, Baby business, 21 décembre 2006.

21

LE DIAGNOSTIC PRÉNATAL

Jean-François Mattei et Perrine Malzac

La médecine fœtale est née dans les années 1970 des progrès parallèles de l'imagerie médicale, de l'obstétrique et de la génétique. Tout d'abord, à l'aide des ultrasons, l'échographie a rendu « transparent » le ventre maternel, révélant à l'œil du médecin un nouveau type de patient : le fœtus en gestation. Il est alors devenu possible d'observer sa croissance et de surveiller le bon développement de ses organes. À la même période, les obstétriciens ont entrepris de recueillir, pour les analyser, des échantillons biologiques de ce fœtus (du liquide amniotique, du placenta ou du sang). Enfin, grâce aux progrès scientifiques, les techniques de la cytogénétique puis de la biologie moléculaire ont donné accès à son patrimoine génétique, sous la forme de chromosomes ou de gènes.

La première étape en médecine fœtale, comme dans tous les champs de la médecine, est de poser un diagnostic, grâce à des arguments morphologiques ou des éléments biologiques. Cette démarche entreprise au cours de la grossesse, avant la naissance, est appelée *diagnostic prénatal.* C'est un acte médical individuel qui concerne une femme enceinte souhaitant savoir si l'enfant qu'elle porte est indemne de malformations ou de maladies génétiques. Le but est de prévenir chez l'enfant à naître certaines des conséquences de l'affection diagnostiquée. Ainsi, à la suite de la découverte échographique d'une malformation cardiaque isolée et opérable, organiser l'accouchement et les premières heures de vie dans une maternité en relation avec un service de chirurgie pédiatrique peut améliorer le pronostic de la prise en charge, aussi bien en termes de morbidité que de mortalité.

Cependant, les affections diagnostiquées sont parfois graves et incurables. Le médecin se trouve alors confronté à ses limites thérapeutiques, il peut être amené à proposer une interruption de la grossesse et à la réaliser si le couple parental en fait la demande.

En effet, en France, depuis la loi du 17 janvier 1975 (loi Veil), l'interruption de grossesse pour cause médicale (IMG) est possible à tout moment de la grossesse « au motif qu'existe une forte probabilité que l'enfant à naître soit atteint d'une affection d'une particulière gravité, reconnue comme incurable au moment du diagnostic ». Cette formulation a été reprise et complétée, dans ses aspects pratiques et organisationnels, dans la loi de bioéthique (juillet 94 révisée en août 2004). De telles situations, toujours dramatiques et éprouvantes pour le couple et l'équipe médicale, peuvent créer une véritable situation de tension éthique. Il n'est jamais facile de décider des critères conduisant à l'interruption de la grossesse.

En génétique, initialement, la démarche du diagnostic prénatal s'est appliquée à soulager des familles inquiètes vis-à-vis du risque de trisomie 21. Ainsi, des couples, ayant un enfant atteint de trisomie 21, ne pouvaient envisager une nouvelle grossesse sans angoisse, en raison du risque de récidive qui, bien que faible (estimé à 1 %), était supérieur à celui de la population générale (1/700). La pratique du diagnostic prénatal concernait alors une encéphalopathie grave et incurable, dont le diagnostic était possible avec certitude. La réalisation d'un diagnostic chromosomique sur cellules fœtales permettait, certes au prix d'1 % d'interruptions de grossesse (lorsque l'enfant était atteint) et de 0,5 % de fausses couches (du fait de l'examen lui-même), la naissance de près de 99 % d'enfants indemnes dans des familles réconciliées avec le bonheur. Cette indication paraît, donc, un acte médical et compassionnel acceptable, voire même souhaitable. Il n'est, évidemment, pas question de remettre en cause une telle pratique qui rassure de nombreux couples et leur permet ainsi de mettre au monde les enfants qu'ils désirent, avec toute la sérénité nécessaire. Pour autant, au-delà des choix individuels que chacun peut comprendre, il faut être conscient des dérives qui se sont installées dans les choix collectifs.

La dérive eugénique : le paradigme de la trisomie 21

Le diagnostic prénatal est parfois considéré comme une démarche d'essence préventive. Il faut bien sûr s'entendre sur les termes. En dépistant une affection grave *in utero*, le praticien ne prévient évidemment pas l'anomalie elle-même, mais il peut, en revanche, en interrompant la grossesse, « prévenir » la naissance d'un enfant malade ou handicapé.

Or, en acceptant le recours à une démarche de diagnostic prénatal, il ne faut pas méconnaître qu'on admet tacitement le principe de la suppression, pendant la grossesse, des malades (embryon ou fœtus) que l'on ne peut guérir. Le but avoué est d'éviter la souffrance, ce qui est tout à fait compréhensible, mais la souffrance de qui au demeurant ? La souffrance de l'enfant à naître ? Encore faudrait-il être sûr que les sujets trisomiques 21 sont toujours malheureux. En outre, chacun peut comprendre que le principe de supprimer le malade pour supprimer sa douleur est un raisonnement qui peut conduire très loin. La souffrance des parents ? Assurément certains parents d'enfants trisomiques 21 témoignent avoir beaucoup souffert tout au long de leur existence. Mais peut-on penser qu'interrompre sa grossesse, en pareille circonstance, est un acte anodin qui s'oublie facilement ? Le souvenir de cette décision ne risque-t-il pas de rester lancinant, lui aussi, tout au long de la vie ?

Ces questions n'ont, semble-t-il, pas fait l'objet d'un vrai débat public car il était évident que le diagnostic prénatal devait être proposé aux familles angoissées déjà confrontées à la souffrance. Or, du fait du progrès des techniques mais aussi des choix collectifs de nos sociétés, c'est tout un processus qui s'est engagé sans que tous les effets en soient mesurés.

En effet, très vite, cette démarche individuelle, permettant quatre-vingt dix-neuf fois sur cent la naissance d'enfants normaux, a été complétée par une démarche collective, en étendant les indications du diagnostic prénatal de la trisomie 21 à des groupes de population dits « à risque ».

Les indications se sont, tout d'abord, élargies aux femmes de plus de 38 ans qui ont un risque supérieur ou égal à 1 % de donner naissance à un enfant atteint de trisomie 21. Cette situation fut admise sans aucune discussion et l'examen fut pris en charge par l'assurance maladie. En outre, pour avertir chaque patiente, notamment dans les milieux socio-économiquement défavorisés, des risques et des techniques permettant de prévenir un handicap chez l'enfant, une grande campagne d'information fut lancée. Elle permit d'arriver, en quelques années, à ce qu'environ 60 %

des femmes enceintes de plus de 38 ans aient accès au diagnostic prénatal.

Mais l'âge seul ne pouvait pas suffire puisque la majorité des enfants trisomiques naissaient de mère de moins de trente ans ! L'échographie fœtale allait donc vite s'imposer comme un moyen important du diagnostic prénatal. En effet, la systématisation des études échographiques régulièrement pratiquées en cours de grossesse et la recherche orientée de signes évocateurs de trisomie 21, telle la clarté nucale par exemple, ont constitué les premiers éléments d'une conduite sélective.

Enfin, c'est dans ce contexte qu'est apparu le projet d'organiser le dépistage prénatal de la trisomie 21 pour toutes les grossesses, grâce au dosage, dans le sang maternel, de marqueurs (substances protéiques, modifiées en cas de trisomie 21).

Dès lors, et sans remettre en cause le service rendu à chaque famille, la logique devenait tout autre. On quittait une médecine individuelle, répondant à la demande spécifique de chaque couple, pour entrer dans une démarche collective, en allant au-devant d'un risque *a priori*, chez des femmes qui parfois ne s'étaient même pas interrogées. Il ne s'agissait plus seulement de permettre à des couples éprouvés de donner naissance aux enfants normaux qu'ils désiraient. Il était question désormais d'éviter pour les couples, en prénétal, la naissance d'enfants atteints de trisomie.

Au titre d'une stratégie de santé publique de prévention du handicap, un passage subtil s'opérait d'un choix individuel vers une pratique « eugénique » collective, plus contestable puisqu'elle prétend distinguer celui qui a le droit de naître de celui auquel ce droit est contesté.

Une telle extension ne va pas de soi car elle pose une question cruciale : est-il possible d'organiser le dépistage étendu d'une affection génétique sévère dans une population donnée sans engager la société vers une politique de santé publique basée sur l'eugénisme ? Toutes les autres questions sont secondaires au regard de cette interrogation de fond, et c'est sans doute la principale raison des hésitations des responsables politiques.

La dérive eugénique ne peut être évitée que s'il ne s'agit pas de l'organisation systématique de la sélection des enfants à naître, comme d'ailleurs la loi de bioéthique de 1994 l'interdit, mais d'un choix individuel possible pour chaque femme. Au-delà des mots, il faut concevoir la difficulté de l'entreprise. La moindre des exigences consiste alors en un consentement libre, éclairé et exprès de la patiente, qui ne s'engage qu'après avoir été informée complètement. C'est pourquoi, après bien des atermoiements, suivant les avis du Comité consultatif national d'éthique, de l'Académie nationale de médecine et d'autres institutions représentatives, notamment des familles et des handicapés, à la suite des recommandations d'un rapport rendu au gouvernement, la décision fut prise de prendre en charge le dépistage prénatal de la trisomie 21 par l'étude des marqueurs sériques maternels dans des conditions d'organisation très précises par décret du 16 février 1999. Des contraintes strictes sont imposées aux laboratoires (choix des marqueurs, choix du seuil décisionnel pour l'amniocentèse, choix des réactifs et des logiciels, période de dépistage, contrôle de qualité, bilan d'activité), aux médecins (information de la patiente) et aux patientes (signature d'un consentement éclairé).

L'élargissement des indications du diagnostic prénatal à toutes les femmes enceintes, en intégrant l'évaluation du risque de trisomie 21 dans le suivi de toutes les grossesses, a conduit à sa banalisation. D'un choix personnel, libre, éclairé et responsable dans le principe, on a glissé, dans les faits, vers un acte systématique. D'autant que le contexte social pousse la plupart des femmes enceintes à réaliser ce dépistage. Il peut s'agir de conseils des proches, famille ou amis, qui ont entendu parler de ce « moyen de prévention du handicap » comme d'une simple prise de sang permettant d'éviter d'avoir un enfant handicapé (c'est souvent ainsi que ce test est résumé par les médias « grand-public »). Il peut s'agir d'une forte incitation médicale, notamment des obstétriciens, eux-mêmes soumis à une pression médico-légale. Ces médecins peuvent craindre d'être un jour accusés par des patientes, ayant donné naissance à un enfant trisomique, de les avoir mal informées, alors qu'elles avaient refusé de faire le dosage des marqueurs sériques. Dès lors qu'il s'agit d'un moyen de surveillance supplémentaire de la grossesse dont on peut profiter, pourquoi hésiter devant une meilleure prise en charge ? Naturellement, parler de choix libre n'est plus tout à fait exact. C'est plutôt un choix qui s'impose, d'évidence.

D'ailleurs, la prétendue liberté de choix de recourir ou non au diagnostic prénatal et à l'interruption de grossesse en cas de résultat défavorable paraît bien relative compte tenu du contexte. D'une part, la collectivité publique organise et prend en charge le diagnostic prénatal – ce qui, en soi, le légitime –, d'autre part, la médecine n'a aucune réponse thérapeutique à proposer. En réalité, le fait que de plus en plus de couples affirment leur difficulté à envisager la naissance d'un enfant trisomique 21 est lié à bien des facteurs sociologiques dont la diminution des fratries, la dispersion des familles, l'augmentation des divorces, le nombre insuffisant de structures d'accueil pour personnes handicapées et les difficultés économiques. Il faut avoir l'expérience des problèmes insurmontables rencontrés par les familles ayant un enfant porteur de handicap pour comprendre que le choix ne se pose pas réellement. Une pleine liberté de choix supposerait que tout soit mis en œuvre, dans la société, pour aider les familles concernées et favoriser l'accueil et l'insertion des personnes souffrant d'un grave handicap. Tel n'est pas le cas aujourd'hui. Il est d'ailleurs significatif de constater que 10 % des enfants adoptables sont trisomiques et que désormais entre 30 et 50 % des enfants trisomiques seraient abandonnés à la naissance après que la mère ait choisi de garder l'anonymat. Ils sont d'ailleurs, le plus souvent, adoptés.

Une autre question doit être posée : quel regard peut porter une société sur des sujets trisomiques 21 dont elle organise, même sans l'imposer, un dépistage qui a pour but d'éviter leur naissance ? On peut légitimement s'interroger sur les risques inévitables de voir s'installer des comportements inacceptables, en particulier la désignation des enfants trisomiques « rescapés » comme résultant d'un choix volontaire des parents avec peu à peu le sentiment de leur totale responsabilité au regard du corps social. La question se pose aussi de l'attitude des médecins face à un nouveau-né trisomique présentant une malformation cardiaque sévère mais opérable sachant qu'un diagnostic prénatal aurait permis d'éviter ce dilemme.

Enfin, on ne peut méconnaître le rôle de la politique de santé publique menée en ce domaine. Ainsi, il est probable que les dispositions prises en vue de faciliter et d'étendre le dépistage d'affections toujours plus nombreuses, associées aux nouvelles méthodes médico-scientifiques qui faciliteront ce dépistage, auront pour effet indirect d'orienter les comportements individuels et de les banaliser. Il ne s'agira pas d'une décision collective d'éliminer les enfants à naître malades ou handicapés, mais l'addition des décisions individuelles pratiquement unanimes aura, de fait, le même résultat. La somme des décisions individuelles, chacune pour des raisons particulières, ne manque pas de traduire dans la réalité le penchant naturel de notre société.

Il est important d'être conscient de toutes ces données car, avec le développement à moyen terme d'examens réalisés très simplement sur des cellules fœtales triées à partir du sang maternel, il deviendra possible de proposer, sans aucun risque maternel, un diagnostic prénatal pour une, voire un groupe de maladies génétiques ou chromosomiques. Autrement dit, il faut bien admettre que nous aurons très vite à notre disposition tous les outils nécessaires pour sélectionner, efficacement et sans danger pour la grossesse, les enfants à naître.

En réalité, au-delà de toutes les explications, tout laisse à penser que nous sommes d'ores et déjà dans une société tentée par l'eugénisme et la normativité. Certes il ne s'agit pas de l'eugénisme tel que nous le décrit l'histoire, mais d'un eugénisme plus insidieux, un eugénisme « individuel » ou « domestique » qui, sous couvert médical, accepte et réclame parfois qu'on supprime ceux dont la vie s'écarterait par trop de normes convenues. L'exemple de la trisomie n'est pas isolé et l'on aurait pu, tout aussi bien, évoquer le choix politique de stratégies de santé publique (dépistage systématique et diagnostic prénatal) adoptées par certains pays méditerranéens où les maladies héréditaires de l'hémoglobine (thalassémies) sont fréquentes.

La dérive normative

Au-delà du danger d'un véritable penchant eugénique, il existe un autre danger sous la forme d'une dérive normative. Il est, bien sûr, compréhensible que des parents souhaitent donner la vie à un enfant normal. Cette préoccupation est naturelle et l'acceptation du handicap ne relève évidemment pas d'un choix mais d'un sentiment ambigu où se mêlent le devoir et l'amour.

Grâce aux progrès de l'imagerie médicale, les praticiens sont aujourd'hui capables de déceler des malformations et des anomalies morphologiques jusqu'alors inapparentes. Le développement des techniques de biologie moléculaire a permis l'extension du diagnostic prénatal à des pathologies héréditaires toujours plus nombreuses. De telles anomalies morphologiques ou biologiques peuvent signer la présence d'affections graves, à l'origine de décès précoces, de handicaps profonds et de grande souffrance pour les malades comme pour les bien-portants de la famille. Mais elles sont aussi associées à des pathologies de moindre gravité ou dont le pronostic est difficile à préciser.

Or, la loi prévoit que la grossesse peut être interrompue à tout moment s'il y a une forte présomption de handicap grave et incurable. Comment définir la notion de « particulière gravité » ? Quelles maladies sont particulièrement graves ? Qui doit juger de la particulière gravité et sur quels critères : les familles en fonction de leur vécu, les médecins sur des bases scientifiques ou la société sur des éléments socio-économiques ? Et comment agir lorsque les avis des uns ou des autres divergent ? Où s'arrêter, où placer une limite ? Pour être considérée comme « particulièrement grave », une maladie doit-elle être mortelle dans l'enfance, ou bien à l'origine d'un handicap mental, ou peut-être d'un handicap physique, esthétique ou fonctionnel ? Que dire d'une maladie rapidement évolutive mais qui ne se déclarerait qu'à l'âge adulte ? Que dire d'une maladie chronique, peu grave, mais nécessitant des soins quotidiens tout le long de la vie ? Que faire lorsque la biologie révèle une autre anomalie que celle initialement recherchée, anomalie bénigne, mais qu'il est évidemment impossible de dissimuler ? Que faire lorsqu'il persiste un doute, quand, arrivé aux limites des connaissances médicales, il faut dire son ignorance, dire que « probablement tout ira bien, mais… » ?

Parfois les explications rassurantes du généticien suffisent à apaiser les futurs parents et permettent de dédramatiser la situation, d'accepter la petite différence, de vivre avec le doute. D'autres fois pourtant, le généticien a beau argumenter, expliquer la discrétion de certaines manifestations, ou même leur absence, la seule idée d'une anomalie biologique conduit les couples à désinvestir totalement la grossesse et à demander son interruption. En effet, la grossesse est toujours une période de fragilité où la confrontation brutale entre le fantasme d'un enfant rêvé et la réalité d'un enfant moins idéal peut être extrêmement douloureuse et se solder par un rejet.

De plus, comment ne pas reconnaître la pression normative que la société occidentale fait peser sur chacun en survalorisant les performances physiques et intellectuelles, l'esthétique et la réussite ? Comment y résister, quand si peu de structures sont organisées pour accueillir les personnes handicapées ? Comment ne pas entendre la souffrance de ceux qui vivent quotidiennement avec la maladie, qu'ils soient eux-mêmes atteints ou qu'ils accompagnent leurs apparentés malades ?

Enfin, comment admettre devant un handicap, même moins sévère, que rien ne soit possible après douze semaines, quand jusque-là, une grossesse normale peut être interrompue pour motif personnel ? Le recul du délai légal pour effectuer une IVG jusqu'à la douzième semaine autorise désormais que la décision de poursuivre ou non une grossesse soit prise en fonction d'éléments acquis sur l'enfant dans les délais légaux. On pourrait, en caricaturant à peine, imaginer une sorte de course poursuite, de recherche effrénée, afin d'en savoir le plus possible sur l'enfant, tant qu'il est encore temps de décider librement, sans la contrainte d'un avis médical basé sur la constatation d'une particulière gravité. D'ailleurs, pour être plus franc, cette date, elle-même, à quoi correspond-elle ? L'enfant à naître aurait-il changé de nature au-delà de ce délai de douze semaines ? En poursuivant ce type de raisonnement logique, on en viendrait inéluctablement à plaider pour pouvoir mettre fin à une grossesse quelle que soit l'anomalie et quelle que soit la date de gestation, si les parents le demandent. D'ailleurs, de nombreuses constatations vérifient, en pratique, l'abandon progressif des critères retenus pour justifier initialement le diagnostic prénatal : les critères de gravité, d'incurabilité et de certitude.

1. Abandon du critère de gravité.

Par exemple, lorsqu'une amniocentèse est réalisée pour recherche de trisomie 21, il arrive parfois qu'une autre anomalie chromosomique soit découverte. Le dilemme est alors grand lorsqu'il s'agit, par exemple, d'une anomalie des chromosomes sexuels. Il faut annoncer aux parents qu'il n'y a certes pas de chromosome 21 supplémentaire, mais que le caryotype fœtal n'est cependant pas normal.

Il peut s'agir d'un *syndrome de Klinefelter* associant chez un garçon deux chromosomes X et un chromosome Y. L'anomalie n'a généralement pas de conséquences graves et nombre de sujets porteurs de ce syndrome ne seront diagnostiqués qu'à l'âge adulte en raison d'une stérilité. Pourtant si les futurs parents, inquiets, se précipitent sur internet, ils vont pouvoir lire qu'outre l'infertilité future, on rapporte chez ces sujets une fréquence des épilepsies plus élevée, certains troubles du comportement et parfois une limitation du quotient intellectuel. Comment ne pas être affolé par de telles informations ?

Le caryotype fœtal peut présenter un chromosome X et deux chromosomes Y. On connaît la fréquence de cette formule chromosomique dans la population générale masculine, sans aucun signe clinique apparent. Pourtant des études, déjà anciennes, ont montré une fréquence de sujets porteurs d'un *double chromosome Y* augmentée, en population carcérale et d'éducation surveillée, par rapport à la population générale. Ce résultat, mal interprété, pouvait laisser penser qu'un caryotype avec deux chromosomes Y prédisposait à des comportements violents. Ce chromosome Y supplémentaire a même été, il y a une trentaine d'années, décrit chez un homme jugé devant les assises. Il fallait bien sûr voir un lien de cause à effet entre la présence en double exemplaire du chromosome de la masculinité et le comportement agressif. Le raisonnement paraissait évident : les hommes étant par nature plus violents que les femmes, quand ils possèdent deux chromosomes Y, on peut comprendre leurs excès ! Les médias, en quête de formule, avaient immédiatement baptisé ce chromosome, le « chromosome du crime » ! La formule a connu le succès attendu, elle s'est installée dans les dictionnaires médicaux et cette réputation, par ailleurs totalement injustifiée, a fait au total plus de morts par interruption de grossesses de sujets double Y que du fait de meurtres perpétrés par ces mêmes sujets. C'est la formule en l'occurrence qui s'est révélée assassine, d'autant que la réputation du double Y demeure !

Il est même arrivé, avant que des dispositions législatives ne l'interdisent, que des couples s'inquiètent avant tout du *sexe* de l'enfant, ne désirant accueillir, selon les cas, qu'un garçon ou une fille. Certes nous ne sommes pas dans un pays où les filles sont parfois éliminées pendant la grossesse ou à la naissance, mais la tentation est grande, quand le résultat d'un diagnostic prénatal est obtenu avant la douzième semaine et si le sexe de l'enfant ne convient pas, de solliciter une éventuelle interruption volontaire de grossesse pour raisons personnelles. Certes ces cas sont extrêmes mais les situations ont tellement évolué en trente ans que l'exception d'aujourd'hui peut devenir la règle de demain. D'ailleurs, les moyens de diagnostic précoce du sexe fœtal à partir d'un simple prélèvement de sang maternel existent d'ores et déjà, et internet aidant, le kit est devenu d'accès simplifié, adressé à domicile avec une déconcertante facilité.

Tout aussi préoccupante est la notion de gravité lorsqu'il s'agit d'un destin annoncé par avance. Car le diagnostic prénatal n'est jamais qu'une forme précoce de la médecine prédictive. Tout le monde sait que la trisomie 21 s'exprime dès la naissance et que l'atteinte cérébrale est grave et immédiate. La situation est un peu différente, par exemple, dans la *myopathie de Duchenne.* Certes l'évolution est grave et conduit généralement à la mort avant l'âge adulte, mais l'intelligence est habituellement normale. Peut-on dire que ces années de souffrance n'ont aucune valeur ? Il est difficile, bien sûr, de répondre ainsi, dans un apparent détachement, la plus authentique compassion est nécessaire devant la souffrance des autres. Pour autant il s'agit bien d'interrompre une grossesse pour éviter la survenue d'une mort prématurée au terme d'une évolution difficile. La situation est comparable avec la *mucoviscidose*, malgré la relative efficacité des traitements palliatifs et la grande variabilité de l'expressivité. Dans tous ces cas, c'est le désir d'éviter la souffrance prolongée d'un enfant qui constitue l'argument décisif pour l'empêcher de naître.

La situation, assez exemplaire il est vrai, de la *chorée de Huntington* est encore différente. Il s'agit d'une atteinte sévère du système nerveux qui apparaît aux alentours de la quarantaine pour évoluer inexorablement vers la mort en quelques années au terme d'une déchéance progressive physique et mentale. Il s'agit d'une affection génétique à transmission autosomique dominante avec une pénétrance complète. L'éventualité du diagnostic prénatal en la circonstance pose deux problèmes. D'une part, celui qui interroge en raison de ses antécédents familiaux ne sait pas toujours s'il est ou non porteur du gène muté et s'il développera la maladie. Il est trop tôt pour lui. Il a vu dans sa famille au fil des générations la maladie sévir. Il s'inquiète donc pour sa descendance, ne voulant pas prendre le risque de la transmettre à un enfant. Ce faisant, le diagnostic prénatal, s'il se révèle positif, condamne à la fois l'enfant et le parent qui vivait encore dans le doute. Ainsi, outre le difficile problème du diagnostic présymptomatique, se pose la question de savoir si l'interruption est justifiée pour une affection qui ne se déclarera qu'après quarante années de vie normale. Ces quarante années ne valent-elles pas la peine d'être vécues ? On a pris l'habitude d'évoquer tous ceux qui, avant l'âge de quarante ans, avaient déjà marqué l'humanité de leur génie, que ce soit Mozart, Rimbaud ou Pascal pour n'en citer que quelques-uns.

Dans de telles situations, ce qui est insupportable, au-delà de la maladie elle-même, c'est semble-t-il, davantage encore, la connaissance d'un destin révélé par avance, le fait de savoir que la mort surviendra à telle période, dans telles circonstances bien définies. Il n'est pas sûr que nous soyons toujours capables d'assumer un destin qui n'aurait plus de secret.

2. Abandon du critère d'incurabilité

Dans certaines situations, la question se pose de façon différente en raison de l'existence de possibilités thérapeutiques. C'est le cas pour des familles qui ont vu naître un premier enfant porteur d'une maladie génétique, difficile à prendre en charge, mais que la médecine, au prix de traitements parfois contraignants, a pu équilibrer à défaut de la guérir. Les exemples de telles maladies sont de plus en plus nombreux.

L'hémophilie est une maladie qui affecte certains garçons, selon un mode de transmission récessif lié à l'X. Dans sa forme la plus sévère, elle est à l'origine d'un défaut de coagulation entraînant des hémorragies fréquentes. *L'hyperplasie congénitale des surrénales*, maladie autosomique récessive liée à un déficit enzymatique, entraîne des troubles hormonaux, avec pour la fille une virilisation de ses organes génitaux. Ces deux pathologies peuvent bénéficier de traitements médicaux et être équilibrées soit par l'injection de facteurs de la coagulation pour l'hémophilie, soit par un traitement hormonal continu pour l'hyperplasie congénitale des surrénales. Mais la possible récidive de l'affection, avec la perspective des contraintes et des difficultés accumulées, conduit certains parents à demander un diagnostic prénatal et éventuellement une interruption de la grossesse. Le choix est donc fait d'interrompre plutôt que de traiter. On a bien abandonné le critère initial d'incurabilité. La médecine est-elle là pour éliminer plutôt que pour traiter ? Comment discerner entre l'acceptable et l'inacceptable ?

Toute cette évolution est encore aggravée par les *progrès de l'échographie.* Comment qualifier, au regard de la curabilité, une fente labiopalatine ? Une malformation cardiaque sévère mais opérable ? Une hydrocéphalie ? L'absence d'un bras ? D'une main ?

Il faut savoir expliquer, parler, mettre les parents en présence des spécialistes compétents qui pourront leur expliquer les possibilités thérapeutiques et les moyens de prise en charge. Il est aussi très important de leur faire rencontrer d'autres parents qui ont déjà vécu pareilles situations et les ont surmontées. C'est dire le rôle décisif du témoignage de certaines associations de familles.

3. Abandon du critère de certitude

Un élément important dans la décision initiale concernant la trisomie 21 était naturellement la certitude du diagnostic. L'enfant était ou n'était pas trisomique avec l'infime marge d'erreur inévitable.

Or, avec le développement de la génétique moléculaire, nous voilà confrontés à des situations plus complexes, lorsque le risque concerne une pathologie d'évolution en général bénigne, mais qui, parfois, peut se développer sous une forme sévère. C'est le cas de la *sclérose tubéreuse de Bourneville*, maladie à transmission autosomique dominante. Cette affection se caractérise par le développement de tumeurs bénignes qui peuvent toucher différents organes (peau, rein, cerveau). Le plus souvent la maladie reste de bon pronostic et permet une vie normale. Pourtant, certains enfants peuvent développer une épilepsie sévère et un retard mental. Ainsi, lorsque, dans un couple, l'un des deux conjoints souffre de sclérose tubéreuse de Bourneville, il sait qu'il transmettra cette pathologie à 50 % de ses enfants en moyenne. Mais ce qu'il redoute, avant tout, c'est de transmettre la maladie dans sa forme la plus sévère, et cette crainte peut être à l'origine d'une demande de diagnostic prénatal.

Ainsi, de plus en plus souvent, notamment pour les *affections polyfactorielles*, du fait de la gravité incertaine de l'expression clinique, la décision d'interrompre la grossesse repose davantage sur la notion de risque que sur la certitude d'apparition de la maladie. Même si les couples admettent que le risque zéro n'existe pas, ils n'acceptent ce risque que pour ce qui est imprévu ou réellement imprévisible. Pour leur enfant, ils ne souhaitent pas courir un risque connu, quand bien même ne serait-il pas très important. N'a-t-on pas déjà proposé le recours au diagnostic prénatal ou au diagnostic préimplantatoire pour rechercher la présence d'oncogènes signant la prédisposition à certains cancers ?

4. Abandon du critère de l'enfant, tel qu'en lui-même

À côté du diagnostic d'une affection qui permet d'apprécier la qualité de vie future d'un enfant, d'autres critères sont de plus en plus souvent pris en compte tels que le niveau socio-économique de la famille, son aptitude à assumer dans la durée et à prendre en charge correctement un enfant handicapé et naturellement la présence d'un enfant déjà malade dans la famille. La décision finale n'est donc plus tout à fait celle qui concerne l'enfant pour lui-même, puisqu'elle retient des éléments totalement indépendants jouant le rôle de circonstances aggravantes ou atténuantes. Et que penser des choix de santé publique visant à organiser tel type de stratégie de diagnostic prénatal, non plus pour préserver la santé des enfants à naître, mais en fonction d'études économiques démontrant que le rapport coût/bénéfice justifie parfaitement une telle approche ? On perçoit que peu à peu l'enfant n'est plus qu'un élément parmi d'autres pour une décision souvent plus politique que médicale. En abordant ces problèmes, on perçoit mieux encore l'urgence qu'il y a à développer des structures sociales adaptées pour l'accueil d'enfants handicapés si l'on veut rendre possible le choix des familles sans autre contrainte que leurs convictions personnelles et l'état de leur enfant.

L'encadrement des pratiques

Conscient de ces risques de dérives, le législateur a pourtant veillé à encadrer la pratique du diagnostic prénatal dès 1994 (loi n° 94-654 du 29 juillet 1994). Les principes de cet encadrement législatif et réglementaire ont été réaffirmés lors de la révision des lois de bioéthique en 2004 (loi n° 2004-800 du 6 août 2004).

Le diagnostic prénatal y est défini comme « l'ensemble des pratiques médicales ayant pour but de détecter *in utero* chez l'embryon ou le fœtus une affection d'une particulière gravité ».

Dans un premier temps, le législateur s'est appliqué à instituer les structures. Ainsi, afin de garantir la qualité des résultats, la loi impose que les analyses biologiques, réalisées en vue d'établir un diagnostic prénatal, ne puissent être pratiquées que dans des laboratoires soumis à autorisation et par des biologistes ayant reçu un agrément. Ces autorisations et agréments sont délivrés pour une période déterminée, par l'Agence de la biomédecine. Afin de s'assurer que toute décision d'interruption de grossesse sera prise de façon sérieuse, argumentée et réfléchie, la loi crée les centres pluridisciplinaires de diagnostic prénatal. De plus, les pratiques tant médicales que biologiques, en matière de diagnostic prénatal, sont étroitement surveillées puisque les laboratoires et les centres pluridisciplinaires de diagnostic prénatal sont tenus de présenter, chaque année, un rapport d'activité à l'Agence de la biomédecine et à l'Agence régionale de l'hospitalisation.

Dans un deuxième temps, les textes réglementaires établissent les règles d'organisation des pratiques de diagnostic prénatal. Il est stipulé qu'une consultation médicale adaptée à l'affection recherchée est nécessaire avant la réalisation de toutes analyses biologiques dans le cadre du diagnostic prénatal. Elle permet d'évaluer le risque pour l'enfant à naître d'être atteint de la maladie soupçonnée et d'informer la femme enceinte sur les caractéristiques de cette maladie (moyens de la détecter, possibilités thérapeutiques et résultats biologiques susceptibles d'être obtenus) et sur les modalités du prélèvement fœtal (risques, contraintes, éventuelles conséquences). Au terme de cette information, la femme enceinte doit consentir par écrit à la réalisation des analyses proposées.

Les missions des centres pluridisciplinaires de diagnostic prénatal sont détaillées. Il s'agit essentiellement de constituer des pôles de compétences cliniques et biologiques au service des patients et de donner avis et conseils, en matière de diagnostic, de thérapeutique et de pronostic, aux praticiens qui s'adressent à eux. Leur composition doit être pluridisciplinaire, associant les compétences des divers praticiens (gynécologue-obstétricien, échographiste, pédiatre ou néonatologiste, généticien, psychiatre ou psychologue, fœtopathologiste, biologiste, conseiller en génétique). Ainsi, chaque décision de poursuite de la grossesse ou de son interruption est prise au regard de points de vue multiples et toujours de façon collégiale. Le but est d'éviter l'arbitraire de choix individuels, décidés par des praticiens isolés, sur la base d'arguments par trop émotionnels ou même idéologiques. De plus, la place des couples, et plus précisément des femmes enceintes, dans la procédure décisionnelle est décrite. La femme enceinte ou le couple peut être entendu par tout ou partie des membres de l'équipe pluridisciplinaire, préalablement à la concertation, et être représenté par un médecin de son choix lors de la concertation. Une interruption médicale de la grossesse ne peut être pratiquée qu'avec le consentement de la femme enceinte et si deux médecins membres d'une équipe pluridisciplinaire attestent par écrit, après avis consultatif de cette équipe, qu'il existe une forte probabilité pour l'enfant à naître d'être atteint d'une affection particulièrement grave et incurable.

Enfin, l'Agence de la biomédecine exerce les compétences d'une véritable instance de régulation des pratiques en matière notamment de génétique humaine, et par conséquent de diagnostic prénatal[1]. La législation française affirme dans l'article 16 du Code civil : « La loi assure la primauté de la personne, interdit toute atteinte à la dignité de celle-ci et garantit le respect de l'être humain dès le commencement de sa vie ». Aussi quand elle admet l'interruption de grossesse pour cause médicale, il s'agit d'une transgression qui ne peut être admise qu'à titre exceptionnel et sous conditions : qualité des pratiques et des praticiens, collégialité des décisions, consentement libre et éclairé des femmes enceintes et totale transparence.

La permanence de l'homme

Il est vrai que tout change, les conditions de la fécondation, la surveillance de la grossesse, l'identification des enfants à naître. La génétique bouscule tout. Mais l'homme, lui, à bien y réfléchir, n'a pas vraiment changé. Déjà dans l'Antiquité l'enfant, à peine né, était présenté à son père. Celui-ci l'examinait avec attention. Si l'enfant lui convenait, il le prenait dans ses mains et l'élevait en signe de reconnaissance. Au contraire, si l'enfant ne lui convenait pas, il détournait les talons, l'enfant était exposé et l'on n'en parlait plus. La même démarche a lieu aujourd'hui lors de la première échographie. La mère, sentant la sonde ausculter son ventre et l'enfant qu'il contient, ne comprenant rien aux ombres mystérieuses qui

1. Elle participe à l'élaboration et à l'application de la réglementation et des règles de bonnes pratiques, la formulation des recommandations, l'information des autorités politiques sur les pratiques, la promotion de la qualité, la sécurité sanitaire et la recherche, le contrôle des activités médicales et biologiques.

défilent sur l'écran ne retient pas longtemps sa question : « Docteur, est-il normal ? ». Quoi de plus naturel que le souci de savoir ? Si la réponse est rassurante, que le médecin explique et montre la tête, les jambes repliées qui semblent pédaler, les petites mains… le sourire apparaît et la mère rayonne de bonheur : « Est-ce que je peux avoir une photo ? ». Ce sera la première photo de l'album de bébé, en forme d'ombre chinoise. Il est désormais reconnu et la photo atteste de son existence avant même qu'il soit né. Si, en revanche, la réponse est alarmante sur une anomalie, une image inquiétante, alors très souvent, au terme d'une réflexion, le couple décide l'interruption de la grossesse. L'enfant n'est pas reconnu. Il n'existe pas réellement. « On recommencera plus tard ! ». En deux mille ans d'histoire, les progrès fantastiques de la science ont fait gagner six mois ! On n'attend plus neuf mois, c'est-à-dire la naissance, mais l'échographie des trois mois. Le problème ne réside donc pas tant dans les techniques que dans les valeurs qui habitent les consciences et président aux décisions.

On comprend pourquoi il a été nécessaire d'organiser des équipes pluridisciplinaires qui sachent assurer la qualité du diagnostic et qui aient un souci d'humanité et de rigueur dans l'accompagnement des couples en difficulté. Solliciter un diagnostic prénatal en raison d'une crainte au regard d'un risque génétique élevé ne doit pas être vécu avec un sentiment de culpabilité. Personne ne peut s'arroger le droit de juger la décision prise en conscience par un couple en difficulté. Il faut donc le temps de l'écoute, de la compréhension et de l'explication. Mais cela ne suffit pas. S'il revient à ces équipes pluridisciplinaires de prendre en charge au quotidien la pratique du diagnostic prénatal, il appartient à la société toute entière d'afficher ses choix. Si notre civilisation veut continuer à s'inscrire dans une tradition humaniste de tolérance et d'accueil de tous, il est temps d'en assumer les conséquences, notamment en termes de priorités éducatives et financières. Il est inconcevable d'isoler la question du diagnostic prénatal d'un débat plus large sur le handicap. Quelle place veut-on faire à ceux qui sont moins performants, moins efficaces et moins rentables ?

Il est donc de notre devoir, professionnel et citoyen, de rester en éveil. Il est nécessaire d'accompagner les familles en détresse qui consultent, avec les outils de la médecine moderne et dans le respect du libre choix de chacun. Il est néanmoins impératif de le faire en conscience, en gardant à l'esprit toutes les tensions éthiques et tous les enjeux sociétaux sous-jacents.

Bibliographie

1. Mattei JF. *Le diagnostic prénatal,* Paris, Flammarion, coll. Dominos, 2002, 128 pages.

22

LE DIAGNOSTIC PRÉIMPLANTATOIRE

Jean-François Mattei et Perrine Malzac

Le diagnostic préimplantatoire (DPI) est probablement une des pratiques médicales récentes qui, alliant les techniques de la génétique et de la biologie de la reproduction, pose les problèmes les plus difficiles, non seulement aux praticiens impliqués (qu'ils soient généticiens, biologistes ou gynécologues-obstétriciens), mais aussi aux responsables politiques et, au-delà, aux couples et à la société dans son ensemble. En effet, il y a un double aspect à la question. L'un est d'ordre purement technique et médical, l'autre est d'ordre éthique. Le terme de « diagnostic préimplantatoire » attire l'attention sur le seul volet médical et technique d'un diagnostic hyperprécoce, ce qui serait un grand avantage. Ce faisant, la dimension éthique est occultée. En effet, le recours au DPI introduit une notion radicalement nouvelle : il offre la possibilité de reconnaître, parmi un lot d'embryons conçus *in vitro*, ceux d'entre eux qui pourraient poursuivre leur développement et donner naissance à un enfant « choisi ». Ainsi, pour ces embryons, après la phase du diagnostic sur leur statut au regard d'un ou plusieurs critères biologiques, viendra une deuxième phase, celle de la sélection. La logique du DPI conduit inéluctablement à classer les embryons selon des critères de qualité préétablis et à choisir le « meilleur » pour éliminer les autres.

La pratique du DPI en France

Sur le plan technique et médical, les choses sont finalement assez simples. Il s'agit de réaliser un diagnostic génétique avant même que la grossesse n'ait commencé. Une cellule est prélevée, à un stade très précoce du développement, sur chaque embryon conçu *in vitro*, alors qu'il n'est constitué que de quelques cellules. Cette opération, sans conséquence sur le développement futur de l'embryon, permet d'accéder à son patrimoine génétique, logé au cœur du noyau de la cellule ainsi obtenue. Au terme du diagnostic génétique, seuls les embryons considérés comme biologiquement indemnes vis-à-vis de l'affection recherchée seront retenus pour être transférés dans l'utérus maternel, en vue d'une grossesse. Ainsi, le tri a lieu après la fécondation mais avant l'implantation, dans cette courte période où l'embryon, extérieur aux voies génitales féminines et visible sous l'œil du microscope, est accessible aux manipulations. À cet égard, pour la plupart des praticiens, la distinction entre le diagnostic prénatal (DPN) et le DPI repose essentiellement sur le moment auquel est réalisé le diagnostic : le DPI ne serait que la forme la plus précoce du DPN. Dans cette perspective, cette technique présenterait un avantage certain : garantir, en cas de grossesse, que l'enfant est indemne, et éviter le douloureux choix de l'interruption de grossesse. En effet, ce que redoutent en général les couples, ce qui leur donne à réfléchir dans la démarche de DPN, ce sont, certes les risques de fausse-couche liés à l'examen lui-même, mais surtout la perspective d'être confrontés au choix de l'interruption de grossesse en cas d'atteinte fœtale grave. C'est pourquoi, malgré les difficultés rencontrées (peu de centres autorisés, de longues listes d'attente, un nombre important de tentatives infructueuses,...) des couples s'engagent, en nombre croissant, dans la démarche de DPI. Elle présente manifestement, de leur point de vue, l'avantage considérable de mieux prendre en compte leur souffrance, en particulier celle des femmes et peut-être celle des fœtus.

Nul ne peut méconnaître cependant l'importance des problèmes éthiques soulevés. C'est pourquoi le législateur français, conscient des risques de dérives possibles, a voulu anticiper. À la différence du DPN qui s'est développé dès les années 1970 mais n'a été vraiment encadré qu'en 1994, le recours au DPI n'est devenu possible dans notre pays qu'une fois le cadre législatif établi, après de longs débats. Ainsi, dans un avis en date du 15 décembre 1986 relatif aux « recherches sur l'embryon humain *in vitro* et leur utilisation à des fins médicales et scientifiques » [1], le Comité consultatif national d'éthique (CCNE) a proposé un moratoire de trois ans concernant les recherches visant la réalisation d'un diagnostic génétique sur l'embryon avant transfert. Par un autre avis en date du 18 juillet 1990 relatif « aux recherches sur l'embryon soumises à moratoire depuis 1986 et qui visent à permettre la réalisation d'un diagnostic génétique avant transplantation » [2], le même comité a, de nouveau, recommandé de ne pas entreprendre de diagnostics génétiques préimplantatoires, notamment en raison du caractère expérimental alors peu fiable des méthodes utilisées et des risques graves de dérives eugéniques. Cette position n'a pas été unanimement approuvée, en particulier par les milieux scientifiques, même si de nombreux chercheurs ont reconnu, à cette époque, que la réalisation d'un DPI supposait le recours à des techniques dont l'innocuité restait encore à démontrer.

En 1994, après beaucoup d'hésitations, le législateur a choisi de ne pas interdire le DPI, mais de le réserver à des cas bien définis et de l'encadrer par des conditions strictes. Ainsi, les indications concernent les seuls couples exposés à un risque avéré de transmettre une affection grave et incurable à leur descendance ; peu nombreux, ils doivent être dûment informés et consentants. De plus, seuls certains établissements sont spécifiquement agréés pour réaliser ce diagnostic. En France, entre 1999 et 2008, trois centres seulement ont obtenu cette autorisation.

Du choix possible de l'embryon à la dérive eugénique

Le but de cet encadrement particulièrement strict est d'éviter de possibles dérives. En effet, comparé au simple DPN, l'impact du DPI est potentiellement plus important sur l'élimination des embryons. Cela tient à la dynamique de chacune des stratégies. Le DPN, quels que soient ses progrès, restera une méthode de choix binaire entre la poursuite et l'arrêt d'une grossesse concernant un fœtus. Même s'il est préoccupant, le potentiel eugénique du DPN est sans commune mesure avec celui du DPI. En effet, ce dernier comporte théoriquement une infinie possibilité de choix.

En pratique, dans la situation de couples déjà éprouvés, confrontés à un risque élevé de voir se reproduire une maladie génétique grave et incurable, le recours au DPI permet d'obtenir, après stimulation hormonale des ovaires et fécondation *in vitro*, quelques embryons (guère plus d'une dizaine) afin d'identifier ceux qui sont génétiquement indemnes. Le tri concerne donc peu d'embryons et porte sur la seule caractéristique génétique associée à une maladie grave. Pourtant, le risque de dérive existe déjà dans cette situation apparemment simple. Conformément à la logique de tri, il faut caractériser chaque embryon afin de pouvoir rejeter ceux dont le patrimoine génétique comporte une mutation délétère. Or les lois de la génétique nous apprennent que, pour certaines maladies (celles à transmission récessive), il est possible d'identifier, parmi les embryons qui ne développeront pas la maladie, des embryons dits « porteurs ». Ceux-ci, bien que « sains », pourraient transmettre la pathologie à la génération suivante. N'est-il pas alors préférable d'implanter des embryons « sains » sans mutation récessive plutôt que des embryons « sains » porteurs d'une telle mutation ? Non seulement on évite la naissance d'un enfant malade, mais on protège aussi la future descendance de cet enfant. « Nous voulons stopper la malédiction familiale » : c'est ainsi que s'expriment certains couples. Ils demandent, par exemple dans le cadre d'une myopathie de Duchenne (DMD), que les embryons du sexe féminin, porteurs sains de la mutation du gène DMD, ne soient pas conservés. Les praticiens eux-mêmes ne sont pas à l'abri d'un tel raisonnement. Lorsqu'il s'engage dans un DPI pour mucoviscidose, le biologiste qui aurait le choix ne serait-il pas tenté de privilégier les embryons indemnes de toute mutation plutôt que ceux porteurs hétérozygotes d'une des mutations responsables de la maladie, même si, il le sait, ni les uns ni les autres n'auront de signes de la maladie ? On le voit bien, même au regard d'une seule caractéristique génétique, il est possible de hiérarchiser parmi les embryons obtenus entre « les meilleurs » que l'on privilégiera, « les acceptables » que l'on tentera d'éviter et « les mauvais » que l'on rejettera. L'idée même d'une production d'embryons en nombre suffisant pour n'en retenir que les meilleurs correspond, de fait, à une attitude eugénique et normative.

Le problème se complique encore lorsque la demande des couples s'élargit. Certains souhaitent recourir au DPI (qui leur demeure extérieur) afin d'éviter de transmettre une affection de moindre gravité, un trouble sensoriel par exemple, sachant qu'ils ne sauraient se résoudre à interrompre la grossesse après un DPN (qui les implique directement) pour ce motif. D'autres tiennent le même raisonnement à propos des prédispositions génétiques aux cancers du sein ou du côlon, rejoignant par là l'opinion des praticiens qui estiment comme injustifiées les demandes de DPN pour prédisposition génétique au cancer car elles ne sont pas considérées comme des affections particulièrement graves et peuvent bénéficier de thérapeutiques préventives. Autrement dit, le DPN apparaît difficile à ces couples qui envisagent, sans grande réticence, la possibilité de choisir parmi plusieurs embryons conçus simultanément ceux qui ne présenteraient pas les caractéristiques génétiques liées aux troubles neurosensoriels ou aux prédispositions cancéreuses retrouvées dans leurs familles.

Ces exemples montrent comment les critères de gravité et d'incurabilité, déjà mis à mal dans le DPN, sont, dans le DPI plus encore, balayés d'un revers de la main, tant il paraît facile, une fois accepté le principe du tri, d'éliminer tout embryon qui s'éloignerait par trop de la norme et des attentes parentales.

Vers une extension des pratiques

Mais ce n'est pas le seul problème soulevé par le DPI. Il en est un autre, tout aussi difficile. Rejeter ou choisir un embryon sur son seul patrimoine génétique, n'est-ce pas réduire l'être humain, dans son devenir, à son seul ADN ? Aurait-on ainsi définitivement tranché, en faveur de la biologie, le débat éternel entre l'inné et l'acquis ? Serions-nous, sous la forme de ce grumeau de quelques cellules hésitantes, déjà prisonniers de nos gènes ? Le jugement moléculaire porté sur notre vie à venir serait-il sans appel ? Bien sûr chacun pense aux quelques affections monogéniques terriblement invalidantes qui surviennent inéluctablement sans qu'aucun traitement possible ne permette d'espérer. Mais est-on sûr d'avoir éliminé de nos esprits l'idée d'autres pratiques ?

Déjà les DPI pour choix du sexe représentent un pourcentage non négligeable dans les pays où cette indication n'est pas interdite. Les couples demandent une sélection du sexe de leur enfant pour assurer, disent-ils, l'équilibre familial (*sex balancing*), arguant à grand renfort de pseudo-études psychologiques qu'un enfant se développe mieux au sein d'une fratrie mixte. Plus étonnantes encore sont ces demandes, certes rares mais non moins troublantes, de personnes sourdes qui souhaitent paradoxalement ne conserver que les embryons diagnostiqués « sourds ». En général militantes, elles veulent que leurs enfants puissent accéder, comme elles, à la langue des signes et à la culture de leur communauté d'appartenance [3].

À travers ces divers exemples, on comprend comment les critères de tri pourraient ne plus répondre à la détresse spécifique et bien compréhensible d'un couple éprouvé, mais à d'autres exigences individuelles ou collectives. On voit déjà poindre, ici ou là, des revendications d'accès au DPI à des fins purement informatives, de complaisance ou de convenances personnelles. On observe ainsi une tendance au développement de pratiques de caractère eugénique, susceptibles, en se banalisant, de conforter un désir de normalisation de la procréation humaine. La fécondation *in vitro* ne serait plus la méthode de prise en charge d'une infertilité mais le passage obligé pour un bilan génétique aussi complet et anonyme que possible : concevoir délibérément plusieurs embryons afin d'en sélectionner un ou deux qui soient « conformes » à des critères individuels ou collectifs.

Nul ne met en doute que l'aspiration à l'enfant de qualité est par nature liée au désir d'enfant. La réalisation de cette aspiration trouve ses limites dans la faisabilité, la pénibilité, l'efficacité et le coût des actes nécessaires. Les progrès techniques importants, aussi bien en assistance médicale à la procréation qu'en diagnostic génétique, laissent d'ores et déjà prévoir que l'efficacité et les possibilités en matière de DPI évolueront à la hausse, dans le même sens que la demande potentielle, quand les coûts, eux, s'orienteront à la baisse. Il sera possible d'identifier simultanément, et pour chaque embryon étudié, des caractéristiques toujours plus nombreuses, à partir des technologies génétiques à large spectre. On pourra identifier des gènes, non seulement de maladies génétiques dites monogéniques, mais aussi de maladies polyfactorielles et même des gènes impliqués dans des caractères non pathologiques, voire des gènes du comportement. De plus, grâce aux cultures de tissu ovarien, il deviendra possible d'obtenir un nombre d'embryons suffisamment élevé pour être sûr d'en avoir au moins un « de qualité supérieure ». Quand les progrès techniques rencontreront une demande sociale centrée sur le fantasme de l'enfant « idéal », comment éviter que des couples toujours plus nombreux ne se tournent vers ces techniques dans l'espoir de maîtriser et de sécuriser ce processus mystérieux et hasardeux qu'est la procréation ? L'histoire récente a montré comment la fiction peut très vite devenir réalité !

De la thérapie génique embryonnaire au « bébé médicament »

Pourtant, chacun, même s'il pressent confusément les dangers qui s'annoncent, comprend que la médecine a pour mission de progresser. Dans le même temps où elle discute du DPI, elle évoque aussi la thérapie génique réaffirmant ainsi sa vocation à soigner plutôt qu'à supprimer. Or, on ne peut guérir que si l'on reconnaît et la seule certitude est qu'il n'y aura un jour de traitement que s'il y a d'abord le diagnostic. Renoncer au DPI serait évidemment renoncer à la thérapeutique la plus précoce possible et même si les obstacles sont nombreux et les solutions déraisonnables aujourd'hui, on comprend que ce n'est pas la technique en elle-même qui est condamnable mais l'utilisation qui pourrait en être faite.

C'est la raison pour laquelle la question du DPI a été un des éléments clés dans les discussions parlementaires des lois de bioéthique dès 1994. L'évolution des techniques a conduit à entamer, lors de la révision de la loi en 2004, un débat d'une toute autre nature mais tout aussi important : celui sur la conception d'un enfant destiné à permettre de soigner son frère ou sa sœur, déjà né, atteint d'une maladie grave et incurable.

Disons d'emblée que l'expression médiatique qui s'est imposée – « bébé médicament » – est mauvaise car elle pourrait laisser penser que l'on est capable de faire un enfant comme on fabrique un médicament. Le principe est simple. Des parents ont un enfant atteint d'une maladie incurable qui va entraîner son décès à plus ou moins brève échéance ; seule une greffe de moelle osseuse ou de sang de cordon peut le sauver mais personne dans la famille n'est donneur compatible. Les parents qui peuvent concevoir un autre enfant en recourant au DPI pour s'assurer qu'il est indemne de l'affection peuvent, en outre, espérer que des cellules prélevées chez cet enfant indemne permettraient de greffer l'enfant malade dans l'espoir d'une guérison. Mais cette technique implique une compatibilité immunologique entre les deux enfants. Ce qui veut dire qu'il faut, nécessairement, s'assurer au cours du DPI, non seulement de la normalité de l'enfant mais aussi de son histocompatibilité. L'enfant conçu doit être normal *et* compatible.

Décrite ainsi la technique ne paraît pas, de prime abord, poser des problèmes incommensurables. Puisqu'il y a plusieurs embryons dans l'éprouvette, autant en choisir un qui soit à la fois normal et histocompatible. Pourtant, à bien y regarder, les questions soulevées ont une tout autre portée.

La situation est tragique. Un enfant est menacé de mort et condamné à court ou moyen terme si rien n'est fait. Un autre enfant va être conçu non seulement pour lui-même mais dans le cadre d'un choix au bénéfice d'un tiers, pour soigner celui qui est condamné. La possibilité existe et plusieurs succès ont déjà été rapportés. Le bonheur retrouvé d'une famille et celui d'un enfant sauvé ne peuvent pas se discuter. Il n'en demeure pas moins que cette situation introduit probablement une rupture dans nos raisonnements, car il s'agit bien de concevoir un enfant et de le choisir pour ce que l'on attend de lui. C'est un véritable changement dans la finalité des techniques qui nous sont offertes en termes de fécondation *in vitro* et de DPI. En la circonstance, il s'agit de tout autre chose que l'objectif initial poursuivi par l'assistance médicale à la procréation.

On pourra, bien sûr, discuter à profusion des raisons qui conduisent tout un chacun à avoir un enfant. Il n'en demeure pas moins que concevoir un enfant dans le but précis d'en soigner un autre revient, *de facto*, à l'instrumentaliser. Ce seul argument suffit à nous plonger dans un abîme de réflexion, sans même qu'il soit besoin de s'attarder sur des considérations techniques pourtant nombreuses. Quant aux conséquences psychologiques éventuelles d'une telle situation, quelques arguments suffisent. Qu'adviendra-t-il si la mission n'est pas correctement remplie ? L'enfant ainsi conçu trouvera-t-il tout de même sa justification ? En outre, les parents, que des médecins ou des proches auraient informés de cette possibilité légale, ne risquent-ils pas de se sentir soumis à une certaine forme d'obligation morale ? Ne pas entreprendre une telle démarche serait susceptible d'engendrer une grande culpabilité puisque « tout n'aurait pas été tenté » ! L'entreprendre à contrecœur serait, probablement, source de conséquences psychiques encore difficiles à mesurer, tant pour le couple que pour l'enfant malade et pour celui ainsi conçu.

Lors de la révision des lois de bioéthique, en 2004, le législateur a pourtant autorisé cette nouvelle indication du DPI avec un encadrement très strict. Le DPI doit être réalisé, en première intention, pour éviter la récurrence d'une maladie grave.

L'histocompatibilité peut être recherchée lorsque le pronostic vital de l'enfant malade de la famille est susceptible de s'améliorer de façon décisive par une thérapeutique ne portant pas atteinte à l'intégrité du corps de l'enfant né du DPI. Enfin, la réalisation d'un tel diagnostic est soumise à la délivrance, au cas par cas, d'une autorisation par l'Agence de la biomédecine.

Conclusion

Ainsi, comme tendent à le pointer les exemples déclinés tout au long de cette discussion, les indications du DPI suivent la même évolution que celles du DPN. De proche en proche, imperceptiblement et sans qu'aucun des acteurs n'en aient une conscience réelle, de nouvelles indications apparaissent. Elles s'écartent progressivement, mais aussi fondamentalement, des raisons qui avaient initialement justifié l'engagement des médecins sur ces chemins nouveaux et hasardeux. Alors que notre société semble n'être plus guidée que par l'émotionnel et le compassionnel, alors que les médias nous abreuvent de sensationnel à grand renfort de téléréalité, comment ne pas s'interroger avec inquiétude sur les limites d'une telle évolution ?

L'encadrement des pratiques, la formation des consciences des praticiens concernés, la mise en place d'un accompagnement des couples qui ne soit pas seulement technique mais qui réhabilite l'écoute et le temps, toutes ces mesures sont nécessaires. Elles ne doivent cependant pas occulter les questions de fond, celles que nous posent le DPN comme le DPI, questions cruciales pour l'avenir de notre société puisqu'elles touchent au rapport entre savoir et pouvoir, au respect de la vie et de la dignité, au regard que nous portons sur l'autre dans sa différence et sa singularité.

Bibliographie

1. CCNE : Avis n° 8 relatif aux recherches et utilisation des embryons humains in vitro à des fins médicales et scientifiques. Rapport. 15 décembre 1986.

2. CCNE : Avis n° 19 sur les recherches sur l'embryon soumises à moratoire depuis 1986 et qui visent à permettre la réalisation d'un diagnostic génétique avant transplantation. 18 juillet 1990.

3. DRAPER H, CHADWICK R. *Beware! Preimplantation genetic diagnosis may solve some old problems but it also raises new ones.* J Med Ethics, 1999, 25 [2] : 114-120.

23

PÉRINATALITÉ : ENJEUX ÉTHIQUES

Umberto Simeoni et Pierre Le Coz

Les progrès réalisés par la médecine périnatale ont été considérables au cours des dernières décennies : le diagnostic et les traitements prénatals, la réanimation néonatale et la prise en charge des grossesses à risque, notamment, font sans cesse reculer les limites du savoir et de la technique médicale. En France, la santé périnatale a été reconnue comme une priorité de santé publique et a fait l'objet de plusieurs plans gouvernementaux. Elle se voit actuellement attribuer des ressources importantes.

Si le champ des interrogations éthiques soulevées par les développements de la médecine périnatale est vaste, c'est surtout la crainte de l'obstination déraisonnable qui est au cœur des préoccupations des professionnels de santé, comme de celles des philosophes et du législateur.

Situations, questions et dilemmes

1. La réanimation néonatale : des enjeux pronostiques à long terme

Domaine de progrès spectaculaires, la réanimation néonatale permet actuellement la survie de nombreux enfants dont le processus de naissance s'est trouvé perturbé.

Les soins de réanimation immédiate de l'enfant à la naissance sont le plus souvent efficaces. Ils permettent dans la majorité des cas la survie à court terme du nouveau-né. Cette survie est obtenue grâce à l'anticipation que permet l'alerte obstétricale ainsi qu'aux conduites thérapeutiques ayant fait l'objet de consensus internationaux. Les soins de réanimation entrepris, il est relativement rare que l'évolution de l'enfant aboutisse à son décès. Au contraire, une récupération progressive des fonctions physiologiques vitales est observée en quelques jours même après des lésions pourtant susceptibles d'affecter le système nerveux central.

L'abstention, la limitation, ou l'interruption des thérapeutiques se discutent le plus souvent en fonction du pronostic (les soins de confort continuant d'être assurés sous la forme de soins palliatifs accompagnant l'évolution vers le décès). L'interruption ou la limitation thérapeutique sont envisagées dans le souci d'éviter une obstination thérapeutique déraisonnable.

Deux contextes différents sont rencontrés. Le premier est celui des situations, somme toute rares, où l'évolution de l'enfant se ferait vers un décès, malgré la poursuite de soins de réanimation, qui deviennent, de ce fait, inutilement agressifs. Le prolongement des soins intensifs est alors jugé inapproprié par la plupart des intervenants, en l'absence d'espoir de survie de l'enfant.

Le deuxième contexte concerne les situations où la survie de l'enfant n'est pas réellement en jeu, mais où la poursuite des soins de réanimation et des soins intensifs permettrait une survie au prix de séquelles à long terme graves, définitives, en particulier sur le plan neuropsychique.

Dans ces différents cas, les conduites varient suivant les convictions personnelles, les cultures, les religions, les pays. Aux deux extrêmes se trouvent, d'une part les attitudes réservant l'interruption des thérapeutiques aux situations où le patient est de toute façon destiné à mourir (c'est le cas aux États-Unis et dans certains pays européens comme l'Italie) ; d'autre part, des pratiques plus larges d'abstention et d'interruption de thérapeutiques, voire, dans des situations exceptionnelles, l'acte délibéré de mettre fin à la vie du patient, réponse transgressive reconnue ouvertement en France (sous le terme « d'arrêt de vie ») et aux Pays-Bas. L'ensemble des attitudes intermédiaires entre ces deux extrêmes se rencontre, de façon relativement spécifique à chaque pays, comme l'a montré l'étude européenne sur les opinions et les pratiques face aux dilemmes éthiques de la période néonatale en Europe [1].

Indépendamment de l'asphyxie néonatale, il existe des situations caractérisées par une pathologie chronique, souvent congénitale, affectant éventuellement d'autres organes que le système nerveux central. C'est le cas par exemple des cardiopathies congénitales graves, des anomalies rénales associées d'emblée à une insuffisance rénale chronique, de début néonatal. Les indications d'un traitement curatif (en particulier chirurgical) ou de la mise en route d'une épuration rénale artificielle définitive dans le cadre d'un programme menant à une transplantation rénale précoce, sont particulièrement difficiles à poser.

La prématurité, en particulier la grande prématurité (c'est-à-dire à des âges gestationnels inférieurs ou égaux à 32 semaines d'aménorrhée), présente des caractéristiques différentes et n'en est pas moins la source de difficultés considérables, étendues tout au long de la période d'hospitalisation post-natale de ces enfants. Les enfants nés prématurément, parfois extrêmement prématurément, n'ont le plus souvent pas besoin de soins de réanimation à la naissance. Ils développent malheureusement des complications post-natales de façon progressive, séquentielle, touchant les différents appareils : respiratoire, neurologique, circulatoire, digestif notamment. Le franchissement des obstacles à mesure qu'ils surviennent risque de mener subrepticement à une escalade thérapeutique, dont le caractère déraisonnable n'apparaît malheureusement qu'*a posteriori*.

Le développement de complications neurologiques aiguës, au cours des premières semaines de vie, est le plus souvent asymptomatique et détecté par la pratique d'échographies cérébrales, d'une surveillance systématique tout au long de l'hospitalisation de l'enfant. Les décisions sont d'autant plus difficiles à prendre, sur le plan thérapeutique, que l'imagerie ainsi obtenue est, comme il se doit pour de simples images, de valeur limitée pour le pronostic fonctionnel à long terme dans les formes de sévérité moyenne, qui sont les plus fréquentes. Le fait que la conscience de l'enfant soit le plus souvent préservée, qu'une autonomie face aux techniques de support intensif soit souvent acquise au moment où les lésions cérébrales sont susceptibles de se révéler, soulève un questionnement éthique particulièrement délicat. C'est d'ailleurs en cas d'extrême prématurité, dans une zone perçue comme aux limites de la viabilité, que ce questionnement est le plus aigu.

2. Dilemmes aux limites de la viabilité

La définition d'une limite de viabilité a fait l'objet de nombreuses tentatives qui accompagnent d'ailleurs les progrès de la réanimation néonatale. Cette question est sous-tendue de façon aisément compréhensible par la crainte que la survie d'un nombre croissant d'enfants « extrêmement » prématurés ou de poids de naissance « extrêmement » faible s'accompagne d'un accroissement de l'incidence du handicap, en particulier neurologique, à long terme. En effet, si le taux de mortalité est actuellement réduit, y compris pour des âges gestationnels à 25 ou 24 semaines d'aménorrhée, les études épidémiologiques réalisées dans différents pays montrent que l'incidence des séquelles est corrélée au degré d'immaturité à la naissance [2, 3].

Pour conjurer le risque de révélation tardive de séquelles chez l'enfant, certains centres de périnatalogie choisissent de fixer une limite *a priori* en dessous de laquelle des soins intensifs ne sont pas dispensés aux enfants nés « extrêmement » prématurément. Des soins palliatifs leur sont alors administrés dont le but est de permettre l'évolution à court terme vers un décès dans les meilleures conditions possibles. Cette option éthique repose principalement sur une analyse statistique de la mortalité et de la morbidité à long terme, évaluées par catégories d'âge gestationnel ou de poids de naissance, avec un niveau variable de séquelles tolérées [4]. En dessous de cette limite, l'enfant ne se voit pas proposer de soins intensifs ou de réanimation. Ce principe est cependant rarement appliqué de façon stricte en France.

Dans d'autres centres périnatals, c'est une démarche au cas par cas qui est privilégiée. Soucieuse de se conformer au droit de tout patient à bénéficier d'une prise en charge individualisée, elle se fonde sur les limites méthodologiques entraînées par une approche purement statistique d'un seuil collectif. Une approche graduelle est justifiée par le fait qu'un seul critère ne permet pas une caractérisation suffisante du pronostic. L'état de l'enfant est évalué de façon répétée, séquentielle, avant ou après la naissance, afin de juger du caractère approprié ou non de la poursuite ou de la mise en œuvre d'un soin particulier [5].

Le choix est encore plus délicat en période prénatale. Il arrive en effet que la surveillance de la grossesse indique une altération chronique du bien-être et de la croissance fœtale, et révèle un risque significatif que le fœtus meure *in utero* si une extraction « extrêmement » prématurée n'est pas décidée pour une prise en charge en soins intensifs néonatals.

La complexité du processus d'information des couples est accrue par le fait que de nombreux facteurs conditionnent le pronostic d'une naissance « extrêmement » prématurée, bien au-delà de l'âge gestationnel ou du poids de naissance : en période prénatale, l'existence d'une restriction intra-utérine de la croissance fœtale, ou la nature causale de la naissance prématurée (en particulier l'existence d'un contexte inflammatoire, ou au contraire d'une hypertension artérielle maternelle) conditionnent le pronostic. L'état physiologique et la vitalité de l'enfant à la naissance, son évolution durant les premiers jours de vie et l'intensité des soins qu'il va requérir, la sévérité des complications de la prématurité effectivement avérée durant les premières semaines de vie, vont également conditionner ce pronostic. Surtout, les facteurs d'environnement dans lequel va grandir l'enfant vont être déterminants, bien davantage que l'âge gestationnel lui-même, pour son avenir neurologique et psychologique à long terme.

Éléments de réponse

1. Spécificités de la situation périnatale

En cas d'affection maternelle, un consensus s'est stabilisé de longue date : le pronostic et l'intérêt de la mère conditionnent les décisions, même si celles-ci sont susceptibles de compromettre le pronostic fœtal, voire de mener à une interruption de la grossesse, avant la date de viabilité du fœtus ou après celle-ci par une extraction prématurée du fœtus.

En cas d'affection fœtale, la réponse médicale est moins immédiate. Que la complication avérée soit susceptible de mener à une interruption médicale de grossesse, ou à une intervention thérapeutique *in utero* à visée fœtale (médicale ou chirurgicale), ou encore à une extraction prématurée du fœtus si sa survie *in utero* est menacée, la demande et la décision sont maternelles. Certes, le fœtus est aujourd'hui considéré comme un patient. Cependant, il ne possède pas le statut juridique d'une personne, sauf en cas de naissance, même « extrêmement » prématurée.

Les situations de détresse vitale sont relativement fréquentes en néonatologie. La mortalité néonatale, de l'ordre de 4 pour 1 000 naissances, explique encore la part la plus importante de la mortalité infantile et on estime que 1 à 2 % des nouveau-nés ont besoin de mesures de réanimation à la naissance. Des soins intensifs ou de réanimation doivent être prolongés durant les premiers jours ou les premières semaines de vie (en cas de prématurité) dans une grande proportion de ces cas.

Ainsi, les situations individuelles à l'origine d'un dilemme éthique sont fréquentes. En premier lieu, un nouveau-né atteint de graves lésions cérébrales, nettement visibles à l'imagerie cérébrale, pourra être conscient, voire ne présenter que des troubles neurologiques mineurs, alors qu'un adulte ou un enfant plus âgé se trouverait dans une situation de coma profond pour un pronostic neurologique à long terme comparable. C'est le cas notamment des lésions neurologiques graves susceptibles d'atteindre les enfants grands prématurés : l'enfant peut rester parfaitement conscient et asymptomatique, malgré des lésions graves. En cas d'atteinte aiguë du cerveau et de différents organes, la récupération fonctionnelle est extrêmement rapide chez les nouveau-nés. La dépendance des soins intensifs, pour ce qui est de leurs fonctions vitales, est de courte durée. Ces caractéristiques ne sont pas sans influence sur les choix des professionnels s'agissant de la poursuite ou de l'interruption des thérapeutiques de support vital, en fonction du pronostic neurologique à long terme.

Le contexte psychologique, qui marque toute naissance, est également particulier. La naissance, *a fortiori* si elle est perturbée par une affection pathologique, intervient dans un contexte désormais mieux connu et largement exploré par la psychologie. Les parents de l'enfant qui sont les interlocuteurs des équipes soignantes et ses représentants, sont ainsi le plus souvent dans une situation de grande souffrance psychique. La naissance est en effet l'aboutissement d'une grossesse elle-même déjà porteuse d'une richesse relationnelle qui s'exprime en premier lieu dans les interactions du fœtus avec sa mère. Les conséquences d'une altération précoce de l'installation de la relation mère-enfant, à cette période critique, peuvent être définitives. La place symbolique du nouveau-né au sein de la famille qui l'accueille, et qui sera l'interlocuteur dans les situations de dilemme, est extrêmement variable, mais nécessite toujours une prise en compte spécifique.

Si l'enfant nouveau-né, même prématuré et de poids de naissance extrêmement faible, dispose d'un statut de « personne » et donc de patient à part entière, force est de constater que la perception de son statut de personne et de son degré d'autonomie n'est pas réellement comparable à celle que susciterait un enfant plus âgé, ne serait-ce que de quelques mois, *a fortiori* de quelques années, ou un adulte. Différents facteurs peuvent expliquer la particularité de cette perception du nouveau-né, en fonction de laquelle la mort aurait une portée différente de celle d'un patient se situant au-delà de la période néonatale.

La proximité du seuil symbolique de la naissance, temps « zéro » de la vie, est susceptible de créer une perception renforcée de la pertinence d'une abstention thérapeutique. L'immaturité du nouveau-né peut également jouer un rôle. Le caractère incomplet des traits du visage réellement caractéristiques, l'expression relationnelle encore réduite, font de l'enfant nouveau-né, surtout s'il est « prématuré », un sujet différent, en quelque sorte en transition vers l'existence. Les limites reconnues scientifiquement à l'état de conscience d'un nouveau-né, en termes relationnels, mais également en ce qui concerne la mémoire que chacun a de cette période de sa vie, la fragilité et la vulnérabilité propres à cet âge contribuent également à ce type de perception.

2. Bienfaisance et non-malfaisance en médecine périnatale

Une bienveillance particulière à l'égard de la mère, du fœtus et de l'enfant explique les investissements et progrès constants réalisés en médecine périnatale. Cependant, un risque de malfaisance affecte la situation prénatale de la mère et de l'enfant, à partir du moment où l'on souhaite intervenir sur l'un ou l'autre. Ce risque est présent à l'égard de la mère à chaque fois que l'intervention diagnostique ou thérapeutique à visée fœtale – mais à travers le corps maternel – est envisagée, qu'il s'agisse d'un prélèvement biologique fœtal ou d'une indication d'extraction prématurée par césarienne pour motif fœtal.

La mise en jeu de soins intensifs, voire de réanimation néonatale, auprès d'enfants qui ont le plus souvent déjà subi une agression susceptible de laisser des séquelles en période pré- ou périnatale, est également, comme tout le champ de la réanimation en général, porteuse d'un risque de malfaisance. Les spécificités décrites plus haut montrent le décalage temporel entre l'application de ce type de soins et l'évaluation de leurs effets, et les difficultés de l'établissement d'un pronostic précis en temps utile à chaque étape de la prise en charge d'un nouveau-né. Ces difficultés ont été à l'origine, dès l'avènement des techniques de réanimation néonatale il y a plusieurs décennies, d'un souci constant d'éviter l'excès thérapeutique, *a priori* comme *a posteriori*, c'est-à-dire sur les indications tant d'abstention et de limitation d'escalade thérapeutique que d'arrêt thérapeutique. Ces décisions s'appliquent, en réanimation néonatale comme dans les autres champs de la réanimation, aux soins de support des fonctions vitales telles que la respiration (en particulier la ventilation artificielle) et la circulation. Mais elles concernent aussi dans certains cas les thérapeutiques curatives qui ne relèvent pas du maintien en vie immédiat. Dans des cas exceptionnels, des attitudes d'interruption active de la vie de l'enfant, intentionnelles, sont reconnues et motivées par la constatation d'une survie de l'enfant malgré l'interruption des thérapeutiques de réanimation, alors que son pronostic neurologique est jugé comme gravissime et porteur de séquelles majeures tout au long de sa vie. Ces attitudes, qualifiées en France par le terme « arrêt de vie », ont été appliquées dans le cadre d'une procédure très rigoureuse, dans des situations où un pronostic particulièrement sévère sur le plan neuropsychique ne se révèle qu'au moment où l'enfant est sorti de la phase initiale de soins intensifs et de réanimation. Le Comité consultatif national d'éthique a pris acte des exceptions d'euthanasie en période néonatale, constituées en particulier par les arrêts de vie, sous la forme d'une transgression parfois nécessaire, mais qu'il ne convient pas de dépénaliser [7]. L'étude européenne Euronic a montré, au cours des années 1990, que les attitudes adoptées dans les différents pays européens en matière de restriction des soins de réanimation néonatale, sont spécifiques. Les Pays-Bas et la France sont, dans cette enquête, les pays dont les professionnels ont déclaré le plus souvent avoir recours à des approches allant jusqu'à mettre délibérément un terme à la vie du nouveau-né dans certains cas. Le contexte législatif est variable, comme le contexte culturel et religieux. Certains pays réservent les interruptions thérapeutiques en néonatologie aux situations où la poursuite des soins ne ferait que prolonger artificiellement la vie du malade, dont le décès est par ailleurs prévisible et inévitable à court terme. L'Italie, par exemple, adopte des attitudes proches. Dans d'autres pays, des attitudes de restriction des soins sont appliquées, même dans les situations où la survie du patient n'est pas en jeu mais où l'on pense que celle-ci se fera au prix d'une telle altération de sa qualité de vie ultérieure que la poursuite des soins intensifs est jugée inappropriée, et correspondrait à une obstination déraisonnable. Cette attitude est vraisemblablement la plus répandue actuellement en Europe. De nombreux facteurs influencent ces choix : les procédures d'accord entre professionnels ainsi que les valeurs qui caractérisent chaque société. La perception et la place que chaque culture accorde aux personnes en situation de handicap sont un élément fondamental qui influence probablement les professionnels en charge des décisions et reste en filigrane des profils adoptés sur le plan de l'éthique dans chaque pays. Nombreuses sont les voix qui s'élèvent pour souligner le défaut de ressources offertes à la prise en charge du handicap, tant sur un plan médical que sociétal, dans de nombreux pays, en particulier en France. Il est aisé de comprendre que la façon dont est vécu le handicap, les modalités d'accueil pratique et affectif d'une personne porteuse d'un handicap dans une collectivité, sont des déterminants puissants des choix effectués.

Les dilemmes de fin de vie en néonatologie trouvent assez mal leur place dans le débat actuel, entre partisans de l'euthanasie et partisans des approches de type soins palliatifs. Le concept d'euthanasie, parce qu'il comporte la demande de l'intéressé, ne s'applique qu'approximativement au nouveau-né qui n'est pas en mesure d'exprimer une demande, de formuler une volonté de fin de vie. Le recours à ses parents, titulaires de l'autorité correspondante, présente toutefois une légitimité. Le Comité consultatif national d'éthique a souligné l'importance de l'avis de ceux qui auront à l'accueillir et à l'accompagner tout au long de son existence [7]. Mais le rôle possible des parents comporte également des limites, ceux-ci n'étant en mesure de traduire que leur propre avis et non une opinion que le patient aurait pu exprimer antérieurement et dont ils auraient pu avoir connaissance.

Le recours aux soins palliatifs et de confort qui concerne habituellement des situations où une interruption de thérapeutiques a pu être envisagée trouve également des limites en néonatologie. Ces limites sont liées à l'absence d'évolution, dans une majorité des cas, des situations, une fois constituées en particulier des lésions cérébrales dont peut être atteint un nouveau-né à la naissance. Les soins se confinent ainsi, en réalité, à une prise en charge chronique et durable dans bon nombre de cas de la pathologie. Le risque d'un double effet possible du traitement sédatif et analgésique employé (l'effet positif sur la douleur pouvant s'associer à une dépression, voire un arrêt respiratoire entraînant le décès) est peu fréquent du fait des indications limitées d'un traitement analgésique profond.

3. Le statut de patient de l'enfant nouveau-né : autonomie et humanité

Les raisonnements qui consistent à rechercher la définition d'une limite de viabilité ou d'une limite générale pour l'intervention médicale aux âges gestationnels ou aux poids de naissance extrêmes restent récurrents, malgré l'impératif du respect de l'individualité de chaque patient. Ces raisonnements, qui s'appuient souvent sur une analyse statistique d'ailleurs de grande valeur et sur des études épidémiologiques évaluant le devenir à moyen terme de l'ensemble de la population des enfants nés « extrêmement » prématurément (telles que les études Epicure au Royaume Uni, et Epipage en France), sont pris en défaut, comme toute analyse statistique, lorsqu'ils sont appliqués à un individu dans sa singularité. De nombreux facteurs pronostiques autres que son âge gestationnel ou son poids de naissance conditionnent en effet l'avenir d'un enfant né extrêmement prématurément. Ses performances neurologiques et cognitives, qui constituent un critère important d'évaluation dans ce type d'approche, seront bien davantage influencées par l'environnement familial, éducatif, affectif et social dans lequel il va grandir, comme le montrent des études de niveau de preuve scientifique tout aussi élevé. La qualité de vie, jugée par les patients anciens prématurés eux-mêmes, lorsqu'ils atteignent l'âge adulte, est supérieure à celle que leur attribuent les professionnels de santé intervenant dans le domaine de la périnatalogie. Par ailleurs, différentes enquêtes ont montré qu'il n'existait pas de données statistiques uniques décrivant le pronostic d'un enfant né par exemple à 24 semaines d'aménorrhée et que, de plus, l'information délivrée à ce sujet par différents types de professionnels, néonatologistes, gynécologues-obstétriciens, sages-femmes, aux parents ou futurs parents, est différente et imprécise. Sans compter que la détermination précise de l'âge gestationnel d'un enfant, à quelques jours près, est pratiquement impossible avec les méthodes actuelles.

Il convient de garder présents à l'esprit la singularité de chaque situation, les droits de chaque enfant à l'accès aux soins, quitte à en limiter la portée par la suite. Les parents ou futurs parents (en situation prénatale) ont le droit d'avoir une information éclairée par la connaissance des données statistiques.

L'information donnée aux parents, afin qu'ils puissent se forger une opinion, en particulier dans les situations de fin de vie en période néonatale ou dans les situations de dilemme prénatal, est un élément capital. Si l'autonomie du nouveau-né est limitée, du fait qu'il n'est pas en mesure de concevoir et d'exprimer une demande en matière d'accès aux soins ou de refus de ceux-ci, il faut également être bien conscient des limites de l'information délivrée aux parents par les médecins. Pour claire, loyale et complète qu'elle puisse être, sa qualité va également dépendre de différents facteurs encore mal contrôlés : la qualité des connaissances médicales qui sont transmises par cette information et qui nécessite une préparation, même pour des soignants spécialisés, *a fortiori* pour des parents mis soudainement devant une situation à laquelle ils ne connaissent rien ou très peu de choses ; l'opinion du soignant qui donne l'information, qui teinte inévitablement celle-ci de subjectivité, face à des interlocuteurs qui sont eux-mêmes en proie à des bouleversements subjectifs et émotionnels majeurs en cas de grossesse et de naissance à risque ; la subjectivité, les opinions, la culture, les influences religieuses qui se sont exercées sur les parents, voire sur les générations familiales précédentes. Ces différents éléments font que pour un enfant particulier, dont le statut de patient et de personne et les droits sont *a priori* inaliénables, les choix qui seront faits le seront de façon éminemment variable par rapport à un autre enfant, pour une situation pathologique égale. On reconnaîtra que le principe d'équité, ou de justice, peut ici se trouver malmené, sans pour autant tomber dans l'illusion qu'une prise de position collective, *a priori*, et fondée sur un critère simple voire unique, puisse introduire une équité : celle-ci se fera en effet aux détriments des enfants qui auraient pu survivre indépendamment de ce critère unique [8].

En dehors des textes de loi qui régissent la fin de vie dans le domaine de la santé, les droits du patient et son information, des recommandations professionnelles existent dans la littérature médicale et ont été notamment produites en France, par la Commission d'éthique de la Fédération nationale des pédiatres néonatologistes en 2001 [9], suivies d'une réactualisation de la réflexion en 2007 [10, 12]. Les points particulièrement importants sont : l'affirmation de l'importance critique de l'information des parents et du travail de dialogue qui est fait avec eux pour aboutir à un assentiment commun ; la nécessité d'éviter des prises de décision de façon isolée, dans le contexte de l'urgence, c'est-à-dire dans un temps extrêmement bref, en général par une seule personne ou un nombre limité de personnes sans d'ailleurs qu'une information n'ait pu de ce fait être donnée de façon satisfaisante ; la nécessité d'une procédure collégiale, sur un dossier médical rigoureusement documenté, associant l'ensemble des intervenants y compris les soignants, les psychologues et dans les cas qui le justifient un consultant extérieur à la structure hospitalière impliquée dans la prise de décision ; la transparence et l'inscription des discussions dans le dossier médical. La pratique d'une « réanimation d'attente » a été proposée en France et recouvre une réalité répandue, qui consiste, en cas de doute en situation d'urgence, à en faire bénéficier le nouveau-né, quitte à ce qu'une décision d'interruption secondaire des soins soit prise dans de meilleures conditions que l'urgence. Le respect de ces procédures est capital et garantit le respect des droits des patients, en particulier des plus vulnérables d'entre eux que sont les enfants nouveau-nés.

Conclusion

La conscience commune a parfois tendance à estimer que la médecine périnatale va trop loin et se trouve responsable de la survie d'enfants porteurs de handicaps majeurs. Les situations que nous avons retracées nous permettent de comprendre que le jugement du médecin doit souvent s'exercer dans des conditions peu propices à un discernement adéquat. C'est rétrospectivement, en fonction de l'évolution de l'enfant, que l'on peut savoir ce qu'il aurait fallu faire, à supposer même que l'on puisse dégager un consensus *a posteriori*, ce qui est loin d'être le cas.

La place de l'enfant nouveau-né, et en particulier de l'enfant prématuré, reste marquée par un aspect symbolique lié à la proximité de la naissance, mais aussi à la condition fœtale [13]. La crainte d'un pouvoir excessif des techniques médicales, risquant de conduire à la survie d'un nombre croissant d'enfants dont une certaine proportion se trouvera en situation de handicap, est inscrite en filigrane de la réflexion éthique dans le domaine de la médecine périnatale. De nombreuses dispositions et conduites ont été proposées, y compris sous une forme très structurée, aux professionnels de santé de la majorité des pays. Toutefois, c'est bien la place de l'enfant dans la société, mais aussi la place et les ressources accordées aux situations de handicap et les mesures prises pour permettre une intégration et un développement harmonieux des personnes qui en sont porteuses, qui sont au cœur d'une problématique face à laquelle les professionnels de santé restent encore dans une large mesure dépourvus.

Bibliographie

1. Cuttini M, Nadai M, Kaminski M et al. *End-of-life decisions in neonatal intensive care : physicians' self-reported practices in seven European countries.* EURONIC Study Group. Lancet, 2000, 355 (9221) : 2112-2118.
2. Marlow N, Wolke D, Bracewell MA, Samara M. *Neurologic and developmental disability at six years of age after extremely preterm birth.* N Engl J Med, 2005, 352 (1) : 9-19.
3. Larroque B, Ancel PY, Marret S et al. *Neurodevelopmental disabilities and special care of 5-year-old children born before 33 weeks of gestation (the EPIPAGE study) : a longitudinal cohort study.* Lancet, 2008, 371 (9615) : 813-820.
4. Gross ML. *Avoiding anomalous newborns : preemptive abortion, treatment thresholds and the case of baby Messenger.* J Med Ethics, 2000, 26 (4) : 242-248.
5. Simeoni U, Vendemmia M, Rizzotti A, Gamerre M. *Ethical dilemmas in extreme prematurity : recent answers ; more questions.* Eur J Obstet Gynecol Reprod Biol, 2004, 117 (Suppl. 1) : S33-36.
6. http://www.ccne-ethique.fr/francais/pdf/avis063.pdf
7. http://www.ccne-ethique.fr/francais/pdf/avis065.pdf
8. Simeoni U, Lacroze V, Leclaire M, Millet V. *Extreme prematurity : the limits of neonatal resuscitation.* J Gynecol Obstet Biol Reprod (Paris), 2001, 30 (6 Suppl.) : S58-63.
9. Dehan M, Gold F, Grassin M et al. *Ethical dilemmas in the perinatal period : guidelines for end-of-life decisions.* Arch Pediatr, 2001, 8 (4) : 407-419.
10. Simeoni U, Dehan M, Jarreau PH. *Ethical aspects of perinatal medicine : consideration from a multidisciplinary working group.* Arch Pediatr, 2007, 14 (10) : 1171-1173.
11. Azria E. *Patient's information : a full medical act that demands evaluation.* Gynecologie, Obstetrique & Fertilite, 2007, 35 (9) : 751-752.
12. Dageville C, Rameix S, Andrini P et al. *End of life in neonatal medicine under the direction of French law.* Arch Pediatr, 2007, 14 (10) : 1219-1230.
13. Le Coz P, Simeoni U. *La condition fœtale et néonatale et les principes de la bioéthique,* Paris, Éditions Arnette, 2008 (à paraître).

24

LE CONSEIL GÉNÉTIQUE ET SA DIMENSION FAMILIALE

Perrine Malzac et Nicole Philip

Génétique médicale et conseil génétique

1. La naissance d'une spécialité

La spécialité que l'on nomme aujourd'hui « Génétique médicale » s'est développée, progressivement, au cours des quarante dernières années. La place qu'elle a prise désormais dans la pratique médicale est probablement liée à l'explosion récente de la génétique moléculaire qui a permis une meilleure connaissance des maladies à composante génétique. Cependant, le développement de cette discipline semble trouver son origine dans d'autres sources. Ainsi, avec la découverte des antibiotiques, au début du XXe siècle, les maladies infectieuses, à l'origine d'une importante morbidité et mortalité infantile, ont été en partie maîtrisées. Dès lors, la pathologie malformative est devenue la première cause de décès ou de handicap à la naissance, celle contre laquelle il fallait mobiliser toutes ses forces. Par la suite, avec le développement des méthodes de contraception, la dépénalisation de l'interruption volontaire de grossesse et l'invention des techniques d'assistance médicale à la procréation, il est devenu possible de contrôler le nombre et le moment des naissances. Ce nouveau pouvoir s'est accompagné d'une nouvelle exigence des couples concernant la santé de leurs enfants, ces enfants désirés dont la naissance pouvait être programmée.

2. Une démarche préventive en vue de procréer

Dans sa conception classique, la démarche de conseil génétique concerne la procréation. Elle a pour but d'évaluer le risque de survenue, ou de récurrence, d'une maladie ou d'une malformation, dans la descendance d'un couple, en référence à des antécédents familiaux. Ainsi les couples attendent-ils du généticien qu'il les informe et les « conseille » sur les différentes solutions possibles pour avoir des enfants en bonne santé. Il y a donc dans cette approche une dimension résolument préventive au regard des risques génétiques. Il ne faut cependant pas oublier de préciser que les choix qui s'offrent aux couples identifiés « à risque » sont limités. En dehors du renoncement à procréer, de l'adoption ou d'une procréation avec don de gamètes, il s'agit généralement de recourir au diagnostic prénatal ou au diagnostic préimplantatoire, deux techniques qui « préviennent » le handicap en évitant la naissance des enfants handicapés (par l'interruption de la grossesse ou le tri embryonnaire). Les enjeux éthiques plus spécifiquement liés à ces pratiques sont traités dans les chapitres sur le diagnostic prénatal, le diagnostic préimplantatoire et les handicaps à la naissance, nous n'y reviendrons pas.

3. La prédiction, une nouvelle dimension du conseil génétique

Plus récemment, le conseil génétique a élargi son champ d'application. La mise en évidence de facteurs génétiques à l'origine de pathologies non pédiatriques, comme les cancers, les maladies communes de l'adulte ou les maladies neurologiques à expression tardive, a fait apparaître une nouvelle notion, celle de risque prédictif. Il ne s'agit plus d'évaluer le risque, pour un enfant à venir, d'être atteint d'une maladie grave, mais il est question de prévoir la survenue, pour une personne en bonne santé, d'une affection, avant que les premiers signes ne soient apparus. Cette démarche de diagnostic présymptomatique s'appuie sur les mêmes critères que le conseil génétique traditionnel, utilise les mêmes outils biologiques et doit être entourée des mêmes précautions relatives au respect des personnes. Elle soulève cependant des problèmes éthiques spécifiques qui sont traités dans le chapitre consacré à la médecine prédictive.

Caractéristiques et spécificités de la génétique médicale

1. La consultation

D'une façon générale, la génétique médicale se distingue de la pratique médicale classique (c'est-à-dire d'une pratique conçue comme action thérapeutique, dans le cadre de la relation duelle d'un médecin avec une personne malade) par une série de particularités qui en font son originalité.

Tout d'abord, il s'agit d'une médecine dont le but essentiel est de poser un diagnostic précis de l'affection dont souffre le patient. Cela passe par une analyse clinique fine des symptômes, un recueil de données généalogiques et éventuellement des tests génétiques. Médecine de diagnostic, elle reste une médecine sans thérapeutique, puisque, malgré des efforts de recherche constants, rares sont encore les maladies génétiques accessibles à un traitement curatif (thérapie génique ou traitement plus conventionnel).

De plus, dans le cadre de la médecine prédictive, le médecin n'est plus face à une personne malade qui demande à être soignée, au mieux guérie, il s'adresse à quelqu'un qui ne souffre de rien. À l'issue de sa démarche, il pourrait être amené à annoncer à cette personne une bien mauvaise nouvelle : elle porte dans ses gènes les « traces » d'une future et inéluctable maladie. Le généticien apparaît alors comme celui qui est capable de déchiffrer le message caché dans le code génétique. Par extension, un pouvoir de divination, de connaissance de l'avenir peut, fantasmatiquement, lui être attribué, pouvoir démesuré qui crée en retour une attente, elle aussi démesurée.

Enfin, la consultation de génétique ne se repose pas toujours sur l'habituel modèle du colloque singulier. Face au généticien, se trouve bien souvent un couple qui s'interroge à propos du risque pour sa future progéniture, pour l'enfant à venir encore dans le ventre de sa mère ou pour le nouveau-né qui les accompagne. Parfois ce sera toute une fratrie, voire une famille entière sur plusieurs générations, qui le sollicitera, par leur présence réelle dans le cabinet, ou parce qu'ils seront symboliquement convoqués dans le discours, lors de la construction de l'arbre généalogique. Ainsi, c'est une médecine qui, au-delà du consultant lui-même, implique des tierces personnes (le sujet atteint dans sa famille, ses enfants présents ou à venir,...) et parle d'avenir (le risque de développer une maladie, le risque d'avoir des enfants malades,...).

Dans toutes ces consultations, la question de « l'intimité » génétique de la personne va être soulevée, intimité biologique qui ne peut être dissociée, ni dans le discours du médecin, ni dans la compréhension du patient, de représentations psychiques à laquelle elle est étroitement liée.

2. Ce qui se cache derrière le terme de « génétique »

Dans notre société où l'éternel débat entre inné et acquis semble parfois s'orienter, de façon exagérée et probablement dangereuse, vers une tendance au « tout génétique », le terme de génétique reste associé à un certain nombre d'idées contradictoires.

Il est porteur à la fois d'espoir et de désespoir. Espoir car, au travers des résultats très médiatisés des recherches sur le génome humain, se profilent les contours de nouvelles connaissances et de thérapeutiques révolutionnaires. Désespoir car, comme nous le rappellent les associations de familles, ces maladies rares, dites orphelines, restent encore incurables et source de beaucoup de souffrance pour ceux qui en sont atteints comme pour leurs proches.

Le terme de génétique évoque aussi la transmission, d'une génération à l'autre, de caractères héréditaires. Quand tout va bien, ce qui se transmet, c'est la ressemblance aux parents ou aux grands-parents, et chacun la recherche, d'un œil curieux, sur le visage du nouveau-né : la bouche de son père, le front de sa mère, sources de fierté. Mais, quand une maladie génétique vient frapper une famille, ce qui est transmis devient alors une malédiction à laquelle on voudrait échapper, un mauvais présage pour l'avenir.

Enfin, le terme de génétique est souvent associé à celui de patrimoine et il est présenté en opposition à ce qui est extérieur, l'environnemental. Le patrimoine génétique est perçu comme l'information qui caractériserait biologiquement un individu. Or la subtile façon dont cette information est organisée reste encore inaccessible à notre savoir, même après le décodage de l'ensemble du génome humain. De plus, l'idée selon laquelle le domaine du génétique serait déterminé et irrémédiablement fixé paraît de plus en plus simpliste tant les arguments en faveur d'interactions gènes-environnement s'accumulent.

Les principes du conseil génétique

1. Au-delà de la stricte technicité

Aussi, que ce soit pour une annonce de diagnostic, un conseil génétique, un diagnostic présymptomatique ou un diagnostic prénatal, les consultations de génétique soulèvent d'autres questions que celles liées à la stricte information médicale sur les gènes, les mutations, leurs conséquences ou les précautions à prendre... Parfois des secrets de famille sont débusqués. Le passé est relu à travers les données de l'arbre généalogique, l'avenir est envisagé, entaché d'un risque de maladie grave. Il y est question de parentalité, de filiation, de transmission, de procréation. Ainsi, celui qui délivre un conseil génétique devra-t-il apprendre à naviguer entre savoir scientifique et représentation, entre passé, présent et avenir, entre le patient et sa famille.

2. Le moment du conseil génétique

La place chronologique de la consultation de conseil génétique, par rapport à la révélation du handicap ou à l'annonce de la maladie, est difficile à déterminer. Trop précoce, cette consultation risque d'être mal acceptée et les informations mal interprétées par un couple uniquement préoccupé par l'avenir de son enfant. Trop repoussée, elle risque d'être négligée par le médecin traitant et la famille. Elle ne sera alors sollicitée qu'à l'occasion d'une grossesse ultérieure, ce qui peut singulièrement compliquer la démarche, dans un contexte « d'urgence ».

3. La perception du risque

Le rôle du généticien est de fournir une information la plus complète et la plus actualisée possible, pour aider la personne ou le couple à prendre une décision. Que le risque soit exprimé en pourcentage ou en risque relatif par rapport à la population générale, cette précision chiffrée sera traduite par les patients en une notion qualitative, celle de risque acceptable ou inacceptable, qui dépend beaucoup de l'expérience personnelle au regard de la maladie. Pourtant, même si la décision leur appartient, il est fréquent que les patients sollicitent une attitude directive de la part du médecin, un véritable avis. Le praticien du conseil génétique doit éviter de trop influencer la décision, mais il ne peut pas se contenter d'être un informateur passif. Il établit un dialogue avec ses patients, il sollicite un échange d'informations mutuelles. En relation avec le médecin traitant qui connaît mieux la famille, il s'assure que le conseil génétique a été compris, aide le couple à assumer la révélation du risque et l'accompagne dans les choix qui en découlent, le cas échéant, il propose des solutions alternatives (don de gamète, adoption).

4. La pluridisciplinarité au service du patient

Le recours à un médecin spécialisé en génétique médicale ou à un conseiller en génétique est préférable. En effet, ceux-ci sont rompus aux problèmes spécifiques du conseil et souvent plus disponibles pour de longues explications. En outre, n'est-il pas plus cohérent que le médecin chargé d'envisager avec le couple les solutions pour éviter la récidive du handicap soit différent de celui qui aide quotidiennement ce même couple à assumer la prise en charge de l'enfant malade ? Néanmoins, une parfaite connaissance de la pathologie en cause, de son pronostic et des éventuelles perspectives thérapeutiques est indispensable pour donner les informations les plus appropriées. Aucun généticien ne peut prétendre connaître les 3000 maladies génétiques actuellement recensées. Dans l'idéal, une étroite collaboration entre médecin traitant et généticien permet d'optimiser le conseil génétique.

Les données généalogiques

1. Le « roman familial »

La construction de l'arbre généalogique, véritable enquête génétique, constitue la première mais aussi une des plus importantes étapes du conseil génétique. Un bon arbre généalogique est un véritable dossier de l'information génétique d'une famille à un moment donné. Les traces d'événements douloureux y figurent, qu'il s'agisse de fausses couches, de la maladie d'un parent ou de la perte d'un enfant, d'un suicide ou d'un accident. Le patient, parfois les deux conjoints d'un couple, convoquent tour à tour, par la pensée, les membres de leur famille. Les informations ainsi recueillies et colligées dans le dossier concernent non seulement le sujet lui-même, mais ses apparentés, et parfois des personnes affiliées telles que ses beaux-parents, son beau-frère ou sa belle-sœur. Des événements sont tus, car oubliés ou inconnus du fait de liens familiaux distendus ou de conflits générationnels. Certaines informations peuvent être cachées (telle une filiation illégitime inavouée) ou erronées, d'autant plus que l'origine génétique de ces affections peut être vécue comme stigmatisante et être source de secrets de famille. Enfin, il faut tenir compte de la subjectivité de certaines des données transmises par les patients, leur connaissance de la pathologie étant fortement imprégnée par le vécu familial. Ainsi dans la construction de leur « roman familial », certains verront volontiers un lien entre la maladie génétique dont souffre leur enfant et l'alcoolisme du grand-père ou le décès resté inexpliqué d'une jeune cousine.

2. La dimension familiale du dossier

Ainsi, le dossier en génétique médicale, avec son arbre généalogique, n'est plus, à strictement parler, un dossier individuel, il prend une dimension familiale. Comment, dès lors, considérer ces informations à caractère familial lorsqu'il s'agit de permettre l'accès du patient à son dossier, conformément à la loi sur les droits des usagers du système de santé ? De plus, pour donner un conseil génétique, le médecin doit impérativement connaître le diagnostic précis de la maladie dont souffre la personne atteinte de la famille, encore appelée *cas index*. Or, l'accès au dossier du cas index est protégé et les données de santé sont confidentielles et liées au secret médical. Elles sont pourtant utiles, et même nécessaires, pour permettre aux consultants de recevoir l'information appropriée.

3. Pour une solidarité intrafamiliale

Quand ils n'ont pas la connaissance précise des données médicales du cas index, soit du fait de son décès parfois plusieurs années auparavant, soit du fait d'un lien de parenté éloigné (oncle, neveu, cousin...), les consultants ne comprennent pas pourquoi le généticien ne peut y avoir accès au nom du secret médical partagé. Or, dans cette situation, il n'est pas question de partager des informations médicales entre professionnels de santé au bénéfice d'un seul et unique patient. Il s'agit de les obtenir à propos d'une personne (parfois décédée) au bénéfice d'un tiers, certes de sa famille, mais tiers quand même. Deux valeurs entrent en conflit : d'une part, le devoir d'information vis-à-vis du consultant et, d'autre part, le respect de la confidentialité liée au secret médical vis-à-vis du cas index. C'est une troisième valeur, la solidarité, qui permet de résoudre ce conflit. Les consultants auront ainsi la difficile tâche de faire appel à la solidarité du cas index ou de sa famille, en sollicitant des informations écrites, ou une autorisation d'accès au dossier médical. Cette démarche est parfois très délicate, car elle risque de rouvrir des plaies que le temps et le silence avaient à peine suffi à cicatriser. On comprend alors l'hésitation de certains jeunes gens qui, bien qu'inquiets pour leur propre descendance, tardent pourtant à contacter leur vieil oncle ou leur grand-mère à propos d'un fils décédé 25 ans auparavant. Dans ces situations-là, ne serait-il pas bénéfique pour tous de chercher le moyen de délivrer quand même un conseil génétique, sans révéler les éléments spécifiques du diagnostic du cas index, ni trahir le principe du secret médical ? Aujourd'hui, les praticiens ont pris l'habitude de solliciter le consentement de leurs patients, au moment où sont réalisés les tests génétiques, pour les autoriser à transmettre, à des apparentés qui en feraient la demande, toute information strictement utile à la démarche de conseil génétique. Rares sont ceux qui refusent.

La problématique de l'information familiale

1. Pourquoi informer la famille ?

On l'a compris, une des particularités de la génétique médicale, c'est qu'elle dépasse le niveau individuel pour s'adresser à la famille entière. Ainsi, lorsque le diagnostic d'une maladie génétique est posé pour la première fois dans une famille, le choc de l'annonce est double : tout d'abord pour la personne atteinte, ensuite pour les membres de sa famille avec lesquels elle partage une partie de ses gènes. Les connaissances sur la maladie du cas index vont parfois permettre de lui proposer une prise en charge thérapeutique ou préventive spécifique, ou encore un accompagnement adapté. Mais ces données ont aussi un intérêt pour les membres de sa famille. Certaines maladies génétiques, si elles sont dépistées suffisamment tôt, peuvent bénéficier de soins spécifiques. C'est le cas de l'hémochromatose, dont le traitement par des saignées empêche le développement des complications cardiaque, hépatique et glandulaire. D'autres, comme les prédispositions génétiques au cancer du sein, font l'objet de mesures préventives efficaces, soit par le biais d'un diagnostic précoce des tumeurs alors qu'elles sont encore de bon pronostic, soit par le recours à un traitement chirurgical prophylactique. Enfin, et surtout, la plupart des apparentés ont, quel que soit le diagnostic posé pour le cas index, la possibilité d'accéder à une information quant au risque de développer ou de transmettre la maladie. Parfois, ils pourront demander, après le conseil génétique et si le risque est élevé pour leur progéniture, à recourir à un diagnostic prénatal ou préimplantatoire.

2. L'information : un devoir envers les apparentés ?

Pour pouvoir bénéficier de mesures de soin ou de prévention, encore faut-il avoir été averti de ses antécédents familiaux. Le médecin doit-il simplement proposer au malade d'éclairer les membres de sa famille ? Doit-il plutôt l'inciter à le faire, ou même tenter de le convaincre ? Qui doit transmettre l'information ? La personne malade ou son représentant légal auquel vient d'être annoncée l'origine génétique de la pathologie ? Ainsi, outre le poids de la maladie, les personnes concernées devront-elles assumer la charge de délivrer un message complexe à des parents plus ou moins proches, ou supporter la culpabilité de ne pas l'avoir fait ? Le médecin ou un tiers désigné pourrait-il se substituer au sujet défaillant au regard de ce devoir d'information ? Dans quels cas l'information devra-t-elle être délivrée ? Chaque fois que les proches sont susceptibles de bénéficier d'un traitement efficace ou d'un moyen de prévention ? Est-ce que le fait de n'avoir pu accéder à une démarche de conseil génétique ou à un diagnostic prénatal doit être considéré comme une perte de chance pour le parent resté dans l'ignorance ? Le généticien devra-t-il s'assurer que l'information a bien été transmise, et par quels moyens ? Que faire au cas où le patient refuserait de contacter ses proches au nom de son droit à garder le secret ? En un mot, quels sont les devoirs et les responsabilités de chacun des partenaires de la relation de soin vis-à-vis des apparentés à risque ?

3. L'encadrement éthique et législatif

Interrogé sur cette question par le ministre de la Santé, le Comité consultatif national d'éthique, dans son avis n° 76 du 24 avril 2003, n'a pas souhaité que soit inscrite dans la loi l'obligation pour une personne d'informer son entourage familial quand une maladie génétique est découverte chez elle, même lorsque cette information est susceptible de permettre une meilleure prise en charge des apparentés. Les membres du Comité ont insisté sur le respect du secret médical : « Le respect du secret médical constitue un principe essentiel à l'édification d'une relation de confiance entre les médecins et les patients (…) ». En effet, ils ont souligné que « la qualité de cette relation conditionne le déroulement d'un dialogue approfondi et sincère (…) ». Ils ajoutent que la personne qui consulte « doit être totalement informée de ses responsabilités personnelles et de ses devoirs envers les siens ». Cependant, si on lit attentivement le texte, il faut remarquer que le Comité consultatif national d'éthique ne décharge aucunement le médecin de ses responsabilités dans le processus de l'information familiale. Au contraire, il l'implique fortement dans cette démarche : « Il appartiendrait au médecin, dans le prolongement des informations initialement fournies, d'obtenir de la personne qu'elle consente à transmettre ou à faire transmettre cette information à ses apparentés potentiellement concernés ». Il insiste pour que le praticien mette en œuvre, dans le cadre du dialogue avec son patient, des « procédures informatives et persuasives » afin d'aboutir au résultat désiré, c'est-à-dire la protection de la famille, dans le strict respect de l'intimité des personnes.

Lors de la révision des lois de bioéthique, en 2004, cette difficile question a été soulevée. Dans l'article 1131-1, on peut lire : « En cas de diagnostic d'une anomalie génétique grave (...), le médecin informe la personne (...) des risques que son silence ferait courir aux membres de sa famille potentiellement concernés dès lors que des mesures de prévention ou de soins peuvent être proposées à ceux-ci. » Mais qu'entend-on exactement par les expressions « anomalie génétique grave » et « mesures de prévention et de soins » ? Il est indiqué plus loin « La personne concernée (...) peut choisir d'informer sa famille par la procédure de l'information médicale à caractère familial » par le biais de l'Agence de la biomédecine. Cette procédure n'est, cependant, toujours pas opérationnelle ! Enfin, en matière d'obligation et de responsabilité, il est précisé : pour le médecin, que l'obligation d'information à sa charge réside dans la délivrance d'un document écrit résumant l'information communiquée à la personne concernée ; pour le patient, que le fait de ne pas transmettre l'information ne peut servir de fondement à une action en responsabilité à son encontre.

Plus récemment encore, le Conseil d'orientation de l'Agence de la biomédecine, dans une délibération du 6 juillet 2007, propose qu'une nouvelle dérogation à la règle du secret soit créée. Il s'agirait, lorsqu'une personne ne veut pas informer elle-même sa parentèle, qu'elle puisse déléguer cette mission à son médecin. Celui-ci serait alors autorisé à contacter les membres de la famille dans le cadre d'une démarche collégiale, comme cela se fait dans d'autres pays, plus sensibles que le nôtre à la dimension collective de la santé. Le sujet n'est donc pas clos !

Conclusion

La génétique médicale est devenue une spécialité à part entière et le conseil génétique un acte spécialisé. L'importance qu'elle revêt aujourd'hui s'est traduite par la récente création d'un nouveau métier : celui de conseiller en génétique. Le rôle des praticiens du conseil génétique est d'aider chaque personne à comprendre les informations délivrées afin de pouvoir gérer son avenir, en fonction des différentes solutions proposées et de ses propres représentations de la maladie. Aujourd'hui, le généticien n'est sollicité que lorsqu'il y a un antécédent familial inquiétant. Il est fort probable que, demain, grâce aux progrès de la génétique moléculaire et au développement des systèmes de diagnostic à haut débit, la démarche de conseil génétique soit entreprise par tous, dans le cadre de projets procréatifs ou dans un souci d'anticipation de l'avenir. Le marché est prometteur. Les laboratoires l'ont compris qui, déjà, offrent via l'internet et moyennant finances, l'accès à des autotests de génétique. C'est ici le lieu de rappeler que l'information consiste à mettre en forme des données brutes et complexes pour les rendre compréhensibles et utiles. Souhaitons que le temps de l'information qui est au cœur de la démarche de conseil génétique ne soit pas sacrifié sur l'autel du profit et de la technologie.

25

LA MÉDECINE PRÉDICTIVE

Perrine Malzac

En médecine, depuis Hippocrate, un des objectifs est de prévoir le devenir des malades. Cette démarche, qui complète le diagnostic et la thérapeutique, est appelée pronostic. Plus récemment, les médecins ont cherché à anticiper la maladie. Pour mener à bien cette tâche, ils ont développé des outils de dépistage et de prédiction. Contrairement à la démarche curative où le médecin est sollicité par un sujet souffrant qui requiert des soins, les situations de dépistage et de prédiction s'adressent à des personnes *a priori* saines, qui ne formulent pas de plainte et qui, souvent, ne demandent rien. Alors qu'elles se sentaient « en bonne santé », elles pourront se découvrir « malades » ou « futures malades ».

Essayer de prédire l'avenir semble être un des plus anciens rêves de l'humanité qui s'illustre à travers la diversité des arts divinatoires (oracles des dieux, lectures dans le vol des oiseaux ou les entrailles des animaux, astrologie, usage des tarots et autres boules de cristal…). L'avenir de l'homme est écrit à l'extérieur de l'homme. La pythie, le devin, l'astrologue ou la cartomancienne cherchent à le lire, à travers des messages des dieux, des signes de la nature ou des objets. En ces occurrences, le destin déchiffré est subi, il ne caractérise pas la personne elle-même.

Aujourd'hui, le médecin s'est doté d'un nouvel outil de prédiction grâce à la génétique. En proposant de lire l'avenir, « à l'intérieur de l'homme », sur la molécule d'ADN, ne joue-t-il pas à l'apprenti sorcier ? Ne risque-t-il pas d'enfermer la personne dans une destinée préétablie et réductrice, censée la caractériser ?

Prédiction ou prévision ?

La médecine prédictive désigne toute action qui vise à déterminer, parfois longtemps à l'avance, quelles pathologies risquent de frapper un patient. Il s'agit d'une démarche probabiliste. Elle cherche à corréler la présence de certains marqueurs biologiques au risque de développer la maladie. En médecine, l'avènement de la génétique et ses formidables avancées ont donné un nouvel essor à ces pratiques, les rendant plus scientifiques et, dans certains cas, relativement efficaces.

Actuellement, les outils les plus performants de la médecine prédictive sont les tests génétiques. Dans la loi de bioéthique du 6 août 2004, ils sont appelés « examen des caractéristiques génétiques d'une personne » et définis comme ayant pour effet « de rechercher, chez une personne asymptomatique, les caractéristiques d'un ou plusieurs gènes susceptibles d'entraîner à terme le développement d'une maladie chez la personne elle-même ».

Ainsi, l'usage des tests présymptomatiques s'est-il développé. Il ne concerne véritablement que de rares maladies dont le déterminisme génétique est fort et peu influencé par l'environnement, comme la chorée de Huntington ou les formes familiales de cancer. Cependant, avec l'acquisition de nouvelles connaissances sur le génome humain, les perspectives d'extension de la médecine prédictive à de nombreuses affections, plus communes, telles que le diabète, l'obésité, les maladies cardiovasculaires ou certains troubles psychiatriques, semblent proches. Il s'agira de repérer des facteurs de vulnérabilité : en fonction de leur profil génétique, certains sujets seront reconnus comme plus susceptibles que les autres de développer la maladie, et pourront, en conséquence, bénéficier de mesures de surveillance ou de prévention adaptées. Ainsi, fidèle à l'adage « mieux vaut prévenir que guérir », la médecine prédictive semble être la médecine d'avenir, celle qui permet de lutter contre les maladies avant même qu'elles n'apparaissent, celle qui, centrée sur la personne, lui prodigue des conseils et la responsabilise au regard de son « capital santé ».

Pourtant, au-delà de ce portrait idéal, surgissent des questions. Sommes-nous bien sûrs que le patient tirera plus de bénéfices que d'inconvénients d'une telle connaissance ? Peut-on, sans risque d'erreur, appliquer des données probabilistes à des prises en charge individuelles ? S'agit-il de prédire quelque chose de prédéterminé et d'irrémédiablement fixé ou plus simplement de prévoir ce qui peut arriver, en reconnaissant une marge d'incertitude ? Comment prendre en compte la tension existentielle révélée par ces pratiques, mélange de plusieurs sentiments contradictoires : la tentation de savoir, l'espoir d'échapper au mal, la volonté de le combattre par tous les moyens, la peur de se sentir prisonnier de son destin, le désespoir face à la finitude… ? Comment préserver l'autonomie et la liberté de choix des patients face, notamment, aux pressions de la médecine, de la société ou des fabricants de tests génétiques ? Comment éviter les risques de discriminations pour l'accès à des assurances-vie, des crédits ou l'emploi ?

Des tests présymptomatiques : Pour qui ? Pourquoi ?

La première circonstance sur laquelle nous porterons notre attention est celle de l'usage des tests génétiques présymptomatiques, dans le cadre de maladies monogéniques à expression tardive. Le généticien est sollicité par une personne inquiète en raison d'un antécédent familial : un de ses apparentés (sa mère, son oncle ou sa sœur) souffre d'une maladie génétique dont les premiers symptômes ne sont apparus qu'à l'âge adulte. Elle souhaite connaître son statut vis-à-vis de cette maladie. Peut-elle en être atteinte ? Y a-t-il des moyens d'en empêcher ou d'en retarder le développement ?

Si le lien entre la présence d'une mutation et l'apparition de la maladie est fort, la réalisation de l'analyse moléculaire permettra de lever une incertitude : le patient saura s'il a ou non hérité de l'anomalie génétique à l'origine de la maladie dans sa famille. Cependant, ce premier doute soulagé, d'autres naîtront pour les sujets porteurs de la mutation. Quand la maladie va-t-elle apparaître ? Comment va-t-elle se dérouler ? Avec en filigrane, la question fondamentale, révélée par cette situation, question qui hante tous les hommes : quelle sera ma fin ? Ce qui permet à chacun de vivre, d'entreprendre, d'espérer, tout en sachant qu'il va mourir, c'est l'ignorance dans laquelle il est des circonstances de sa mort. Il n'en connaît ni l'heure, ni l'endroit, ni la raison. Lever le voile de cette ignorance, n'est-ce pas risquer de réveiller une paralysante angoisse, synonyme de mort avant la mort ?

Alors, quels avantages y aurait-il à réaliser ces tests ? Pourquoi les patients relayés par les associations ont-ils tant insisté auprès des généticiens, initialement réticents, pour avoir le « droit de savoir », le droit de connaître leurs caractéristiques génétiques ?

Il est des situations où des moyens de prévention peuvent être proposés. C'est le cas dans les formes familiales de cancer du sein ou du côlon. Une femme dont la mère est décédée d'un cancer du sein à l'âge de 40 ans, et dont la sœur est actuellement en cours de chimiothérapie pour la même raison, pourra, si elle est porteuse de la mutation du gène BRCA1 retrouvée chez les femmes atteintes de sa famille, bénéficier d'une surveillance rapprochée, une tumeur dépistée précocement étant de meilleur pronostic. Mais pourquoi aller interroger ses gènes ? Le seul fait d'avoir des antécédents familiaux ne suffit-il pas à entreprendre une surveillance attentive ? Et ces examens cliniques et radiologiques que l'on propose, sont-ils suffisamment efficaces, puisqu'ils n'empêchent pas le développement du cancer, même s'ils en améliorent le pronostic ? Ainsi, en bonne logique, une alternative parfois proposée aux femmes génétiquement prédisposées au cancer du sein est la chirurgie prophylactique, qui consiste en une ablation bilatérale des glandes mammaires. Elle s'accompagne parfois d'une castration chirurgicale en raison du risque associé de cancer de l'ovaire. Efficace semble-t-il, ce moyen de prévention du cancer est-il acceptable par les femmes, en termes de qualité de vie, alors que ces interventions mutilantes vont entamer et leur fertilité et leur féminité ?

Dans d'autres circonstances, la maladie en cause n'est accessible à aucune thérapeutique, ni à aucune prévention. C'est le cas de la chorée de Huntington, maladie neurodégénérative emblématique, qui a fait l'objet de nombreux travaux de réflexion au regard de la médecine prédictive. Ceux qui viennent demander l'aide du médecin, se sachant « à risque » de développer cette terrible maladie, disent, le plus souvent, que vivre dans le doute leur est devenu insupportable. Ce doute les obsède, parfois il les empêche de faire des projets professionnels, affectifs ou procréatifs. Quel avantage peuvent-ils tirer de la connaissance de leur statut ? S'ils apprennent qu'ils ne portent pas la mutation dans le gène de la huntingtine, seront-ils soulagés pour autant ? La réponse paraît évidente. Et pourtant, on observe des réactions à type de dépression et de culpabilité vis-à-vis des apparentés malades ou à risque de l'être, réactions du même type que celles décrites chez les rescapés de grandes catastrophes. Et s'ils se découvrent porteurs de la mutation, sachant que la maladie s'exprime inéluctablement, comment réagiront-ils, conscients de leur impuissance face à la perspective de leur sombre avenir ? Peut-on vivre avec une telle épée de Damoclès au-dessus de la tête ?

Pour un encadrement des pratiques

L'expérience des équipes pluridisciplinaires de diagnostic présymptomatique montre l'absolue nécessité d'accompagner la démarche en l'inscrivant dans une temporalité. Il est important de délivrer une information précise sur le but, les limites et les perspectives du test et de laisser un temps de réflexion suffisant entre la demande de test génétique et sa réalisation. Il est important aussi que ce temps ne soit pas qu'un temps d'attente mais encore un temps d'élaboration de la volonté de la personne, aidée par le généticien, le clinicien spécialiste de la maladie et le psychologue. Au total, pour la chorée de Huntington, l'expérience montre que seule une minorité des apparentés à risque sollicite le généticien. Parmi eux, près de la moitié va renoncer à réaliser le test pendant le temps de réflexion, et quelques-uns encore ne viendront jamais chercher leur résultat. Ainsi, vigilants par rapport au droit de savoir, les praticiens sont enjoints, par la loi de bioéthique du 6 août 2004, à ne pas négliger la liberté de ne pas savoir. Le texte de la loi indique que seuls sont habilités à prescrire des tests présymptomatiques les médecins œuvrant au sein d'une équipe pluridisciplinaire déclarée au ministère chargé de la Santé et dotée d'un protocole type de prise en charge.

De plus, dans les familles à risque, des mineurs peuvent être concernés. Comment préserver leur autonomie et leur droit de ne pas savoir ? Les praticiens s'accordent sur l'idée, reprise par la loi, de réserver la prescription de tests génétiques chez l'enfant aux seules situations où il peut en bénéficier personnellement dans sa prise en charge. *A priori* donc, les tests présymptomatiques, pour des affections à expression tardive, surtout si elles sont incurables, ne devraient pas être réalisés chez des mineurs. Pourtant, les discussions sont âpres sur la définition du « bénéfice personnel » pour l'enfant.

Prenons un exemple. Voici des parents qui s'inquiètent de l'avenir de leur fils de 13 ans, et en particulier pour son orientation scolaire. Le père souffre d'une maladie neuromusculaire, la maladie de Charcot-Marie-Tooth. Le diagnostic a été évoqué alors qu'il avait 30 ans. Du fait de la maladie, il a dû progressivement arrêter son activité de peintre en bâtiment pour se reconvertir, au sein de la même entreprise, vers un poste d'adjoint administratif. Leur fils, très sportif, souhaite devenir professeur d'éducation physique. Conscients du risque de handicap lié à la maladie, les parents voudraient connaître le statut génétique de leur fils, arguant qu'il bénéficiera de ce savoir pour choisir son métier en conséquence. Mais, faut-il briser les rêves et les projets d'un enfant sachant que, même s'il est porteur de la mutation, il sera impossible de prédire si la maladie se développera (la pénétrance est incomplète), ni avec quelle gravité (l'expressivité est variable) ?

La médecine prédictive, médecine de demain ?

Il ne se passe pas un mois sans qu'on annonce la découverte de gènes impliqués dans des affections aussi diverses que les maladies cardiovasculaires, l'obésité, la schizophrénie, la maladie d'Alzheimer, mais aussi l'alcoolisme, voire les conduites antisociales. De considérables efforts de recherche ont été entrepris pour tenter d'identifier des variants génétiques susceptibles d'expliquer l'origine des maladies les plus communes, voire de simples troubles des conduites. Il est clair, aujourd'hui, que l'idée selon laquelle les pathologies pourraient être classées en deux groupes distincts, celles d'origine environnementale, acquises, et celles d'origine génétique, innées, ne tient plus. La plupart des maladies semblent être polyfactorielles, c'est-à-dire le fruit d'une subtile interaction entre facteurs de l'environnement et prédispositions génétiques, chacun des acteurs de cette complexe alchimie, pris isolement, ne jouant qu'un rôle mineur.

Il est justifié, et sans doute nécessaire, de tenter de comprendre les causes des maladies humaines. Il est plus discutable de prétendre appliquer ces connaissances parcellaires et prématurées, obtenues à la suite d'études statistiques en population, à la pratique clinique, et d'en déduire des risques individuels.

Par exemple, dans les formes tardives de la maladie d'Alzheimer, le gène codant l'apolipoprotéine E (APOE) constitue un facteur de susceptibilité reconnu. L'APOE existe sous trois formes alléliques différentes, la forme ε3 la plus courante (80 %) et les formes ε4 et ε2 plus rares (respectivement 8 % et 12 %). Il a été montré que les sujets porteurs d'un allèle de type ε4 avaient environ trois fois plus de risque de développer la maladie d'Alzheimer, dans la population caucasienne. Ainsi, si l'on estime que la prévalence de cette maladie est d'environ 4,4 % au-delà de 65 ans, 13 % des sujets hétérozygotes pour l'allèle ε4 développeront une maladie d'Alzheimer, ce qui veut dire que 87 % d'entre eux ne l'auront pas ! De plus, l'effet de l'allèle ε4 semble être variable en fonction notamment du sexe et de l'origine géographique des sujets : plus important chez les femmes que chez les hommes, plus important dans les populations d'origine asiatique et quasi nul dans les populations afro-américaines. Ainsi, étant donné la nature même des maladies polyfactorielles, les tests génétiques qui pourraient être proposés n'ont qu'un pouvoir prédictif extrêmement limité.

Le meilleur argument de promotion de ces tests de susceptibilité est l'annonce de l'avènement d'une médecine personnalisée. Selon ce modèle, chacun, informé de ses fragilités constitutionnelles, pourrait, en sujet conscient et responsable, organiser sa vie : régime alimentaire adapté, surveillance médicale programmée, aménagement de l'environnement, éviction des substances médicamenteuses ou toxiques à risque... Cependant, ce modèle oublie de prendre en compte le fait que les comportements humains ne se laissent jamais enfermer dans une logique mathématique. La même augmentation du risque vis-à-vis des maladies cardiovasculaires, par exemple, va être différemment perçue selon que l'on est un jeune homme en pleine possession de ses moyens, une femme dépressive, une mère de famille au chômage qui a du mal à nourrir ses enfants ou un fils dont le père est récemment décédé d'un infarctus du myocarde. De plus, il n'est que d'observer les résistances et les phénomènes d'évitement que rencontre toute campagne de prévention – en matière de prévention routière, de lutte contre le tabagisme ou d'information sur les maladies sexuellement transmissibles – pour imaginer que, face à des risques prévisibles, les comportements dits « rationnels » ne seront pas forcement la règle. Nous ne pouvons donc qu'interroger ce modèle construit sur deux incertitudes. Sera-t-on un jour capable de calculer avec précision des risques individuels pour les maladies communes ? Les personnes à risque changeront-elles leurs comportements en conséquence, de façon raisonnée et sur le long terme ? Rien n'est moins sûr.

Ainsi, l'étude de variants génétiques pour réaliser des prédictions individuelles sur l'état de santé à venir des personnes est-elle non seulement hasardeuse mais encore imprudente, et même malhonnête lorsque ces pratiques sont le fruit de vaines promesses publicitaires et la source de profit pour des laboratoires ayant « pignon sur internet ». Avant de promouvoir l'usage de ces tests, il est donc important d'apprécier la balance des bénéfices espérés pour l'individu et pour la société, au regard des possibles conséquences psychologiques, sociales et financières.

Médecine prédictive et société

Les dangers de mésusage de ces outils de prédiction ont rapidement préoccupé les citoyens et, à travers eux, le législateur qui a prévu, lors de la rédaction des lois de bioéthique, d'inscrire dans le Code civil (art. 16-13), le principe suivant : « Nul ne peut faire l'objet de discriminations en raison de ses caractéristiques génétiques ». En effet, la menace la plus grave pour la personne est sans doute que les résultats de l'examen de ses caractéristiques génétiques puissent être utilisés, exploités même, par la société, à ses dépens. En effet, les assurances, les entreprises, les banques pourraient trouver avantages à connaître ces données génétiques individuelles pour orienter leurs décisions : calculs des primes d'assurance, rédaction de contrats d'embauche ou attribution de prêts financiers. Dans une logique économique, une telle attitude semblerait même normale. L'assureur, pour garantir le risque, n'est-il pas tenu de l'apprécier au mieux ? L'organisme prêteur, pour être viable, ne doit-il pas s'inquiéter de la solvabilité de l'emprunteur ? Le chef d'entreprise, pour assurer la pérennité de son affaire, n'a-t-il pas le devoir de s'enquérir des capacités de son futur employé à assurer sa tâche ? D'ailleurs, des questionnaires de santé et certains examens médicaux sont déjà utilisés dans ces situations. Ils explorent, indirectement, les prédispositions génétiques de l'individu par le recueil d'informations à propos de ses ascendants. Souffre-t-on de maladies cardiovasculaires, du diabète, du cancer, de maladies neurodégénératives et autres affections dans la famille ? De tels éléments peuvent s'avérer handicapants pour l'accès aux prêts ou aux assurances. C'est pourquoi, certaines personnes, actuellement pénalisées en raison d'antécédents familiaux, pourraient elles-mêmes proposer de recourir à des tests génétiques, afin d'améliorer leur situation, au cas où la pathologie familiale les aurait épargnées. Mais derrière cette vision positive des choses se cache la version négative. Les sujets les moins chanceux, ceux dont le génome sera reconnu comme « altéré », ceux-là se trouveront déclassés au terme des investigations génétiques. Interdits de prêt, d'assurance, d'emploi, de soins peut-être, devront-ils subir, en plus de l'injustice de la maladie, la discrimination et le rejet social ?

Sur la question de l'emploi, le problème est sans doute un peu plus complexe. Dans certains métiers, comme ceux de conducteurs de train, chauffeurs de bus ou pilotes d'avion de ligne par exemple, il est impératif que le professionnel soit en possession de tous ses moyens car il a sous sa responsabilité la vie de nombreuses personnes. Un sujet génétiquement prédisposé à faire des malaises cardiaques ou à développer un déficit sensoriel ne devrait-il pas être écarté d'un tel poste, au motif qu'il faut, avant toute chose, protéger la vie des passagers ? Parfois, dans l'industrie chimique en particulier, certains employés peuvent être en contact avec des substances toxiques. S'il apparaît qu'untel est plus susceptible que d'autres vis-à-vis de complications pulmonaires ou hépatiques, au contact de ces substances, ne doit-on pas lui éviter ce poste de travail ? Un ouvrier du bâtiment, dont l'examen des caractéristiques génétiques montrerait une forte probabilité de développer une maladie neuromusculaire, ne pourrait-il bénéficier d'une reconversion professionnelle par anticipation ? Bien sûr, ces exemples insistent sur les bénéfices escomptés par le professionnel, mais il est facile d'imaginer les possibles dérives de la médecine prédictive appliquée au monde du travail : discrimination à l'embauche et licenciements pour les plus défavorisés à la grande loterie de la génétique !

Enfin, l'extension de telles pratiques à la population entière conduirait inéluctablement à classer les individus selon leurs risques génétiques respectifs, à institutionnaliser les différences, à ajouter l'injustice génétique à l'injustice sociale et à créer une nouvelle source de discrimination. C'est pourquoi la loi de bioéthique prévoit que les organismes d'assurance invalidité ou décès « ne doivent pas tenir compte des résultats de l'examen des caractéristiques génétiques d'une personne demandant à bénéficier de cette garantie, même si ceux-ci leur sont transmis par la personne concernée ou avec son accord ».

Conclusion

L'homme n'est pas réductible à ses gènes, c'est sans doute le message que devraient garder en tête tous ceux qui, de près ou de loin, font profession de médecine prédictive. Afin d'être les garants d'une utilisation appropriée de cette médecine, ils devraient être capables d'en évaluer la pertinence, d'en connaître les limites et d'en assurer la qualité. Bien sûr, ces cliniciens ont pour mission de permettre à tous ceux qui pourraient en bénéficier d'avoir accès à la médecine prédictive s'ils le souhaitent, en délivrant des informations claires, précises et appropriées. Mais pas seulement. Ils doivent s'assurer que la révélation du risque génétique puisse être suivie des mesures thérapeutiques ou de prévention, ainsi que d'une écoute attentive et d'un accompagnement psychologique si nécessaire. Enfin, il semble indispensable que les informations délivrées par les professionnels soient plus précises et plus nuancées que celles diffusées par les médias. En effet, les tapages médiatiques triomphalistes créant de faux espoirs sur les capacités d'une médecine prédictive décrite comme toute-puissante, pourraient inciter certains, déçus par une réalité bien moins idyllique, à aller rechercher ailleurs ce qu'ils ne peuvent trouver chez eux, dans une vaine quête à travers le monde et via l'internet. Car ce nouveau marché médical, souvent source de déceptions supplémentaires, est favorisé par des législations différentes d'un pays à l'autre. Ainsi, si les praticiens devaient renoncer à jouer leur rôle, ils prendraient le risque que ce soient l'ignorance, les fantasmes ou, plus probablement encore, les lois du marché qui décident, *in fine*, du développement de ces pratiques. Le risque serait grand alors qu'au nom de la défense des libertés individuelles, ce soit la liberté de l'homme qui soit sacrifiée à l'idéologie du déterminisme biologique.

26

LA TRANSPLANTATION D'ORGANES, CHAMP ÉTHIQUE DE TOUTES LES CONTRADICTIONS

Jean-François Mattei

La transplantation d'organes réunit les nombreuses questions qui se posent dans le champ de la bioéthique. Le corps humain est-il une chose ? Quelle est la définition de la mort ? Quel consentement ? Quelles justes règles pour la répartition des greffons ?

Le statut juridique du corps humain

La première question – le corps humain est-il une chose ? – aborde le statut juridique du corps humain qui se trouve au cœur de la réflexion bioéthique [1]. Le corps est-il une personne, une chose ou une catégorie *sui generis* ? Peut-on porter atteinte au corps humain, dans quels cas et à quelles fins ? L'homme est-il propriétaire de son corps ? Les parties et produits du corps sont-ils des marchandises ? Comme l'a écrit le Doyen Carbonnier : « de ce qu'il est la personne elle-même, le corps tire une place tout à fait particulière dans le droit. Il a, en quelque manière, un caractère sacré » [2]. Lieu de la rencontre de l'âme et du monde terrestre, le corps humain prend indéniablement une dimension sacrée. En latin, *sacer* désigne à la fois ce qui doit être vénéré et ce qui suscite l'horreur. Le corps et plus encore le cadavre participent bien de cette définition. La pensée chrétienne rejoint la philosophie grecque en ce lieu commun du corps, prison de l'âme. Mais la prison est aussi une maison, c'est-à-dire, dans la perspective ethnologique de Mircea Eliade [3], la délimitation la plus étroite de l'espace sacré qui entoure l'homme. Le champ de la transplantation aborde donc l'une des questions les plus délicates qui soient, le statut du corps, laquelle ne peut être approchée sans les enseignements de l'ethnologie.

Nous avons hérité du droit romain un système juridique fondé sur la séparation entre les personnes et les choses. Or, si le corps semble un élément indubitable de la personne, il pourrait techniquement aussi bien être une chose. Cette interrogation peut se décliner sous la forme : le corps humain est-il sujet ou objet de droit ? Dans son ouvrage *La main volée*, publié en 1993 [4], Jean-Pierre Baud, prenant le contre-pied de la doctrine française dominante, affirme que le corps est une chose et que cet énoncé est de loin celui qui protège le plus efficacement la dignité de la personne. Il cite à l'appui de cette thèse une jurisprudence de 1985. Un détenu de la maison d'arrêt d'Avignon s'était sectionné un doigt afin d'attirer l'attention du Garde des Sceaux sur son cas en le lui envoyant par la poste. Après qu'il eut reçu des soins, l'hôpital lui confia un bocal de liquide dans lequel trempait son doigt... Ce bocal lui fut confisqué par l'administration pénitentiaire. Le détenu demanda au juge des référés la restitution de son bien, mais le juge estima qu'un doigt coupé était autant une chose que le bocal et que les règles relatives aux objets pouvant être confisqués lui étaient applicables. Cette consternante affaire illustre bien le malaise qui saisit lorsqu'on cherche à analyser le statut du corps. La traditionnelle expression de la doctrine française « le corps c'est la personne » n'est pas dépourvue d'ambiguïté.

Il en va de même lorsqu'on étudie le droit patrimonial qui s'attache aux parties et aux produits du corps. C'est l'un des aspects les plus modernes de la mission civilisatrice que s'assigne la France, que de nier farouchement l'existence de ce droit. Elle tente, par suite, de faire triompher cette idée contre le mercantilisme de la société industrielle. Il n'est pas dans la tradition française de considérer les parties du corps comme des marchandises. C'est le sens du refus français d'intégrer les tissus humains dans le champ de la directive du Conseil européen sur les « dispositifs médicaux » en 1993 [5], directive qui, faut-il le rappeler, était discutée à Bruxelles dans le cadre du groupe « Marché intérieur ». Il faut noter que cette position française ne va pas de soi et doit être solidement argumentée. Marie-Angèle Hermitte, spécialiste des questions soulevées par l'insertion du corps dans le droit, a révélé en 1988 l'affaire Moore survenue aux États-Unis [6]. Des médecins américains s'aperçurent que la leucémie avait donné naissance, dans le corps du malade John Moore, à des cellules uniques au monde. Ils les prélevèrent et vendirent très cher, pendant sept années, les produits pharmaceutiques auxquels ces cellules donnaient naissance. Lorsque John Moore – au demeurant fort bien soigné – découvrit la vérité, il entama une procédure en revendication de ses cellules. La cour d'appel de Californie lui donna raison en se fondant sur le principe selon lequel un homme a un authentique droit de revendiquer la propriété sur son corps. Mais la cour suprême de Californie, le 9 juillet 1990, réforma cette décision en refusant à John Moore le droit de revendiquer la propriété des fameuses cellules. En effet, au nom de la dignité humaine, John Moore ne pouvait être propriétaire de son corps. Les cellules prélevées pouvaient, par suite, être récupérées par ceux qui avaient pu en établir la valeur marchande. Et il devenait possible de déposer des brevets concernant ces cellules, prélude à une exploitation industrielle.

Les deux paraboles modernes de l'homme au doigt coupé et de l'homme aux cellules d'or illustrent bien la difficulté de donner un statut aux parties du corps humain.

Une autre façon d'approcher les débats sur le statut du corps humain est d'analyser la situation juridique du cadavre. Dans des cas particuliers de cadavres momifiés, par exemple cadavres de saints, ceux-ci étaient considérés comme partie du patrimoine familial et figuraient même dans les contrats de mariage, à la rubrique de la dot des jeunes filles (voir, dans l'étude de Pierre Legendre, l'exemple du corps momifié de Saint Spyridon, évêque de Chypre au IVe siècle, qui vient accréditer la thèse selon laquelle « le corps, et *a fortiori* le cadavre, est une chose ») [7]. Cette pratique, dans sa brutale naïveté, exprime bien que le cadavre est une chose, un bien dont on peut hériter, mais une chose sacrée. La doctrine chrétienne des reliques procède directement de cela. Les ethnologues comme les historiens des religions considèrent comme une constante la sacralité des sépultures. Les questions funéraires furent donc abandonnées à l'expertise des prêtres et des médecins, le juriste de droit civil répugnant à intervenir dans la gestion des cadavres. Le débat sur le devenir de restes humains gardés dans des musées, ossements, têtes ou même momies, procède des mêmes interrogations. C'est cette longue tradition d'abstention qui explique les difficultés rencontrées pour légiférer dans le domaine des prélèvements d'organes sur les personnes décédées. Le XXe siècle restera dans l'histoire du droit comme le moment où la réflexion juridique a dû découvrir le corps alors que le système de pensée dans lequel elle évoluait avait été constitué, deux millénaires plus tôt, pour qu'on n'en parle pas. La dimension sacrée du corps avait été laissée au prêtre, sa trivialité au médecin, cependant que le juriste avait pour son propre usage reconstitué une humanité peuplée de personnes, physiques ou morales, c'est-à-dire des « *créatures juridiques* » issues du droit civil. L'émergence du corps humain en tant que tel dans le droit civil marquera donc un moment copernicien dans l'histoire juridique du corps humain. L'insertion dans le Code civil de dispositions spécifiques au corps humain, avec les lois de bioéthique de 1994, confirme cette révolution.

La réponse apportée à la question de la propriété de son corps sous-tend également toute la problématique des dons d'organes, notamment entre vivants. Dans quelles conditions est-il licite d'accepter les dons d'organes entre vivants ? Quels liens de parenté retenir ? Faut-il s'en tenir au premier cercle familial ou aller jusqu'à une parenté plus élargie, ou même considérer des relations qualifiées d'appropriées afin d'inclure les amis ou concubins ? Peut-on accepter le don d'une personne vivante sans prendre en considération les risques qu'elle encourt pour elle-même avec les éventuelles conséquences pour les personnes dont elle a la charge ? Il s'agit sans doute d'un problème d'une difficulté cruciale. Qu'un homme donne un lobe de son foie à son frère mourant d'une insuffisance hépatique aiguë est naturellement considéré comme un superbe geste d'amour. Mais quel peut être l'avenir de celui qui survit quand il devait mourir, alors que celui qui était bien portant peut mourir d'une complication ? En outre, le don entre vivants, sans critères suffisamment stricts, n'expose-t-il pas à toutes les dérives commerciales possibles ? Les trafics sont connus, parfois découverts, et internet autorise des clandestinités révoltantes. Le dernier trafic découvert en Inde avait des ramifications internationales et suivait des méthodes aussi crapuleuses qu'horrifiantes. Il est bien de fixer des principes d'indisponibilité du corps ou de sa non-commercialisation, mais il faut se donner les moyens de les respecter.

La définition de la mort

La deuxième question concerne la définition de la mort. Le législateur, dès la loi de 1976, a renvoyé cette définition à un décret en Conseil d'État, qui n'avait toujours pas été publié en 1993 ! Certains pays comme la France retiennent la notion de mort encéphalique, dûment constatée en fonction de critères précis : pas d'activité cérébrale sur deux électroencéphalogrammes pratiqués à douze heures d'intervalle, absence de vascularisation cérébrale constatée par angiographie. Mais cette définition n'est pas sans poser de difficiles problèmes d'acceptation en pratique lorsqu'en réanimation les appareils font que le « mort » respire et que son cœur bat ! Débrancher n'est-il pas décider de la mort ? L'idée peut effleurer l'esprit de la famille que l'équipe médicale va cesser la réanimation parce qu'il y a besoin d'organes, et elle s'oppose, évidemment, à tout prélèvement. D'ailleurs l'idée de mort encéphalique n'est pas reconnue par de nombreux pays, y compris en Europe. La mort étant qualifiée de cérébrale, certains soulignent qu'il ne peut donc s'agir de la mort, au sens plein du terme. Dès lors, on peut concevoir que le critère essentiel autorisant le prélèvement d'organes, en l'occurrence la mort, n'étant pas clairement défini, les conditions mêmes du prélèvement demeurent hésitantes[1].

Par exemple, reprendre un massage cardiaque après avoir déclaré la mort d'une personne dans le seul but de prélever les organes pose également une question troublante. C'est pour ces raisons que se développe la notion de prélèvement d'organes sur cœur arrêté qui permettrait d'augmenter sensiblement les prélèvements, notamment de reins.

C'est également pour mieux répondre aux besoins vitaux de malades menacés que se pose, à nouveau, avec une réelle acuité,

1. En France, 40 000 personnes vivent grâce à une greffe d'organes. L'Agence de biomédecine indique que 4 664 transplantations ont été réalisées en 2007 ce qui, par comparaison aux chiffres antérieurs, marque une constante augmentation. 90 % des greffons sont prélevés sur des patients en état de mort encéphalique qui ne représentent que 1 % des décès à l'hôpital. Outre le fait qu'il faut améliorer le recensement de ce type de situation et le pourcentage de prélèvements réalisés, l'accent est désormais mis sur le prélèvement à cœur arrêté qui semble donner de bons résultats alors que le prélèvement sur donneur vivant reste limité. On peut, en effet, méconnaître qu'en dépit des avancées régulières, ce sont 13 074 personnes qui, en 2007, étaient dans l'attente d'une greffe.

le recours plus étendu aux donneurs vivants. Les risques éthiques ont déjà été évoqués, mais force est de souligner le cas particulier de la greffe hépatique, car pour le foie, contrairement au rein, il n'existe pas d'alternative à la greffe. Comment, dès lors, refuser cette solution quand elle est la seule capable de sauver une vie ? Il existe, certes, quelques complications mortelles chez les donneurs, mais elles restent très exceptionnelles. Encore faut-il souligner que dans l'urgence une pression très forte s'exerce sur le donneur potentiel sans lui permettre de revenir sur sa décision.

Interrogées, les religions catholique, protestante, juive et musulmane mettent l'accent sur la protection du corps humain, afin d'assurer la dignité de la personne, créature de Dieu, et acceptent les prélèvements dans un souci de solidarité envers les vivants, et au terme d'un dialogue avec la famille. En revanche les avis divergent sur la notion de consentement.

Le consentement

La troisième question a trait au consentement de la personne. Jusqu'en 1976, lorsque quelqu'un n'avait pas consenti explicitement, il était présumé opposé et le prélèvement n'avait pas lieu ; en quelque sorte le doute profitait à la personne décédée. Devant la pénurie d'organes ainsi que le décalage évident entre le petit nombre de gens ayant effectivement consenti et ceux, beaucoup plus nombreux, qui, interrogés, se déclaraient favorables, la loi de 1976 a inversé le raisonnement : celui qui n'a pas clairement fait connaître son opposition, de son vivant, est considéré comme consentant. C'est la première fois que la priorité est donnée à l'intérêt collectif sur le droit de la personne. La règle du consentement présumé est donc la règle légale en France depuis bientôt trente ans. Mais elle n'a pas apporté les améliorations espérées car la mort brutale ne permet pas d'aborder de façon objective la question du prélèvement avec les proches plongés dans la douleur. Cette question, d'ailleurs, relève moins de la loi et du règlement que d'une organisation plus humaine autour de personnes formées spécifiquement pour aborder, dans des lieux appropriés, avec toute la psychologie nécessaire, l'entretien avec la famille. Si cette question du consentement est récurrente depuis l'apparition même des greffes, c'est signe qu'il n'y a sans doute pas de solutions pleinement satisfaisantes, encore qu'un pays comme l'Espagne semble avoir trouvé l'équilibre de l'autosuffisance. Quoi qu'il en soit, tout doit être fait pour humaniser ce moment essentiel du dialogue avec les proches pour valider le consentement présumé. De façon encourageante, le taux de refus est passé sous les 30 % en 2007, indiquant qu'il était indispensable de poursuivre information, pédagogie, attention et approche respectueuse du sujet avec les familles.

L'attribution des organes

Reste la question essentielle de savoir à qui attribuer les organes prélevés. Comment distribuer et sur quels critères répartir les organes à greffer ? La problématique n'est pas toujours bien posée.

En règle générale, c'est le marché qui assure la répartition des biens et des services. En l'occurrence les organes correspondent à la notion de « biens », et l'offre étant inférieure à la demande, on se trouve donc dans une situation théorique de « marché » ! Mais, et c'est heureux, l'argent est exclu du système du fait du principe de non-patrimonialité du corps humain, un des principes fondateurs réaffirmé par les lois de bioéthique, auquel il faut, évidemment, se tenir impérativement. Personne ne peut envisager, dans une société civilisée, que seuls pourraient bénéficier d'une greffe ceux qui pourraient en assumer le coût.

Dans ces conditions, les règles du marché ne s'appliquent pas, et c'est le corps médical qui doit recourir à d'autres critères de répartition tels que le tirage au sort, la liste d'attente, la recherche de l'efficacité, le contexte social, l'urgence médicale. La difficulté, et non des moindres, est que ces critères mêlent des références médicales et d'autres qui ne le sont pas.

1. Le tirage au sort

Ce critère, non médical, peut paraître socialement la règle la plus juste afin que tous aient une chance égale d'obtenir le « bien ». Pourtant, on a vu avec l'affaire des antiprotéases, au début de leur utilisation dans le traitement du Sida, qu'elle est socialement inacceptable et suscite une véritable rébellion [8]. Même en situation de pénurie imposant de ne pas traiter tout le monde, il n'y a jamais deux malades strictement comparables et les critères médicaux doivent empêcher cette procédure aléatoire. Reste que face à la pénurie cette solution a été évoquée et même proposée par certains alors qu'elle demeure socialement inacceptable et médicalement indéfendable.

2. La liste d'attente

Ce critère s'impose parfois et, dans la distribution des organes à transplanter, la place sur une liste d'attente nationale devient le premier critère d'attribution, sans tenir compte de la gravité comparée des malades. Un critère géographique additionnel peut être nécessaire pour maintenir une répartition équilibrée et une activité médicale en rapport avec l'expérience des équipes. Si l'on se garde de tout biais, ce critère apparaît socialement acceptable quoique médicalement contestable.

3. La recherche de l'efficacité

Ce critère accorde la priorité aux personnes dont l'état de santé leur donne *a priori* la plus grande chance de survie. C'est un critère pragmatique qui essaie de tirer le meilleur profit des greffons en écartant le plus possible les risques de complications, les échecs possibles et les survies trop brèves. Ce critère, au-delà de sa logique d'efficience, est socialement inacceptable et médicalement indéfendable.

4. Le contexte social

En situation normale l'attitude de « neutralité bienveillante » envers tout patient est une des « normes » caractéristiques de la médecine. Mais la société peut souhaiter retenir des facteurs sociaux « extra-médicaux », tels que, par exemple, la nationalité ou l'âge du patient : les nationaux avant les étrangers, les enfants plutôt que les personnes âgées... C'est ainsi que la greffe pourrait être conditionnée à certains engagements (cesser de fumer pour une greffe de poumon, par exemple), qu'après un certain âge la greffe pourrait ne plus être pratiquée, que dans des affections à pronostic très sévère la greffe pourrait être écartée. Rappelons que ce sont des critères parfois retenus dans certains pays tels que la Grande-Bretagne, avec une assez bonne acceptation (résignation ?) de la population, ce qui souligne la part culturelle dans la nature des choix. Ce critère, s'il peut être socialement acceptable, apparaît médicalement indéfendable, encore que dans des situations particulières la sélection des receveurs puisse s'imposer parfois, par exemple pour une greffe hépatique, en récusant un malade cirrhotique alcoolique non sevré et atteint d'un cancer.

5. L'urgence médicale

L'ensemble des critères précédemment cités ne constitue pas la logique dominante de la pratique médicale. Les systèmes de santé à financement collectif doivent permettre, en dehors de toute référence au marché, l'accès aux soins de toute la population. Leur combinaison avec l'éthique hippocratique conduit plutôt à une logique distributive de la pratique médicale qui reste proportionnelle à la maladie plutôt qu'à la richesse ou à tout autre critère. Cette combinaison garantit que c'est le critère du besoin des personnes les plus défavorisées du point de vue de leur santé qui tend à demeurer dominant dans les choix médicaux, les malades les plus graves se voyant finalement accorder une priorité. Ce critère de besoin renvoie de fait à une éthique collective profondément égalitariste qui, selon le principe de justice [9], accorde la priorité de la distribution des biens rares à « ceux qui ont aujourd'hui le plus faible niveau de bien-être ». Socialement contestable, cette solution est médicalement acceptable.

Cette situation est exemplaire de ce que peut être une décision dans un champ aussi complexe ou la technique le cède, *in fine*, à l'éthique. En pratique, les médecins sont conscients qu'il n'est pas raisonnable de « faire à tout le monde absolument tout ce qui est techniquement possible » ! Le critère du besoin se trouve « contrebalancé » par une exigence d'efficacité prospective minimale : « est-ce raisonnable de… ». Les seuils d'efficacité peuvent varier selon les circonstances, mais tous reviennent à fixer une limite au-delà de laquelle l'intervention médicale, même techniquement envisageable, n'est plus considérée comme justifiée.

Au total, si l'on retient les critères d'urgence, les formes graves sont privilégiées ; si l'on retient le critère d'efficacité, les formes modérées sont retenues en priorité ; et dans tous les cas, les formes intermédiaires sont les plus mal loties ! Au-delà des critères apparemment objectifs de pronostic médical, s'impose donc la subjectivité de jugements de valeurs complexes. C'est cette part subjective qui justifie l'évaluation, les conférences de consensus, les bonnes pratiques, les références médicales. Une telle démarche vise à renforcer une forme minimale de rationalisation de l'efficacité face à la compassion égalitariste du critère de besoin sans autre considération.

En conclusion, il faut bien admettre que tout système de santé est condamné à vivre une tension permanente entre l'objectif d'efficience (produire le maximum de santé publique avec les ressources disponibles) et le souci égalitaire (priorités médicales aux plus défavorisés). Il n'existe pas de « solution technique » à cette tension. Les compromis qui seront acceptables (et donc acceptés) dépendent du jugement que nous portons collectivement sur les processus au travers desquels s'opèrent les choix tragiques de l'allocation de ressources en santé.

Cela conduit, inévitablement, à penser qu'il faut mieux distinguer deux types de critères. Des *critères sociétaux* qui fixent un cadre de référence avec pour but de rassurer le citoyen sur l'existence de règles communes de base, sur le respect des règles d'éthique, sur l'équité nécessaire sans arbitraire (ni argent, ni passe-droit...). Ce sont, par exemple la liste d'attente, la priorité régionale avec péréquation, pas de liens entre les équipes de préleveurs et de transplanteurs. Ils ont aussi pour but de prendre en compte des exigences collectives (problèmes des étrangers, planification des besoins...). Des *critères médicaux* dans le cadre des « bonnes conduites » mais laissant les médecins les derniers juges selon la situation. Certes la règle est le tour sur la liste d'attente, mais la notion d'urgence vitale ou de pronostic particulier (bon si... ou échec probable...) peuvent conduire à s'en écarter. Ce qui permet de refuser tout autre conduite systématique : les moins graves pour de meilleurs résultats, les plus jeunes pour un meilleur rendement dans le temps !

Un tel schéma à deux niveaux existe déjà dans bien des domaines. Il implique transparence, suivi, évaluation, collégialité dans un domaine pluridisciplinaire. Il exige pour chaque médecin de pouvoir expliquer le pourquoi de son choix.

Au total, il faut éviter la confusion des genres, rechercher le consensus social dans un cadre légal et réglementaire, respecter le choix médical au-delà des contraintes techniques, sanitaires et financières. C'est un plaidoyer pour la décision et la responsabilité médicale qui trouve dans de pareilles situations sa véritable dimension.

Bibliographie

1. Mattei JF. Rapport au Premier Ministre : *La vie en questions : pour une éthique biomédicale,* Paris, La Documentation Française, 1994, 232 pages.
2. Carbonnier J. *Droit civil,* Paris, PUF, collection Thémis, 1955, 408 pages.
3. Eliade M. *Le Sacré et le Profane,* Paris, Gallimard, 1956.
4. Baud JP. *L'affaire de la main volée. Une histoire juridique du corps,* Paris, Le Seuil, 1993, 256 pages.
5. Directive du Conseil européen sur les « dispositifs médicaux » en 1993.
6. Edelman B, Hermitte MA, et al. *L'homme, la nature et le droit,* Paris, Christian Bourgois, 1988, 395 pages.
7. Legendre P. *L'inestimable objet de la transmission – Étude sur le principe généalogique en Occident,* Paris, Fayard, 1985, 416 pages.
8. Conseil National du Sida. Rapport sur la mise à disposition de médicaments de la classe des antiprotéases et sur le problème posé par l'inadéquation entre l'offre et la demande. 26 février 1996.
9. Rawl J. *Theory of justice,* Harvard HUP, 1971, traduit en français par Audard C, sous le titre Théorie de la justice, Paris, Le Seuil, 1987.

27

CONSENTEMENT ET CHOIX DE PRÉFÉRENCE EN CANCÉROLOGIE

Pierre Le Coz

Plus aucun praticien ne pourrait souscrire à la formule de ce président de l'Ordre national des médecins qui, en 1950, déclarait : « tout patient est et doit être pour le médecin comme un enfant à apprivoiser, non certes à tromper – un enfant à consoler, non pas à abuser – un enfant à sauver, ou simplement à guérir » [1]. Il est communément admis, aujourd'hui, que la décision n'a de valeur éthique que si le patient participe à la stratégie thérapeutique qui le concerne.

Le primat reconnu au principe d'autonomie sur l'antique principe de bienfaisance semble un acquis définitif de notre culture éthique et juridique. De multiples facteurs ont concouru à cette nouvelle donne : les abus du pouvoir médical (le « paternalisme »), l'effet iatrogénique des traitements, les crises sanitaires, l'influence grandissante des associations de patients, la diffusion du savoir médical par les nouveaux supports électroniques.

Cependant le cancer, du fait de la violence des représentations traumatiques et des émotions qu'il véhicule, rend problématique l'absolue suprématie accordée au principe d'autonomie. Que peut bien vouloir signifier, en effet, le respect du choix du patient en pareilles circonstances ? S'agit-il de le mettre en présence d'une palette de propositions thérapeutiques qui vont décider de sa survie ? On ne saurait ignorer que le mot « cancer » suscite l'épouvante. Le patient peut être terrassé par l'annonce de sa maladie. Son esprit tourmenté imagine la menace d'une prolifération métastatique qui risque de transformer son corps en une citadelle assiégée.

Cette connotation terrifiante du terme est immémoriale. On trouverait déjà chez Hippocrate ou chez les Égyptiens [2] des références au cancer en tant que maladie qui mine le corps de l'intérieur sans que rien ni personne ne puisse enrayer sa progression mortifère. Aujourd'hui encore, et en dépit des progrès sensibles enregistrés depuis trois décennies, le mot « cancer » continue à évoquer l'idée d'une maladie longue, douloureuse et trop souvent incurable.

Que faire alors quand la stratégie thérapeutique n'est pas assurée ? Le cancérologue peut-il proposer une solution thérapeutique « à la carte » et laisser le patient choisir « librement » celle qui lui convient ? Dans le contexte de la prise en charge d'une pathologie cancéreuse, le respect de l'autonomie ne serait-il pas une forme de fuite, sinon de déresponsabilisation médicale ?

Consentement et compassion pour celui qui ne sait que choisir

Concilier le respect de l'autonomie et le devoir de bienfaisance semble difficile lorsque le patient ne sait pas exactement ce qu'il souhaite du fait que le médecin n'adhère pas lui-même pleinement à sa proposition de soin. Pour exemple, prenons le cas d'un patient cancéreux bouleversé à l'idée d'être amputé d'un membre. Certains arguments vont l'incliner à consentir à l'opération : la possibilité de retourner à son domicile, la conscience du risque d'un choc septique qui lui serait fatal, le soulagement des douleurs que lui occasionne ce membre et la dissipation des émotions de répugnance suscitées par les perceptions (oculaires et olfactives) que celui-ci impose. Mais d'autres arguments peuvent affaiblir ce consentement : le fait que l'amputation ne soit qu'une ultime tentative thérapeutique sans garantie curative, le grave trouble de l'image de soi et le haut risque de dépression réactionnelle que cette amputation menace d'entraîner.

Le praticien apercevant la validité des deux lignes argumentatives en concurrence peut lui-même osciller entre les deux possibilités face à un patient qui se trouve dans un état de grande faiblesse morale. Supposons que le cancérologue ne sache pas s'il accepterait, quant à lui, une irréversible atteinte à son intégrité corporelle sans contrepartie curative assurée. L'angoisse peut l'incliner à la tentation du désengagement, au nom du « respect du principe d'autonomie » (qui serait en ce cas pur prétexte) : « ce n'est pas à moi de choisir à votre place... la décision vous appartient ! » Face à la détresse morale du malade, la compassion peut l'incliner à prendre lui-même la décision afin de lui épargner un motif supplémentaire d'accablement. Si le cancérologue ne sait pas si cette amputation qu'il va décider à sa place se révélera préjudiciable à la qualité de sa vie, au moins sait-il que, dans l'immédiat, il va réduire la souffrance morale de l'intéressé en lui conseillant d'adopter telle ou telle attitude. Par bienfaisance, le médecin « prend sur lui » alors qu'intérieurement, il est en proie au doute.

Bien qu'inspirée par la compassion qui est l'essence même du principe de bienfaisance, la décision du cancérologue n'en a pas moins une justification éthique fragile. Le patient peut, du reste, sentir que le médecin lui propose de suivre une orientation thérapeutique uniquement pour lui épargner la cruauté d'un choix qu'il ne se sent pas la force d'assumer lui-même. Or, s'il est conduit à penser que la pertinence de l'option qui lui est proposée n'apparaît pas clairement à l'esprit du médecin lui-même, que ce dernier ne l'aide à choisir que sur la base d'une compassion inspirée par son propre désarroi, le patient ne pourra « consentir » au sens littéral de « sentir avec ».

Le cancérologue tentera peut-être alors de faire croire au patient qu'il a pleinement confiance dans le choix qu'il propose. En ce cas néanmoins, il s'agira d'une singerie de duplice.

Une décision ne peut se borner à reposer sur la compassion pour celui qui ne sait comment choisir. Pour être pleinement éthique, elle doit pouvoir se réclamer de justifications rationnelles auxquelles celui qu'elle concerne au premier chef puisse réellement consentir. Le principe de bienfaisance doit coexister avec le souci de faire honneur au principe d'autonomie en cherchant l'acquiescement de l'intelligence critique du patient à la stratégie préconisée. Il nous reste à chercher la règle par le biais de laquelle cette exigence de respect d'autonomie de la personne – être de raison non moins que sujet sensible – peut être remplie. Pour que le choix ne soit pas abandonné à la contingence de l'arbitraire ou aux aléas de la sensibilité, il faut que le cancérologue permette au patient de cerner rationnellement ses préférences. À défaut d'avoir un choix thérapeutique, on pourra alors appuyer éthiquement la décision sur un « choix de préférence ».

Tension entre durée de vie et qualité de vie

La règle qu'il s'agit de construire, dans les choix de préférence en oncologie, est celle qui consiste à faire le bien du patient (bienfaisance) en proposant un choix (autonomie) après analyse de ses préférences subjectives dans la vie en général. Notons que la notion de « préférence du patient » ne pouvait pas avoir cours dans un schéma paternaliste classique. En effet, il était communément admis jadis que le patient voulait seulement vivre le plus longtemps possible. L'attitude spontanée du médecin traditionnel était de faire correspondre au « bien » du patient le nombre des années de vie supplémentaires. Sans demander son avis au malade, le médecin faisait correspondre son bien à la sauvegarde de sa vie, sacrifiant sur l'autel des années gagnées toute préoccupation relative à la *qualité* de sa vie. Le progrès médical était calculé en nombre d'années de vie dérobées à la mort. Certes, dès le XIXe siècle, les mesures de santé publique ont été orientées vers la qualité de vie (limiter le taux horaire du travail, contrôler l'hygiène, l'alimentation, etc.). Mais cet objectif coïncidait totalement avec l'objectif d'augmenter la quantité des années vécues [3]. Ce n'est qu'au cours de la deuxième moitié du XXe siècle que la logique du gain quantitatif s'est progressivement trouvée problématisée par l'essor des nouvelles thérapeutiques (prolongement de la vie mais au prix de traitements anticancéreux toxiques, invasifs et agressifs).

La notion de qualité de vie enveloppe l'idée selon laquelle il est rationnel de préférer une vie raccourcie mais libre et sans souffrance à une vie plus longue, dépendante et douloureuse. On pourrait faire remonter à la tragédie de Sophocle l'idée que la vie n'a pas sa finalité en elle-même : Antigone juge que ce n'est pas une vie bonne que celle qui se dérobe aux injonctions divines. Sa conscience lui dicte de rendre les honneurs funèbres à son frère. Elle ne peut se résoudre à devoir vivre avec l'idée que son frère a été enterré sans sépulture. À quoi bon une vie minée par le remords et accablée sans trêve sous le poids de la mauvaise conscience ? [4]

Sur le plan philosophique, on retiendra que Sénèque a consacré son traité sur « la brièveté de la vie » à cette problématique : celui qui conforme son existence à l'idéal de sagesse, détaché du futile et des vanités mondaines, vit beaucoup plus longtemps que celui qui éparpille les instants de sa vie au gré de ses penchants superficiels et de ses humeurs capricieuses (le second eut-il vécu quantitativement plus longtemps que le premier). Sénèque s'en prend nommément à Hippocrate à qui il reproche précisément d'avoir défini la vie humaine par sa brièveté et donc par la quantité des années [5].

La deuxième moitié du siècle écoulé a été marquée par un rééquilibrage entre le qualitatif et le quantitatif dans le moment même où le cancer s'annonçait peu à peu comme la nouvelle « peste » de notre temps. Adoptée en 1947, la Constitution de l'Organisation mondiale de la santé (OMS) assigne pour finalité à la médecine « d'amener tous les peuples au niveau de santé le plus élevé possible » (art. 1) après avoir défini la santé en préambule comme « un état de complet bien-être physique, mental et social, et non pas seulement l'absence de maladie ou d'infirmité » [6]. Ce faisant l'OMS a interprété la santé en termes de *qualité de vie.* Ce nouveau concept de la santé implique la prise en compte de la subjectivité et des préférences personnelles du patient dans sa vie en général.

De ce point de vue, le cancérologue ne peut s'en tenir au seul critère numérique de la quantité des années dérobées à la mort. Son but ne peut plus être de faire vivre coûte que coûte son patient, surtout s'il est atteint d'un cancer incurable. Cependant, comment va-t-il intégrer le critère de la qualité de vie dans le processus décisionnel ? À quoi peut-on faire correspondre au juste un tel concept ?

En s'en tenant à un haut degré de généralité, on parviendrait sans peine à dégager quelques constantes : la qualité de vie « c'est ce qu'on se souhaite au nouvel an : non pas la simple survie, mais ce qui fait la vie bonne – santé, amour, succès, confort, jouissances – bref, le bonheur » [7]. Cependant, il semble que, plongé dans le détail des trajectoires existentielles de chacun, ce contenu général se prête à la contingence des appréciations les plus diverses.

Intégrer la notion de « qualité de vie » dans le processus de décision semble donc plus facile à dire qu'à faire. Pour devenir une véritable règle d'action, il faudrait que la qualité de vie devienne un instrument de mesure qui indique le chemin à suivre. La qualité de vie ne peut être un critère opérationnel que si, peu ou prou, on peut la mesurer. À cet égard, le rejet des chiffres et des statistiques comme s'il s'agissait d'un critère hostile à la prise en compte de la « qualité de vie » est une erreur manifeste. Car c'est en dispensant au malade des informations rationnelles et quantifiées sous la forme de statistiques récentes que le médecin favorisera sa capacité de choisir en fonction de ses préférences. Ainsi, tel patient atteint d'un cancer du larynx ne peut exprimer une préférence pour une radiothérapie plutôt qu'une laryngectomie que s'il connaît précisément les statistiques qui correspondent à ces deux possibilités. Par exemple, la laryngectomie sera assortie d'un taux de survie à 5 ans de 60 %, cependant que la radiothérapie ne présentera qu'un taux de survie de 30-40 % à 5 ans sans lui faire perdre l'usage de la parole [8].

C'est ici que l'idée de *préférence* prend tout son sens. En fonction des conditions dans lesquelles se déroule sa vie, le patient ne réagira pas de la même manière. Si l'on demande à une femme de choisir entre deux stratégies thérapeutiques, l'une avec mammectomie pour un taux de survie à 5 ans de 80 % ou une tumorectomie avec un taux de survie un peu plus faible mais qui évite la mutilation, il se peut qu'une mère de famille opte pour le premier choix eu égard au souci de l'éducation de ses enfants, là où une jeune femme célibataire attachera davantage de valeur à l'esthétique de son corps. Mais le choix de la seconde demeure accessible à la révision, si, par la voie du dialogue avec le médecin, elle prend conscience de l'importance pour elle de devenir mère un jour.

Ici le patient cancéreux est aiguillé par des données rationnelles et non pas exclusivement en fonction de l'expérience personnelle du praticien ou de sa compassion (comme dans l'exemple précédent de l'amputation). Il mesure sa qualité de vie en évaluant les déficits objectifs (altérations, gênes ou pertes fonctionnelles) sur la base d'une appréciation statistiquement fondée. Le médecin n'impose rien, mais – à la faveur du dialogue – il aide le malade à pratiquer la révision émotionnelle qui lui permettra de prendre conscience de ses préférences. Le médecin joue le rôle de miroir en posant les bonnes questions qui offrent au patient la possibilité de se sentir co-acteur de la décision, en vertu du principe d'autonomie. Le praticien ne part avec aucun préjugé au départ. Même si sa vocation l'incline à privilégier la vie sur toute autre considération, c'est au patient de sentir et d'évaluer la force de son attachement à l'existence. Ce dernier souhaite-t-il survivre à n'importe quel prix ou préfère-t-il une vie plus brève en gardant l'usage de l'organe menacé ? Le sujet se détermine selon l'importance qu'il accorde à l'organe endommagé ou, s'il s'agit de son aspect physique, du préjudice qu'il fait correspondre subjectivement aux effets objectifs d'une mutilation ou d'une amputation.

Le rôle des QALY dans l'aide au consentement du patient

Il reste qu'on doit tenir compte de l'*approximation* des estimations statistiques et des études épidémiologiques. La décision du patient ne peut s'étayer sur un calcul parfaitement objectif et la mesure de la qualité de la vie demeure une entreprise incertaine. D'autant que le soin doit toujours compter avec des impondérables (dans l'exemple précédent du cancer du larynx, l'alternative ne tarde pas à être complexifiée par les aléas : la voix peut être conservée par une radiothérapie ou perdue à la suite d'une intervention chirurgicale, mais avec possibilité de récupération par une rééducation ultérieure). C'est pourquoi la conceptualisation de la qualité de vie gagnerait, en certains cas, à être renforcée par un instrument de mesure plus spécifique.

C'est dans cette perspective que la méthode du *time trade-off* a été développée dans les années 1970 par une équipe de l'Université Mac Master (Ontario) ayant mené une enquête qui consistait à demander au sujet de « comparer en pensée l'éventualité de vivre jusqu'à la fin de ses jours avec une maladie donnée, et l'éventualité de vivre moins longtemps mais épargné par cette maladie (...) Si par convention vivre en pleine santé vaut 1, et être mort vaut 0, alors vivre sous traitement (avec effets secondaires) d'une hypertension artérielle vaut 0,95, vivre avec un rein greffé vaut 0,84, vivre sous dialyse itérative à l'hôpital vaut 0,57, vivre avec une angine de poitrine sévère vaut 0,50, vivre paralysé et allongé sur un lit d'hôpital (sans douleur) vaut 0,33, survivre en état de coma végétatif chronique vaut moins que 0. » [9]

Plus récemment, la méthode des QALY (*Quality Adjusted Life Years*, littéralement « années de vie gagnées ajustées par la qualité de vie ») [8] a été proposée par des médecins et des économistes de la santé afin de rationaliser les décisions médicales. Posons que le QALY d'une personne en bonne santé est de 1 et celui d'une personne en mauvaise santé inférieur à 1. Toute grandeur négative signifie que la survie est pire que la mort. Considérons qu'un patient doit choisir entre deux options. Dans la première, il lui faut subir un traitement médical qui va rapprocher de 0 sa qualité de vie, chaque année, durant un mois. Tous les ans, pendant ce mois, il devra passer ses journées à souffrir à l'hôpital. S'il accepte la douleur à raison d'un mois par an, alors son espérance de vie est estimée à douze ans. La deuxième option de cette stratégie de soin est de vivre dix ans sans traitement. L'« arithmétique des plaisirs », comme eût dit Bentham, prend donc la forme suivante : ou bien une perspective de plaisir ponctuellement mais régulièrement gâchée par une période de douleur, ou bien celle d'un plaisir moins durable mais sans altération intermittente. Plutôt que de laisser le patient décider seul, au prétexte du « respect de son autonomie » le médecin peut l'aider à choisir en partageant avec lui le calcul suivant :

– la première option produit 11 QALY. En effet, le patient est appelé à vivre 12 ans de plaisir moins 1 an de douleur (12 × 1 mois) ;

– la seconde option ne lui laisse que 10 ans de plaisir à vivre.

L'arithmétique des plaisirs fera pencher la balance en faveur de la première option, attendu que le patient gagne un an de vie sans douleur. Il peut pourtant privilégier la seconde stratégie de soins en estimant que la douleur est certaine et le plaisir aléatoire ; ou encore que sa qualité de vie sera déjà affaiblie (0,5) le mois précédent son hospitalisation en raison des angoisses de l'anticipation. Le choix n'est pas *dicté* par le résultat du calcul mais sa formalisation favorise la possibilité d'une certaine autonomie en apportant une matière à son activité rationnelle et critique.

Il est vrai que le choix du patient ne pourrait être véritablement fondé que s'il pouvait connaître à l'avance tout un éventail de paramètres, à commencer par l'intensité de la douleur qu'il aura à endurer pendant le mois annuel d'hospitalisation. C'est là une objection que l'on pourrait faire en général à la tentative de convertir la *notion* de qualité de vie en *règle* : le déroulement de la trajectoire d'une existence ne comporte-t-il pas maints facteurs si enchevêtrés et « inanticipables » que toute tentative de conversion du qualitatif en quantitatif est d'emblée vouée à l'échec ? On peut bien mesurer un plaisir en argent (par exemple le plaisir qu'un individu ressent à faire de la vitesse peut se mesurer à la quantité d'argent qu'il est prêt à investir pour s'acheter une cylindrée). Mais comment mesurer la vie en elle-même ?

Pour être incontournable, une telle objection ne nous paraît pas décisive. La règle de la qualité de vie ne prétend pas déterminer une vérité objective ou résorber la contingence d'une décision. Elle ne vise qu'à empêcher l'affaiblissement du respect du principe d'autonomie sous la prééminence compassionnelle du principe de bienfaisance. En d'autres termes, la règle de la qualité de vie vise à limiter l'asymétrie de la relation médecin-malade : « Nous connaissons trop les dangers moraux d'un paternalisme aliénant pour ne pas voir dans l'évaluation de la qualité de la vie du patient un moyen bénéfique d'établir une symétrie nécessaire dans la relation médecin-patient » [10]. Même si la règle est très imparfaite, il demeure préférable de proposer aux patients de procéder à la rationalisation de leur qualité de vie et de leurs préférences plutôt que de choisir à leur place.

Conclusion

La relation de soin, dans le contexte d'une maladie grave telle que le cancer, ne peut se penser sur le modèle d'une relation contractuelle dans laquelle les conditions seraient prédéfinies. Nous ne sommes pas dans une relation entre un producteur et un consommateur de soins. Mais comment éviter la dérive émotionnelle qui conduit au paternalisme ? La mise en avant du concept de « qualité de vie » est le plus précieux garde-fou contre l'arbitraire subjectif qui abandonne la décision aux dispositions contingentes du praticien. Mais la qualité de vie ne peut être un critère opérant sans une tentative de quantification. Plus la situation est saturée d'affects, plus il est besoin de recourir aux procédures rationnelles qui offrent un support à l'analyse des préférences du patient. On peut déplorer, à ce titre, que la méthode des QALY demeure à ce jour si peu prisée en France, comme si la qualité de vie était vouée à n'être qu'une notion vague et jamais une règle éthique de construction du consentement des personnes.

Bibliographie

1. Portes L, cité par Pansier FJ, Garay A. *Le médecin, le patient et le droit*, Paris, Éditions de l'École Nationale de la Santé Publique, 1999, p. 8.
2. Darmon P. *Les cellules folles : L'homme face au cancer de l'Antiquité à nos jours*, Paris, Plon « Civilisations et mentalités », 1993.

3. Fagot-Largeault A. *Réflexion sur la notion de qualité de vie.* In : Décision thérapeutique et qualité de vie (sous la direction de R. Launois et P. Regnier), Paris, John Libbey Eurotext, 1992.
4. Sophocle. *Antigone,* Paris, Livre de poche, coll. « Classique de poche », trad. de P. Demont, 1991.
5. Sénèque. *De la brièveté de la vie,* Paris, Les éditions « Mille et une nuit », 1994.
6. *Cf.* site de l' OMS : http://www.who.int/en/
7. Fagot-Largeault A. *Réflexion sur la notion de qualité de vie.* In : Décision thérapeutique et qualité de vie, *op. cit.*, p. 86.
8. Lockwood M. *Qualité de vie et affectation des ressources.* Revue de métaphysique et morale, juillet 1987, 92 (3) : 307-328.
9. Fagot-Largeault A. *Réflexion sur la notion de qualité de vie.* In : Décision thérapeutique et qualité de vie, *op. cit.*, p. 87.
10. Rameix S. *Justification et difficultés éthiques du concept de qualité de vie.* Revue « Prévenir », Paris, 1997, 33, p. 95.

28

ASPECTS ÉTHIQUES DE LA PRISE EN CHARGE DES PATIENTS VIH : SPÉCIFICITÉS ET SOINS PALLIATIFS

Jean-Michel Riou et Jean-Marc La Piana

Les spécificités de la pathologie liée au VIH doivent toutes être bien comprises. La maladie atteint des sujets jeunes, voit de longues années séparant l'annonce de la maladie de la fin de vie, même si aujourd'hui on parle d'une éventuelle chronicisation. C'est un long parcours, une longue histoire où la mort est constamment présente. Puis il y a également les singularités sociologiques qui créent le rejet autant que les solidarités. Celles aussi du rapport du soignant au soigné constamment redessiné depuis 15 ans. Et enfin, la prise en charge de la fin de vie à forte implication du curatif et du palliatif, intimement mêlés.

Mieux connaître ces spécificités et ces singularités, c'est améliorer la qualité des prises en charge palliatives. C'est aussi travailler sur nos peurs, nos rejets et nos fantasmes. L'enjeu relationnel est évident, démesuré, fondé sur des excès de blessures et des pénuries d'affects.

Le contexte historique et épidémiologique de l'affection explique les formidables défis posés par les personnes touchées par le VIH. Après les premiers cas déclarés au début des années 1980, l'épidémie s'est rapidement étendue aux pays européens, puis de manière fulgurante dans les pays en voie de développement, lui conférant une dimension planétaire. Aujourd'hui on estime à 40 millions le nombre de personnes touchées par le VIH dans le monde. Les projections dans l'avenir sont alarmantes, évoquant 60, 70, 80 millions de personnes atteintes dont 90 % vivent dans des pays en voie de développement où les prises en charge, quoiqu'en progression, restent encore très insuffisantes. En Europe comme aux États-Unis, un tournant thérapeutique s'est opéré autour de 1996 avec l'apparition des antiprotéases qui ont radicalement modifié les traitements, diminuant morbidité et mortalité. Malheureusement, depuis deux ans, une légère augmentation des décès, notamment chez des patients co-infectés par le VIH et le VHC, et une remontée des nouvelles contaminations attestent que l'épidémie n'est pas terminée.

Chacun s'efforce de mieux comprendre pour mieux agir et les personnes touchées par le VIH ont pris une part essentielle pour faire avancer la réflexion épistémologique. Pourtant, jamais maladie n'a révélé autant de paradoxes, jamais non plus le corps des soignants n'a été aussi divisé, entre ceux qui s'engagent dans la lutte et ceux qui s'en abstiennent. Et pour ceux qui s'engagent dans la lutte, les voici bousculés à leur tour : envolés les schémas rassurants, finies les tranquilles certitudes, pulvérisés les préjugés. À chaque instant il faut sortir des chemins tracés pour inventer de nouveaux comportements et trouver de nouvelles stratégies.

Apport de cette pathologie dans l'amélioration des rapports médico-psychosociaux

Pour mieux comprendre l'enjeu relationnel, il faut entendre tous les paradoxes révélés par la séropositivité. Celui de la contamination, entre pulsions de vie et conduites suicidaires. La coexistence avec le virus, chaque instant étant d'autant plus précieux que la vie elle-même est menacée. Le corps reste longtemps robuste et sain, alors que des bouleversements psychologiques se produisent et que dans le cœur s'installe une sorte de paralysie transitoire du désir. Surgit alors la tentation du repli sur soi au moment même où le besoin d'être accueilli, entouré, valorisé, parfois protégé se fait sentir. La maladie, elle-même, est paradoxale. Un virus tout à fait « rétro » vient enrayer la belle mécanique humaine en s'attaquant implacablement au corps et à l'esprit. C'est une extraordinaire pulsion de vie, une énergie démesurée aux résultats incertains qu'il faut opposer à ce travail de sape. Ambiguïté de la mort qui s'invite à la vie, cette mort révélée, crainte, haïe et bravée. Une union aux multiples blessures, aux multiples révélations et réconciliations aussi. Tous ces paradoxes sont des histoires de vie où le patient séropositif côtoie une expérience de la souffrance souvent ancienne et des situations difficiles : distorsion de la relation sociale et de la relation affective, poids du secret. Peut-on envisager de perdre ses proches, peut-on risquer une exclusion sociale, la perte de son emploi, dans une période de grande vulnérabilité ? Ne pas dire, c'est s'enfermer dans une épuisante marche solitaire faite de culpabilité. La vie relationnelle, affective et sexuelle s'appauvrit et le malade s'isole bientôt dangereusement.

Associations de malades, hôpitaux, constituent alors souvent de nouveaux cercles de solidarité où il semble plus facile de *dire* parce qu'on s'y sent reconnu, respecté et soutenu. Pourtant, aujourd'hui, dans un désir légitime de réinvestissement social, le rapprochement solidaire du groupe ou de l'association est de moins en moins recherché. Les patients vivent un refus de l'identification à une pathologie et souhaitent appartenir à la communauté sociale et humaine en tant que personnes et non en tant que malades.

La relation sociale est perturbée, et la relation familiale est démesurément blessée. Que dire de ces sommes de souffrances accumulées pendant des années au sein de familles morcelées qui ont accompagné un enfant dans son parcours de toxicomanie ? Que dire du poids de la culpabilité, de la honte, des non-dits lorsqu'une homosexualité vient comme un coup de tonnerre déranger l'apparente sérénité familiale ? La maladie VIH survient souvent comme une rupture au sein de la famille : rupture du lien mais aussi du silence, parfois rupture de l'indifférence.

Sur le plan médical, la prise en charge s'installe dans la durée. Au cours de la première décennie, les moyens thérapeutiques étaient extrêmement pauvres, la compréhension des mécanismes pathologiques balbutiante, et la communauté médicale était confinée dans un accompagnement solidaire mais désespéré. Aujourd'hui, les progrès thérapeutiques et la détection plus précoce des maladies opportunistes ont un double impact puisqu'ils améliorent le pronostic et parfois même la qualité de vie. Il faut cependant rester vigilant pour que cette plus grande technicité de la prise en charge préserve la qualité de partenariat mis en place fil des années. Il va de soi que les patients aident grandement à entretenir cette permanence relationnelle où le « principe moral premier » n'est pas de faire le bien du patient mais de respecter sa liberté et sa dignité à travers une négociation contractuelle. Telles peuvent être les conditions d'une relation soignant-soigné conforme à l'éthique.

La confrontation avec des personnes séropositives a révélé la nécessité indispensable de réinventer la relation soignant-soigné. Cette révolution culturelle s'est amorcée dans un climat de rejet, de peur, de phobie, de stigmatisation y compris dans le système de soins classique. Mais si nos attitudes ont sécrété du rejet, nos imaginations ont inventé l'antidote à ce rejet : la réaction sociale a fait naître aussi la solidarité par la création de réseaux d'aide et de soutien aux personnes malades et l'organisation d'une offre communautaire de soins s'inscrivant dans une démarche médico-psychosociale. Le Sida nous a renvoyé, avec une force que nous ne pouvions espérer, l'ébauche d'une relation de qualité sans étendre le lien fusionnel entre la maladie, le malade et une histoire de vie aux infiltrations morales difficiles pour un certain nombre de patients. Il ne faut pas se tromper, cette relation qui révèle notre capacité d'accueil à l'autre, dans sa différence, réveille aussi nos peurs. Les soignants sont touchés personnellement dans la relation de soin, le devoir du professionnel ne le met à l'abri ni des émotions, ni des réactions suscitées par la maladie ou les transgressions.

Les personnes atteintes du VIH qui sont bien informées sont d'autant plus exigeantes, elles demandent des explications, négocient, sollicitent l'écoute des soignants et impliquent les thérapeutes dans une relation engagée qui nécessite une énergie importante. La notion de prise en charge globale prend là toute sa dimension. Dès lors, l'élaboration d'une stratégie thérapeutique ne peut se faire sans une prise en compte parfois prioritaire du problème environnemental du sujet. Le malade revendique d'être entendu dans sa souffrance, il attend du soignant respect et compassion ; c'est ainsi que peut s'épanouir une confiance sereine. Cette implication des soignants n'est pas sans difficulté puisque leur neutralité est mise à mal. L'infection par le VIH confronte les soignants à des questions jusqu'alors considérées comme extérieures à la maladie : sexualité, addiction, marginalité, légalité, solidarité et exclusion. Le soignant, toujours confronté à cette notion de juste distance, ne peut que faire des allers et retours de part et d'autre de cette ligne de crête. Un jour attiré par quelque chose de plus fort qui l'interpelle, l'autre jour en difficulté, se maintenant très à distance de ce sujet qui l'expose à des problématiques difficiles. Le soignant ne peut faire l'économie d'une analyse attentive de ses identifications, de ses évitements, de ses rêves angoissés, de ses peurs de contamination et de mort.

Pour les personnes séropositives, la mort dans tous ses états...

Mort symbolique avec la succession des deuils (santé, image de soi, dépréciation sociale, sexualité...), mais également mort « réelle » à l'occasion d'infections graves dont les malades récupèrent finalement *in extremis.* Mort dans la vie communautaire, par la fréquentation d'autres personnes infectées qui vont mourir, exposant à des deuils multiples et répétés.

Place des soins palliatifs

Aujourd'hui dans le contexte de progrès thérapeutiques sensibles, on retrouve une implication forte du curatif dans le palliatif et du palliatif dans le curatif. Mourir du Sida quand on en meurt moins est une nouvelle dimension de la souffrance des malades que le soin palliatif doit intégrer. La pathologie VIH marque avec beaucoup de force l'intrication très étroite entre traiter, prévenir, soulager et soigner. Cette intrication renvoie à deux dimensions, médicale et psychique.

La réalité de la prise en charge des patients VIH est très fortement corrélée à l'adhésion au traitement. Très tôt dans la maladie, l'équipe soignante s'attache à travailler sur la faisabilité de la prise médicamenteuse, tant on connaît son importance dans le succès clinique. Très tôt les patients sont nourris, voire « gavés », d'une culture de l'observance. On mesure à quel point cette exigence semble désuète dans des contextes psychosociaux de rupture. Lorsque malheureusement cette longue marche médicale se solde par un échec thérapeutique, l'arrêt des traitements représentera à plus d'un titre pour les patients un traumatisme qu'il faudra expliquer et parfois savoir différer. Il peut exister un lien extrêmement fusionnel entre le patient et son traitement, qui va du rejet total à la véritable obsession de l'oubli. Bien informé de sa pathologie, il connaît souvent la signification d'un arrêt et il est important de prendre le temps de l'explication avant toute remise en cause des thérapeutiques.

De plus en plus de patients sont multitraités, l'un pour une tuberculose, l'autre pour une mycobactérie associée à une atteinte à cytomégalovirus, souvent sous trithérapies, malgré l'immunodépression sévère, et traitements préventifs. Il apparaît également de plus en plus de pathologies cancéreuses (pulmonaires, intestinales, hématologiques,...). Des traitements pouvant atteindre jusqu'à 20 à 30 comprimés par jour, sans compter les chimiothérapies, et pour lesquels la consigne est surtout de continuer pour le « cas où ».

L'implication du curatif et du palliatif peut se comprendre si l'objectif premier est bien celui de la qualité de vie à optimiser, quand « aller mieux » perd petit à petit son sens et quand la qualité de vie remplace la durée de vie. Des facteurs objectifs interviennent dans ces choix-là : la durée d'évolution du Sida, le niveau d'immunodépression, le poids de la personne, l'existence ou non de troubles neurologiques. Ces critères sont relativement faciles à appréhender. Les traitements anti-VIH, source d'effets secondaires, n'ont plus réellement de place dans cette phase avancée. La poursuite de traitements à visée préventive peut trouver sa justification dans les antécédents du malade. Certains de ces traitements, qui visent à éviter une rechute ou l'apparition de certaines pathologies (CMV, pneumocystose...), sont souvent poursuivis dans la mesure du possible, protégeant d'un inconfort potentiel. Plus encore dans cette pathologie, le soignant doit composer sans cesse avec cette question lancinante : suis-je toujours bien en adéquation avec mon intention première de préserver la qualité de vie ? Souvent le patient peut être partie prenante dans ce choix, mais parfois des altérations de son jugement ne lui permettent plus d'être acteur et trouver l'attitude la plus pertinente n'est pas simple. Arrêter telle molécule (Bactrim®) et risquer peut-être une pneumocystose, décider de ne pas en introduire une autre (Azadose®), en prenant le risque d'une infection à mycobactéries. Ce sont là des réflexions indispensables et une attention particulière au désir du patient, à son cheminement avec ses craintes et ses peurs, qui seront déterminantes pour décider. Posséder des notions médicales n'est à l'évidence pas suffisant pour répondre à toutes ces questions ouvertes très largement aux approches cognitives, émotionnelles et subjectives de l'équipe soignante comme du patient. Il ne s'agit pas tant d'opposer les deux approches curative et palliative présentes dans les faits, mais de savoir pour un patient donné, à un moment donné, quels objectifs de soins doivent être favorisés. La biographie du patient, son évolution clinique, ses projets de vie et ses demandes sont autant d'outils précieux dans l'appréciation de la situation, y compris dans le traitement des symptômes.

L'unité de soins palliatifs peut être le lieu du réinvestissement social, même en fin de vie. Lieu de rencontre, lieu où vont se côtoyer les générations. Là, toutes les difficultés ne vont pas s'aplanir, toutes les blessures ne vont pas s'estomper, mais peut-être plus modestement des mains vont pouvoir se tendre à nouveau, des pardons se dire, des réconciliations s'amorcer, des larmes se montrer. On observe souvent la mise en jeu de ressources affectives et créatives aussi exceptionnelles qu'inattendues chez des parents ayant vécu d'incroyables « galères », avec leur enfant malade.

Que de prises en charge émaillées de ces petits moments d'une exceptionnelle intensité : un père embrassant ce fils tenu à distance pendant des années à cause d'une homosexualité honteuse, un proche prenant dans ses bras cet enfant qui véhiculait tous les fantasmes de la contamination. Ce sont des moments choisis où les regards osent se croiser, les mots s'échanger, les gestes se déployer ; ce sont des rencontres qui enrichissent tous ceux qui acceptent d'être interpellés dans cet instant ultime.

En conclusion

Les enjeux éthiques autour de la maladie VIH dépassent largement le cadre de l'infection et effacent plus que jamais l'illusoire frontière entre soins palliatifs et soins curatifs. Le soin palliatif développe dans son éthique la notion d'une humanité retrouvée alors que la fin de vie s'annonce. À l'évidence, les patients sidéens qui abordent ce dernier défi de vie sont en demande plus que tous autres de cette humanité.

L'arrivée de cette épidémie planétaire est venue bouleverser les rapports du Nord au Sud, des nantis aux plus démunis, du soignant au soigné, de l'homme à lui-même. Comme d'autres, c'est un défi qu'il faut relever à tous les niveaux. Cette exigence a été d'emblée imposée par les personnes concernées. La demande était juste, simple mais forte : celle d'une prise en compte globale de la personne dans un environnement médical jusqu'alors enfermé dans sa toute-puissance et ses prérogatives. C'est ainsi que les traitements antirétroviraux commencent à parvenir là où sont les malades, tant il était insupportable de constater que 10 % des malades bénéficiaient de 90 % des médicaments, et 90 % des malades de 10 % des médicaments.

Cette vision holistique de la prise en charge thérapeutique a pu décontenancer et bouleverser, mais finalement elle s'est vite imposée comme source d'enrichissement d'une relation soignant-soigné privilégiant l'être humain. Cette extraordinaire mutation trouve ses racines dans les « années Sida », largement relayée aujourd'hui par des réflexions éthiques qui se font jour chez tous les professionnels de santé, les usagers du système de soins et au-delà. Les acteurs du soin palliatif sont extrêmement engagés dans ce champ d'application. La rencontre à laquelle nous convient les personnes atteintes par le VIH contribue grandement à faire progresser les mentalités et les comportements. Les difficultés de prise en charge imposées parfois par les patients ne doivent pas être l'occasion d'un renoncement, bien éloigné de la philosophie du soin palliatif.

Au contraire, l'équité, le respect, l'accueil, le non-jugement ne peuvent que contribuer à revaloriser la personne malade, à lui donner cette estime d'elle-même que l'histoire et la maladie avaient pu réduire. La rencontre de cet autre qui est souvent très éloigné de nous entraîne immanquablement vers une recherche exigeante d'une parole vraie entre soignant et soigné, conduit à élaborer ensemble une ouverture, un acte de confiance posé entre l'un et l'autre comme un pacte implicite, un investissement relationnel qui emmène là où personne n'imaginait devoir aller.

29

PSYCHIATRIE, RESPONSABILITÉ ET ENFERMEMENT

Jean-Michel Azorin

La question de l'enfermement psychiatrique est éminemment polémique parce qu'au cœur de nombreux enjeux sociétaux et fréquemment prétexte à l'affrontement de valeurs contraires. Chaque époque lui apporte sa réponse et, avec elle, engage l'expression d'une forme de responsabilité individuelle ou collective. Il peut arriver que l'enfermement, souvent nécessaire, soit arbitraire, mais aussi parfois salutaire.

L'enfermement nécessaire

La nécessité de l'enfermement psychiatrique relève, dans la plupart des sociétés actuelles, des systèmes juridiques qui en précisent les conditions et les modalités. Celles-ci figurent clairement en France dans le Code de la Santé publique, suite à l'ordonnance du 15 juin 2000 qui elle-même reprenait les articles du texte de loi du 27 juin 1990 [1].

À cet égard, les chapitres les plus instructifs sont ceux consacrés aux modes d'hospitalisation sans consentement et plus particulièrement au plus courant d'entre eux, l'hospitalisation sur demande d'un tiers. Cette dernière concerne les personnes dont les troubles mentaux rendent le consentement impossible et dont l'état impose des soins immédiats assortis d'une surveillance constante en milieu hospitalier. La demande d'hospitalisation doit être présentée soit par un membre de la famille du malade, soit par une personne susceptible d'agir dans l'intérêt de celui-ci, et être accompagnée de deux certificats médicaux circonstanciés.

Le texte de loi précise que lorsqu'une personne atteinte de troubles mentaux est hospitalisée sans son consentement, les restrictions à l'exercice de ses libertés individuelles doivent être limitées à celles nécessitées par son état et la mise en route de son traitement. Sont également rappelés un certain nombre de droits des personnes hospitalisées sans consentement tels que le droit à l'information, le droit d'échanger des correspondances, de communiquer avec un médecin ou un avocat, d'exercer son droit de vote ou de connaître les possibilités de recours. La loi exige, en outre, pour le suivi médical et la levée de l'hospitalisation, un certain nombre de certificats périodiques ainsi que leur transmission régulière aux autorités compétentes.

La responsabilité du directeur de l'établissement habilité à accueillir les patients concernés, ainsi que celle des médecins y exerçant, sont engagées dans l'application du texte de loi qui prévoit des dispositions pénales à leur encontre en cas de manquements ou d'infractions.

Si, dans la grande majorité des cas, cette application ne pose problème ni à l'administration ni au corps médical, il existe cependant des situations plus difficiles, particulièrement bien mises en lumière à l'occasion des litiges qu'elles peuvent susciter.

La question du consentement n'est pas toujours aussi simple qu'elle paraît car beaucoup de patients psychiatriques ont souvent une attitude ambiguë, voire paradoxale à cet égard, semblant donner un consentement pour le refuser quelques heures plus tard avant d'à nouveau se dédire. Une évaluation superficielle du patient et de son adhésion au traitement peut, dans ces conditions, compromettre les soins ainsi que les mesures de protection. À vouloir trop s'appuyer sur des notions juridiques, le législateur peut, on le voit, compliquer parfois la tâche du clinicien, dont la pratique trouvait souvent plus d'écho dans le contenu de l'ancienne loi du 30 juin 1838, loi qui, dans le même contexte, faisait appel aux concepts de dangerosité pour soi-même ou pour autrui.

Mais plus encore que le consentement, c'est la surveillance constante qui peut être tout à fait problématique eu égard à la question de l'enfermement et à la restriction des libertés individuelles. Il s'agit là d'une question tout à fait concrète qui touche à une interprétation littérale de la notion d'enfermement et qui concerne la nécessité de placer ou non les patients relevant de l'hospitalisation sous contrainte en secteur fermé ou en chambre d'isolement. Les enjeux sont en effet ici considérables en termes médico-légaux. Un patient hospitalisé en secteur libre pourra en effet s'enfuir et à l'occasion d'une telle fugue commettre un crime ou un geste suicidaire. Sans même quitter le service, tel autre, qui n'est pas en secteur fermé, pourra beaucoup plus facilement échapper à la surveillance des soignants et mener à bien ses intentions auto- ou hétéro-agressives. Il est illusoire de penser qu'en secteur libre, quels que soient d'ailleurs le nombre et la qualité des soignants, une surveillance constante puisse toujours être réalisée. La pathologie mélancolique, qui est particulièrement illustrative de cette problématique, pourrait ici largement alimenter la polémique médicolégale. Combien de patients mélancoliques sont en effet traités en service ouvert sans être jamais passés par un service fermé ; combien d'autres quittent trop tôt ce secteur fermé, après une amélioration superficielle ! Leurs suicides donnent lieu à litige et font l'objet de procédures d'expertise qui ne peuvent que difficilement satisfaire la demande légitime des familles, en raison de l'imprécision qui entoure la notion de surveillance constante. Confronté à de telles situations, le clinicien, en particulier lorsqu'il se trouve en position d'expert, peut, à bon droit, s'interroger sur les effets pervers d'un excès de prudence du législateur à l'égard de la restriction des libertés.

L'enfermement arbitraire

Enfermer, en effet, signifie originairement mettre en un lieu d'où il est impossible de sortir. Si les lignes qui précèdent rappellent aux psychiatres le bien-fondé d'une telle mesure dans les situations évoquées, l'esprit de la loi qui en promulgue l'application le fait de façon plutôt elliptique quant à ses modalités concrètes. Pour le législateur, soulignons-le à nouveau, l'enfermement n'est considéré que comme cas particulier d'une loi « relative aux droits et la protection des personnes hospitalisées en raison de troubles mentaux ». Les mesures de sécurité de l'hôpital psychiatrique, fondées sur la conception d'une dangerosité potentielle du malade mental, ne constituent plus le socle de la législation actuelle, qui ne reconnaît pas l'élément de la dangerosité du malade mental comme critère de sa privation de liberté. Historiquement, cette législation s'inscrit dans une démarche d'adaptation aux normes européennes pour répondre aux engagements de la France dans le cadre du Conseil de l'Europe. Elle apparaît dans l'héritage de la

Convention européenne des droits de l'homme élaborée au sein du Conseil de l'Europe, signée à Rome le 4 novembre 1950, entrée en vigueur le 3 septembre 1953 et ratifiée par la France en 1974. Il s'agit d'un ensemble de règles juridiques en vigueur dans tous les États membres du Conseil de l'Europe. Si, pour le médecin, la responsabilité morale à l'égard du malade l'emporte sur tout autre forme de responsabilité, pour les juristes l'individu malade est homme d'abord, malade ensuite et l'homme est avant tout un individu libre et responsable.

Les deux positions illustrent la tension entre l'exercice médical, l'éthique médicale, les libertés et le droit.

Le risque que s'efforce de garantir le législateur est celui de l'internement arbitraire. Il s'agit là d'un thème classique dont on peut, avec Michel Foucault, faire remonter la trace jusqu'à l'Édit de création des Hôpitaux généraux en 1656, acte, selon lui, fondateur d'un « grand enfermement » quoique appuyé par un dessein de charité à l'égard des nécessiteux [2]. À une époque plus récente, le thème a pu s'alimenter d'une critique de l'« institutionnalisme », largement relayée par le mouvement de l'antipsychiatrie et la contestation de l'utilisation de la psychiatrie à des fins politiques dans les pays de l'ex-bloc soviétique. Ces faits nous rappellent qu'en dépit des discours d'intention et des garanties législatives, un tel risque n'est jamais aboli. Déjà Clémenceau, en 1906, dans un discours à l'Assemblée nationale, exhortait à la vigilance : « sans aucun doute les appréhensions de l'opinion publique sont le plus souvent mal fondées et, si de telles séquestrations se sont produites, leur nombre ne peut être que très minime : mais n'y eût-il, dans tous les établissements privés ou publics de France, qu'une personne saine, et par abus ou erreur soumise à ce régime, que le devoir s'imposerait à nous impérieusement de faire d'urgence un tel scandale ».

Dans la législation actuelle, la modalité d'hospitalisation sans consentement la plus concernée par ce risque est celle de l'hospitalisation d'office dont relèvent les personnes qui, du fait de leurs troubles mentaux, compromettent l'ordre public ou la sûreté des personnes.

Bien que l'autorité, publique ou judiciaire, qui est amenée à prononcer l'hospitalisation d'office ou à la lever s'entoure d'avis médicaux, elle est essentiellement concernée – et parfois même exclusivement – par le fait d'avoir à protéger la société, et non plus simplement le patient, comme dans le cas de l'hospitalisation sur demande d'un tiers.

La tâche est souvent difficile pour les psychiatres de faire la part, devant une atteinte à l'ordre public ou à la sûreté des personnes, des conduites relevant de la seule délinquance et des comportements exprimant une pathologie mentale. Cela est notamment le cas lorsqu'ils ont affaire à des pathologies dont la validité clinique est elle-même problématique, touchant aux concepts de personnalité psychopathique, marginale (*borderline*) ou simplement « antisociale », dont la « consistance » paraît largement dépendre des modèles guidant la pratique de ces psychiatres. La clinique court alors le risque de céder le pas aux idéologies personnelles dans la décision d'hospitalisation.

Les psychiatres ne sont, à la vérité, pas les seuls responsables de ces difficultés : en ce terrain mouvant, l'institution, voire le corps social tout entier, ne sont pas non plus exempts de responsabilité. Les incertitudes du système judiciaire quant à la hiérarchie, le délai ou la durée d'application des peines, la versatilité de l'opinion publique ou la médiatisation des problèmes, voire leur politisation au mauvais sens du terme, peuvent faire écho aux propres contradictions des experts confrontés à la « psychiatrisation » de la délinquance.

Si internement arbitraire il devait y avoir aujourd'hui, peut-être en effet trouverait-on davantage qu'il y a quelques années d'authentiques délinquants concernés.

L'enfermement salutaire

Rappeler la nécessité clinique de l'hospitalisation sous contrainte et les conditions de sa légitimité est-il de nature à épuiser les significations de l'enfermement psychiatrique ?

On peut schématiquement identifier deux sources d'inspiration théorique à la législation actuelle : l'une relève de l'éthique procédurale, l'autre de l'éthique des droits de l'homme, sans étanchéité, loin de là, entre elles [3]. La première consiste à redéfinir les règles consensuelles qui permettent à chacune des parties de trouver sa place au sein d'une procédure, et de là, les orientations à suivre en cas de conflit. Le risque est ici d'éradiquer tout contenu propre, voire toute valeur intrinsèque, et de réduire à une simple critériologie l'essentiel de la démarche éthique. Le changement intervenu entre l'ordonnance du 15 juin 2000 et la loi du 27 juin 1990 est symptomatique d'une telle dérive, qui ne concerne que la codification des articles ou leur ordre d'apparition dans le Code de la Santé publique. Un tel code juridique, vidé à la limite de toute substance et propice aux déviations consuméristes, peut tout autant servir de moule au second des modèles évoqués plus haut, celui de l'éthique des droits de l'homme. Celle-ci repose sur le postulat qu'il existe un sujet humain universel, possesseur de droits naturels qui sont supposés évidents et faire l'objet d'un consensus planétaire. Il en résulte que toute démarche éthique conduit alors à se préoccuper de ces droits et à les faire respecter, sans que soient remises en cause la nature, l'origine historique ou la pertinence de tels droits. Le risque est ici que l'universel devienne une simple figure d'unité imaginaire obstruant tout accès à la particularité des situations concrètes et, de là, à tout engagement authentique [4].

S'il est vrai que le clinicien perçoit sa démarche comme plus en accord avec le contenu de la loi du 30 juin 1838, peut-être faut-il y voir le signe ou, à tout le moins, faire l'hypothèse d'une continuité d'inspiration, voire d'une communauté de valeurs entre les deux, démarche clinique et loi de 1838.

Héritière de la tradition révolutionnaire et contemporaine de l'édification des hôpitaux psychiatriques, la loi du 30 juin 1838 s'inscrit dans un large mouvement social et historique qui donne sens à son contenu aussi bien qu'il engage la finalité des actions de ses agents.

La maladie mentale n'est qu'une des modalités de l'aliénation qui, bien qu'elle soit de causes multiples (organique, familiale ou liée à la conduite de vie), a pour spécificité de concerner un individu donné qu'il s'agit, pour l'aliéniste, de ramener à la communauté des citoyens. L'enfermement a pour vocation de soustraire, de façon idéalement temporaire, l'aliéné à son milieu pathogène afin de mettre en œuvre, au sein d'établissements spécialisés, les conditions de sa réhabilitation. Tel est le sens de la mission confiée aux aliénistes qui, grâce à l'instauration du traitement moral, interviennent comme médiateurs au sein du champ social.

Ce référentiel fort a, jusqu'à une époque récente, servi de socle à l'identité professionnelle des psychiatres français et à leur engagement responsable auprès des malades mentaux, quel que soit le degré de gravité et de dangerosité de ces derniers. L'idée directrice est ici que, quel que soit le degré d'aliénation d'un individu, il demeure, chez lui, une part de subjectivité, une réserve de liberté que l'aliéniste a pour tâche de susciter.

Au-delà des aspects anecdotiques, on s'accordera facilement sur le fait qu'il s'agit là de l'énoncé du principe même de toute entreprise thérapeutique en psychiatrie. Pour le dire en termes plus conceptuels, le psychiatre, s'il veut être soignant, n'a pas seulement affaire au moi aliéné, au sujet constitué, mais aussi au moi authentique, au sujet constituant, sujet qui reste doué de liberté [5].

En fait, l'esprit de la loi nous révèle que la contrainte de l'internement, si elle fait violence au premier d'entre eux, n'en demeure pas moins un appel, en-deçà de la pathologie, au second. Une telle contrainte ne saurait par conséquent se réduire à un acte de défense sociale ou à un moyen d'instaurer un traitement, mais est, en elle-même, un acte thérapeutique.

L'idée d'un enfermement salutaire, qui peut sembler paradoxale aux citoyens « postmodernes », nous est suggérée par ces patients qui, parfois contre l'avis des familles et des soignants, réclament leur auto-placement, « consentant » en quelque sorte à une hospitalisation sous contrainte. Ce faisant, le malade rappelle à l'homme habituellement qualifié de sain la nécessité, parfois violente, d'un changement d'ordre ou de niveau logique sur le chemin de la guérison, lui ouvrant ainsi la voie d'une éthique transcendantale que celui-ci est simplement responsable de suivre ou pas.

Car, avant que le droit ne la fasse défense des libertés, l'éthique de l'enfermement est, de fait, une éthique de la liberté.

Bibliographie

1. Fossier T. *Maladies mentales et éthique médicale.* In : Folscheid D, Feuillet-Le Mintier B, Mattei JF. Philosophie, éthique et droit de la médecine, Paris, PUF, 1997 : 303-310.
2. Lanteri Laura G. *Psychiatrie.* Encyclopaedia Universalis, 1972, 13 : 750-752.
3. Rameix S. *Information et consentement des patients : du paternalisme à l'autonomie.* Responsabilité, 2001, 3 : 15-20.
4. Badiou A. *L'Éthique – Essai sur la conscience du mal,* Paris, Hatier, 1993.
5. Tatossian A. *La prescription psychiatrique et son enseignement.* Psychiatrie Fr, 1994, 25 : 30-34.

30

ENJEUX ÉTHIQUES DU RISQUE EN PSYCHIATRIE

Nicole Cano

La notion de risque occupe une place grandissante dans les préoccupations de l'opinion publique, des décideurs politiques, des responsables administratifs et des professionnels de santé. Elle associe les concepts de danger, de probabilité, d'évaluation, de gestion. La psychiatrie s'accommode-t-elle de cette perception négative du risque ? Doit-elle s'inscrire, sur « le terreau de l'insécurité » [1], dans une vision mécanisée de l'existence ? Le psychiatre doit-il prendre en compte la peur de la société dans son estimation du risque lors de ses décisions ? Est-ce l'intérêt du patient ou celui de la société qui doit être privilégié ? Comment appliquer le principe de précaution en psychiatrie ?

Si le risque véhicule la menace d'un péril, il est inhérent à l'entreprise humaine et présente des atouts

Toute action implique un risque dans la mesure où on ne connaît pas précisément son issue. Si la prudence, par une délibération bien conduite et méthodiquement organisée, nous permet d'anticiper et de réduire la part d'incertitude inhérente à l'action, il est fréquent d'être confronté à l'imprévu et sommé d'improviser. En outre, dans le domaine des relations humaines, les données sont subjectives, donc incertaines, et plus on mesure la complexité d'une question, moins la décision est facile. Ainsi, « l'homme, dans l'action, est soumis à un double fardeau : le fardeau de l'imprévisible et de l'irréversible » [2]. Pour agir, il faut toujours « faire un saut de la raison à l'action » [3] et de ce fait prendre un risque. En conséquence, la logique de l'action exige la prise en compte de l'incertitude avant, pendant et après l'action [4].

Le risque intervient donc dans le développement du sujet humain et dans son travail permanent d'autonomisation. En effet, l'initiative – intervention de l'agent dans le cours du monde – et l'action étayent le sentiment d'identité et d'estime de soi « dans la mesure où c'est en appréciant nos actions que nous nous apprécions nous-mêmes comme en étant l'auteur » [5].

Enfin, le risque n'est pas dissociable de la liberté et de la responsabilité car la liberté suppose d'effectuer des choix et tout choix comporte un risque. Il n'y a donc pas de liberté sans risque. En effet, « la plupart des situations décisionnelles nécessitent un arbitrage entre un risque et un autre et non pas entre une option risquée et une autre qui ne l'est pas » [6]. Mais la liberté, comme l'éthique du risque, a une limite : servir la vie [7]. Le risque est alors une expérience de responsabilité envers soi-même et autrui. Ainsi est-il inhérent à la dimension éthique de l'existence en tant qu'elle est quête de liberté intérieure sous-tendue par la responsabilité.

Quels sont les aspects et les enjeux éthiques du risque que la pratique de la psychiatrie rencontre ou fait naître ?

On peut distinguer deux catégories de risques étroitement connectées au sein des réalités cliniques : le risque lié à la pathologie et celui lié au processus de soins.

1. Le risque lié à la maladie mentale

Il faut évoquer, surtout, les dangers qui émaillent le cours de la maladie mentale qui en elle-même constitue un risque s'exprimant dans la durée, à l'exclusion des conduites à risques elles-mêmes (addictions par exemple).

La mort psychique et la perte d'autonomie : un « déficit » général sur le plan affectif, intellectuel, comportemental ou des inhibitions massives et invalidantes occasionnent des restrictions sévères dans la vie personnelle, relationnelle et sociale. Les facteurs situationnels, personnels et environnementaux ont un rôle dans l'apparition de ces états : la perte du contact avec le monde extérieur de la schizophrénie est considérée, par certains auteurs, comme une conséquence de la symptomatologie schizophrénique interagissant avec le contexte social et culturel du malade.

L'acte suicidaire : l'existence d'une pathologie mentale avérée est un facteur primordial de risque suicidaire. Les maladies habituellement incriminées sont les schizophrénies, les troubles bipolaires, et plus généralement les états dépressifs et les états anxieux. D'autres critères constituent des facteurs de risque supplémentaires : abus ou dépendance à un toxique, trouble de la personnalité, temporalité selon les moments évolutifs de la maladie et de la prise en charge (par exemple, les cinq à dix premières années de la maladie et les trois mois suivant la sortie de l'hôpital pour les patients schizophrènes) [8]. D'autres paramètres encore jouent un rôle déterminant (événements de vie, interrelations familiales, isolement social...). Ainsi, l'aspect plurifactoriel explique-t-il l'extrême difficulté d'évaluation et de prédictivité, même pour un patient dont la maladie comporte un risque suicidaire connu.

Le passage à l'acte hétéro-agressif : selon des travaux épidémiologiques récents, les troubles mentaux graves sont également à l'origine d'un risque majoré de violences [9]. L'association à une consommation d'alcool ou de drogues multiplie ce risque, de même que certaines données sociales (marginalisation et précarisation). Un certain nombre de signes de passage à l'acte ont été répertoriés : cliniques (délire, hallucinations, impulsivité associée), prise de toxiques, antécédents de violence, temporalité (risque accru au décours des vingt semaines suivant la sortie de l'hôpital). Certaines recommandations sont ainsi formulées, pouvant aboutir à l'élaboration d'outils d'évaluation de la dangerosité. Cependant, si le risque comporte des caractéristiques statistiques tenant au patient, l'agression s'intègre dans une situation singulière où l'environnement est perçu comme extrêmement menaçant.

Vulnérabilité et stigmatisation : l'association de la dangerosité à un diagnostic est réductrice. Il est regrettable que cette question soit abordée dans les médias de manière opportuniste en fonctions d'informations rapidement et mal relayées. Elles renforcent ainsi le sentiment de peur vis-à-vis des malades mentaux en réactivant en tout un chacun l'angoisse suscitée par la folie et alimentent le processus de stigmatisation. En réalité, la violence et les crimes pouvant être exclusivement attribués à la maladie mentale ne représentent qu'une faible proportion de la criminalité générale, et la plupart des personnes souffrant de troubles mentaux ne commettront jamais d'infractions graves et seront plus probablement victimes d'autrui [10].

2. Le risque en rapport avec le soin et le dispositif psychiatrique

Plus que les risques liés aux médicaments psychotropes ou à certaines techniques spécifiques participant au traitement, c'est en amont, au niveau du soin global, qu'il faut situer ce risque en lien avec ce que vit le patient dans sa relation avec les soignants et l'institution.

Le soin comporte deux enjeux complémentaires et intriqués : l'accueil de la souffrance psychique et la restauration de l'autonomie entamée par les troubles psychopathologiques. C'est par l'élaboration de la souffrance dans le cadre de la relation thérapeutique que les symptômes prennent sens, que le patient aura « la possibilité de transformer la passivité à l'égard de ce qui lui arrive en détermination et en initiative » [11].

À cet effet, les soignants doivent accepter de prendre des risques pour rendre possible un espace thérapeutique. Le risque fondamental est d'oser aller à la rencontre de l'autre, étranger, inconnu, imprévisible. Il ne s'agit pas simplement d'entendre avec bienveillance l'expression de la souffrance, mais d'entrer dans l'incertitude du transfert : « ceci impose une démarche active et suppose que nous nous offrions comme objets d'investissement » [12]. Ce mouvement risque de susciter de la part du patient des pulsions très intenses, avec parfois un vécu de persécution. C'est pourtant à cette condition que chacun pourra assumer une responsabilité pour autrui. À cet égard, l'extension du domaine du risque peut produire des effets pervers. L'avalanche de procédures, protocoles, conduites à tenir tend à se substituer à l'accueil et à l'engagement du soignant par lesquels le patient trouve à se soutenir dans le lien, et peut alors devenir un obstacle à l'inventivité et à la créativité.

Le projet d'autonomisation du patient implique une prise de risque. Les soignants ont un rôle essentiel d'incitation à l'action et à la prise de parole. Or, toute sollicitation a des conséquences en partie imprévisibles ; toute décision misant, pour les renforcer, sur les capacités de reconstruction et d'autonomisation peut avoir des effets parfois préjudiciables. Mobiliser un patient vers une activité, décider d'une permission ou d'une sortie peuvent provoquer un excès pulsionnel se manifestant par une angoisse majeure et constituer alors un risque pour lui-même, voire pour des tiers. Il importe donc, malgré cette part incontournable d'incertitude, de reconnaître la possibilité d'un danger éventuel lié à la prise de risque, et de savoir parfois s'abstenir. L'action ne peut donc être guidée par le seul principe d'autonomie.

Cependant, une visée exclusivement bienfaisante et protectrice comporte des risques. Elle renforce la position du patient qui souvent n'ose pas prendre le risque d'un abandon de ses habitudes. Mais cela le prive de l'occasion de prendre des décisions et des responsabilités, le maintient en situation de dépendance extrême. Une dramatisation du risque peut mener à un immobilisme et une surprotection ininterrompue.

La recherche du « risque zéro » elle-même n'est pas sans risque. Privilégiant un objectif unique de non-malfaisance, elle conduit à un excès de maîtrise du risque. Dans les hospitalisations sans consentement par exemple, la contrainte légale, qui a une valeur symbolique, peut se transformer en contrainte physique (unité fermée, chambre d'isolement, matériel de contention) sans tenir compte des situations singulières. Cette maîtrise dans le réel se fait alors au détriment du « prendre soin » et de la recherche du consentement. Elle peut, de surcroît, engendrer elle-même des réactions agressives des malades qui, dès lors, paraissent légitimer le système coercitif, ou générer une perte d'estime de soi qui accroît la stigmatisation.

Autre exemple, un usage massif de neuroleptiques visant l'extinction du délire peut étouffer les potentialités qu'a le patient lui-même de se reconstruire. L'accompagnement thérapeutique doit savoir respecter la fonction positive éventuelle des expériences vécues et des formulations délirantes [13].

Ces mesures relèvent d'une acception négative du principe de précaution compris comme principe d'abstention et d'immobilisme, perçu dans une dimension répressive et aveugle, ignorant la marge irréductible de risque que comporte toute action humaine. Si elles protègent peut-être les soignants du risque de procédures judiciaires, elles peuvent se retourner paradoxalement en action malfaisante contre le patient.

Comment appréhender la nécessaire prise de risques ?

Les facteurs de risque liés à la pathologie doivent être identifiés et connus des soignants pour une prévention adaptée. Cependant, l'idée d'une évaluation objective, avec l'utilisation d'échelles standardisées, de grilles, de questionnaires, n'est qu'un leurre si elle ne tient pas compte de la relation intersubjective sans cesse réajustée et de la singularité des situations de soin.

L'organisation institutionnelle doit soutenir cette démarche en favorisant une communication maximale à plusieurs niveaux.

L'établissement d'un circuit d'échanges (entretiens, activités, réunions soignants-soignés) et la sollicitation d'une implication active des patients dans le soin réduisent les risques d'un retrait social, d'une détresse psychique, mais aussi les risques de violence.

Les réunions de l'équipe soignante ont un rôle essentiel. Elles permettent d'exprimer les différents aspects du fonctionnement psychique du patient qui ont été recueillis et ressentis par chacun des membres. Cette confrontation permet de tenter de répertorier collectivement les risques et d'élaborer ensemble les mesures d'accompagnement de la prise de risque à l'égard du patient. Prendre le temps de discuter collégialement peut limiter les risques d'une décision trop vite adoptée individuellement. Ces réunions assurent ainsi la cohérence des réponses apportées au patient et soutiennent l'engagement du soignant. Elles permettent également d'être attentif à l'ambiance de la collectivité, de repérer des conflits dans le groupe des malades mais aussi dans l'équipe, qui peuvent être à l'origine d'un sentiment d'insécurité, voire de passages à l'acte. Enfin, en valorisant le dialogue et l'expression individuelle, elles luttent contre le risque de souffrance et d'épuisement des soignants. Au cours de ces réunions, il sera donc possible de penser le risque à travers une conception partagée du soin, mais aussi de prendre du recul par rapport à la quotidienneté, explorer les motifs qui conduisent les soignants à éprouver telle ou telle expérience émotionnelle et réinterroger le sens de l'action soignante.

Les rencontres avec la famille et les proches fournissent des informations utiles, évitent les sentiments d'abandon, préviennent les difficultés relationnelles et les passages à l'acte au moment de la sortie.

Enfin, *l'organisation matérielle et architecturale* contribue à l'ambiance : des lieux habitables et différenciés seront sécurisants pour les patients, les soignants et les familles.

Conclusion

Il est humain de vouloir se prémunir du risque. En même temps, comme menace d'un danger, le risque est aussi source de dépassement. Il demeure une dimension essentielle de l'existence et constitue la condition même de tout changement. Il est le moteur de toute mise en situation d'autonomie de pensée. Il faut donc accepter que la notion de risque ne soit jamais écartée de celle de soin et admettre que thérapeutes et patients sont liés dans des prises de risque successives. Ce constat permet de réaffirmer le rôle des principes éthiques (autonomie, bienfaisance, non-malfaisance) dans l'orientation de nos choix thérapeutiques et la nécessité d'une réflexion qui essaie de les contextualiser.

C'est à partir d'une reconnaissance des risques possibles inhérents à l'exercice de la psychiatrie – auxquels seraient exposés patients, soignants et tiers – que l'action soignante définira une stratégie thérapeutique collective et individualisée et embrassera solidairement la prise de risque.

Ces réponses seront toujours difficiles à justifier complètement, et resteront inévitablement affectées d'incertitude.

Bibliographie

1. Castel R. *L'Insécurité sociale. Qu'est-ce qu'être protégé ?* Paris, Seuil, La république des idées, 2003, 96 pages.
2. Arendt H. *Condition de l'homme moderne,* Paris, Calmann-Lévy, 1983, XXVIII, 368 pages.
3. Le Ninèze A. *Pour une éthique du risque.* In : M Sassolas. L'éloge du risque dans le soin psychiatrique, Ramonville-Saint-Agne, Erès, 2006 : 17-25.
4. Bourgeault G. *L'éloge de l'incertitude,* Montréal, Bellarmin, 1999, 180 pages.
5. Ricœur P. *Soi-même comme un autre,* Paris, Le Seuil, 1990, 425 pages.
6. Godard O. *Le principe de précaution, une règle d'abstention ?* In : M Tubiana, C Vrousos, C Carde, JP Pagès. Risque et Société, Gif sur Yvette, Nucleon, 1999 : 293-300.
7. Ewald F. *Le risque dans la société contemporaine.* In : M Tubiana, C Vrousos, C Carde, JP Pagès. Risque et Société, Gif sur Yvette, Nucleon, 1999 : 41-54.

8. Vanelle JM, Fablet H, Venisse JL. *Pathologie mentale et risque suicidaire : aspects cliniques et chimiothérapiques.* L'information Psychiatrique, 2002, 5 : 485-490.
9. Senon JL, Manzarena C, Humeau M, Gotzamanis L. *Les malades mentaux sont-ils plus violents que les citoyens ordinaires ?* L'information Psychiatrique, 2006, 82 : 645-652.
10. Benezech M, Le Bihan P, Bourgeois ML. *Criminologie et psychiatrie.* Encycl Med Chir, Psychiatrie, 37-906-A-10, 2002, 15 pages.
11. Roustang F. *Indifférence au succès.* In : M Sassolas. L'éloge du risque dans le soin psychiatrique, Ramonville-Saint-Agne, Erès, 2006 : 49-57.
12. Etienne B. *Soigner en unité fermée.* Santé mentale, 1999, 42 : 40-42.
13. Lanteri-Laura G. *Pratique psychiatrique et valeurs.* Synapse, 1999, 55 : 20-23.

31

FIN DE VIE

Jean-François Mattei et Jean-Marc La Piana

De la mort, nous savons qu'elle survient souvent sans prévenir et que mourir constitue la seule certitude qui nous accompagne tout au long de notre vie. La vie et la mort vont ensemble et si nous vivons généralement sans penser à la mort, c'est parce que nous n'en savons ni le jour, ni l'heure, ni le lieu, ni le comment. Par nature, la mort nous échappe.

Pourtant, il est normal de s'interroger sur la signification même de la mort : est-elle une fin ou un passage ? Est-elle suivie d'un voyage comme l'ont imaginé les hommes dès le début de notre humanité, comme l'attestent les objets trouvés dans les sépultures les plus anciennes, afin de permettre au défunt cette dernière équipée ? L'homme s'interroge sur sa mort depuis qu'il est homme, cherchant à répondre à ces deux questions essentielles : Quand ai-je commencé d'exister ? Quand vais-je cesser d'exister ? Cette incertitude, qui confine à l'interrogation métaphysique, marque sa finitude. Edgar Morin, dans sa réflexion sur l'homme et la mort, entre 1950 et 1970, explique bien cette angoisse de la finitude et l'horreur de la mort comme inhérente à l'humanité toute entière et non comme un tabou récent. Il rappelle encore les efforts universels et intemporels des hommes pour créer une solution acceptable qui puisse donner sens à la mort [1].

Cependant, ce qui rend la question plus actuelle que jamais tient à une évolution notable de notre société. Si la mort reste toujours la même, les conditions qui l'entourent, elles, sont bien différentes pour plusieurs raisons.

Il y a, d'abord, les *progrès de la médecine* qui bouleversent nos repères. On peut désormais maintenir en vie un organisme qui, sans l'assistance d'appareils et l'intervention des techniques de réanimation, aurait cédé à la mort. Dans de nombreux cas, ces méthodes nouvelles permettent de franchir un cap difficile pour entrer peu à peu dans le processus de récupération puis de guérison ; c'est leur justification. Parfois cependant, on peut s'interroger sur les limites raisonnables de telles interventions, sur leurs chances de succès et la légitimité de leur poursuite quand la partie s'avère perdue. Entre l'admiration éprouvée pour la médecine et l'inquiétude d'un véritable acharnement, les hommes interrogent leur propre humanité et l'idée qu'ils se font de leur dignité. Autrement dit, face aux progrès de la médecine, chacun peut souhaiter exprimer son sentiment pour ce qui le concerne : Jusqu'où ne pas aller trop loin ? Quel est, au fond, le rôle du médecin ? Quelles sont les modalités de prise en charge les plus appropriées ? Bref, comment aimerais-je que ma mort soit accompagnée ?

Il y a, aussi, le *vieillissement de la population* assorti de maladies souvent graves et dégénératives, sources d'une dépendance difficile à assumer. Il est vrai que devant des personnes chères dont l'intelligence s'enfuit et avec lesquelles tout contact devient impossible, chacun s'interroge : « À quoi bon vivre ainsi, coupé du monde et des siens ? » Ou encore formule un souhait : « Je n'aimerais pas imposer cela à mes enfants ! Après tout, si la médecine permet de vivre aujourd'hui beaucoup plus vieux, qu'elle en assume les conséquences insupportables et aide ceux qui le désirent à quitter cette vie dans les meilleures conditions possibles. »

Il y a, en outre, dans notre société moderne, une *certaine idée du bonheur* et le désir de plus en plus prégnant d'accéder à la meilleure qualité de vie possible. Cette quête du bien-être par tous les moyens, fussent-ils médicaux, est désormais une exigence. Tout est orienté vers la beauté du corps, la forme physique, les conditions de vie idéales (alimentation normalisée, environnement protégé, prévention et précaution…) et le désir d'enfant. À la fin de la vie, c'est la mort rapide, indolore et discrète qui est souhaitée. La recherche de la qualité de la mort, partie intégrante de la qualité de vie, s'exprime au travers d'une formule simple et efficace : « Le droit de mourir dans la dignité ». Elle est parfois résumée de façon brutale par le seul mot d'euthanasie. Elle ne réclame rien moins, parfois, que la suppression de l'interdit fondateur essentiel pour toute société humaine : ne pas tuer.

Ce sont ces questions-là qu'il faut évoquer plus au fond.

Le droit de mourir dans la dignité

On peut bien entendre cette demande : « Lorsque je serai arrivé à la fin, je ne veux pas souffrir et je ne veux pas laisser aux miens l'image d'une personne dépendante et grabataire, je souhaite donc qu'on m'aide à en finir ». Cette volonté peut même être consignée dans un document que certains appellent « le testament de vie ». Chacun pourrait ainsi faire savoir, par avance, sa volonté de refuser tout acharnement thérapeutique et son souhait, éventuel, d'euthanasie.

Pourtant, la question n'est pas si simple. La limite d'*appréciation médicale* est souvent subjective et aléatoire. Tous les médecins ayant vécu de pareilles situations peuvent rapporter des cas, non exceptionnels, où tout paraissait fini, où le traitement allait être arrêté, et où, soudain, la vie s'est éveillée à nouveau, surprenante, inattendue. On comprend que la décision d'interrompre, ou *a fortiori* de hâter la fin par un geste définitif ne peut être prise aisément et sans arrière-pensée. Il n'est pas non plus inutile de rappeler que de tels gestes, même voulus par le malade, exigent l'intervention d'un tiers, le médecin en l'occurrence. Celle-ci n'est jamais anodine et celui qui la pratique, fut-il médecin, ne sort pas forcément indemne de cette transgression. Personne ne peut nier la difficulté d'assumer un tel acte pour un soignant dont la vocation première est bel et bien de lutter pour la vie.

Sans entrer dans le débat philosophique sur le *concept de « dignité »*, on peut simplement rappeler que la dignité est consubstantielle à la personne humaine. Elle représente ce qu'il y a d'humain dans l'humain [2]. Dès lors qu'il y a une personne humaine, elle est porteuse de sa dignité. Chez la personne profondément handicapée, incapable de communiquer et totalement dépendante, comme chez le malade en coma dépassé, la même dignité existe puisqu'il y a humanité. Quelles que soient les circonstances, rien ni personne ne peut en dépouiller un être humain. Le prisonnier des camps de concentration soumis aux pires traitements dégradants gardait sa dignité, même s'il lui était gravement porté atteinte. Celui qui est touché au plus profond de lui est toujours un autre moi-même, un semblable, un humain, porteur d'une égale dignité, détenteur d'une parcelle de la même humanité que moi. La dignité ne se confère pas, pas plus qu'elle ne se retire, car sinon elle deviendrait une concession, au même titre qu'une qualité sociale. Elle n'est pas, pour dire les choses plus simplement, biodégradable [3]. Elle ne s'efface pas devant la déchéance du corps ou même de l'esprit. Imaginer le contraire conduirait à classer les humains en catégories différentes selon leur degré de dignité ! Ce raisonnement est incompatible avec l'idée que nous nous faisons de la société des hommes et des principes qui fondent la Déclaration universelle des droits de l'homme.

L'affirmation du « droit de mourir dans la dignité », dont on comprend le ressort, apparaît donc suffisamment mal posée pour qu'on tente d'aller plus avant dans la réflexion, en reformulant notamment les différentes situations et les différentes réponses possibles.

La signification des mots

Le terme d'« euthanasie » est tellement galvaudé qu'il représente un amalgame trompeur de situations très différentes.

On entend par *euthanasie active* la pratique d'un geste qui consiste à donner la mort directement, par exemple au moyen d'une injection de produit toxique. Le but est alors d'abréger une fin inéluctable qui n'en finit pas de s'étirer. La mort est provoquée avant l'heure.

Par opposition, et jusqu'à une date récente, on comprenait l'*euthanasie passive* comme l'attitude consistant à suspendre tout traitement voué à l'échec dont le seul effet serait de prolonger le processus de fin de vie. Mais la loi comme les intervenants en soins palliatifs récusent désormais cette terminologie car, en l'occurrence, les équipes ne demeurent pas passives. Il s'agit certes d'accepter l'échec de la médecine, de renoncer à l'acharnement thérapeutique, mais surtout d'accompagner le mourant pour qu'il se sente le mieux possible et apaisé. On laisse la mort faire son œuvre en assistant le mourant de manière active.

On entend par *assistance au suicide* le fait de donner la mort, directement ou indirectement, à quelqu'un qui souhaiterait mettre fin à ses jours mais qui ne peut, ou ne veut, le faire lui-même. C'est par exemple le cas des personnes paralysées et dépendantes pour lesquelles la vie n'est pas immédiatement menacée. Cette situation, qui était, sous des formes différentes, celle de Vincent Humbert ou de Chantal Sébire, n'est pas sans étendre considérablement le champ de la discussion sur l'attitude à choisir et sur la conduite à tenir au regard des tentatives de suicides qui sont admises chaque jour dans les services d'urgences. Ces suicidants ont souvent laissé une lettre indiquant leur volonté et les raisons de leur geste, ils sont passés à l'acte. Faut-il respecter leur volonté et les regarder mourir, ou les réanimer ? Nombre d'entre eux, revenus à la vie, ne récidiveront pas et seront reconnaissants aux médecins de les avoir sauvés ! Cela pour dire que rien n'est plus changeant que le désir de mourir et qu'il faut sans doute se garder entre l'esprit et la lettre ! Sur ce sujet, aussi, les médecins ont presque tous rencontré des situations inattendues.

Chacun aura compris combien ces trois situations sont différentes et ne peuvent être confondues. La nature des réponses ne peut être univoque. Voilà pourquoi le débat de société sur la fin de vie ne peut se résumer par l'alternative lapidaire : *pour* ou *contre* l'euthanasie.

Les réponses possibles

1. L'évolution des idées

La réflexion a beaucoup évolué au cours des trente dernières années et elle a, sans doute, contribué à modifier les termes du débat sur la fin de vie.

Dès le début des années 1970 sont apparues les premières démarches d'accompagnement des personnes en fin de vie. Des pionniers comme Cicely Saunders, les cahiers Laennec, ont tenté de codifier la prise en charge du malade qui échappe aux progrès de la médecine et dont la souffrance interpelle le soignant.

Entre la perception de la mort comme faisant partie de la destinée humaine, contre laquelle il est déraisonnable de se battre, et la conception d'une vie humaine qui, même diminuée et affaiblie, n'en appelle pas moins à être respectée et encouragée dans son autonomie et ses attentes les plus profondes, les soins palliatifs se développent. C'est ce que préconise la circulaire Laroque publiée en 1986.

Au cours des années 1990, l'épidémie de Sida provoque une véritable révolution dans la prise en charge de la fin de vie. Pourtant, si la prise de conscience s'affirme, si les enquêtes et les règlements commencent d'arriver, le débat s'ouvre à peine.

En 1985, Hans Jonas, l'une des références modernes dans le champ de la bioéthique avec son livre *Le principe responsabilité* [4], s'exprime sur le droit de mourir : « Voilà un problème d'un genre nouveau qui se pose. La technologie médicale est en mesure à maints égards de retarder la fin au-delà du point où la vie ainsi prolongée garde encore son prix pour le patient lui-même, voire au-delà du point où ce dernier est encore capable de jugement (...) Ce cas du patient qui souffre sans espoir est le cas extrême dans le champ de l'art médical qui crée des situations où l'on ne sait plus si les droits propres du patient (typiquement impuissant et d'une façon ou d'une autre "prisonnier") sont préservés ou violés. »

Et Jonas pose alors la question de l'obstination thérapeutique déraisonnable. Dans ce cas, il propose de laisser le choix au patient de refuser ces traitements en distinguant la responsabilité morale du patient et le droit sacré du patient à connaître la vérité sur sa maladie, s'il le désire, évidemment. D'après lui, au stade terminal qui n'est plus accessible à aucun traitement médical, le cri réclamant l'adoucissement de la souffrance fait taire l'interdiction de nuire à la vie et même de l'abréger. L'apaisement de la douleur risque peut-être d'abréger la vie, mais au bénéfice de la qualité du moment de vie qui perdure. Accélérer la fin de cette manière, à savoir comme effet secondaire de l'action qui consiste à rendre supportable les derniers instants, est acceptable : « Voilà une attitude moralement juste et que la loi et l'éthique doivent, à part égale, tenir pour irréprochable ».

C'est en fait la synthèse de la règle du double effet. La mort est survenue, mais sans intention de la donner puisque le but poursuivi était de soulager la souffrance.

Jonas poursuit encore sa réflexion : « Aborder la fin de vie exige une nouvelle affirmation de la vocation de la médecine afin que médecins et patients soient libérés de leur actuelle servitude. Or, il est possible, me semble-t-il, d'obtenir l'unanimité sur l'idée que la tutelle de la médecine a affaire avec la vie dans sa totalité (...) Cette tâche consiste aussi peu que possible à infliger douleurs et abaissement pour obtenir juste la prolongation non souhaitée du processus d'extinction (...) »

On voit donc bien se dessiner, au fil de la réflexion, les différentes réponses possibles que sont la prise en charge de la douleur, le respect de la volonté du malade avec en toile de fond le refus de l'obstination déraisonnable et le développement des soins palliatifs, et enfin la transparence des agissements plutôt que la clandestinité.

2. La lutte contre la douleur

On le sait, l'état d'esprit concernant les antalgiques et notamment les dérivés morphiniques a considérablement évolué. Le temps n'est pas si éloigné où l'obtention d'une ampoule de *dolosal* par l'interne de garde relevait de l'exploit impossible, impossible à renouveler, ni pour le même malade, ni pour la même nuit ! Il y avait, sous-jacente, cette crainte absolue du risque d'accoutumance et de la toxicomanie ! Aujourd'hui, la priorité est de ne pas laisser souffrir, le recours aux opiacés n'est plus compté et les doses administrées sont laissées à l'appréciation des malades eux-mêmes, y compris les enfants, par l'intermédiaire de pompes à morphine dont le débit est réglable à volonté. Ne pas souffrir est reconnu comme un droit absolu auquel les médecins doivent répondre sans réserve.

Désormais, c'est le soulagement de la douleur qui prime et le risque corollaire de hâter la fin est accepté. Il est contingent, il est second. La règle du double effet est intégrée et acceptée dès lors que l'intention n'est pas de donner la mort, mais de soulager la souffrance. Il y a parfois des nuances subtiles entre la mort issue du double effet des analgésiques et la mort provoquée délibérément par ces mêmes substances. Mais c'est l'intention précédant l'action qui compte, c'est l'intentionnalité qu'il faut souligner.

Reste qu'il faudra améliorer la formation des médecins dans le domaine, créer des centres de référence en nombre suffisant et garantir l'accès équitable de tous les malades relevant d'une prise en charge antidouleur. Les carences sont encore fréquentes et contribuent au sentiment d'abandon, qui conduit à réclamer les solutions extrêmes. Souffrir est insupportable et rien ne le justifie.

Cet aspect est essentiel car il est à l'origine d'un grave malentendu dans l'opinion publique. Lorsqu'on interroge les gens pour un sondage sur l'euthanasie, si la question se résume à : « préférez-vous souffrir ou mourir ? », il n'est pas surprenant que la réponse à 80 % soit « mourir ». D'où le résultat concluant que les Français sont à 80 % favorables à l'euthanasie. Chacun comprend que c'est la souffrance qui fait peur et que la réponse doit être la prise en charge de la douleur et pas l'euthanasie. Il devient, en effet, beaucoup moins évident que ceux qui ne souffrent plus souhaitent mourir, d'autant qu'on ne peut méconnaître la grande ambivalence de toute personne en fin de vie avec de fréquents changements d'avis du jour au lendemain.

3. Les soins palliatifs

Cette démarche est essentielle. Elle repose sur un principe simple : lorsqu'on ne peut plus soigner, il reste à prendre soin, c'est-à-dire tout faire pour améliorer le confort de vie du malade au travers de sa toilette, de massages et mobilisations, d'attentions renouvelées sur la position de l'oreiller, de soins minutieux des yeux, des mains, de la bouche, sur l'environnement de la chambre. Tout cela exige une grande disponibilité, une formation particulière, un soutien médico-psychologique, l'organisation de lits spécifiques dans les services concernés et la création d'équipes mobiles spécialisées capables d'aller dans les unités de soins ou aux domiciles des malades.

À la « Maison de Gardanne », centre de soins palliatifs qui accueille 24 patients et se trouve doté d'une équipe mobile et d'un centre de jour, seuls 1 % des gens accueillis ont maintenu leur demande d'abréger volontairement leur vie. La prise en charge, la disponibilité, l'attention apportée transforment sans aucun doute le vécu de chacun, fut-il dans la phase terminale. Promouvoir la création de telles unités de soins palliatifs devrait être une priorité réaffirmée.

C'est la raison pour laquelle les soins palliatifs ont été précisément définis et réglementés, par l'OMS en 1990, puis par la loi française en 1999[1] et par le ministère de la Santé. Il s'agit de « la prise en charge active et globale des patients dont la maladie ne répond pas au traitement curatif (...) Ces soins ne hâtent ni ne retardent le décès. Leur but est de préserver la meilleure qualité de vie possible jusqu'à la mort. » Ou encore : « Les personnes malades dont l'état requiert des soins palliatifs sont les personnes atteintes de maladies graves, évolutives, mettant en jeu le pronostic vital en phase avancée ou terminale. Les soins prodigués visent à améliorer le confort et la qualité de vie et à soulager les symptômes. »

Là encore, malgré les déclarations d'intention et les bonnes volontés affichées, c'est un constat de carence qu'il faut reconnaître : les équipes actuelles sont trop peu nombreuses pour répondre à toutes les demandes. Comme s'il y avait toujours mieux à faire que de s'occuper des derniers instants de ceux qui s'apprêtent à partir.

1. Loi n° 99-477 du 9 juin 1999 visant à garantir le droit à l'accès aux soins palliatifs.

4. L'accompagnement des mourants

Une des conséquences de notre société moderne, qu'il s'agisse des conditions de logement, de rythme de travail, de la structure des familles isolées ou dispersées, est de favoriser les solitudes. Jean Léonetti souligne « qu'on ne peut oublier le drame de la canicule de l'été 2003 qui, contrairement à son intitulé, n'est pas le drame d'une chaleur extrême, mais un drame de la solitude et de l'abandon » [5]. Peu à peu, par force, les solidarités s'effacent, les solitudes gagnent, on perd les mots et les rites. On finit par perdre le sens de la mort réelle pour la mort virtuelle. La mort a déserté nos maisons. Quel contraste en découvrant que 70 % des gens meurent à l'hôpital quand 80 % voudraient mourir chez eux, dans l'intimité de leur cocon familial !

Ayant écarté la mort de nos vies quotidiennes, elle nous est devenue étrangère, en conséquence de quoi elle dérange ou fait peur. Or, une des craintes exprimées par les mourants concerne la solitude. C'est pour y répondre que se sont organisées des équipes composées essentiellement de bénévoles formés. Il s'agit d'assurer une présence, une écoute. La mort est un moment privilégié de la vie, celui qui part peut avoir des choses à dire. Il faut être là. Pour cela il faut réapprivoiser la mort et réorganiser la prise en charge collective de ces moments importants, lorsque le « savoir-faire » s'efface derrière le « savoir-être » disponible et attentif [6].

Au total, la demande de mort résume le plus souvent la peur de la souffrance, de l'abandon et de la solitude. Si l'on voulait bien répondre de façon satisfaisante à ces angoisses-là, alors les demandes de mort seraient moins nombreuses, voire exceptionnelles.

5. Le respect de la volonté du malade

À côté de la révolution scientifique, une autre révolution tout aussi importante en médecine concerne l'émergence des droits des malades et des nouveaux rapports entre malades et médecins. Le malade devient un partenaire actif de la lutte contre sa maladie. On peut alors comprendre que s'agissant de sa propre mort, il désire aussi l'assumer. Il souhaite être complètement informé du diagnostic, du pronostic et des stratégies thérapeutiques de sa maladie. Il veut être associé aux décisions le concernant, exprimer sa volonté et la voir respectée. Tout en considérant aussi la volonté de ceux qui souhaiteraient ne pas savoir et s'en remettre aux équipes médicales comme souvent dans le passé, il faut bien admettre que ce changement est fondamental. Le malade veut être l'acteur de sa propre mort.

Il convient donc de suivre son choix lorsqu'il demande que soient interrompus les traitements en cours, jugeant qu'ils relèvent d'une obstination déraisonnable. Apaisé, le malade peut choisir de se laisser aller dans ces derniers instants, pour autant qu'il soit accompagné.

Les positions internationales

C'est sur ces bases que la réflexion a été conduite dans différents États. Certains ont choisi des législations très engagées, allant jusqu'à autoriser l'euthanasie. Malgré cela, il persiste de réelles ambiguïtés et aucune solution ne semble pleinement satisfaisante.

Les *Pays-Bas* ont été le premier pays au monde à avoir légalisé l'euthanasie en spécifiant que les médecins pratiquant cet acte ne feront pas l'objet de poursuites, sous réserve qu'ils agissent conformément à un certain nombre de critères. Sept ans après, une évaluation de cette législation a montré que les médecins l'appliquaient de moins en moins. Les autorités attribuent cette diminution du nombre des euthanasies au plus grand recours aux soins palliatifs, aux sédations et, surtout, à l'augmentation des euthanasies illégales en raison des procédures trop compliquées.

En *Belgique*, une loi a été votée en 2002 selon laquelle les médecins qui accèdent à une demande d'euthanasie active et volontaire ou de suicide assisté formulée par un patient après des procédures précises et régulières peuvent échapper aux poursuites. Le patient doit être « majeur, capable et conscient », il doit « formuler sa demande de façon volontaire, réfléchie et répétée ». Il doit en outre « se trouver dans une situation médicale sans issue et faire état d'une souffrance physique et psychique constante et insupportable qui ne peut être apaisée et qui résulte d'une affection accidentelle ou pathologique grave et incurable ». Après le décès, les médecins qui ont examiné la requête doivent envoyer une déclaration d'euthanasie à une commission de contrôle dans les quatre jours afin d'éviter une dérive. La loi belge n'est pas appliquée depuis assez longtemps pour que l'on puisse procéder à une évaluation de son impact, mais il n'y a pas d'accroissement de demandes d'une année sur l'autre, l'accès aux soins palliatifs restant une réponse prioritaire.

La *Suisse* n'autorise pas l'euthanasie active, c'est-à-dire la mort donnée à un patient par un tiers. Curieusement, elle admet le principe de l'assistance au suicide seulement si le sujet s'administre le produit et que la personne qui l'aide n'a avec elle aucun lien de parenté et aucun intérêt matériel à sa mort. Les aidants doivent faire une déclaration *a posteriori* à la police et apporter la preuve – un film le plus souvent – qu'il s'agit d'un suicide et non d'un crime. Deux associations ont été créées pour organiser ces suicides, l'une francophone (Exit) réservée aux Suisses, et l'autre (Dignitas) ouverte à tous. Le coût de l'intervention est de 5 000 à 6 000 euros.

En *Grande-Bretagne*, l'euthanasie reste un crime passible de 14 ans de prison mais il faut souligner que c'est dans ce pays que sont nés les soins palliatifs. Un projet de loi sur l'euthanasie active étudié par le Parlement en 2005 n'a pas abouti, mais le débat n'est pas clos.

De même, un pays comme le *Québec* qui a privilégié de longue date la prise en charge de la douleur et les soins palliatifs refuse de légiférer sur l'euthanasie car il n'en éprouve pas le besoin.

Quant au *Conseil de l'Europe*, il a abordé la question de la fin de vie de façon récurrente en persistant, jusqu'alors, dans le refus de toute autorisation d'euthanasie malgré un débat vif. En 1999, une recommandation rapportée par une parlementaire autrichienne avait recueilli une large majorité. Elle était fondée sur trois points : le droit de chacun à bénéficier de la prise en charge contre la douleur comme des soins palliatifs, le respect de la volonté du malade, le refus de l'euthanasie. Le débat est revenu avec force en 2003 pour s'acheminer (provisoirement ?) vers une recommandation orientée sur le développement des soins palliatifs. Il est même souligné que « permettre aux patients de demander qu'il soit mis fin à leurs jours est un manquement à la protection de leur dignité et des droits qui en découlent. Les professionnels de la santé travaillant dans le secteur de soins palliatifs ont souligné la fragilité du désir de mourir des malades et les changements rapides qui peuvent survenir, selon leur expérience, à la suite d'un traitement satisfaisant des symptômes ou d'interventions psychologiques. Les dangers d'accéder aux rares demandes d'euthanasie active volontaire ou de suicide assisté ne devraient pas être sous-estimés. »

Enfin, dans l'affaire « Diane Pretty », Britannique atteinte d'une maladie incurable qui souhaitait être « euthanasiée », la Cour européenne des droits de l'homme a spécifié qu'il n'y a pas un droit à la mort équivalent au droit à la vie.

La loi française

C'est dans ce contexte que s'inscrit la récente loi française de 2005, au terme d'un débat de plus de huit mois sur fond d'affaire Vincent Humbert. La mission d'information menée par le docteur Jean Léonetti, député, puis la commission spéciale, sont parvenues à un texte consensuel après que les uns et les autres aient cheminé en conscience au fur et à mesure des auditions de personnalités et experts d'horizons très différents.

Ce texte, relativement court, marque une avancée importante à bien des égards[2].

Il entérine le refus de l'acharnement thérapeutique en faisant le choix de définir et d'interdire l'obstination déraisonnable. Il vise à encourager « le passage à une logique palliative » pour « sauvegarder la dignité du mourant » et à protéger les médecins qui redoutent d'éventuelles poursuites pénales lorsqu'ils prescrivent une analgésie morphinique, une sédation ou un arrêt du traitement.

Il privilégie le soulagement de la douleur en adoptant une disposition qui met l'accent sur l'intentionnalité de soulager la douleur, vise à éviter la clandestinité de certaines pratiques et permet à l'entourage du malade de ne pas demeurer dans l'ignorance des conditions réelles de la fin de vie d'un proche. En aucun cas une telle attitude ne peut être considérée comme un acte d'euthanasie.

Il respecte la volonté du patient en plaçant le malade au centre du dispositif. De fait, toute personne en mesure d'apprécier les conséquences de ses choix et de ses actes est seule juge de la qualité et de la dignité de sa vie ainsi que de l'opportunité d'y mettre fin dans les conditions strictement définies par la loi. Sans se limiter aux seuls cas de personnes en phase avancée ou terminale d'une affection grave et incurable, le texte aborde le problème posé par des personnes conscientes, très gravement atteintes mais qui ne

2. Loi n° 2005-370 du 22 avril 2005 relative aux droits des malades et à la fin de vie.

sont pas en fin de vie. Pour eux, la loi prévoit le droit au refus de tout traitement, y compris l'alimentation artificielle, même si ce refus met sa vie en danger. En pareille situation, lorsque le malade demande l'arrêt du traitement, le médecin peut faire appel à un autre membre du corps médical. Dans tous les cas, le malade doit réitérer sa décision après un délai raisonnable. Celle-ci est inscrite dans son dossier médical. Le médecin sauvegarde la dignité du mourant et assure la qualité de sa fin de vie en dispensant les soins palliatifs.

Il est reconnu que le malade doit avoir un représentant *ad hoc* ; il est prévu que les directives anticipées soient demandées et prises en considération. Les médecins laissés jusque là seuls face à leur mission (« tout faire pour sauvegarder la vie ») et face à une responsabilité écrasante seront désormais préservés. Le médecin qui fait droit à la volonté du patient dans les conditions prévues par la loi déclare sans délai l'acte accompli au Procureur de la République. Il n'encourt aucune sanction au plan pénal et professionnel.

Il met l'accent sur les soins palliatifs tant il est important de soulager, de prendre soin et d'accompagner.

Conclusion

À peine dix-huit mois après le vote consensuel de la loi française sur la fin de vie, la demande d'une patiente voulant bénéficier d'une assistance médicale au suicide a relancé la question de l'euthanasie. D'un côté, la souffrance qui questionne avec une violence radicale, mais aussi la conscience que le seul argument moral peut confiner à l'inhumanité, et encore le sentiment d'impuissance devant l'impasse médicale. De l'autre, le malaise de voir instrumentaliser des cas limites par des techniques d'un marketing choquant pour obtenir comme règle générale le droit à la mort, l'impression de se trouver face à un combat idéologique qui instrumentalise la détresse aux fins de propagande.

Il est naturellement impossible de se prononcer à partir d'un cas particulier dont on ignore tous les tenants. Pourquoi les soins palliatifs et toutes les techniques de lutte contre la douleur n'ont-ils pas été mis en œuvre, y compris avec des doses extrêmes dans ce cas particulier ? Comment ne pas s'interroger, quand des spécialistes eux-mêmes s'étonnent de l'absence, durant six ans, de prise en charge médicale adaptée lorsque la maladie connaît des taux de survie de 70 % à cinq ans après une intervention et alors que les troubles sont pris en charge assez tôt ? Comment trouver un juste cheminement au milieu de toutes les confusions ? La confusion sémantique qui mêle, comme à dessein, l'euthanasie et le suicide assisté, la confusion des sentiments qui mêle la révolte compassionnelle et la quête d'une attitude qui fasse repère pour notre humanité désemparée.

On ne peut, sur de tels sujets, légiférer sous le coup de l'émotion, à partir d'un cas particulier qui peut symboliser une revendication mais ne saurait résumer la fin de vie dans toutes ses dimensions. Il est toujours dangereux de légiférer à partir d'une exception. Et d'ailleurs, à peine une loi votée et avant même qu'elle soit entrée dans la pratique quotidienne, faudrait-il déjà la remplacer sans même comprendre qu'on ne peut régler un tel drame par la seule loi ? Faudrait-il s'acheminer vers la reconnaissance d'une exception d'euthanasie comme l'a suggéré un avis du Comité consultatif national d'éthique [7] ? On entrerait, dès lors, dans la codification des circonstances compassionnelles tentant d'en classer la gravité. Or, contrairement à ce qui est dit, seule une minorité de pays, les mêmes toujours cités, ont légiféré sans pour autant clore le débat. Cela n'a, d'ailleurs, rien de surprenant, car une telle démarche ne peut trouver de solutions satisfaisantes. Très vite, se poserait la question des seuils à partir desquels l'acceptation ou le refus de mort serait décidé. Et du reste, de quel droit refuser face à la demande du patient qui fait valoir son choix formel ? S'agirait-il de refuser en vertu d'une codification réglementaire qui substituerait des clauses techniques à des clauses de conscience ? Immanquablement, les mêmes questions surgiraient : qui peut décider pour moi, qui peut juger de ma souffrance, qui peut s'arroger le droit de m'octroyer ou de me dénier le droit de mourir ? Le débat ne serait que déplacé, à moins que la résignation ne laisse tout aller.

Ce qui est certain, c'est qu'avant de légiférer à nouveau, il faudrait remédier à la méconnaissance de la loi française par les citoyens et même les professionnels de santé [8]. Serait-il si difficile d'entreprendre une campagne d'information pour expliquer cette loi avec toutes ses possibilités et mieux définir les bonnes pratiques en fin de vie ? Serait-il impensable d'organiser une meilleure formation de nos professionnels de santé, souvent bien démunis ?

Serait-il impossible de produire un effort pour augmenter les moyens nécessaires à l'accompagnement des personnes en fin de vie et d'en faire une priorité ? Juste pour permettre aux vivants de mieux apprivoiser la mort. Juste pour ne pas céder à la facilité de la démission.

Bibliographie

1. Morin E. *L'homme et la mort,* Paris, Le Seuil, 1970.
2. Mattei JF. *L'homme en quête d'humanité,* Paris, Presses de la Renaissance, 2007, 260 pages.
3. Dinechin O de. *L'homme de la bioéthique,* Paris, éditions Desclée de Brouwer, 1999.
4. Jonas H. *Le principe responsabilité. Une éthique pour la civilisation technologique,* (1979) – traduction française, Paris, éditions du Cerf, 1990.
5. Leonetti J. Le Monde du 22 mars 2008.
6. Hennezel M de. Fin de vie et accompagnement, rapport au ministre de la Santé, 16 octobre 2003.
7. Comité consultatif national d'éthique. Avis n° 63 : fin de vie, arrêt de vie, euthanasie. 27 janvier 2000. http://www.ccne-ethique.fr/docs/fr/avis063.pdf
8. Hennezel M de. La France palliative, rapport au ministre de la Santé, 25 mars 2008.

V

ÉTHIQUE ET RECHERCHE

32

L'EXPÉRIMENTATION HUMAINE : L'HOMME OBJET DE SA PROPRE EXPÉRIENCE

Jean-François Mattei

Ce sujet est emblématique parce qu'il est au cœur du procès de Nuremberg, qu'il constitue l'essence même du Code de Nuremberg et marque donc le point de départ de la prise de conscience éthique qui accompagne la révolution scientifique. Il est à l'origine de la mobilisation des Organisations non gouvernementales (ONG) et constitue le thème essentiel de leurs premières déclarations publiques. Évoquer les principales interrogations posées par l'expérimentation humaine et constater le temps pris pour élaborer les textes législatifs et réglementaires nécessaires suffisent pour se convaincre de la difficulté extrême du sujet.

La question pourrait se résumer très simplement : l'homme peut-il être l'objet de sa propre expérience ?

Formulée ainsi, la question induit la seule réponse possible, négative, car le voisinage des mots « homme » et « objet » est choquant. En aucune façon l'homme ne peut accepter l'idée de quitter la condition de sujet pour celle d'objet. Mais, passé le cap souvent artificiel de la sémantique, la question demeure lancinante. Chacun sait, quelles que soient ses propres convictions, qu'après le stade de la recherche et des essais animaux, vient le temps de l'administration pour la première fois, à l'homme, de substances nouvelles, à visée thérapeutique ou vaccinale par exemple, ou bien encore l'application d'une première technique chirurgicale ou d'une nouvelle prothèse.

L'histoire du vaccin antipoliomyélitique est significative à cet égard. Pendant l'après-guerre, entre 1946 et 1953, les épidémies de poliomyélite frappent de plus en plus fréquemment et durement.

L'année 1952 fut la pire pour les États-Unis. Due à un virus qui affecte principalement les neurones moteurs, la poliomyélite est une affection grave qui entraîne la mort chez 2 à 5 % des enfants et chez 15 à 30 % des adultes. Elle peut aussi laisser des séquelles plus ou moins graves sous forme de paralysies. En l'absence de traitement efficace, c'est la vaccination qui représentait le plus grand espoir.

Fin 1952, Salk administra son premier vaccin aux résidents d'une institution pour enfants infirmes, proche de Pittsburgh. Le choix de la population retenue est en soi une question primordiale eu égard aux enjeux sur l'appréciation de la qualité des personnes fonction de caractéristiques respectives, en l'occurrence leur infirmité. Quoi qu'il en soit, les résultats furent encourageants et le mode de production du vaccin fut transformé pour en permettre l'obtention de très grandes quantités. Un essai sur le terrain en double-aveugle sans précédent aux États-Unis fut alors décidé. C'est ainsi que le 26 avril 1954, Randy Kerr, six ans, monte sur une estrade pour recevoir une injection du vaccin antipoliomyélitique de Jonas Salk. C'est le premier « *Polio Pionnier* » de l'essai clinique organisé comme la plus grande expérience médicale de l'histoire. Avec l'accord des parents, il s'agit de mesurer la sûreté et l'efficacité du vaccin à virus inactivé chez des enfants de 5 à 8 ans : 1,2 million d'enfants serviraient de groupe témoin ne recevant rien, tandis qu'un produit serait administré à plus de 650 000 autres. Parmi ces derniers, 440 000 recevraient une ou plusieurs injections de vaccin et environ 210 000 un placebo. Les enfants du groupe témoin seraient suivis comme les autres pour voir s'ils contractaient la polio.

Les controverses furent rapidement très vives. Parallèlement, des attaques étaient lancées par ceux qui travaillaient sur d'autres vaccins, notamment Albert Sabin, qui se montra fort critique. On tenta de saboter l'essai en affolant les parents. Une émission radio répandit la rumeur selon laquelle l'organisation médicale détenait un stock de petits cercueils pour les enfants qui mourraient à cause de l'essai. Des organisations comme l'Association médicale américaine estimaient que les séances de vaccination gratuite préparaient le terrain au cauchemar d'une médecine socialisée.

Les résultats furent révélés le 12 avril 1955, dixième anniversaire de la mort de Franklin Roosevelt, dont on sait qu'il avait contracté la polio à 39 ans et qu'il était resté privé de l'usage de ses jambes.

Sa présidence avait d'ailleurs contribué fortement à mobiliser, y compris avec la première manifestation de la générosité publique (*March of dimes*), ancêtre de notre Téléthon. Ce fut un événement médiatique prodigieux, probablement le plus important de l'histoire de la médecine : « Le vaccin marche ! » clamaient les médias sans s'attarder au détail des données, alors même que Salk savait qu'il n'était pas parfait. Mais il ne pouvait plus se faire entendre.

Triomphe, autorisation de mise sur le marché le jour même, Salk devient héros national. Dans la communauté scientifique, beaucoup de chercheurs étaient atterrés par la publicité et le sensationnalisme de l'annonce et par le fait qu'il n'y avait pas eu de discussion entre scientifiques pour valider protocoles et résultats. De fait, des complications graves qui s'avérèrent dues à un défaut de fabrication par une entreprise faillirent tout remettre en cause. Des comités d'experts furent créés et le rôle des CDC (*Centers for Disease Control*) fut renforcé dans l'étude et la surveillance des épidémies. Finalement, la réussite fut confirmée : l'incidence de la polio tomba de 13,9 pour 100 000 habitants en 1954 à 0,5 en 1961.

Au terme du protocole, il fut donc démontré que les sujets vaccinés n'avaient pas contracté l'affection et restaient ainsi indemnes de toute complication, alors que chez les autres, n'ayant pas reçu le vaccin, il y avait des cas de poliomyélite avec les morts et les séquelles attendues.

La première question qui se pose concerne le tirage au sort de l'essai en double-aveugle, tout comme, d'ailleurs, l'utilisation d'enfants, qui plus est handicapés ! Peut-on faire dépendre la vie ou la mort de quelqu'un d'un simple tirage au sort ? Il est évidemment facile de poser la question *a posteriori*, mais il n'y avait au départ pas de certitudes quant à l'issue de l'essai clinique et à la survenue de complications éventuelles.

Les expériences préalables peuvent-elles d'ailleurs apporter la sécurité nécessaire avant la diffusion d'un produit thérapeutique ou vaccinal ? C'est la deuxième question. Pour la replacer dans son contexte, il faut citer la dramatique histoire de la thalidomide à peu près à la même période, entre 1959 et 1962. Cette substance, qualifiée de substance miracle, procurait un sommeil profond et se révélait un sédatif capable de combattre bon nombre des symptômes liés à la nausée du matin chez les femmes enceintes.

Étudiée en laboratoire pendant trois ans avant d'être offerte au public dès 1957 en Allemagne, d'abord comme antiépileptique, puis comme tranquillisant au début des années 1960, la molécule semblait avoir fait l'objet de toutes les expériences voulues. Aucune complication, de quelque nature que ce soit, n'avait été observée. Pourtant, devant la survenue de malformations graves des membres et des décès *in utero* chez les fœtus portés par des femmes ayant absorbé de la thalidomide, le gouvernement allemand ordonne le 27 novembre 1961 le retrait immédiat de la molécule du marché allemand. En 1962, on recensait 3 000 cas de malformations. Au total, entre 10 000 et 20 000 cas ont été identifiés de par le monde.

L'enseignement qu'il faut tirer souligne la nécessité de définir précisément les modalités de mise au point de nouveaux produits, la nature des tests, les conditions d'essais cliniques et la nécessaire vigilance après l'autorisation de mise sur le marché qui signe le début de l'utilisation à grande échelle. En réalité, il faut tenir compte de plusieurs données.

La première est que le patrimoine génétique humain ne réagit pas de la même façon que celui des espèces animales habituellement testées, que chaque espèce a, par définition, sa propre spécificité et même, au-delà, sans doute, chaque organisme a ses propres réactions. Il faut bien sûr que les expériences suivent l'application progressive aux espèces de complexité croissante pour aboutir aux primates, mais le passage à l'homme demeure toujours un saut dans l'inconnu. D'où la problématique éthique.

La deuxième est la nécessité de réaliser l'étude sur un très grand nombre, seule à même de faire apparaître des effets jusque là méconnus. Ce qui veut dire qu'il est indispensable de continuer d'étudier un médicament, même après son autorisation. C'est ce qui a donné naissance au concept de la pharmacovigilance.

Le problème reste d'une brûlante actualité, par exemple avec la mise au point du vaccin contre le Sida. Chacun comprend qu'il est indispensable de pouvoir administrer à l'homme des substances vaccinales à l'essai, sans que personne ne puisse réellement prédire ce qui va se passer. De la même façon, d'ailleurs, toutes les premières chirurgicales constituent un essai. On a vu que les premières transplantations d'organes ont été des échecs notoires mais qu'elles ont ouvert la voie aux succès d'aujourd'hui. Ce n'est qu'avec le recul d'une génération que les méfaits du distilbène se sont manifestés chez les filles de femmes ayant été traitées avec cette molécule. De même, récemment (mais ce n'est pas la première fois), une molécule médicamenteuse (anti-inflammatoire non stéroïdien, rofécoxyb ou Viox®) a dû être retirée du marché en raison d'une augmentation statistiquement significative d'accidents cardiovasculaires chez les patients qui la prenaient [1]. Cela indique que, même quand les premiers essais sur l'homme sont apparemment concluants, il faut rester prudent et vigilant pendant une très longue période avant de se faire une idée précise et sans doute toujours provisoire des possibles effets secondaires. C'est d'ailleurs la raison d'une décision récente instaurant une évaluation rigoureuse dans la phase post-AMM (autorisation de mise sur le marché).

Mais au terme de ces considérations, l'idée à retenir est bien que l'expérimentation sur l'homme est nécessaire et même indispensable. Dès lors, que faire pour conserver à l'homme toute sa dignité et protéger les personnes se prêtant à une expérimentation médicale ? C'est à cette interrogation de fond que le Code de Nuremberg a apporté des éléments de réponse en 1948 et qu'il nous a fallu quarante ans pour transposer en droit positif par la loi de 1988. Sans entrer dans les détails de cette loi, nous pouvons en dégager les grandes lignes à travers les deux principes fondamentaux qui la sous-tendent : la liberté et la responsabilité.

D'abord, le principe de *liberté*. On ne doit pas inclure une personne dans un protocole d'expérimentation médicale sans lui avoir demandé son consentement. On aurait tort de croire que cette affirmation énonce une évidence inutile à formuler. Avant 1990, des essais cliniques avaient encore lieu dans des services hospitaliers pour tester la tolérance ou même l'efficacité de tel ou tel produit, moyennant une somme d'argent par dossier inclus dans le protocole, le tout étant destiné à alimenter la caisse du service utilisée pour la recherche et la participation aux congrès. Les explications, quand elles étaient données au malade, étaient généralement très orientées (« on va vous donner un nouveau produit et vous avez de la chance de pouvoir en bénéficier parce que vous êtes à l'hôpital ! On ne le trouve pas en ville ! »), ne souffraient pas la discussion et ne conduisaient jamais à interroger le malade sur son consentement ou son refus éventuel. Or, le respect de la liberté du malade implique naturellement, pour que le consentement soit valable, une information complète. Il faut s'assurer, dans toute la mesure du possible, que le malade a compris les tenants et les aboutissants de l'expérience, les avantages attendus et les inconvénients possibles, voire les risques plus sévères lorsqu'il y en a. On parle alors de consentement éclairé. Et, pour s'assurer qu'il ne s'agit pas d'un consentement rapide et inconséquent, on ne peut se contenter d'un consentement verbal et il faut exiger un consentement par écrit ; on parle alors de consentement exprès.

Naturellement, d'autres questions surgissent. Faut-il ou non payer les personnes qui se prêtent à de telles expériences, dans la mesure où, par leur participation, elles contribuent au progrès médical de la société toute entière et, aussi, pour motiver les volontaires dont le nombre pourrait devenir insuffisant ? Sur ce point la réponse s'est imposée. Il n'est pas acceptable que la participation à de telles expériences soit rétribuée. Aucune notion d'intéressement ne peut être acceptée en vertu du principe qu'il est interdit de faire commerce de son corps. Mettre le doigt dans l'engrenage financier en pareille matière serait ouvrir une boîte de Pandore impossible à maîtriser. On peut en outre ajouter que ce sont, probablement, les plus nécessiteux qui se feraient sujets d'expériences et une telle discrimination dans ce domaine apparaît inacceptable. Certaines expériences conduites pour le Sida, en Afrique noire, sur des populations villageoises manipulées et rémunérées n'incitent pas à la fierté ! C'est en tous cas, pour la France, une constante pour ce qui touche au corps humain que d'écarter tout problème d'argent (comme la gratuité des dons de sang par exemple). Les personnes se prêtant aux expérimentations doivent donc être « bénévoles », au sens étymologique du terme « *bene volens* » (je veux bien). La question d'un dédommagement pour le déplacement ou le temps de travail perdu est, évidemment, bien différente et ne suscite aucune opposition de principe.

C'est d'ailleurs la même raison qui impose l'anonymat, car il ne serait pas acceptable que les personnes acceptent de participer à des expériences animées par des idées de gloire, de destinée héroïque, ou même de reconnaissance nominale.

Mais à côté de la notion de liberté, il faut aussi discuter de la *responsabilité* : la responsabilité de l'expérimentateur comme celle de la personne qui consent. La responsabilité de l'expérimentateur se pose au travers de nombreuses questions : le protocole est-il rigoureux ? L'expérimentation est-elle indispensable, raisonnable et opportune ? A-t-on bien mesuré la balance avantages attendus/risques éventuels ? C'est donc la transparence totale qui est exigée comme garant de la responsabilité de l'expérimentateur qui s'engage. Enfin, la personne qui consent, au terme d'un consentement libre, éclairé et exprès, engage naturellement sa responsabilité, sous la réserve de la liberté qui lui est faite, naturellement, de se retirer à tout moment du protocole pour des raisons personnelles. Les termes de ce contrat moral doivent être vérifiés par une instance compétente et indépendante, en l'occurrence les Comités de protection des personnes.

On aurait cependant vite fait de penser le problème ainsi réglé. Mais il faut revenir sur le principe de liberté.

En effet, le cas des personnes pouvant consentir peut finalement trouver sa solution. En revanche se pose la question des personnes incapables de consentir dans des conditions normales. C'est par exemple le cas des personnes emprisonnées. Elles pourraient hésiter à refuser car voulant démontrer leur volonté de réintégration sociale, s'attirer l'indulgence des autorités, obtenir une remise de peine ; une telle pression morale pourrait suffire à entraver la pleine et entière liberté de choix. Il est donc acquis que toute expérimentation en milieu carcéral est interdite, sauf s'il s'agit d'une expérimentation traitant spécifiquement de ce milieu et pouvant bénéficier aux seuls détenus. Mais se pose aussi le cas plus difficile encore des majeurs incapables de donner un véritable consentement, tels les handicapés mentaux, les malades psychiatriques ou les malades en coma. Dans tous ces cas, il faut bien sûr éliminer toute expérimentation qui pourrait être menée sur d'autres populations, mais lorsqu'il s'agit de recherches spécifiques, comment peut-on concilier des obligations contraires ? Comment vérifier l'efficacité d'un traitement chez les patients atteints de la maladie d'Alzheimer sans expérimentation chez ces mêmes malades ? De même pour la schizophrénie, ou d'autres affections comparables. La question se pose encore pour les enfants et notamment les nouveau-nés. La règle est d'appliquer toutes les protections possibles chez de tels sujets fragiles et dépendants. Il faut donc envisager de bâtir un système reposant sur des personnes capables de donner leur consentement en lieu et place du malade, ce qui n'est jamais facile. Après les parents les plus proches, ou les tuteurs légaux, il faut parfois s'appuyer sur le juge pour affirmer la validité d'un consentement. Ces procédures sont parfois lourdes, contraignantes et décourageantes pour les équipes médicales et scientifiques. Il faut sans cesse y revenir pour les affiner dans la mesure du possible. C'est ainsi que la loi de 1988 a été revue en 1994, puis en 2004, afin d'approcher l'équilibre le plus acceptable entre la nécessaire protection des uns et l'indispensable travail des autres. Elle avait ainsi proposé la distinction entre recherche avec bénéfice individuel direct et recherche sans bénéfice individuel direct, qui s'est avérée difficile à appliquer à l'usage et a été remplacée par l'appréciation de la balance risques/bénéfices. Malgré son caractère indispensable, elle n'en a pas moins été qualifiée par certains de loi sacrificielle [2], soulignant la démarche impliquant un sacrifice de la part des sujets acceptant de participer aux expériences nécessaires pour un progrès profitable à tous.

Ce domaine illustre bien la difficulté de trouver le chemin étroit entre le respect absolu des principes fondamentaux, qui est la règle, et les compromis qu'exige souvent leur application face à la réalité.

Bibliographie

1. Graham DJ, Campen D, Hui R et al. *Risk of acute myocardial infection and sudden cardiac death in patients treated with cyclo-oxygenase 2 selective and non-selective non-steroidal anti-inflammatory drugs : nested case-conbtrol study.* Lancet, 2005, 365 : 475-481.
2. Edelman B. *Expérimentation sur l'homme, une loi sacrificielle.* Recherche, 1991, 235 : 1056-1065.

33

LA RECHERCHE BIOMÉDICALE : DE L'ÉTHIQUE AU DROIT

Annagrazia Altavilla

Les progrès actuels dans le domaine de la recherche et des technologies biomédicales promettent une amélioration substantielle de la qualité de vie des individus, ainsi que d'importants bénéfices économiques. Toutefois, ces progrès peuvent également soulever d'épineuses questions éthiques notamment dans le domaine de la recherche clinique, qui crée des tensions entre les valeurs de la science et la protection des participants contre les préjudices qu'ils pourraient encourir du fait de la recherche.

Sur quelles valeurs repose alors la recherche biomédicale ? Quelles sont la nature et l'origine de ces valeurs ? Dans quelle mesure peut-on contribuer au développement de la recherche en protégeant au même temps les droits fondamentaux ?

Toute recherche impliquant des sujets humains doit être conduite conformément à trois principes éthiques fondamentaux, qui sont le respect de la personne, la bienfaisance et la justice.

Le *respect de la personne* implique deux considérations : le respect de l'autonomie exige que le sujet capable de discernement quant à ses choix personnels soit traité dans le respect de cette faculté d'autodétermination ; la protection des personnes dont l'autonomie est restreinte ou limitée impose que les sujets dépendants ou vulnérables soient protégés contre les atteintes ou les abus.

Du principe de *bienfaisance* sont issues des normes exigeant que les risques inhérents à la recherche soient raisonnables au regard des bénéfices escomptés, que la conception de la recherche soit judicieuse et que les investigateurs soient compétents tant pour mener les travaux de recherche que pour préserver le bien-être des sujets.

Le principe de *justice*, dans le domaine de la recherche impliquant des sujets humains, renvoie essentiellement à la notion de justice distributive, qui suppose la répartition équitable tant des contraintes que des bénéfices de la participation à la recherche.

Toute réflexion portant sur la recherche sur les êtres humains s'inspire en premier lieu du Code de Nuremberg, promulgué en 1947 à la suite du jugement du Tribunal international qui a condamné les criminels nazis pour les expérimentations humaines réalisées dans les camps de concentration. Depuis, plusieurs instruments internationaux (la Déclaration d'Helsinki de l'AMM [Association médicale mondiale] et les Directives pour la recherche biomédicale impliquant des sujets humains du CIOMS [Conseil des organisations internationales des sciences médicales] de l'OMS) ont été élaborés pour protéger l'intégrité des sujets se prêtant à la recherche. En Europe, les mesures ayant le plus d'influence dans ce domaine sont celles adoptées par deux grandes institutions [1] :

– l'Union européenne (la directive 2001/20/CE sur les bonnes pratiques cliniques dans la conduite d'essais cliniques de médicaments à usage humain et la directive 95/46/CE sur la protection des données à caractère personnel) ;

– le Conseil de l'Europe (la Convention sur les droits de l'homme et la biomédecine et son Protocole additionnel sur la Recherche biomédicale, respectivement entrés en vigueur en 1999 et 2007).

En France, le domaine de la recherche biomédicale a été réglementé pour la première fois par la loi Huriet-Sérusclat du 20 décembre 1988, dont la finalité était d'assurer la protection des personnes se prêtant à des recherches. Ce cadre réglementaire a été modifié par la loi relative à la politique de Santé publique du 9 août 2004, qui a transposé la directive européenne 2001/20/CE. Cette loi, visant à développer la recherche sur les personnes tout en assurant leur protection, fixe des conditions relatives à la protection des sujets de la recherche, ainsi qu'à l'autorisation et à la conduite de celle-ci. Contrairement à la directive européenne, elle ne s'applique pas seulement aux essais avec les médicaments mais à toute recherche dès lors qu'elle est organisée et pratiquée sur l'être humain en vue du développement des connaissances biologiques et médicales. La loi exclut toutefois de son champ d'application (art. L.1121-1, al. 1, 1° et 2° du Code de la Santé publique [CSP]) les « recherches non interventionnelles », c'est-à-dire « celles dans lesquelles tous les actes sont pratiqués et les produits utilisés de manière habituelle, sans aucune procédure supplémentaire ou inhabituelle de diagnostic ou de surveillance » et, sous certaines conditions, les recherches visant à évaluer les soins courants (ces derniers étant soumis à une procédure simplifiée) [2].

Les conditions tenant à la protection des personnes participant à des recherches

Aucune recherche biomédicale ne peut être effectuée sur l'être humain si elle ne se fonde pas sur le dernier état des connaissances scientifiques et sur une expérimentation préclinique suffisante. La recherche clinique doit donc constituer une étape ultime et indispensable.

L'article L. 1121-2 CSP précise encore que le risque prévisible encouru par les personnes qui se prêtent à la recherche ne doit pas être hors de proportion avec le bénéfice escompté pour ces personnes ou l'intérêt de cette recherche. Cette analyse en termes de bénéfice-risque, en application du principe de proportionnalité, se substitue à une distinction articulée autour de l'intérêt de la personne. En effet, la loi Huriet-Sérusclat distinguait les recherches « avec bénéfice direct » des recherches « sans bénéfice direct » pour la personne qui s'y prête. Une révision de cette distinction, jugée trop restrictive pour la recherche en cas d'absence de bénéfice direct, s'imposait en application de la directive européenne 2001/20/CE.

Par ailleurs, la recherche biomédicale doit être conçue de telle façon que soient réduits au minimum la douleur, les désagréments, la peur et tout autre inconvénient prévisible lié à la maladie ou à la recherche, en tenant compte particulièrement du degré de maturité pour les mineurs [3] et de la capacité de compréhension pour les majeurs hors d'état d'exprimer leur consentement.

Un dispositif similaire de protection est mis en place en faveur des personnes vulnérables, c'est-à-dire : des personnes mineures et majeures faisant l'objet d'une mesure de protection légale ou hors d'état d'exprimer leur consentement ; des femmes enceintes, parturientes et des mères qui allaitent ; des personnes privées de liberté ; des personnes hospitalisées sans consentement et des personnes admises dans un établissement sanitaire ou social à d'autres fins que celles de la recherche.

Les essais sur ces personnes ne peuvent donc être autorisés que si des recherches d'une efficacité comparable ne peuvent être effectuées sur une autre catégorie de la population et sous deux conditions alternatives :

– soit l'importance du bénéfice escompté de l'essai pour ces personnes justifie le risque prévisible encouru ;

– soit, cumulativement : les recherches envisagées se justifient au regard du bénéfice escompté pour d'autres personnes placées dans la même situation ; les risques prévisibles et les contraintes que comporte la recherche présentent un caractère minimal.

Les règles relatives au consentement de la personne dans la recherche biomédicale sont, quant à elles, marquées par une plus grande place accordée à l'autonomie de la volonté de certaines catégories de personnes vulnérables que sont les mineurs non émancipés, les majeurs protégés et les majeurs hors d'état d'exprimer leur consentement. Ainsi, il est prévu qu'ils soient informés de façon adaptée à leur capacité de compréhension et qu'ils soient consultés dans la mesure où leur état le permet. Leur adhésion personnelle en vue de leur participation à la recherche biomédicale doit être recherchée. En toute hypothèse, il ne peut être passé outre leur refus ou la révocation de leur acceptation.

En ce qui concerne l'information de la personne se prêtant à la recherche, la nouvelle loi a apporté certaines précisions quant au contenu de l'information devant être délivrée préalablement à la mise en œuvre de la recherche et résumée au sein du document d'information écrit (art. L. 1121-1 CSP). Une importante nouveauté réside dans le droit accordé à toute personne ayant participé à une recherche d'être informée des résultats globaux de cette dernière.

Il est précisé, au demeurant, que toute personne se prêtant à une recherche doit être affiliée à un régime de sécurité sociale ou bénéficiaire d'un tel régime. Dans le même état d'esprit, l'interdiction de participer simultanément à plusieurs recherches peut être prononcée dans certains cas.

Enfin, le régime de responsabilité du promoteur a été spécifiquement réglementé. Il s'agit, en effet, d'une responsabilité pour faute présumée qui pèse sur le promoteur assortie d'une obligation d'assurance : le promoteur assume l'indemnisation des conséquences dommageables de la recherche pour la personne qui s'y prête et celle de ses ayants droit. Il peut cependant se dégager de cette responsabilité s'il apporte la preuve que le dommage n'est pas imputable à sa faute ou à celle de tout intervenant, sans que puisse être opposé le fait d'un tiers ou le retrait volontaire de la personne qui avait initialement consenti à la recherche. Dans le cas où l'absence de faute serait prouvée par le promoteur, la victime peut bénéficier d'une indemnisation par l'Office national d'indemnisation des accidents médicaux (ONIAM).

Les conditions relatives à l'autorisation et au déroulement de la recherche

La nécessité d'assurer la qualité de la recherche et la protection des personnes implique que ces recherches soient effectuées dans des conditions satisfaisantes. Ainsi, elles doivent être effectuées dans un lieu approprié qui fait l'objet d'une autorisation préfectorale.

Par ailleurs, la recherche biomédicale est soumise à un régime d'autorisation préalable. La procédure d'autorisation fait intervenir le Comité de protection des personnes (CPP), qui émet un avis, et l'« autorité compétente » qui prend la décision. Depuis le 1er juin 2008, cette autorité compétente est l'Agence française de sécurité sanitaire des produits de santé (AFSSAPS) pour toutes les recherches. Les CPP ont une compétence territoriale, en général régionale. Leurs membres sont nommés par le représentant de l'État dans la région où le comité a son siège. Leur composition obéit aux règles de la pluridisciplinarité et de l'indépendance. Ainsi, la diversité des compétences doit se manifester tant en ce qui concerne le domaine biomédical que les questions éthiques, sociales, psychologiques et juridiques. Les comités comprennent également des représentants d'associations de malades ou d'usagers du système de santé agréés.

Pour rendre son avis, le comité prend en compte un certain nombre d'éléments, notamment la protection des participants, les conditions relatives à leur information et à leur consentement, la pertinence de la recherche, le rapport entre les bénéfices attendus, les moyens mis en œuvre et les risques, les modalités de recrutement et d'indemnisation des participants. Si le comité donne un avis défavorable, le promoteur peut demander au ministre chargé de la Santé de soumettre le projet à un autre comité désigné par le ministre. L'autorité compétente doit se prononcer dans un délai fixé par voie réglementaire. L'absence d'opposition dans ce délai vaut autorisation tacite, sauf pour certaines recherches impliquant notamment la réalisation de greffes, de transfusions qui sont soumises à une autorisation expresse de l'AFSSAPS.

Le comité et l'autorité compétente doivent être informés des événements et effets indésirables qui se produisent au cours de la recherche et l'autorité compétente peut à tout moment demander au promoteur des informations complémentaires. L'autorité administrative compétente, en cas de risques pour la santé publique, d'absence de réponse du promoteur, ou de non-respect des conditions fixées, peut demander des modifications, suspendre ou interdire la recherche.

Les modifications substantielles concernant la protection des personnes, leur sécurité, les conditions de validité de la recherche doivent être déclarées à l'autorité compétente et au CPP.

Au regard des nouvelles dispositions, les CPP jouent un véritable rôle décisionnel car ils ne rendent plus, en effet, des avis simplement « consultatifs » : le promoteur doit désormais obtenir un avis favorable du Comité de protection afin de mettre en œuvre la recherche. Par ailleurs, si le Comité commet une faute dans l'exercice de sa mission, la responsabilité de l'État peut être engagée (art. L. 1123-7 al. 5 CSP).

Enfin, à des fins de surveillance et de contrôle, toute recherche est désormais susceptible d'être inscrite au fichier national (art. L. 1121-16 CSP), dès lors que le CPP en a décidé ainsi, au regard des risques et des contraintes que la recherche est susceptible d'engendrer.

En conclusion, la recherche clinique est le lieu d'une tension entre, d'une part, la liberté de recherche et les progrès thérapeutiques qu'elle engendre au profit de la collectivité et, d'autre part, le respect et la protection des personnes.

Si le droit de la personne ne peut pas être mis en opposition avec le devoir de solidarité, la société dans son ensemble doit être consciente que l'exigence de la recherche peut conduire à privilégier parfois les intérêts de la communauté. Cependant, cette conscience n'abolit jamais l'impératif majeur de respecter totalement cette personne qui, par sa maladie même, peut en effet venir en aide à l'humanité[1].

La recherche biomédicale doit donc s'inscrire dans une démarche solidaire, respectueuse des droits de l'homme, car « l'intérêt et le bien de l'être humain qui participe à une recherche doivent prévaloir sur le seul intérêt de la société ou de la science » (art. 3 Convention d'Oviedo). En effet, la nécessité de permettre l'avancée de la science ne doit jamais conduire à oublier que l'être humain auquel elle s'adresse a droit non seulement au respect de son intégrité mais aussi à la considération due à une personne dont l'autonomie de jugement est menacée par la situation de fragilité dans laquelle elle se trouve. Cela est d'autant plus important si l'on considère que la médecine moderne est caractérisée par l'intrication des actes de soin et des actes de recherche.

La recherche devrait alors être conçue idéalement comme une forme de partenariat entre les médecins-chercheurs et les sujets impliqués. Dans cette optique, la règle du consentement libre et éclairé joue un rôle fondamental. « Consentir à » n'a jamais constitué un blanc-seing. Il faudra éviter les consentements de pure forme qui protègent plus l'institution que la personne. D'ailleurs, il ne serait pas éthique de pouvoir utiliser l'impossibilité d'un consentement comme un moyen permettant de rendre la recherche plus aisée[2].

Cette considération suppose, sur le plan humain, des qualités qui dépassent les exigences que peuvent imposer les règles juridiques :

– avoir la volonté, pour l'investigateur, de discuter du projet de recherche dans le contexte d'un contact personnel avec chaque sujet d'expérience ;

– disposer de la capacité de communication requise ; identifier le tableau clinique de chaque participant à l'essai et suivre de près son évolution pendant la recherche ;

1. CCNE, 2002, avis n° 73.
2. CCNE, 2003, avis n° 79.

– continuer à informer ouvertement et avec loyauté le sujet et, le cas échéant, se concerter et délibérer avec lui. À cet égard, l'éthique et le droit ont, l'une et l'autre, un rôle à jouer, selon leurs spécificités. Par les règles qu'ils énoncent, ils ont notamment à maintenir en éveil la conscience professionnelle face à l'extension des activités de recherche biomédicale. Dans ce sens, une formation adéquate et continue pourrait constituer un instrument précieux.

Bibliographie

1. Conseil de l'Europe. *La recherche biomédicale,* Strasbourg, 2004, 223 pages.
2. Laude A, Tabuteau D. *Essais cliniques, quels risques ?* Paris, PUF, 2007, 190 pages.
3. Altavilla A. *Clinical research with children : the European legal framework and its implementation in French and Italian Law,* European Journal of Health Law, 2008, 15 : 1-17.

34

LA BREVETABILITÉ DU GÉNOME HUMAIN

Jean-François Mattei

L'éventuelle appropriation du vivant à des fins de connaissance mais surtout de commercialisation est source d'interrogation. Toute la question est de savoir si le vivant, y compris le vivant humain, peut être breveté, et si oui, dans quelles conditions ? On sait l'âpreté des débats entre des cultures qui s'opposent, selon qu'elles privilégient l'éthique ou l'économie.

Le débat sur la brevetabilité des gènes

Il est, essentiellement, fondé sur six arguments qui méritent d'être évoqués.

La distinction entre découverte et invention. La *découverte* est une entité naturelle à laquelle une activité de connaissance permet d'accéder. On en ignorait, jusqu'alors, l'existence (pourtant elle existait déjà) et on en prend soudain connaissance. L'*invention* est une entité artificielle, fruit d'une activité créatrice. Elle procède de l'intelligence et de l'innovation et vient enrichir le patrimoine humain.

Dans quelle mesure peut-on s'approprier le vivant qui, par nature, préexistait déjà comme un patrimoine commun de l'humanité ? Peut-on accepter l'exploitation, en exclusivité, d'une partie du vivant par ceux qui l'auraient simplement découverte ? Tout raisonnement en la matière est rendu difficile par le statut ambigu des gènes. Ils peuvent être considérés comme élément du programme des propriétés physiques des êtres vivants, mais aussi comme simple molécule chimique susceptible d'être synthétisée. À cet égard, rappelons que l'universalité du code génétique confère une unité au monde du vivant et, de ce point de vue, rend difficile l'identification d'une frontière claire entre l'humain et le non humain.

En revanche, lorsque les gènes sont modifiés ou utilisés comme outils inclus dans des techniques, le problème peut être différemment abordé. La brevetabilité devient logique et acceptable, dès lors que sont réunies les trois conditions traditionnelles de la propriété industrielle, à savoir la nouveauté, l'activité inventive et l'application industrielle.

L'argument ontologique fait appel aux références morales et aux fondements éthiques qui affirment que *le corps humain est hors du commerce.* À cet égard, l'appropriation du vivant apparaît inacceptable parce qu'elle fait entrer l'humain dans le système marchand par la plus petite partie qui le compose, à savoir le gène. Le corps humain, tout ou partie ou produits, ne saurait être brevetable, sauf à soumettre le vivant humain aux règles du marché, ce qui constituerait une atteinte à la dignité de l'homme.

La liberté de la recherche exige le libre accès à la connaissance pour tous les chercheurs. Ce partage des connaissances est un principe essentiel au service de la recherche fondamentale, mais aussi de la recherche finalisée. En effet, l'intérêt général serait menacé si l'utilisation d'une donnée commune était soumise à monopole. Tenir confinée la découverte d'un gène, au motif que son exploitation nécessite du temps, constituerait une entrave à la connaissance et un handicap pour la recherche.

L'efficacité industrielle relève davantage d'une compétition sur les savoir-faire que sur le savoir. Il importe, évidemment, de garantir la protection des techniques, des procédés et des produits, car c'est la condition indispensable à la compétition industrielle. En revanche, l'accès à la « matière première » doit être libre. D'ailleurs, a-t-on jamais songé à breveter un atome quand bien même il serait à la base de l'industrie nucléaire ? A-t-on jamais songé à breveter un électron quand il est pourtant à l'origine de l'industrie électronique ? Les exemples semblables sont nombreux. De l'électricité à internet, l'argument tendant à prétendre que, hors brevet de gène, il n'y aurait pas d'industrie est donc erroné et inopérant.

L'argument *de santé publique et d'équité dans l'accès aux soins* n'est pas le moindre. Toute situation de monopole est évidemment contraire à l'intérêt général. La distribution des soins sur une base commerciale étant conditionnée par le retour sur investissement, on imagine donc aisément les problèmes qui pourraient surgir d'une appropriation des gènes. La prise en charge diagnostique et thérapeutique des maladies orphelines se verrait totalement tributaire des firmes ayant les brevets, alors même que le marché n'est pas rentable en raison du petit nombre de cas de chaque maladie. Qu'adviendrait-il si une firme détenant un brevet ne voulait pas l'exploiter ou demandait des sommes importantes pour accorder une licence ? Enfin, l'organisation même des soins s'en trouverait affectée. Par exemple, le dépistage des formes familiales de cancer du sein est actuellement conçu selon une approche intégrée qui associe consultation de génétique, consultation d'annonce du résultat et accompagnement psychologique éventuel, puis le cas échéant, mise en place de la prévention et du suivi. L'ensemble de la démarche se fait dans le respect de la confidentialité et avec le consentement des patientes. En revanche, la procédure proposée par Myriad Genetics, entreprise titulaire des brevets pour les gènes de prédisposition au cancer du sein, est strictement commerciale. Elle use de publicité, démarche des médecins généralistes et envoie des courriers ciblés aux femmes dans les tranches d'âge concernées. Elle fait ses offres d'accès aux tests sur internet, applique des tarifs élevés, puis envoie les résultats par la poste sans aucun commentaire ni suivi. De plus, cette entreprise a établi des accords avec certains réseaux de soins (*managed care*) leur permettant de connaître leurs assurés à haut risque ! C'est dans ce contexte concurrentiel nord-américain que le Centre de prise en charge globale du cancer du sein de l'Université de Pennsylvanie a dû fermer. Ce n'est évidemment un progrès ni pour l'égalité, ni pour la qualité d'accès aux soins.

Des associations de malades, de plus en plus nombreuses, dénoncent de tels monopoles et militent pour que les gènes ne puissent faire l'objet de brevets. Le scénario catastrophe serait de voir se généraliser, sous l'effet des logiques marchandes, la pratique de tests sans conseil génétique et sans politique préventive. Cette situation conduirait de fait à une discrimination. Ainsi, aux États-Unis, la principale organisation de patientes souffrant du cancer du sein, la *National Breast Cancer Coalition*, considère qu'il est plus urgent d'organiser la protection du public que de permettre la réalisation de davantage de tests.

Enfin, les arguments de justice et de solidarité vis-à-vis des pays en voie de développement ont, *sur le plan international*, leur importance. Accepter la brevetabilité des gènes revient, en effet, à admettre que la totalité du savoir et du savoir-faire en matière de génétique humaine, animale ou végétale puisse être confisquée par les seuls pays capables de séquencer des gènes ou des séquences génétiques. Cela équivaudrait, pour les pays qui, à une période donnée, n'auraient pu participer à ces découvertes, à une confiscation de leur avenir par l'organisation d'une autre forme de dépendance, économique, sanitaire, agricole et industrielle.

La conférence de Montréal sur les organismes génétiquement modifiés (OGM), en janvier 2000, a bien montré que les pays du sud ne peuvent accepter le projet d'un monde futur où le savoir scientifique et le savoir-faire juridique organiseraient le pillage du vivant par les pays les plus avancés (on a même parlé de « biopiratage »). C'est la raison pour laquelle l'Organisation de l'Unité africaine s'est exprimée dans le cadre de l'Organisation mondiale du commerce en rappelant que « le brevetage du vivant est éthiquement inacceptable et devrait être interdit ».

Le débat en France et dans le monde

Il tourne essentiellement autour de la contradiction entre le droit de la propriété intellectuelle et la protection juridique du corps humain.

L'ouverture du débat en France est marquée officiellement par deux avis du Comité consultatif national d'éthique (CCNE) en décembre 1990 et décembre 1991 [1]. Le CCNE y affirme que le corps humain doit rester hors du marché, que les séquences d'ADN, codantes ou non codantes, ne sont pas brevetables et doivent être accessibles à toute la communauté scientifique sous forme de bases de données. Il n'exclut pas la protection par brevets des produits ou procédés issus de ces séquences quand ils sont le résultat d'une réelle inventivité, et surtout quand ils permettent des applications suffisamment définies dont le caractère original a été prouvé.

En 1993, l'Académie des sciences, en France, se prononce dans le même sens, considérant que le génome fait partie du patrimoine commun de l'humanité et ne peut être brevetable.

La loi de bioéthique du 29 juillet 1994 s'est inscrite dans cette perspective en introduisant dans le Code de la Propriété intellectuelle (art. L. 611-17) les dispositions rendant non brevetables « les inventions dont la publication ou la mise en œuvre serait contraire à l'ordre public ou aux bonnes mœurs ; à ce titre le corps humain, ses éléments et ses produits ainsi que la connaissance de la structure totale ou partielle d'un gène humain ne peuvent, en tant que tels, faire l'objet de brevets ».

Cette disposition législative avait pour but d'anticiper un projet de directive communautaire sur la protection des inventions biotechnologiques. Deux versions du projet avaient été rejetées par le Parlement européen, en 1988 puis en 1995, suite à un véritable constat de « négligence éthique ». Dès lors, la Commission se trouvait dans l'obligation de remettre en chantier son projet de directive pour tenter de sortir du conflit entre le droit et l'éthique, conflit relevant davantage du choc de cultures différentes que de l'opposition de choix politiques.

C'est pour apporter sa contribution que l'Assemblée nationale française votait à l'unanimité en 1995 une proposition de résolution mettant l'accent sur la primauté de l'éthique (n° 2935)[1] [2].

Sur le plan international, le 4 avril 1997, le Conseil de l'Europe adoptait la « Convention sur les droits de l'homme et la biomédecine » à Oviedo. Cette Convention stipulait dans son article 21 : « Le corps humain et ses parties ne doivent pas être, en tant que tels, source de profit ».

L'Unesco n'était pas en reste en adoptant le 11 novembre 1997 sa « Déclaration universelle sur le génome humain et les droits de l'homme ». Celle-ci affirme dans son article premier que : « Le génome humain sous-tend l'unité fondamentale de tous les membres de la famille humaine, ainsi que la reconnaissance de leur dignité et de leur diversité ». Les principes juridiques et éthiques d'indisponibilité et de non-patrimonialité qui s'appliquent au

1. Suite à un rapport de Jean-François Mattei intitulé « *Breveter la matière vivante ? Propositions pour une réponse européenne* » (rapport d'information n° 2932).

corps humain dans son ensemble sont donc réaffirmés avec force et le génome humain se trouve consacré comme « patrimoine commun de l'humanité ».

Peu à peu, se dégage l'idée forte que le gène, comme support des caractéristiques de l'espèce humaine, devrait être exclu du domaine de la brevetabilité. Cette non-commercialisation constitue, en outre, une garantie indispensable pour la recherche scientifique fondamentale.

Si l'on retient cette orientation ainsi que les critères de brevetabilité, il en découle plusieurs conclusions. On ne peut breveter la séquence d'un gène qui existe dans la nature ; celle-ci doit être portée sans retard à la connaissance de tous. On ne peut breveter non plus la même séquence qui serait isolée, purifiée ou synthétisée puisqu'il ne s'agirait pas d'une invention mais de la simple « reproduction » d'une séquence naturelle. En revanche, l'utilisation d'une telle séquence dans une technique nouvelle, conduisant à des procédés innovants, pouvant impliquer une activité industrielle, peut, elle, être brevetée.

L'introduction de références éthiques semblait donc devoir s'imposer dans le droit des brevets. Malheureusement, dans les faits, c'est la *logique des brevets* qui a paru s'imposer comme le démontrent quelques exemples.

D'abord la décision du 8 décembre 1994 de l'Office européen des brevets (OEB) accordant un brevet concernant une séquence d'ADNc (ADN complémentaire d'un ARN messager) codant une protéine, la relaxine. Ce fragment d'ADN, qui correspond pourtant à des séquences présentes dans l'organisme, est considéré comme nouveau. De ce fait, considérant la copie du gène comme une simple molécule chimique, l'OEB reconnaît la brevetabilité de séquences génétiques codantes, quelle que soit leur origine. On devine combien cette décision lourde de conséquences a compliqué le débat en reléguant les considérations éthiques au second plan. Car s'il est normal de breveter une méthode utilisant l'ADNc et de commercialiser la protéine « relaxine », cela ne devrait pas interdire l'invention d'autres méthodes incluant le même fragment d'ADNc pour produire différemment la même protéine.

Un autre exemple concerne la société Myriad Genetics, à Salt Lake City, à propos de deux oncogènes, BRCA1 et BRCA2, impliqués dans le cancer du sein. Cette société, titulaire des brevets portant sur ces séquences, fait valoir ses droits d'exploitation et revendique un monopole sur l'ensemble des examens réalisés sur la planète entière, dans des conditions régaliennes d'exclusivité directe ou concédée. Pourtant d'autres équipes ont mis au point des techniques plus fiables et moins coûteuses à partir des mêmes gènes. L'exigence peut sembler acceptable si c'est de l'utilisation de la technique, par elle décrite, que Myriad Genetics revendique le monopole. Mais il ne saurait être question d'interdire la mise au point d'autres méthodes à partir des séquences codantes des gènes impliqués. En somme, la technique induit un droit d'exclusivité alors que la séquence devrait au contraire entraîner un droit au partage. La confusion des deux constitue une grave erreur.

On pourrait citer bien d'autres exemples et force est de constater que la réalité économique des brevets l'emporte sur les impératifs éthiques. On peut estimer, avec des chiffres sans aucun doute sous-évalués, que plusieurs milliers de brevets portant sur des gènes humains ont d'ores et déjà été attribués dans le monde et que les demandes de nouveaux brevets sont nombreuses.

La directive 98/44/CE

C'est dans ce contexte que survient la troisième version de la directive européenne sur les biotechnologies, dont le souci affiché est de permettre le développement de l'important et nouveau secteur de l'économie que sont les biotechnologies.

Compte tenu de ses précédents échecs et du contexte politique sensible sur le sujet, la nouvelle directive 98/44/CE introduit une forte référence éthique dans sa rédaction, ce qui va emporter le vote du Parlement européen. Elle affirme ainsi, dans son considérant 16, que « le droit des brevets doit s'exercer dans le respect des principes fondamentaux garantissant la dignité et l'intégrité de l'homme ». Or, au fond, l'état d'esprit de la Commission n'a pas changé. Elle persiste et signe dans la logique économique et marchande de l'Union européenne comme le montre la rédaction confondante de l'article 5.

Dans un premier paragraphe, il est affirmé que « le corps humain, aux différents stades de sa constitution et de son développement, ainsi que la simple découverte de l'un de ses éléments, y compris la séquence ou la séquence partielle d'un gène, ne peuvent constituer des inventions brevetables ». Ce serait rassurant si le second paragraphe n'énonçait exactement le contraire, à savoir qu'« un élément isolé du corps humain ou autrement produit par un procédé technique, y compris la séquence ou la séquence partielle d'un gène, peut constituer une invention brevetable, même si la structure de cet élément est identique à celle d'un élément naturel ».

Comme un gène, pour être identifié et séquencé, est évidemment isolé du corps humain, et que sa synthèse est la reproduction à l'identique d'une séquence génétique présente chez l'homme, cet article énonce d'abord une virtualité pour revenir aussitôt à la réalité du droit de brevets. Au demeurant, cette démarche ne surprend pas puisque l'éthique n'est pas dans la compétence de l'Union européenne. Son but était bien d'harmoniser la législation sur les brevets, ce qui explique une rédaction aussi habile qu'ambiguë et contradictoire, qui en a abusé plus d'un.

Certains ont réagi. Une pétition européenne rencontrant une très forte adhésion dont celle, entre autres, de l'Académie des sciences, de l'Académie de médecine et du CCNE se heurtait pourtant à la rigueur des logiques économique et juridique. Dans cette difficile résistance, une place particulière doit être faite à l'initiative de l'Institut Curie, à Paris. Cet institut spécialisé dans la prise en charge des cancers, associé à d'autres institutions, a déposé le 9 octobre 2001 une opposition au brevet de Myriad Genetics sur BRCA1. L'opposition a été étendue, ensuite, à d'autres brevets de même nature, en se fondant sur le défaut d'activité inventive et d'application industrielle.

Le droit français et la transposition

Comme le souligne un rapport du Conseil d'État (décembre 1999), cette directive européenne est incompatible avec la loi française sauf à renoncer aux principes fondateurs de la France au regard de la non-patrimonialité et de la gratuité du vivant, qu'il s'agisse du sang, des organes et des gènes. C'est pourquoi la transposition obligée lors de la révision de la loi de bioéthique de 2004 a porté sur une « interprétation » de l'article 5. Il est ainsi réaffirmé qu'un gène, comme tout élément du corps humain, ne peut être breveté alors que des techniques ou procédés peuvent l'être.

Bien que la doctrine demeure toujours controversée, les oppositions de fait ont peu à peu contourné l'obstacle juridique pour imposer un principe éthique. C'est ainsi que le NIH, certains organismes publics français de recherche et Wellcome trust britannique ont signé un accord pour s'opposer à ce que la carte des 30 000 gènes de l'homme soit brevetée. Cette démarche stipule que chaque gène identifié sera mis dans le domaine public dans les 24 heures. Une telle attitude devrait permettre de laisser dans le domaine public une information qui appartient à chacun de nous. Il paraît inacceptable de verser des royalties sur des séquences de bases qui sont le fondement de la vie ! Dans le champ des biotechnologies, les brevets sur les technologies sont acceptables, pas ceux sur la biologie, c'est-à-dire sur la vie !

Une autre lueur d'espoir vient en outre éclairer la saga de Myriad Genetics et la suite du chemin possible. En effet, suite au recours déposé par l'Institut Curie, à l'issue d'une procédure orale (17 et 18 mai 2004) à Munich, l'Office européen des brevets a révoqué le brevet détenu par Myriad Genetics au motif qu'il ne correspond pas aux exigences de la Convention sur le Brevet européen. Nul doute que l'action conjuguée des uns et des autres au fil du temps a fini par ébranler la mécanique économico-juridique. Reste que ce succès doit être confirmé et que les efforts doivent être maintenus.

Ainsi, au-delà du seul argument moral concernant le respect de sa dignité, l'homme prend soudain conscience que le monde de la vie est le sien, et il s'oppose spontanément à ce qu'il puisse, directement ou indirectement, faire l'objet d'une appropriation aux fins d'exploitation.

Bibliographie

1. Comité consultatif national d'éthique. Avis n° 021 du 13 décembre 1990 et avis n° 027 du 2 décembre 1991 sur la non-commercialisation du corps humain (2 décembre 1991).
2. Mattei JF. Rapport d'information de la délégation de l'Assemblée nationale pour l'Union européenne, n° 2932, *Breveter la matière vivante ? Proposition pour une réponse européenne*, Assemblée nationale, 26 juin 1996.

35

LES MANIPULATIONS GÉNÉTIQUES

Jean-François Mattei et Perrine Malzac

Les techniques de manipulations génétiques font partie de ce que l'on nomme « biotechnologies », c'est-à-dire des techniques basées sur l'utilisation de la matière vivante dans le but de produire des savoirs, des biens ou des services. Grâce, notamment, à la génétique et à la biologie cellulaire, ces biotechnologies connaissent un essor remarquable et sont en passe de révolutionner les champs de la médecine, de l'industrie pharmaceutique, de l'environnement et de l'agriculture.

Dès les années 1970, l'évaluation des conséquences des *techniques de recombinaison génétique* a suscité un vif débat au sein de la communauté scientifique. Certains s'inquiétaient des risques de dissémination des germes modifiés dans l'environnement à l'origine de possibles épidémies incontrôlables, d'autres imaginaient le détournement de leur usage dans le cadre du bioterrorisme ou de guerres bactériologiques. Ces discussions ont abouti, en 1974, au moratoire d'Asilomar, décision prise par les chercheurs de suspendre provisoirement leurs travaux afin de prendre le temps d'en préciser les risques. Un an plus tard, ils concluaient que les bénéfices potentiels étaient énormes et que les conséquences prévisibles pouvaient être maîtrisées. Le moratoire était levé à la condition de respecter des mesures de confinement physique (enceintes isolées) et bactériologique (microorganismes atténués).

En fait, l'homme a, de tous temps, tenté de transformer la nature pour la mettre à son service, en domestiquant les animaux, en cultivant les végétaux, plus tard en favorisant certains croisements. Pourtant, ce que les techniques de manipulation génétique apportent de radicalement nouveau, c'est la possibilité de concevoir des êtres vivants hybrides en insérant dans leur génome des séquences d'ADN en dehors de tout processus naturel de reproduction et sans respecter les barrières inter-espèces. L'homme devient alors capable de produire des êtres qui n'auraient pas pu exister selon les lois de la nature, sans réellement maîtriser les conséquences des changements qu'il opère.

Ainsi, du fait qu'elles mobilisent de la matière première vivante et au regard des applications déjà possibles ou prévisibles, ces techniques soulèvent de nombreux problèmes éthiques. Pour les uns, « tout va beaucoup trop vite » ; « nous ne sommes pas en mesure d'anticiper les dangers pour nous en protéger » pensent-ils. Pour d'autres, l'immobilisme et l'attentisme sont dangereux, dans la mesure où les progrès attendus ont pour objectif premier d'améliorer nos conditions de vie.

Actuellement, un des arguments classiquement utilisé en faveur des manipulations génétiques et présenté comme un repère de bon sens est le suivant : « oui à l'utilisation des gènes si cela peut améliorer l'état de santé, non si cela n'a pas de justification thérapeutique évidente ».

Les manipulations génétiques « à visée thérapeutique »

1. Les médicaments recombinants

Lorsqu'il s'agit d'introduire des gènes humains dans des bactéries ou dans des cellules animales en culture pour obtenir la production de substances à effet thérapeutique, on salue la naissance d'une nouvelle forme d'industrie pharmaceutique. Ainsi, la technique de recombinaison artificielle de gènes a permis de produire, dès la fin des années 1980, de nouvelles formes médicamenteuses dites recombinantes, plus sûres et en plus grande quantité que celles extraites de tissus humains. Personne ne peut oublier le lourd tribut que les garçons atteints d'hémophilie ont payé lors de l'épidémie de Sida. Combien sont décédés des suites de cette infection virale, contaminés par les injections de facteur VIII extrait du sang, celles-là mêmes qui étaient censées les soigner ? Aujourd'hui l'usage du facteur VIII recombinant obtenu par génie génétique permet de traiter les hémophiles en toute sécurité. Et les recherches dans ce domaine se poursuivent, visant à offrir aux patients des thérapeutiques moins coûteuses et à réduire encore les effets secondaires. Il n'y a pas de critique majeure dans l'opinion publique. Et quand l'érythropoïétine (EPO) transgénique est sur la sellette, ce n'est pas son mode de production qui est en cause mais le fait qu'elle soit détournée de son usage médical à des fins de tricherie sportive.

2. La thérapie génétique somatique

S'agissant de la thérapie génique somatique, il faut bien entendu rester beaucoup plus circonspect mais elle ne suscite guère d'opposition de principe. Elle consiste en effet à corriger les effets d'un gène déficient par l'apport, au niveau des tissus concernés, de séquences actives, via un vecteur le plus souvent viral. Espérés depuis plus de vingt ans, les succès de cette thérapie se font attendre. De nombreux essais thérapeutiques ont été entrepris de par le monde, mais seule la guérison des enfants atteints de déficit immunitaire combiné sévère obtenue à l'hôpital des Enfants Malades de Paris entretient un optimisme raisonné. Encore faut-il souligner que parmi les enfants qui ont participé à l'essai thérapeutique, deux ont développé une leucémie aiguë. Il est apparu que, dans leur cas, le transgène s'est inséré à proximité d'un autre gène impliqué dans le contrôle de l'hématopoïèse, et qu'il en a perturbé l'expression. Cet effet secondaire catastrophique a inquiété nombre de chercheurs impliqués et a entraîné, provisoirement, la suspension de plusieurs autres essais à travers le monde.

3. La thérapie génique germinale

En revanche, la thérapie dite germinale qui consisterait à modifier le patrimoine génétique de l'embryon est pour l'instant rejetée puisqu'il s'agirait de modifier tout à la fois un embryon et sa descendance. En réalité, le problème ne se pose pas vraiment puisque, en cas de risque génétique, un diagnostic préimplantatoire peut être réalisé. Il permet de choisir facilement sur un lot d'embryons ceux qui sont sains, afin de les implanter en vue d'une grossesse. Il faut d'ailleurs s'interroger sur le point de savoir si, le transfert de gène dans un embryon humain étant possible, il serait utilisé, ou si l'on ne préférerait pas, plus sûrement, le tri d'embryons.

4. La transgénèse végétale ou animale au service de la thérapeutique

Il n'y a pas eu non plus beaucoup de critiques quand il s'est agi d'introduire des gènes dans des végétaux ou des animaux pour la recherche sur les maladies humaines ou à des fins thérapeutiques.

On ne compte plus le nombre de souris de laboratoires dont le patrimoine génétique a été transformé par manipulations génétiques, soit en substituant un gène déficient par un gène actif (souris *knock-in*), soit en changeant un gène actif en un même gène modifié ou inactivé (souris *knock-out*). Ces animaux constituent de formidables modèles pour étudier les maladies génétiques humaines. Les militants antivivisection s'émeuvent régulièrement sur leur sort, ce qui a poussé les chercheurs responsables d'animalerie à mettre en place des règles d'éthique. Ainsi tout scientifique amené à travailler sur des animaux devrait suivre une formation spécifique sur l'éthique, la douleur, l'anatomie ou la physiologie animale. Les établissements sont étroitement surveillés par des vétérinaires. Quant aux revues spécialisées, elles exigent de plus en plus l'aval d'un comité d'éthique chargé de vérifier que les manipulations sur les animaux ont été pratiquées sans leur imposer de souffrances inutiles.

L'utilisation des végétaux ou des animaux pour produire des substances à visée thérapeutique est bien connue. Ainsi, les scientifiques en quête d'un substitut du sang ont imaginé et obtenu la production d'hémoglobine humaine par des plants de tabac génétiquement modifiés. Si cette réussite ouvre la voie à la production de substituts pour la transfusion sanguine, il semble toutefois que plusieurs années soient encore nécessaires avant leur utilisation en pratique médicale. Quant aux animaux transgéniques, comparés de façon très médiatique à des « pharmacies sur pattes », ils sont utilisés pour produire certaines protéines thérapeutiques. Ainsi, Genzyme Transgenic, un laboratoire américain de biotechnologie, a-t-il créé des chèvres produisant un anticoagulant (l'antithrombine III) ou de l'albumine humaine dans leur lait. Pharming, un autre laboratoire, a recours à des lapines pour produire de l'alphaglucosidase, utilisée dans le traitement d'une maladie métabolique humaine, la maladie de Pompe. Ces usages semblent admis sans difficulté, tout comme d'ailleurs les expériences d'humanisation des marqueurs tissulaires du cœur de porc en vue de xénotransplantation.

Les organismes génétiquement modifiés

1. De l'acceptable à l'inacceptable

Il semblerait que les règles simples de l'éthologie établies par Konrad Lorenz s'appliquent à l'homme. L'homme ne réagit que lorsque le cercle au-delà duquel il se sent menacé est franchi. Il s'émeut dès lors que l'enjeu ne lui paraît pas justifié. Il se mobilise vraiment quand il s'aperçoit qu'au lieu d'être utilisé à son profit, le progrès l'instrumentalise. Pour illustrer cette évolution de l'opinion publique, détaillons l'exemple des organismes génétiquement modifiés (OGM).

La problématique des OGM est exemplaire de la situation par sa simplicité. L'accumulation des crises de santé publique explique pour une bonne part la polémique, sinon la révolte (observable par exemple au travers des expéditions de destructions qui rencontrent, assez souvent, la sympathie, sinon l'adhésion de l'opinion publique). Lorsque le scientifique est soupçonné et le politique décrédibilisé, l'opinion publique s'invite dans le débat pour exiger que soient clairement définies la hiérarchie des enjeux, la sécurité sanitaire et l'acceptabilité sociale.

2. Définir la hiérarchie des enjeux

Les motifs avancés pour utiliser les OGM sont-il aussi nobles qu'on veut bien le dire lorsqu'on invoque leur rôle pour nourrir la planète ? Sont-ils seulement subsidiaires pour améliorer telle ou telle qualité ou sont-ils d'abord économiques pour augmenter la productivité et la rentabilité ? Ces motifs peuvent-ils justifier l'utilisation de gènes d'antibiorésistance, par exemple dans le maïs recombinant, quand on sait qu'un des problèmes majeurs en santé publique est justement la résistance aux antibiotiques ? Cette attitude heurte évidemment le bon sens ! La toxine BT destinée à tuer la pyrale du maïs rencontre désormais des pyrales devenues résistantes selon des adaptations génétiques inattendues qui rendent caduques les préconisations de l'Agence américaine de protection environnementale. Est-il dès lors raisonnable de s'engager dans une fuite en avant en ayant régulièrement recours à de nouvelles toxines ? La transparence indispensable n'apparaît pas évidente, c'est le moins qu'on puisse dire. Il en est de même de l'évaluation des conséquences : Quels risques liés à la culture en plein champ au regard des flux de gènes ? Quels risques à la consommation ? Quels risques au regard des enjeux sociaux ? Finalement, quels enjeux encore incertains peuvent justifier la prise d'éventuels risques sanitaires et environnementaux ?

3. La sécurité sanitaire

Le concept de sécurité sanitaire est né des crises sanitaires récentes liées à l'utilisation de produits de santé (le sang contaminé), de produits alimentaires (veaux aux hormones) ou polluants (amiante ou dioxine). Il s'est imposé peu à peu comme un droit pour le citoyen et comme un devoir pour les États en charge de l'assumer au même titre que la sécurité civile ou militaire. L'opinion publique est désormais une réalité qu'on ne peut négliger, d'autant que même maladroite, voire inexacte dans ses propos (« les herbivores rendus carnivores » dans le cas des vaches nourries aux farines animales qui ont ensuite développé l'encéphalite spongiforme bovine) ou excessive, elle comprend parfaitement que le risque nul n'existe pas. Simplement le risque est d'autant moins accepté qu'il ne paraît pas indispensable de l'avoir pris et que tout n'a pas été fait pour l'éviter.

4. L'acceptabilité sociale

L'opinion publique demande de pouvoir garder la liberté de choix, elle mesure les conséquences économiques de ces choix et leurs retombées sur l'emploi, elle exige des solidarités nouvelles. L'acceptabilité sociale s'exprime donc en termes de liberté individuelle et de choix de société.

C'est ainsi que l'atteinte à la liberté individuelle est jugée encore plus sévèrement que les problèmes de sécurité sanitaire. Au-delà d'éventuels risques sanitaires environnementaux, refuser les OGM, c'est d'abord refuser l'appropriation, par d'autres que soi-même, du contenu de son assiette : manger est un acte personnel qui relève de la liberté. Ainsi les consommateurs réaffirment leur droit de savoir pour choisir, d'où leurs exigences de transparence, d'information, de traçabilité et d'étiquetage précis. Réalisant que moins de 1 % des modifications génétiques opérées le sont pour améliorer les qualités gastronomiques quand plus de 99 % le sont pour accroître les rendements, la démocratie d'opinion peut vouloir s'imposer. Les consommateurs, percevant plus ou moins intuitivement que le monde changeait sans eux, ne l'ont pas accepté. C'est d'ailleurs ce que certains pays ont compris, tout comme certains réseaux de grande distribution.

Car derrière ce débat, c'est bien un choix de société qui se dessine. Du point de vue économique, toute une série de questions doit être posée et notamment en termes de conséquences sur l'emploi ou l'avenir de l'agriculture. Les OGM sont-ils réellement capables de réduire la sous-alimentation qui touche actuellement 800 millions de personnes et d'assurer demain la sécurité alimentaire d'une planète qui comportera, dans 25 ans, 9 milliards d'habitants ? Pourquoi la quasi-totalité des modifications concerne-t-elle des produits de l'agriculture des pays industrialisés quand ceux-ci ne souffrent pas de la famine ? Et d'ailleurs, hormis leur rôle d'alibi, quelle est la place des pays en voie de développement non solvables dans cette nouvelle industrie agroalimentaire ? N'y a-t-il pas là une nouvelle raison de voir se creuser le fossé entre les pays industrialisés et ceux qui voudraient se développer ? Peut-on accepter la technologie du gène « terminator » qui rend les plantes stériles et empêche les agriculteurs d'exploiter leurs semences d'une année sur l'autre, les rendant dépendants du fabriquant de graines et installant de fait la dictature d'un monopole industriel et commercial ? Face à toutes ces questions, il y a souvent un contraste saisissant entre les discours et la rareté des réalisations concrètes en faveur des pays les plus pauvres. Plus grave même, certaines innovations génétiques aboutissent à créer des produits de substitution dont les pays en voie de développement étaient jusqu'alors les uniques fournisseurs. C'est le cas de l'huile laurique extraite de la noix de coco ou des palmiers, qui peut désormais être produite par du colza transgénique. Il y a donc, derrière un discours de progrès, une réalité tout autre et des situations qui heurtent le sens moral. Il ne faut pas s'étonner alors des réactions parfois irrationnelles mais souvent fondées d'une opinion publique qui exige davantage de justice et d'équité dans les relations entre les peuples.

L'homme transgénique

Envisageons, en quelques questions, les perspectives qui se dessinent pour un avenir plus ou moins lointain, à travers le possible usage des manipulations génétiques en vue d'améliorer les qualités et les performances humaines.

L'homme peut-il devenir l'objet de sa propre technique pour se programmer lui-même ? A-t-il le droit d'intervenir sur l'évolution des espèces, et en particulier de la sienne propre, l'espèce humaine ? Les progrès en matière d'amélioration de ses conditions de vie, de lutte contre les maladies ou de développement de ses performances peuvent-ils justifier de transformer la nature de façon irréversible, en ignorant les lois de la sélection naturelle et les barrières inter-espèces ?

A priori, créer des hommes transgéniques permettrait soit de pallier des déficiences dues à des maladies, soit d'améliorer les performances et les qualités humaines. Cependant, cette perspective peut faire craindre que les changements opérés ne répondent, en fait, qu'à un souci de normalisation et d'aseptisation de l'espèce. Qui décidera des déficiences pathologiques et des défauts acceptables ? Qui choisira les qualités à promouvoir et les comportements à bannir ? Que les décideurs soient les individus pour leur propre descendance ou les États dans un but d'ordre social, le fait même de détenir un tel pouvoir porte en germe la possibilité d'en user à des fins discriminatoires et eugéniques.

D'autres questions viennent à l'esprit. L'être humain a-t-il le devoir de protéger son propre génome ? Doit-il veiller à le transmettre inaltéré aux générations futures ? Dans ce cas, de quel génome s'agit-il, la molécule d'ADN étant par essence instable, multiple, évolutive et soumise à des mutations ? L'homme a-t-il, au contraire, le droit, et peut-être même le devoir, de pallier les déficiences génétiques infligées par la nature comme il l'a toujours fait en luttant contre les maladies ? Pourtant dans ce débat, il est important de préciser que croire en une possible reprogrammation de l'être humain *via* les manipulations de son génome, c'est peut-être faire abstraction de sa complexité biologique, psychique et sociale, et par là même entretenir un fantasme, celui de la toute-puissance.

Conclusion

Cinq points méritent d'être évoqués, en guise de conclusion : la permanence de l'homme, l'humanisation du monde, la délibération éthique, le processus décisionnel, l'enjeu de notre réflexion commune.

Concernant la permanence de l'homme au fil de son histoire, il est saisissant de constater que la révolution des biotechnologies d'aujourd'hui ne fait que réactualiser la mythologie d'autrefois en rendant possibles les rêves les plus fous. De Pygmalion à Narcisse, des amazones aux centaures, l'homme n'a pas changé et, nouveau Prométhée des temps modernes détenant la molécule d'ADN, son rêve est toujours de devenir le maître du monde et de la vie façonnée selon ses désirs.

Mais, paradoxalement, c'est parce que l'homme donne le sentiment de pouvoir maîtriser le monde que le monde s'humanise. Les rapports entre l'homme et le monde changent, notamment dans les deux domaines essentiels que sont l'espace et le temps. L'espace se rétrécit sur terre, la planète devient un village et si le clonage de Dolly évoque le clonage humain, si les OGM préfigurent un monde dénaturé, c'est parce que l'homme est devenu la mesure de toute chose. Il en est de même pour le temps. Chaque homme pense désormais à ses enfants et aux générations futures auxquelles il emprunte la terre d'aujourd'hui.

C'est donc en changeant ses repères que l'homme prend conscience de ce besoin de sens, que ni la science devenue parfois inquiétante, ni les idéologies politiques en panne d'espérance, ne peuvent nourrir. En quête d'une maxime pour l'action, il ne peut échapper à son angoisse qu'au terme d'un processus de délibération éthique et d'argumentation. Argumenter, c'est chercher en soi des raisons qui vaillent pour autrui. C'est relier la dimension de la réflexion personnelle avec celle de l'altérité.

Cette démarche de délibération éthique se doit de précéder les décisions devenues de plus en plus difficiles. Désormais, dans le cadre des biotechnologies notamment, les responsables politiques auront, de plus en plus souvent, à prendre des décisions à partir de données scientifiques incertaines. Il est à la mode de s'en remettre au fameux principe de précaution. Il ne faut cependant pas oublier, sauf à accepter l'immobilisme, que l'incertitude est une notion consubstantielle de la décision. S'il n'y avait pas d'incertitude, la société n'aurait pas besoin de décideurs. C'est en identifiant mieux les risques qu'on pourra passer d'un danger subi à une prise de risque assumée. Plus l'incertitude existe et plus la fonction de décideur est requise. Plus l'incertitude est grande et plus le processus décisionnel doit être formalisé et débattu publiquement. Plus l'incertitude est grande et plus la démarche décisionnelle doit être transparente, cohérente et explicite. Sinon, le décideur prend le risque d'avoir délibérément sacrifié l'homme et sa santé sur l'autel de la compétitivité économique.

C'est un enjeu déterminant pour notre société que de prendre en compte ces nouveaux rapports entre le savant, le politique et le citoyen.

36

EMBRYON ET FŒTUS : QUESTIONS ÉTHIQUES

Jean-François Mattei

Le statut de l'embryon constitue le paradigme du questionnement éthique pour le médecin, le scientifique et le politique, mais aussi pour chaque conscience. Et cela, avec d'autant plus de force qu'il repose sur des données relevant de la science, donc de la raison, et d'autres procédant de la croyance, donc de la conviction. En outre, les avancées de la connaissance nous proposent des situations inédites renouvelant l'interrogation. Par exemple, qui aurait pu imaginer, il y a seulement quelques années, que les cellules souches embryonnaires seraient, si les recherches en cours le confirment, à l'origine de procédés thérapeutiques permettant de remplacer des lignées cellulaires défectueuses ? Cette situation n'avait pas été envisagée en 1994 lors du vote des premières lois de bioéthique, tout simplement parce que la question ne se posait pas. La synthèse des enjeux est particulièrement difficile car elle se heurte en permanence à la contradiction et au doute. Par nature tout choix éthique est un choix sous tension morale et la question qui concerne l'embryon est exemplaire de ces tensions. Il est donc nécessaire de formuler quelques interrogations à défaut d'avancer des solutions, à propos de l'embryon et du fœtus [1].

Le statut de l'embryon

La question du statut de l'embryon rejoint l'éternelle question métaphysique de savoir quand nous avons commencé d'exister. Au début comme à la fin de la vie, au travers des débats sur l'embryon et l'euthanasie, c'est la finitude de l'homme qui est en cause.

Lors de la discussion de la loi de 1975 sur l'interruption volontaire de grossesse, la situation médicale et scientifique était simple. Lorsqu'une femme découvrait qu'elle était enceinte, ce ne pouvait être que sur le critère d'un retard de règles de quelques jours, ce qui correspondait à une fécondation remontant à trois semaines environ. L'embryon était, depuis quinze jours au moins, solidement implanté dans le sein de sa mère. C'est la révélation de sa présence qui le rendait vulnérable car, auparavant, l'ignorance de son existence le préservait de toute ingérence. Par ailleurs, au troisième mois, l'embryon devenu fœtus n'était plus accessible par les techniques de la médecine. Au total, l'embryon n'était réellement « menacé » que dans la période s'étendant de trois semaines à trois mois. Certains arguments ont alors convergé pour réclamer un statut destiné à protéger l'embryon pendant cette période de vulnérabilité. La discussion a donc souvent porté sur le factuel plus que sur l'essentiel. On ne comprendrait pas autrement qu'il n'y ait eu aucun débat d'ensemble incluant le statut du fœtus dont il est toujours étonnant de constater qu'à moins de 500 grammes et de 120 jours de gestation[1], il demeure un « déchet hospitalier » traité comme une pièce opératoire sans que cela paraisse émouvoir personne jusqu'à ce que des couples demandent la reconnaissance de cet enfant né sans vie [2], avec une insistance qui a conduit la Cour de cassation et le Sénat à reprendre la question [3, 4].

À l'occasion de la procréation médicalement assistée, la reprise du débat de 1975 sur le statut de l'embryon semble méconnaître que les données médicales et scientifiques ont considérablement évolué. La fécondation peut désormais avoir lieu sous nos yeux et le fœtus est devenu accessible, à toutes les étapes de son développement, par les techniques de la médecine fœtale. On comprendrait mal qu'on veuille préserver le seul embryon, entre trois semaines et trois mois, en oubliant l'œuf fécondé et le fœtus. À l'évidence, c'est moins le statut du seul embryon qu'il faut discuter que celui

1. Critères retenus par l'Organisation mondiale de la santé, datant de 1977, pour définir l'établissement d'un certificat d'enfant né vivant et viable : « Tout enfant né vivant à partir de 22 semaines d'aménorrhée (soit 4 mois de grossesse) ou pesant au moins 500 grammes à la naissance, même si l'enfant n'a vécu que quelques minutes, même s'il souffre de malformation ou de pathologie incompatibles avec la vie » (la viabilité n'étant entendue qu'en termes de durée de gestation et non d'aptitude à vivre).

de la vie. De la fécondation au dernier souffle, il semble difficile de prétendre accorder des statuts spécifiques aux différents stades morphologiques successifs d'une seule et même vie.

D'ailleurs, malgré l'absence de statut philosophique, législatif ou juridique, il faut remarquer que le fœtus et l'embryon sont désormais entrés dans le champ thérapeutique. La médecine fœtale a fait ses premiers pas, ce qui montre bien que le fœtus et l'embryon sont de plus en plus considérés par les médecins comme des patients potentiels qui méritent d'être soignés, comme toute vie humaine en difficulté. Les médecins spécialistes de la médecine prénatale savent désormais transfuser, greffer, placer des drains, voire opérer, et la thérapie génique pourrait ouvrir de nouveaux champs d'action pour l'embryon si elle trouve sa place aux côtés de la sélection des embryons. Il serait donc paradoxal qu'au prétexte de considérer l'embryon et le fœtus comme une personne, ils soient privés des soins médicaux auxquels peut, justement, prétendre toute personne. Dès lors se pose la question de savoir comment mettre au point de nouvelles méthodes diagnostiques et thérapeutiques pour l'embryon et le fœtus sans pouvoir les expérimenter. C'est cette question qui vaut et non celle du seul statut qui apparaît obsolète et réductrice.

Plus généralement, le débat sur l'embryon, réactualisé par l'assistance médicale à la procréation, le développement de la médecine de la reproduction, le diagnostic préimplantatoire, les embryons surnuméraires congelés, la recherche sur l'embryon, le recours à l'utilisation de cellules souches embryonnaires à des fins médicales, ne peut désormais faire l'économie d'une précision sémantique. En effet, le mot « embryon » semble recouvrir des réalités différentes pour le citoyen, le scientifique, l'anthropologue et le croyant, selon sa foi, au point que tout dialogue semble impossible.

Dans l'imaginaire collectif, l'embryon est parfois perçu comme un nouveau-né en miniature. L'opinion publique n'est pas loin de croire qu'un embryon *in vitro* ressemble à un bébé accroupi au fond d'une bouteille. En revanche, devant la réalité d'un « embryon » *in vitro* de deux ou trois jours sous la forme de quelques cellules au fond de l'éprouvette, il y a une réelle surprise teintée d'une profonde déception. Dès lors que le regard s'est posé sur les cellules, le sentiment est différent car, parlant d'embryon, ce n'est pas cela qu'on imaginait. À l'évidence, le mot « embryon » est donc à l'origine d'un réel malentendu. C'est aussi la raison pour laquelle il n'y a guère de débat sur l'utilisation du stérilet ou de la pilule dite « du lendemain », qui pourtant conduisent à éliminer un « embryon » de sept à huit jours, bien plus âgé que celui qui, *in vitro*, est à l'origine de tant de polémiques. Tout simplement parce que l'« embryon » *in vitro* est assimilé à un enfant alors que le stérilet comme la pilule du lendemain sont assimilés à une contraception, démontrant que la distinction entre contraception et contragestion est totalement inopérante. Pour l'opinion publique l'appellation d'« embryon » correspond déjà à une « forme d'enfant ».

Sur le plan de la biologie, la fécondation résultant de la fusion d'un ovule et d'un spermatozoïde donne un œuf fécondé ou zygote. Celui-ci prend une semaine pour migrer jusque dans l'utérus. Chemin faisant, il se divise en plusieurs dizaines de cellules, ou blastomères, pour ressembler à une petite mûre qui se creuse d'une cavité avant de s'accrocher et se fixer dans la paroi utérine vers le septième ou huitième jour. La paroi de cette cavité préfigure les membranes dont une partie va s'épaissir pour former le futur placenta. Ce sont les annexes embryonnaires. C'est à ce moment qu'apparaît, au sein de la cavité, une prolifération de cellules qui constituent le bouton embryonnaire à partir duquel se développera l'embryon lui-même. Dans tous les « précis d'embryologie », la distinction est nette entre l'embryogénèse qui débute à l'implantation, donc après la première semaine suivant la fécondation, et la fœtogénèse qui commence au troisième mois de la gestation. Cette connaissance n'est pas sans poser des questions précises.

La première résulte d'une constatation : 50 à 75 % des œufs fécondés s'éliminent sans jamais s'implanter ; ils ne contiennent pas de bouton embryonnaire et les membranes seules constituent des « œufs clairs ». Peut-on parler d'embryon avant même de savoir s'il apparaîtra ? Autrement dit, n'est-il pas abusif de parler d'« embryon » *in vitro* à un stade où le développement de l'embryon reste hypothétique ? Il y a certes potentialité d'embryon, mais rien d'autre à ce moment-là.

La deuxième question concerne les deux étapes successives que sont la fécondation et l'implantation. Chacune est indispensable. Aucune n'est suffisante. Spontanément, après la fécondation, la vocation naturelle d'un « embryon » *in vivo* est de s'implanter. Il en va tout autrement de l'« embryon » *in vitro* qui, spontanément, n'a aucune chance de se développer si le transfert dans l'utérus maternel n'est pas décidé et effectué. Sans porter de jugement sur la légitimité des « embryons congelés », il s'agit d'une réalité. D'ailleurs certaines religions comme le judaïsme et l'islam distinguent l'embryon *in vivo* de l'embryon *in vitro* au motif que l'un et l'autre n'ont pas spontanément la même vocation. L'un est déjà inscrit dans un processus dynamique irréversible qui échappe à la volonté de l'homme, pas l'autre. Il est donc exact de dire que la volonté de l'homme s'exprime désormais comme jamais dans la procréation qui, jusqu'alors, procédait principalement du « hasard ».

En outre, l'embryologie nous apprend qu'avant l'implantation chaque blastomère peut à lui seul donner un embryon entier (cette cellule est totipotente). Quant aux cellules du bouton embryonnaire proprement dit, qui apparaît au 8e jour dans la cavité de l'œuf, elles peuvent être orientées vers n'importe quelle lignée cellulaire, sanguine, nerveuse ou musculaire par exemple, sans pouvoir à elles seules donner un embryon entier (elles sont multipotentes ou pluripotentes). On comprend plus facilement la technique du clonage embryonnaire par dissociation des blastomères d'un embryon initial, qui est la réalisation volontaire et exagérée du processus gémellaire naturel. On comprend mieux aussi les extraordinaires espoirs que laisse entrevoir l'utilisation de cellules embryonnaires à des fins thérapeutiques pour remplacer telle ou telle population cellulaire défaillante de l'enfant ou de l'adulte malades[2].

Sur le plan scientifique, la réalité de l'embryon apparaît donc avec le bouton embryonnaire et l'implantation utérine. Auparavant c'est un zygote (œuf fécondé) ou une morula (petite mûre). Mais évidemment, dans le grand public, ces termes n'ont aucune résonance. D'où l'utilisation abusive par les scientifiques eux-mêmes du terme d'embryon afin d'être compris dans leur explication de la fécondation *in vitro* : c'était bien de futurs enfants potentiels qu'ils concevaient dans l'éprouvette. Ayant cédé sur le sens des mots, ils sont désormais prisonniers de leur propre langage erroné choisi

2. *Cf.* chap. 37 et 38.

par facilité. Pire, tout changement de terminologie apparaîtrait, désormais, comme une manœuvre de diversion.

Mais *l'anthropologie biologique* vient également brouiller les cartes. Depuis toujours, la procréation des mammifères, et donc de l'homme, s'inscrit dans le mécanisme de la reproduction sexuée. La permanence même de la vie de l'homme est ainsi organisée sur la nécessaire complémentarité des deux sexes pour aboutir à leur rapprochement et à la conception d'une nouvelle vie. En anthropologie biologique, l'embryon est toujours le résultat de la fécondation de l'ovule par le spermatozoïde. Ce type de reproduction et tous les mécanismes biologiques qui précèdent sont la garantie de la singularité de chaque être humain, du brassage des gènes, de l'addition des différences et de l'adaptation par la sélection naturelle. C'est bien au cœur de l'anthropologie et dans cette histoire de l'humanité que s'inscrit l'embryon.

Or, dans la technique du clonage, on peut désormais, sur le modèle de la brebis Dolly, reproduire un être à l'identique en remplaçant le noyau d'un ovule par un noyau provenant d'une cellule adulte totalement différenciée. C'est ce que l'on appelle le « transfert nucléaire ». Cette cellule transformée, placée dans un utérus, va conduire au développement d'un être complet, identique à celui d'où provient le noyau, à quelques variations près. Une telle possibilité de développement était jusqu'alors réservée au seul « embryon » selon le sens classique du terme. Faut-il alors privilégier la référence biologique en appelant « embryon » toute cellule capable de donner un être entier, quel que soit son mode d'obtention ? Ou bien faut-il retenir la référence anthropologique en réservant le terme d'« embryon » au résultat exclusif de la reproduction sexuée ?

On pourra sans doute discuter longtemps avec autant d'arguments recevables pour un choix ou un autre. Quoi qu'il en soit, il serait troublant d'appeler par le même nom deux mécanismes fondamentalement différents dans leur essence et leur portée. Il y a trop de difficultés à s'entendre sur les mots et le sens qu'ils portent pour accroître encore la confusion. Il serait tout aussi difficile d'admettre l'idée que l'espèce humaine serait une espèce de mammifères à reproduction occasionnellement asexuée ! Parlant d'« embryon », il se confirme qu'il n'est pas toujours question de la même chose selon le point de vue auquel on se place.

Quant aux *croyances*, les scientifiques n'ont pas compétence à dire la doctrine ou à interpréter les fondements de la foi. À cet égard l'église catholique est permanente dans son message universel, restant toujours en parfaite cohérence avec elle-même, texte après texte. Après l'encyclique *Veritatis splendor* du 5 octobre 1997 dans laquelle le pape Jean-Paul II traçait les lignes de partage entre la loi morale et la décision individuelle, c'est au développement récent de la science que veut répondre l'encyclique *Fides et ratio*, publiée le 14 septembre 1998. Sans préjuger des convictions de chacun, deux observations s'imposent.

La première est qu'il y a désormais une cassure manifeste entre la doctrine et la pratique. Nombre de catholiques convaincus estiment en conscience que le monde a changé et s'octroient la possibilité d'assumer par eux-mêmes leur sexualité et la maîtrise de leur fécondité. Il est difficile de prétendre juger et encore moins condamner un tel choix souvent mûri en conscience. Mais, d'un autre côté, la foi peut-elle être suspendue à l'évolution des mœurs et doit-elle trouver dans l'immanent les raisons de modifier le transcendant ? La question est ardue mais inévitable pour les croyants.

La deuxième est qu'il faut admettre que d'autres religions, comme le protestantisme, le judaïsme et l'islam, considèrent les problèmes de l'« embryon » différemment. Il est donc d'autres croyants, tout aussi attachés aux valeurs spirituelles et sacrées de l'homme, qui adoptent des attitudes différentes. Il est enfin des incroyants qui, pour autant, ne sont pas dépourvus dans leur humanité de toute dimension sacrée. Sous réserve de respecter la conviction de chacun, il ne saurait donc être question de vouloir imposer dans une société diverse des références communes qui ne rassemblent pas. C'est faire la part belle, il est vrai, à la conscience et à la responsabilité tout comme à un certain relativisme, mais cela paraît désormais relever du principe de réalité. C'est la raison pour laquelle il semble préférable de préciser les règles du devoir être à l'égard de l'embryon sans pour autant lui attribuer un statut spécifique. Certains ont évoqué la possibilité de le qualifier d'« être prénatal », mais un tel statut se heurterait à la définition de l'« être » en question, humain ou pas, et ne permettrait pas de sortir de l'ambiguïté. Il s'agit, sans doute, d'une de ces questions liées au doute métaphysique qui ne peuvent être réglées par la seule voie du droit.

La question du fœtus

On ne reviendra pas sur les raisons embryologiques de la distinction entre embryon et fœtus, mais on insistera sur les paradoxes créés par l'incohérence des approches affectives, juridiques et médicales.

D'une part, que peuvent bien signifier les repères de 500 grammes et 120 jours fixés par l'Organisation mondiale de la santé (OMS) en 1977 afin d'établir le seuil de viabilité et donc la limite entre déchet hospitalier et être humain, et faut-il les modifier avec les progrès de la réanimation périnatale ?

D'autre part, comment comprendre que le fœtus expulsé au 2e trimestre n'existe pas alors qu'il est patient à part entière pour la médecine, que sur le plan juridique il peut hériter et se trouve capable de s'adresser à la justice *a posteriori* pour demander réparation du dommage de ne pas avoir été avorté, comme l'a jugé la Cour de cassation au travers de l'arrêt Perruche ? Le fœtus n'existerait donc pas, et pourtant il apparaît bel et bien sur les écrans, bouge, se manifeste, réagit, révèle son sexe, prend un prénom et sa place dans le cercle familial. Certains, à titre commercial, proposent même des cassettes vidéo pour les archives familiales. Il y a là quelques contradictions qui plongent dans une grande perplexité.

C'est, notamment, le cas pour les femmes et les couples qui, confrontés à la naissance d'un fœtus mort-né non viable, veulent pouvoir reconnaître leur enfant et refusent de le voir incinéré avec les déchets opératoires du bloc chirurgical. Il peut être insupportable pour une femme qui a vécu une grossesse interrompue tardivement, quelle qu'en soit la cause, de s'entendre dire qu'elle n'a jamais eu d'enfant. Naître mort à un stade de non-viabilité ou même au terme d'une interruption pour malformation sévère ne signifie pas n'avoir jamais existé, ne serait-ce que dans l'histoire familiale. On doit pouvoir l'attester. La demande pressante de ces couples a conduit à la publication en 2001 d'une circulaire qui énumère les situations et les conditions selon lesquelles un couple peut demander la sépulture de leur enfant né mort avant le seuil de viabilité dans des carrés spécifiques ouverts dans les cimetières de certaines communes. En outre, l'inscription de l'enfant né sans vie est possible sur le livret de famille. Le fœtus est ainsi reconnu malgré son déni d'existence !

En février 2008, une décision de la Cour de cassation a rouvert le débat. Au départ, les parents de trois enfants mort-nés entre 18 et 21 semaines et pesant entre 155 et 400 grammes portent plainte après s'être vu refuser l'enregistrement de ces « naissances » à l'état civil. Le refus est motivé car cette possibilité n'est offerte que pour des fœtus de plus de 22 semaines. Les familles, déboutées par le tribunal de grande instance, et la cour d'appel ayant confirmé le jugement en mai 2005, s'étaient donc pourvues en cassation. Or, la Cour a reconnu leur bon droit en reconnaissant l'inscription à l'état civil d'un fœtus né sans vie, quel que ce soit son stade de développement, soulignant que les repères de l'OMS n'avaient aucune valeur juridique. Cette décision, qui devrait faire jurisprudence, constitue une avancée pour tous les parents endeuillés par le décès *in utero* de leur bébé. Elle donne une place au fœtus que la femme a porté et que le couple a attendu, désiré et investi. Mais, en faisant fi d'un quelconque délai de gestation, la Cour souligne l'incohérence des dispositions qui ne peuvent relever d'une simple circulaire[3]. Les magistrats renvoient ainsi aux pouvoirs publics la responsabilité de fixer de nouvelles règles[4]. Il ne s'agirait pas de donner un statut juridique à ce stade fœtal et encore moins de revenir sur la loi de 1975 sur l'IVG, mais d'abaisser le seuil de 22 semaines, aujourd'hui requis par l'état civil, après le délai légal de recours à l'avortement qui est fixé à 12 semaines. En effet, inscrire un

3. Le rapport conjoint de l'IGAS n° 2006 024/IGAENR n° 2006-016 sur « Les pratiques hospitalières concernant les fœtus mort-nés et nouveau-nés décédés », souligne les disparités et incohérences des pratiques en l'absence de règles strictement définies. On peut donc penser qu'existe un faisceau suffisant de faits pour justifier l'intervention du législateur.

4. Deux décrets permettant d'inscrire les fœtus nés sans vie sur les registres d'état civil et de leur organiser des obsèques ont été publiés le 22 août 2008 au Journal officiel. Le premier dispose qu'« un livret de famille est remis, à leur demande, aux parents qui en sont dépourvus par l'officier de l'état civil qui a établi l'acte d'enfant sans vie » ; ce livret comporte « un extrait d'acte de naissance du ou des parents ainsi que l'indication d'enfant sans vie, la date et le lieu de l'accouchement ». Le second décrète que « l'acte d'enfant sans vie prévu par le second alinéa de l'article 79-1 du Code civil est dressé par l'officier de l'état civil sur production d'un certificat médical établi dans des conditions définies par arrêté du ministre chargé de la santé mentionnant les heure, jour et lieu de l'accouchement ». Cet arrêté, qui fixe le modèle de livret de famille, a été publié en même temps au Journal officiel.

enfant mort-né sur un registre d'état civil permet de lui donner un nom, une filiation, la reconnaissance d'une existence aux yeux de la société, et le droit à une inhumation. Pour autant, cela ne donne aucune personnalité juridique au fœtus. Tout en protégeant la vie dès sa conception, la loi permet pourtant le recours à l'avortement. Cette protection n'est donc pas absolue puisqu'elle doit être conciliée avec un autre principe, la liberté personnelle de la mère, à qui on ne peut imposer une contrainte qu'elle serait hors d'état de supporter.

La contradiction s'est encore accrue avec quelques affaires révélatrices de la schizophrénie actuelle au regard du fœtus. En novembre 1991, Sophie P. perd son bébé à terme, à la suite de négligences et imprudences de la sage-femme et de défaut de surveillance de la grossesse imputable au médecin. Contrairement au résultat de l'autopsie, le médecin aurait indiqué aux parents que l'enfant s'était étranglé avec le cordon ombilical. La cour d'appel de Versailles, rendant un arrêt de rébellion le 19 janvier 2000, retient l'incrimination d'homicide involontaire. Le médecin ayant attaqué cet arrêt, l'affaire est présentée à la chambre criminelle de la Cour de cassation le 6 juin 2002. L'arrêt rendu le 25 juin 2002 ne reconnaît pas la mort de l'enfant à naître due à une faute du médecin comme un homicide involontaire : le fœtus n'est pas pénalement protégé puisqu'un enfant à naître ne peut être victime d'un homicide. Dans une autre affaire, le 29 juillet 1995, un chauffard conduisant en état d'ivresse blesse Sylvie G. enceinte de 6 mois. Le lien de cause à effet entre la violence du choc et la naissance prématurée de son enfant mort-né est établi par le corps médical : ce fœtus était viable, mais il est mort du fait de lésions cérébrales importantes causées par l'accident. La cour de Reims condamne le chauffard pour les blessures causées à la mère, mais aussi pour homicide involontaire. La cour d'appel de Metz ne retient pas cette dernière incrimination, estimant qu'il ne pouvait y avoir d'homicide qu'à l'égard d'un enfant dont le cœur battait à la naissance et qui a respiré. Le 29 juin 2001, la Cour de cassation, en assemblée plénière, valide la décision de Metz, confirmant par là l'arrêt précédent de la chambre criminelle. Enfin, en 1997, un gynécologue ayant confondu deux patientes provoque chez l'une d'elle (Madame G.) l'expulsion d'un fœtus de six mois. Il est condamné par la cour d'appel de Lyon. La chambre criminelle de la Cour de cassation censure cet arrêt le 30 juin 1999 en refusant que le médecin soit condamné pour homicide involontaire. Elle refusait dans le même temps de considérer le fœtus comme une personne : il ne peut y avoir de personne tant qu'il n'y a pas eu naissance !

On ne manquera pas d'observer que, par défaut d'attention, celui qui laisse naître un enfant handicapé est passible de poursuite (affaire Perruche), alors que celui qui provoque la mort d'un fœtus viable et normal ne risque rien !

Il ne s'agit pas simplement d'errements à la française, mais bien d'une jurisprudence constante, authentifiée par la Cour européenne des droits de l'homme qui a rejeté, par 14 voix contre 3, le 8 juillet 2004, la requête de Madame G. : « La Cour est convaincue qu'il n'est ni souhaitable, ni même possible actuellement de répondre dans l'abstrait à la question de savoir si l'enfant à naître est une personne », au sens de l'article 2 de la Convention européenne des droits de l'homme qui dit que « le droit de toute personne à la vie est protégé par la loi ». La Cour, soulignant qu'aucun consensus européen n'existait sur la définition scientifique et juridique des débuts de la vie, et qu'il n'y avait pas sur ce point de position arrêtée au sein de la majorité des États, a estimé que le point de départ du droit à la vie relève de la marge d'appréciation des États.

C'est pour tenter d'apporter une réponse qu'un amendement créant un délit d'interruption involontaire de grossesse avait été déposé à l'Assemblée nationale. Le débat fut rapidement enterré devant le tollé de ceux qui craignaient un retour de l'ordre moral et la suppression de l'IVG ! Pourtant, avec toute la prudence nécessaire pour ne pas réveiller les passions, il faudra certainement y revenir.

Conclusion

Toutes les discussions basées sur les données de la science, de l'anthropologie ou l'imaginaire collectif ne peuvent constituer de bons arguments pour définir et défendre la dignité de la personne humaine. Par définition, l'humanité de l'homme, et donc sa dignité, ne se trouve pas sous l'objectif du microscope ou à la pointe du scalpel. Elle échappe à toute biologie et c'est un piège mortel que de vouloir l'y ramener. La dignité, bien au contraire, réside dans cette dimension qui échappe à l'homme, qui le dépasse et le transcende. Pour les uns, il s'agit, évidemment de l'âme, pour d'autres de l'intelligence ou la raison. Il reste que sa liberté et sa responsabilité qui participent de cette dignité peuvent le conduire, lorsqu'il est confronté à des dilemmes terribles, à transgresser, selon la loi du moindre mal. Mais la transgression ne saurait jamais devenir un usage.

Bibliographie

1. Mattei JF. *Les droits de la vie,* Paris, Odile Jacob, 1996, 200 pages.
2. Circulaire DHOS/E 4/DGS/DACS/DGCL n° 2001-576 du 30 novembre 2001 relative à l'enregistrement à l'état civil et à la prise en charge des corps des enfants décédés avant la déclaration de naissance.
3. 06-16.498 Arrêt n° 128 du 6 février 2008 Cour de cassation – Première chambre civile
   http://www.courdecassation.fr/jurisprudence_2/premiere_chambre_civile_568/arrets_569/br_arret_11163.html
   06-16.499 Arrêt n° 129 du 6 février 2008 Cour de cassation - Première chambre civile
   http://www.courdecassation.fr/jurisprudence_2/premiere_chambre_civile_568/arrets_569/br_arret_11164.html
   06-16.500 Arrêt n° 130 du 6 février 2008 Cour de cassation - Première chambre civile
   http://www.courdecassation.fr/jurisprudence_2/premiere_chambre_civile_568/arrets_569/br_arret_11165.html
4. Les documents de travail du Sénat, Les enfants nés sans vie, n° LC184, avril 2008, p. 5 et 6.
   http://www.senat.fr/lc/lc184/lc184.pdf

37

LE CLONAGE REPRODUCTIF

Jean-François Mattei

Le clonage consiste à *produire à l'identique*, c'est-à-dire à *reproduire*, au sens étymologique du terme. Il n'est pas sans poser de redoutables problèmes éthiques lorsqu'il s'agit de clonages concernant l'embryon humain.

Le clonage embryonnaire

Après la fécondation *in vitro* (FIV) d'un ovule par un spermatozoïde, les premières étapes du développement conduisent à un ensemble de 4, puis 8, puis 16 cellules appelées blastomères.

La dissociation de ces cellules permet d'obtenir, à partir de chacune d'elles, après implantation et gestation, des êtres strictement identiques.

Il ne s'agit là que de la réalisation volontaire d'un phénomène naturel bien connu sous le nom de gémellité. On peut, en effet, dire que des jumeaux ou des triplés monozygotes sont de véritables clones.

Cette technique est utilisée chez l'animal, notamment les mammifères, pour sélectionner des animaux ayant des caractéristiques particulières (qualité de viande bovine, par exemple). Une autre application plus récente et très utile consiste à cloner des animaux transgéniques, c'est-à-dire résultant d'un transfert de gène leur conférant une spécificité nouvelle (par exemple, un bovin porteur du gène de l'albumine humaine, un caprin porteur d'un facteur de coagulation...). De tels animaux sont producteurs de substances humaines à vertu thérapeutique et sont difficiles à créer en pratique, d'où l'intérêt lorsqu'on en obtient un de le reproduire à l'identique autant que nécessaire ! Dans ce cadre précis, l'opinion publique manifeste plutôt une admiration spontanée devant les prouesses de la biologie animale.

La technique du clonage semble avoir été appliquée à l'homme pour la première fois en 1993 aux États-Unis. Un embryon humain a fait l'objet d'un clonage dont le développement aurait été interrompu après 15 jours. Cette seule annonce a provoqué un tollé général qui a surpris les scientifiques. Au lieu d'être félicités, voilà qu'ils étaient cloués au pilori ! L'argument qui leur fut généralement opposé était aussi simple que lapidaire : « Nous sommes des humains et pas des animaux ! ». Manipuler ainsi l'humain paraissait inconcevable. La différence de fait entre homme et animal était revendiquée avec force. La condamnation fut pratiquement unanime.

Les quelques arguments avancés par les chercheurs pour justifier leur expérience, non seulement n'apparurent pas convaincants, mais eurent même un effet contraire.

Il s'agissait d'une piste cherchant à constituer pour chaque être humain une éventuelle réserve d'organes. La réalité de clones humains conservés pour permettre la production d'organes à la demande donna lieu à des projections imaginaires invraisemblables mêlant dans l'horreur fiction et réalité, entre être original et être clonal. Il est intéressant de noter que les problématiques d'anthropophagie, de sacrifices humains, de nouvelle forme d'esclavage furent abondamment développées.

Il s'agissait, ensuite, de pallier certaines formes de stérilité. Si une femme ne possédait que très peu d'ovules, on pouvait imaginer, à partir d'un seul ovule, obtenir un embryon par FIV et cloner cet embryon en prévision des échecs éventuels ainsi que de nouvelles demandes d'enfants. La réalité et la fiction se disputèrent à nouveau l'imaginaire, la production d'enfants identiques comme la multiplication des pains, l'un d'entre eux venant à la vie et ses semblables attendant dans le congélateur, avec la possible future venue au monde de jumeaux décalés dans le temps ! Une telle hypothèse paraissait insupportable.

L'ultime argument, en forme de justification, fut d'expliquer que l'expérience avait été, de toute façon, menée sur un zygote malformé ! Ce qui accrut encore, si cela était possible, la force de la condamnation !

Pour résumer, ce type de clonage embryonnaire n'est que la maîtrise par l'homme des mécanismes naturels de la gémellité, auxquels s'ajoute la possibilité de jouer avec le temps au moyen de la cryoconservation.

Le clonage façon Dolly, ou le transfert nucléaire

Bien différente est la technique utilisée dans le cas de Dolly. Dolly n'était certes qu'une brebis, mais sa naissance provoqua néanmoins un véritable séisme.

La technique utilisée est assez audacieuse. Elle consiste à récupérer un ovule, à prélever son noyau pour le remplacer par le noyau d'une cellule somatique, donc différenciée, en l'occurrence le noyau d'une cellule mammaire. On crée ainsi une cellule qui possède bien le patrimoine chromosomique complet, mais qui provient, en totalité, d'un seul et même individu.

La constatation la plus étonnante, et en cela c'est une avancée remarquable pour la compréhension du développement embryonnaire, est que le matériel génétique de la cellule différenciée, qui n'est en principe plus capable que de produire des cellules spécialisées comme elle, va retrouver toutes ses potentialités initiales. Le cytoplasme ovulaire qui l'accueille est donc capable de redonner au noyau toute sa mémoire. Dès lors, le noyau issu d'une cellule différenciée va se comporter exactement comme le noyau des blastomères issus de la fécondation.

En effet, une fois le transfert de noyau effectué, la cellule est placée dans un utérus où elle va se développer normalement pour donner un être en tout point semblable à celui qui a fourni le noyau. C'est ainsi que Dolly est la copie de sa mère, Dolly est le clone de sa mère ! C'est, en quelque sorte, sa jumelle, mais avec le décalage d'une génération.

Il faut, bien entendu, souligner l'importance de ces constatations qui représentent, sur le plan médical et scientifique, un formidable progrès des connaissances. Elles permettent, en effet, un début de compréhension des mécanismes de différenciation cellulaire avec toutes les retombées possibles dans l'approche des mécanismes des maladies génétiques, des anomalies du développement et des malformations, ou encore du cancer. Sous la réserve du respect des règles éthiques appliquées à l'animal, l'utilisation des modèles animaux dans cette nouvelle branche de la reproduction et de l'embryologie s'avère désormais indispensable.

Néanmoins, pour ne pas perdre le sens des réalités, force est de dire que la route sera longue et semée d'embûches car on ne peut passer sous silence les aléas et complications du modèle clonal. Le pourcentage de succès initial est très faible, de l'ordre de 0,3 % ; pour Dolly, ce sont plus de 300 ovules qui se sont avérés nécessaires. Les cytoplasmes ovulaires interviennent dans l'expression nucléaire, ne serait-ce que par les acides nucléiques cytoplasmiques, et, même minimes, il existe des différences entre l'original et ses clones. Les clones présentent, en outre, un nombre plus élevé de malformations à la naissance avec une mortinatalité importante. Enfin, ils semblent prédisposés à certaines maladies immunitaires, au cancer, et leur vieillissement est prématuré. Les chromosomes du clone provenant d'un sujet adulte n'ont pas bénéficié de la réparation qui survient normalement au cours de la méiose, notamment au niveau de leurs extrémités, ou télomères, qui sont altérés au cours de la vie et impliqués dans le vieillissement. Cela signifierait que l'âge d'un clone pourrait être l'addition de son âge propre et celui de sa mère (ou de son père). D'ores et déjà, on peut se rendre compte, en dehors de tout autre considération, que vouloir appliquer à l'homme une technique qui possède encore de nombreuses inconnues et n'a pas fait ses preuves chez l'animal transgresse toutes les règles établies pour l'expérimentation humaine.

Il faut encore souligner que si un tel mode de reproduction était étendu à grande échelle, il conduirait à un effacement progressif des différences et à un appauvrissement du patrimoine humain, ce serait une grave menace pour la biodiversité.

Le clonage humain, entre imaginaire et réalité

Face à cette nouvelle technique, l'imaginaire humain n'a pas tardé à plonger dans les représentations les plus terrifiantes, mêlant fantasme et réalité [1].

La réalité première consiste à remarquer que Dolly est une brebis, que la brebis est un mammifère, que l'homme est également un mammifère, et que les techniques appliquées à la brebis doivent donc pouvoir l'être à l'homme à quelques adaptations et contraintes près. Dès lors, il ne s'agit plus de s'extasier devant cette curiosité de la nature rendue célèbre en quelques jours par un déferlement médiatique sans précédent, mais de considérer que la réalité du clonage d'une brebis rend possible, selon toute vraisemblance, la réalisation du clonage humain.

Certes, la difficulté et les aléas des techniques conduisent à relativiser les chances de succès, mais quand on s'interroge sur une question de fond, il faut se garder de l'écarter sur les seuls arguments de forme, techniques ou économiques. Avec le temps, on finit toujours par résoudre les difficultés techniques les plus ardues. De même, dans un monde soumis généralement à la règle du marché, y compris clandestin, les questions économiques finissent par s'effacer, en tout cas pour certains. Les obstacles techniques et économiques potentiellement levés, il ne serait rien resté de l'argumentation initiale si la condamnation s'était arrêtée là en évitant la réflexion de fond. Il faut donc considérer que le clonage humain n'est pas une utopie, quelles que soient les difficultés d'aujourd'hui, c'est une éventualité possible et le problème change alors radicalement de nature !

Les défenseurs du clonage – il y en a ! – prétendent que la ressemblance entre un être original et son clone n'est pas absolue et s'efface pour partie avec la différence d'âge et le temps. Après tout, qui n'a pas entendu l'expression : « c'est le portrait craché de son père (ou de sa mère) ». Cela est-il préjudiciable à l'enfant qui, malgré sa différence, peut jouer sa partition avec l'originalité de son temps et de son environnement ?

Ceux-là mêmes insistent encore pour souligner que le noyau n'est pas tout ! Que le cytoplasme, avec l'hérédité cytoplasmique, joue aussi son rôle.

Tout cela est vrai. On objectera même que le clonage n'est pas une véritable copie puisque si l'on peut cloner une apparence, une enveloppe, un physique, on ne pourra jamais cloner un vécu, une expérience, des émotions ou une mémoire. On ne clonera jamais une conscience !

Il faut une nouvelle fois souligner que c'est ailleurs que dans son apparence que se situe l'humanité de l'homme ! Et que paradoxalement, ce n'est pas dans la technique biologique elle-même qu'il faut trouver les raisons de s'opposer au clonage, même si, instinctivement, c'est la technique de « photocopie » biologique qui explique la violence du rejet. C'est l'instinct qui parle, il faut désormais solliciter la raison. Pour quelles raisons le clonage peut-il susciter une réaction absolue de condamnation ?

D'abord se pose la question de savoir ce qui fonde l'humanité de l'homme : pas la physiologie, puisque tous les mammifères ont à peu près les mêmes caractéristiques ; pas la génétique, puisque l'ADN correspond à un code universel et que les similitudes entre les codes génétiques sont très grandes (99 % de similitudes entre l'homme et les primates, 80 % avec les souris) ; pas la génétique encore, puisqu'un gène humain introduit chez une vache ou un porc ne les humanise pas pour autant, tout comme un gène bovin ou porcin ne déshumanise pas l'homme… Ce qui fait l'humanité de l'homme reste du domaine de l'indéfinissable et ne se rencontre pas au bout du bistouri ou sous l'objectif d'un microscope. Il y a là comme une dimension mystérieuse, sacrée sans doute (au sens étymologique de *sacer* qui veut dire « à part »), qu'il ne faudrait pas risquer de compromettre. C'est une zone où peut s'exprimer librement le doute métaphysique.

Et ce, d'autant que le clonage conduit à aborder deux questions essentielles auxquelles il est bien difficile de répondre. D'une part, la question de la mort, quand l'homme est confronté dans sa condition de mortel à sa quête d'immortalité. D'autre part, la question de l'identité, dans la mesure où elle repose sur la singularité qui marque la différence par rapport aux autres. C'est le Moi qui est en cause, car comment être Moi si je suis la copie d'un autre ? Comment vivre ma singularité si je suis perçu comme un autre ?

Le *mythe de l'immortalité* atteint à la banalité lorsqu'il s'aborde au travers de la stérilité. La meilleure réponse que l'homme apporte face à la mort est bien la naissance d'un enfant. Dans cette hypothèse, c'est pour contourner une stérilité éventuelle que le clonage peut être présenté comme utile. On sait trop bien que l'argument de la lutte contre les souffrances humaines au moyen de la science et de la médecine emporte les adhésions compassionnelles ! L'imagination est sans limite pour de telles situations.

Soit, par exemple, un homme stérile. Un de ses noyaux est transféré dans un ovule de sa femme. Au terme de la grossesse, voilà qu'il devient père de son propre jumeau, de son clone, autre lui-même, tandis que sa femme accouche de son mari au stade de nouveau-né.

Soit, à l'inverse, une femme stérile, dont un noyau est transféré dans l'ovule d'une donneuse. Elle peut, alors, accoucher d'une autre elle-même tandis que son mari se trouve père de sa femme nouvellement née.

D'autres situations peuvent être évoquées. Par exemple un homme se trouvant sans descendant (sans héritier ?), ou refusant tout simplement l'idée de mourir peut recruter une donneuse d'ovule et une mère porteuse, parfois une seule femme remplit les deux missions. Cela peut se faire très simplement par internet. Dès lors, un de ses noyaux est transféré dans l'ovule de la donneuse. La cellule ainsi manipulée est implantée dans l'utérus de la gestante. Au terme de la grossesse, naîtra un nouveau-né, clone de cet homme, en quelque sorte un autre lui-même. La littérature est abondante sur ce thème mythique, notamment un roman américain (*À son image*) décrivant exactement cette démarche conduite par un milliardaire sans enfant [2].

Plus troublant encore, une femme, avant sa ménopause, pourrait demander le transfert d'un de ses noyaux au sein d'un de ses propres ovules. Assurant la grossesse, elle accoucherait de son propre clone ! Validant en cela un modèle nouveau de reproduction asexuée dans lequel les mâles seraient devenus totalement inutiles. C'est, sur le mode badin, aborder une véritable révolution anthropologique conduisant l'espèce humaine à se définir désormais comme une espèce à reproduction sexuée, possiblement asexuée !

On voit la nouvelle étape qui nous est offerte dans ce paysage « conceptionnel » bouleversé par l'ensemble des techniques de la procréation. Après le temps des plaisirs de la sexualité liés à la procréation, est venu celui des plaisirs sans la procréation grâce aux procédés de la contraception, puis est venu le temps de la procréation sans sexualité avec l'assistance médicale à la procréation, et enfin, dernier cri, la procréation au terme d'une reproduction asexuée, au même titre que les amibes ou autres organismes primitifs.

La situation est encore plus bouleversante lorsqu'il s'agit de la demande naïve d'un couple qui vient de perdre un enfant d'un accident de moto. Cette situation correspond à un fait réel.

Formulée quelques heures après la mort, la question était de savoir si l'on pouvait encore prélever une de ses cellules pour le cloner et le faire revivre ! Je cite cette demande car elle explique mieux que de longs discours philosophiques les fantasmes projetés sur la recherche toute puissante. Un clone est bien perçu comme une reproduction à l'identique, sans prendre en compte la notion de temps !

Entre mythe et réalité, entre douleur et désir, le clonage laisse penser qu'en bien des cas, on touche à l'immortalité, c'est-à-dire à un des tabous fondateurs.

Mais, deuxième menace, on touche aussi à *l'identité*, c'est-à-dire à *la personnalité*. Car il faut rappeler que chaque homme est unique, fruit du hasard. C'est parce qu'il est né du hasard que l'homme se sent libre. Le hasard est la source de notre liberté. On ne peut être libre quand on est enfermé dans un destin choisi d'avance. Comment être libre et responsable quand on est une copie, une reproduction ? Comment être libre et responsable quand on attend de vous que vous soyez comme l'être original dont vous êtes le clone, ou que l'on vous compare sans cesse à l'autre comme à un référentiel ? Sans liberté ni responsabilité, on peut dire qu'il y a bien *atteinte à la dignité*.

À cet égard, on peut penser que le clone est à l'origine d'une double trahison. Derrière la même apparence, le même physique, l'esprit peut-être différent, mon clone peut sembler un autre moi-même qui serait différent. C'est cette identité ambiguë et troublée qui est sans doute insupportable. C'est elle qui est, parfois, à l'origine des troubles psychologiques chez de vrais jumeaux qui ont du mal à vivre leur similitude en désaccord avec leurs différences !

Conclusion

Dans un éditorial de la revue médicale britannique *Lancet*, en plein cœur de la polémique, l'argumentaire développé ne manquait pas de laisser perplexe [3]. L'auteur exposait d'abord l'idée que le clonage était incompatible avec la dignité de l'homme, reprenant tout ou partie des arguments que nous avons développés. Il observait, ensuite, que jamais dans le domaine des sciences une technique existante n'avait été laissée de côté. En conséquence de quoi, le clonage humain une fois possible serait, évidemment, utilisé. Et que nous devrions donc nous définir par rapport aux clones humains.

La question était alors posée de savoir si ces « enfants clones » devraient être considérés comme des enfants humains avec toute leur dignité. L'auteur arrivait rapidement à l'évidence que ces enfants seraient, évidemment, des humains méritant tout autant le respect que les autres humains. Bouclant ensuite son raisonnement, en quelque sorte circulaire, il concluait que puisque ces enfants seraient des enfants comme les autres, il était sans doute inutile de vouloir à toute force interdire leur naissance !

Bien entendu l'argument est spécieux. Ce n'est pas parce que les enfants nés d'inceste sont considérés, heureusement, comme les autres, qu'il faut s'abstenir de condamner l'inceste. Ce n'est pas la nature du produit « enfant clone » qu'il faut condamner, évidemment. C'est le sentiment de limites franchies dans des zones troubles et incertaines où l'homme perçoit le risque de se perdre. Face au clonage, l'homme ressent un trouble intense qui ne relève pas de l'inquiétude du double, Jekyll et Hyde, c'est-à-dire le bon et le mauvais qui s'affrontent en nous, pas non plus de l'angoisse de soi-même, car le clone n'est ni l'autre, ni le même, il est une conjugaison des deux ! Il exprime une revendication farouche d'être libre, responsable de soi, unique au monde, sans manipulation, copie, transformation ou instrumentalisation. Ce faisant, sans doute, redessine-t-il les limites au-delà desquelles l'homme peut perdre son humanité.

Les réactions ont été unanimes et rapides, des déclarations se sont multipliées au niveau des États, des organisations internationales telles que l'Unesco, l'OMS, l'ONU. Le Conseil de l'Europe a voté un protocole additionnel à la Convention sur les droits de l'homme et la biomédecine concernant le clonage. Cette quasi-unanimité en soi est très intéressante car on voit qu'il s'agit d'un point irréductible devant lequel les aventuriers du clonage (sans doute plus médiatiques que scientifiques) ont dû s'incliner. Au moins pour le moment. La France, quant à elle, a assimilé le clonage reproductif à un crime contre l'humanité de l'homme. Mais, pour consolider cette position, il est urgent que les États, d'abord individuellement puis ensemble, définissent une interdiction sans concession.

Bibliographie

1. Mattei JF. *Sonate pour un clone,* Paris, Presses de la Renaissance, 2000, 264 pages.
2. Rorvik D. *À son image,* Paris, Grasset, 1978.
3. Éditorial – First principles in cloning, Lancet, 1999, 353, 81.

38

THÉRAPIE CELLULAIRE – DES CELLULES SOUCHES, EMBRYONNAIRES ET AUTRES

Jean-François Mattei

La thérapie cellulaire est née d'une idée simple. Lorsque des cellules sont vieillies ou malades, pourquoi ne pas les remplacer par des cellules jeunes et normales ? Entre la thérapie génique et la transplantation d'organes, il s'agit d'un champ nouveau de la biomédecine qui se propose d'utiliser des cellules indifférenciées pour corriger, à la demande, des maladies génétiques et/ou des évolutions dégénératives. Pour en donner un aperçu, il n'y a pas de spécialité qui ne soit intéressée par de tels développements, de la neurologie à l'hématologie, en passant par la cardiologie et la cancérologie. Les médecins et les scientifiques perçoivent le début d'un chemin fascinant et voient enfin la possibilité de traiter des malades jusque-là condamnés à mourir. C'est, sans nul doute, l'une des voies les plus innovantes et prometteuses pour le futur de la médecine. Il est donc légitime qu'elle soit au cœur de débats passionnés portant sur les méthodes et la réalité des enjeux, comme l'ont été, d'ailleurs, les transplantations d'organes à leurs débuts.

Le principe étant admis, la première question qui vient à l'esprit concerne l'origine de ces cellules, qualifiées de « cellules de l'espoir » ou « cellules de jouvence ». Elles doivent être suffisamment indifférenciées et plastiques pour pouvoir être orientées à la demande afin d'obtenir, selon les cas, les nécessaires lignées sanguines, musculaires, nerveuses, hépatiques, osseuses, parmi d'autres. Compte tenu des qualités exigées, c'est aux cellules embryonnaires qu'on pense en premier.

Cellules souches embryonnaires

Totipotentes ou multipotentes, selon le stade de développement, les cellules souches embryonnaires sont, par nature, capables de constituer toutes les parties d'un organisme entier dans leur diversité. Elles apparaissent, en première analyse, comme les candidates idéales pour le développement de la thérapie cellulaire.

Pourtant la question n'est pas si simple dès lors qu'on quitte l'action pour interroger le principe. Sans se perdre dans des discussions infinies autour du statut de la personne à propos de l'embryon, il faut néanmoins reconnaître que s'agissant du vivant, c'est un conflit d'intérêt, sinon de droit, qui apparaît entre l'embryon et le malade. Loin de toute loi d'exception comme celles de 1975 et 1994 qui réaffirment le nécessaire respect de la vie dès son commencement pour définir les conditions d'éventuelles transgressions, c'est l'utilisation banalisée de l'embryon qui est en jeu.

L'embryon, au travers de ses propres cellules, se trouve instrumentalisé et considéré comme un matériau de laboratoire, ou davantage encore comme une matière première destinée à une nouvelle forme de production pharmaceutique. Pour certains, il s'agirait toujours d'une procédure d'exception dans la mesure où seuls les embryons surnuméraires seraient concernés et où le refus de création d'embryons à ces fins utilitaires serait le gage de bonne conscience et de démarche éthique. Le raisonnement paraît, pourtant, plus complexe. D'une part cette précaution ultime confirmerait bien le caractère sacré (à part) de toute vie humaine débutante ; dès lors décider d'y porter atteinte au seul motif qu'il s'agirait d'embryons surnuméraires reposerait sur le fait que ces derniers ne mériteraient pas la même considération que les autres ; cette distinction n'aurait de fondement qu'utilitaire, ce qui ne pourrait justifier la transformation d'une transgression en usage. D'autre part, ce serait admettre implicitement qu'il deviendrait difficile d'œuvrer pour supprimer la production d'embryons surnuméraires puisque ce serait tarir la seule et unique source, donc indispensable, des cellules embryonnaires. On ne fabriquerait certes pas d'embryons aux fins de les utiliser, mais on continuerait à fabriquer des embryons surnuméraires par le canal de l'assistance médicale à la procréation. Jugeant, sans doute, plus direct d'autoriser la fabrication d'embryons hors tout projet de reproduction, certains pays ont légiféré en ce sens. Dans un tel cas, la conception d'embryons quitte pour la première fois le seul champ de la reproduction, et des vies sont créées sciemment pour en secourir d'autres. C'est donc un changement radical du regard porté sur la vie, désormais soumise à l'intervention de l'homme dans la définition des bornes marquant son début et sa fin. C'est, évidemment, la porte ouverte au relativisme, la question ultime se résumant ainsi : « la fin justifie-t-elle les moyens ? ». La fin est sans conteste justifiée puisqu'il s'agit de guérir. Pour autant, faut-il céder sur les moyens, faut-il privilégier l'existence plutôt que l'essence ? L'évolution depuis trente ans témoigne de la réalité du syndrome de la pente glissante qui ne laisse pas d'inquiéter[1]. Ne faut-il pas savoir, parfois, fixer une limite infranchissable sauf à compromettre l'avenir ou, peut-être pire, à le condamner pour rien ? Car, sans aucunement renoncer, n'est-il pas plus enthousiasmant d'avancer sans abandonner ses exigences, de refuser les voies les plus évidentes pour ne pas y perdre l'essentiel, d'ouvrir d'autres chemins prometteurs respectant les interdits fondateurs ? Il semble toujours dangereux de céder sous la pression de l'urgence quand il s'agit de choix irréversibles pour l'avenir.

En effet, si dans le futur les voies passant par l'embryon devenaient obsolètes du fait de solutions alternatives, les scientifiques et les médecins se tourneraient vers d'autres stratégies mais il en resterait néanmoins la suppression irréversible d'un interdit pour notre société. C'est la raison du maintien de l'interdit de la recherche sur l'embryon dans la loi de 2004, assorti de l'acceptation d'une période dérogatoire de cinq ans. Il s'agissait de donner le temps nécessaire pour mesurer la réalité du caractère indispensable du recours aux cellules embryonnaires. La révision de la loi approchant et les données scientifiques n'apportant aucune preuve irréfutable de la supériorité absolue de telle ou telle méthode sur les autres, le maintien de l'autorisation provisoire semblerait le plus raisonnable, sauf à décider de lever l'interdit en faisant un étrange pari sur l'avenir.

Il est vrai que, pour certains, la vie débutante sous la forme d'un embryon ne revêt pas de valeur particulière. Il n'y aurait donc aucune raison de s'embarrasser de précautions autres que celles

---

1. Voir sur ce point le chapitre de F. Eisinger « L'éthique de l'innovation ».

voulues par la méthodologie scientifique. Pour ceux-là, ces débats et atermoiements seraient vains et même source de perte de temps. Pour d'autres, à l'opposé, rien ne saurait justifier qu'on sacrifie la vie d'embryons, s'agissant de personnes en devenir (personnes potentielles, dit le CCNE). Pour d'autres enfin, au motif de la gravité des enjeux et de l'impossible consensus sur la valeur d'un embryon, la sagesse consiste à s'assurer que ces cellules sont vraiment indispensables et qu'il n'y a pas de voies alternatives pour arriver aux mêmes fins thérapeutiques.

Délaissant l'idée de la recherche sur l'embryon qui rencontrait une opposition très forte et dont ils ne prévoyaient pas une issue proche, les chercheurs demandèrent, début 2002, l'autorisation d'importer des cellules embryonnaires. Par décision du 30 avril 2002, le ministre de la Recherche donna l'autorisation au CNRS d'importer deux lignées de cellules souches embryonnaires en provenance d'Australie. L'autorisation fut accordée en vertu de l'article L. 1245-4 du Code la Santé publique, stipulant que « toute importation et exportation des tissus et cellules issus du corps humain sont soumises à autorisation ».

Cette autorisation ministérielle d'importation fut déférée au Tribunal administratif pour en demander l'annulation en raison de l'interdiction légale de la recherche sur l'embryon. Au terme de la procédure, le jugement conclut ainsi : « Les cellules souches pluripotentes d'origine humaine sont des cellules issues du corps humain, dont l'importation est soumise à autorisation du ministre de la Recherche. En revanche, elles ne peuvent être regardées comme des embryons et, par conséquent, les dispositions du Code de la Santé publique prohibant l'expérimentation sur l'embryon ne leur sont pas applicables. »[2]

Si le statut des cellules souches embryonnaires semble ainsi fixé, la question des conditions du prélèvement demeure et d'autres interrogations éthiques apparaissent sous-jacentes. Les embryons à l'origine des lignées cellulaires importées ont-ils été conçus délibérément pour la recherche ? Le consentement des femmes a-t-il été obtenu après une juste information ? Ces femmes ont-elles été rétribuées pour leur don d'ovocytes ?

---

2. Tribunal administratif de Paris, 21 janvier 2003.

Le clonage dit « thérapeutique »

La discussion sur les cellules souches embryonnaires a conduit à se focaliser sur la question du clonage dit « thérapeutique » qui repose sur la même technique que celle utilisée pour le clonage reproductif, à savoir le transfert d'un noyau d'une cellule somatique différenciée dans un ovule énucléé (transfert nucléaire). Son objectif demeure, en effet, de mettre au point des techniques de différenciation cellulaire à la demande, de façon à obtenir des cellules sanguines, musculaires, nerveuses, ou autres, destinées au traitement d'affections congénitales ou dégénératives. Présenté sous cet angle, le clonage thérapeutique est apparu comme une direction particulièrement intéressante pour la recherche, d'autant qu'il pourrait éviter les problèmes de rejet immunologique, et l'argument compassionnel n'a pas manqué d'être mis en avant par ceux qui souhaitent le voir autoriser en France, comme il l'est déjà dans quelques pays tels que la Grande-Bretagne.

Jusqu'à ce jour, seule une équipe de scientifiques sud-coréens semblait avoir réussi à effectuer, début 2004, un clonage thérapeutique avec des cellules humaines. Or, les résultats étaient faux et il s'agissait d'une des fraudes scientifiques avérées les plus spectaculaires. Pourtant, la piste de recherche fut saisie et, à la même époque, l'Institut des cellules souches de Harvard, à Boston dans le Massachusetts, sollicitait l'autorisation des instances éthiques de leur université pour cloner des embryons humains à des fins thérapeutiques et « conduire une série d'expériences destinées à produire des cellules souches humaines pouvant être utilisées pour étudier (et potentiellement traiter) le diabète, la maladie de Parkinson, d'Alzheimer et d'autres maladies ». Selon le service de presse de Harvard, « il était impossible d'imaginer les États-Unis se faire distancer dans ce domaine ».

On devine que les arguments de l'enjeu et de la compétition ont probablement faussé le débat. En effet, face à l'espoir thérapeutique brandi et déterminant pour beaucoup, d'autres éléments doivent être considérés. D'abord, l'utilisation du terme « thérapeutique » est mensongère quand on sait l'état actuel des résultats limités à l'animal, sauf à admettre que toute recherche biomédicale relève du qualificatif de « thérapeutique ». Certes, c'est le but de toute recherche biomédicale que de tendre vers des progrès thérapeutiques déterminants. Mais souvenons-nous que le terme de « thérapie génique » est utilisé depuis plus de vingt ans sans que cette stratégie ait encore connu la concrétisation espérée, exception faite pour quelques malades atteints de maladies rares et avec, parfois, des complications sévères. On a donc le fâcheux sentiment dans cette circonstance que le mot thérapeutique est utilisé, à la manière d'un sésame, pour forcer toutes les réticences et mobiliser l'opinion autour de l'argument compassionnel, en l'occurrence aussi irrésistible que fallacieux. Certains ont même dénoncé la mystification consistant à présenter le clonage thérapeutique comme une extraordinaire perspective thérapeutique follement prometteuse pour des milliers de malades souffrant de diabète, de maladie d'Alzheimer, d'infarctus du myocarde [3]... En tout état de cause, autoriser une telle technique, même rebaptisée « technique de transfert nucléaire », aurait conduit, en 2004, à légiférer sur un rêve sans début de réalité, sur un modèle théorique et non sur des résultats concrets. En effet, quatre ans plus tard, le clonage thérapeutique n'avait encore jamais été réalisé de façon formelle et reproductible chez l'homme. Des résultats isolés récents demandent à être confirmés mais, quoi qu'il en soit, cette méthode s'avère complexe et aléatoire. En fait, les retournements de situation ne sont pas exceptionnels en recherche et il serait préférable de rester prudent avant de valider une technique comme « indispensable et irremplaçable ». Tout comme la même prudence devrait conduire à donner aux méthodes alternatives le temps de faire leurs preuves de façon plus convaincante.

D'autant que, s'agissant du clonage thérapeutique, un argument n'est pas assez mis en avant, qui vient compliquer encore davantage les choses et embarrasse les tenants du transfert nucléaire eux-mêmes. En effet, pour obtenir des cellules souches par cette technique, il faut transférer un noyau somatique dans le cytoplasme d'un ovule énucléé, autant dire qu'il faut une très grande quantité d'ovules car le rendement est extrêmement faible. Dans l'expérience menée par les Sud-coréens, ce sont 2 051 ovules provenant de 450 femmes qui ont été utilisés sans aucun résultat positif. Les donneuses ont été recrutées soit sur un argument d'autorité (sollicitation directe des techniciennes de l'équipe), soit sur un argument financier (1 500 dollars la dizaine d'ovules). Compte tenu de la difficulté à se procurer ce type de cellules, on peut penser qu'un marché (clandestin au début) ne tarderait pas à s'organiser. Le danger de voir se développer un commerce d'ovules n'est donc pas négligeable et pose la question de la protection des femmes et de leur corps.

Rappelons, enfin, que la phase de transfert nucléaire est commune aux deux clonages, le thérapeutique comme le reproductif. Si la technique était autorisée au titre du clonage thérapeutique, l'obstacle essentiel au clonage reproductif serait levé car ce n'est pas le transfert *in utero* qui pose difficultés. On peut donc réellement penser qu'autoriser le clonage thérapeutique, c'est prendre le risque du clonage reproductif. C'est sur ce point que l'élaboration d'un texte commun pour interdire le clonage a échoué à l'ONU. Certains pays prônaient l'interdiction des deux clonages en les mettant sur le même plan. D'autres voulaient s'en tenir au seul clonage reproductif. D'autres enfin, comme la France, souhaitaient interdire les deux clonages en les différenciant afin de préserver une évolution possible des techniques en fonction de nouvelles connaissances. La question a été renvoyée à plus tard et il ne faut pas espérer un consensus avant longtemps.

Les cellules souches adultes

Toutes ces discussions et controverses pourraient, en définitive, être réglées par le recours à une troisième possibilité d'obtenir des cellules souches humaines. C'est ainsi que l'utilisation de cellules du sang du cordon ombilical, dont la plasticité se rapproche de celle des cellules souches embryonnaires, a permis des résultats intéressants, notamment dans des affections sanguines, et a conduit à l'organisation de systèmes de conservation de ces cellules par congélation, susceptibles, parfois, de poser la question de dérives commerciales. Mais ce sont surtout les résultats prometteurs récemment publiés par plusieurs équipes, japonaises et américaines, à partir de la dédifférenciation de cellules cutanées adultes qui pourraient rendre obsolète le recours à l'embryon comme au clonage dit thérapeutique [2, 3, 4]. Leur méthode ouvre un accès potentiellement illimité au remplacement de tissus ou d'organes endommagés et pourrait permettre de créer des cellules souches ayant le code génétique du patient, éliminant ainsi tout risque de rejet. Cette découverte change complètement l'orientation des recherches dans ce domaine. C'est ainsi que l'anémie falciforme, une affection sanguine humaine exprimée dans un modèle animal chez la souris, a été guérie par des cellules souches produites sans recours à l'embryon, à partir de cellules cutanées prélevées sur la queue de ces souris [5]. Il s'agit d'un nouveau système de reprogrammation cellulaire jusqu'ici inconnu, qui s'avère bien plus simple à mettre en œuvre que le clonage thérapeutique et qui ne nécessite ni ovocytes, ni embryons. Moins de difficultés techniques et pas de problèmes éthiques, c'est ce qui a conduit l'inventeur du clonage et père de la brebis Dolly, Ian Wilmut, très engagé dans cette voie, à annoncer qu'il renonçait au clonage, trop complexe, aléatoire et sans résultats suffisamment probants [6].

De fait, ces cellules souches pluripotentes induites (iPS), désormais obtenues aussi à partir de prélèvements cutanés humains, pourraient avoir une grande variété d'applications et seraient bientôt disponibles pour les chercheurs à des prix modiques[3].

Alors que ces techniques qui ne soulèvent aucun problème éthique s'avèrent de plus en plus efficaces et reproductibles, il paraîtrait inopportun de légitimer d'autres pratiques qui, pour le moment, n'ont pas véritablement fait leurs preuves.

Conclusion

Pour conclure, aussi prudemment que provisoirement, il semble que la création de cellules souches à partir de cellules adultes soit désormais la voie la plus prometteuse au regard de l'avenir, même si la méthode doit encore être améliorée avant que des recherches précliniques ne soient entreprises d'ici quelques années.

Pourtant, malgré cette avancée décisive, ne fut-ce que dans une période initiale, il paraît difficile de faire l'impasse sur les études comparatives entre cellules souches adultes et cellules souches embryonnaires afin d'analyser les avantages et les inconvénients respectifs des deux populations cellulaires. Toute solution définitive serait prématurée. L'interdiction formelle de recherche sur les

3. Moins d'un an après l'obtention de la première lignée humaine iPS, les publications se multiplient indiquant la fiabilité des protocoles. Les premières cellules iPS associées à des pathologies génétiques ont été rapportées en juillet 2008. Une banque spécifique de stockage a été créée à Harvard avec le principe d'un accès libre et gratuit pour les scientifiques du monde entier (*Quotidien du médecin*, 28 août 2008).

cellules embryonnaires n'est pas souhaitable au stade actuel des recherches. À l'opposé, dans l'hypothèse où les cellules adultes s'imposeraient définitivement, on pourrait regretter d'avoir levé prématurément l'interdiction d'utiliser les embryons. C'est donc, compte tenu des données actuelles, la prolongation d'une autorisation provisoire encadrée qui paraît la plus raisonnable. S'appuyant sur les dispositions législatives et réglementaires, l'Agence de biomédecine aurait, conformément à sa mission, la charge d'apprécier les protocoles proposés, d'accorder les autorisations aux équipes de recherche et d'évaluer la réalité des résultats.

Au total, le débat éthique sur l'utilisation des cellules souches à visée thérapeutique aura marqué les oppositions parfois de façon caricaturale. Avec un peu plus de recul, il devrait retrouver davantage de sérénité tant il est vrai qu'il dépasse le clivage entre la science et les religions. Le rôle de ces dernières est de rappeler un certain nombre de principes et valeurs auxquels aucune conscience ne peut rester indifférente, quant à la science, n'est-elle pas sur le point d'apporter les solutions aux questions qu'elle avait soulevées ? Le véritable défi est bien de savoir si les cellules souches adultes rendront obsolètes, à terme, les cellules souches embryonnaires et le transfert nucléaire du clonage thérapeutique [7].

Le débat politique doit donc s'apaiser et ne pas participer, par ses surenchères, à faire naître une attente trop forte chez les patients. Il ne doit pas non plus céder à l'impatience de tous ceux qui, pressentant que l'exploitation des cellules souches serait un possible eldorado économique, veulent agir très vite, probablement trop vite. Cet indispensable débat qui ne sera sans doute pas encore en mesure d'être conclu doit être loyal et libre de toutes pressions, prudent et attentif, sans retard ni précipitation. Ce ne devrait être qu'un débat d'étape sur un chemin encore long.

Bibliographie

1. Cellules souches embryonnaires : la nouvelle donne ? Intégralité du débat avec Axel Kahn, Le Monde.fr, 29 août 2006.
2. Takahashi K, Yamanaka S. *Induction of pluripotent stem cells from mouse embryonic and adult fibroblast cultures by defined factors.* Cell, 2006, 126 : 663-676.

3. Takahashi K, Tanabe K, Ohnuki M et al. *Induction of pluripotent stem cells from adult human fibroblasts by defined factors.* Cell, 2007, 131 : 861-872.
4. Yu J, Vodyanik MA, Smuga-Otto K et al. *Induced pluripotent stem cell lines derived from human somatic cells.* Science, 2007, 318 : 1917-1920.
5. Hanna J, Wernig M, Markoulaki S et al. *Treatment of sickle cell anemia mouse model with iPS cells generated from autologous skin.* Science, 2007, 318 : 1920-1923.
6. http://tinyurl.com/2py6ym
7. Yamanaka S. *Strategies and new developments in the generation of patient-specific pluripotent stem cells.* Cell Stem Cell, 2007, 1 : 39-49.

39

L'ÉTHIQUE DE L'INNOVATION

François Eisinger

Le questionnement éthique envahit le champ de toutes activités humaines, y compris celles qui jusqu'à présent semblaient devoir être épargnées, préservées, voire structurellement immunisées contre une analyse critique.

Jean Dausset, prix Nobel de médecine, déclarait, dans le rapport de Noëlle Lenoir [1] adressé au Premier ministre : « la recherche fondamentale en soi est déjà une éthique ; par conséquent, elle ne peut pas être remise en cause ». Cette vision pourrait presque être qualifiée de naïve si son auteur n'était pas un des plus grands biologistes français de ces dernières décennies.

La science ne peut plus s'autoproclamer en dehors de toute interrogation éthique. Il est sans doute possible d'expliquer la perte de confiance des citoyens/individus envers la science et les « savants » par des dysfonctionnements comme les « crises » de la vache folle, de l'hormone de croissance, du sang contaminé mais aussi plus globalement par une remise en cause de toutes les « icônes ». Quelle qu'en soit la cause, cette perte de confiance (*backlash*) limite l'autorité de l'expert à son champ d'expertise technique. Ainsi, le savant ne bénéficie-t-il plus d'un jugement de valeur positif aveugle, inépuisable et systématique. S'agit-il d'un ajustement du balancier, d'un mouvement lent d'un curseur ou bien d'un désenchantement profond vis-à-vis de la science ? Quelle que soit la cause de ce revirement, on peut faire l'hypothèse que si aujourd'hui les savants se penchent sur la dimension éthique de leur activité, c'est aussi pour redéfinir leur légitimité.

De ce point de vue, le rapport à l'innovation est significatif des enjeux actuels.

L'interrogation éthique, maintenant possible, doit éclairer le débat

L'innovation peut se définir comme l'apparition dans une situation donnée de quelque chose d'inconnu, susceptible de produire une différence. Ainsi peut-on d'emblée mettre en évidence l'importance d'une analyse de type chronologique : l'état antérieur (pas nécessairement statique) et la nouvelle trajectoire.

L'innovation se distingue du progrès qui sous-entend un jugement de valeur. Le progrès serait une innovation déplaçant un objet d'une position initiale vers une position jugée plus favorable ou plus proche d'un objectif à atteindre.

Le monde était simple quand toute innovation était un progrès

Il est devenu difficile aujourd'hui de pouvoir sans ambiguïté porter un jugement de cette nature. C'est déjà difficile une fois l'innovation accessible et à l'œuvre, mais cette évaluation est encore plus complexe, en amont, au moment où elle n'est envisagée qu'au stade de projet. De même qu'il est impossible de décrire le devenir d'un être humain au moment de sa conception (où pourtant tout son « matériel » génétique est présent), il est impensable de savoir par anticipation comment qualifier une innovation.

Le contexte explique le texte

Le changement des interrogations sur le sens des innovations peut se comprendre par le changement du contexte. Un cadre qui peut éclairer ces enjeux est celui dit « *post-normal science* » [2] qui se caractérise par quatre éléments : les valeurs sont discutées, les faits incertains, les enjeux considérables et les décisions urgentes. On peut y ajouter deux autres dimensions : le monde change à un rythme rapide et tout changement a plus d'une conséquence. Ce dernier point semble particulièrement important pour juger des innovations dont les conséquences peuvent être en apparence contradictoires et/ou renvoyer à des univers éthiques différents.

Pour illustrer ces phénomènes, on peut prendre comme modèle d'analyse une chaîne d'observations-actions qui partirait d'une situation jugée défavorable (la mortalité du cancer du poumon), déclenchant des actions exploratoires (la recherche) et débouchant sur une innovation (un médicament) supposée corriger l'état antérieur.

Les interrogations de nature éthique peuvent se poser à toutes les étapes de cette boucle (en fait hélicoïdale).

1. Comment juger qu'une situation est défavorable ?

Si certaines situations sont de manière évidente, c'est-à-dire consensuelle, simples à juger, le plus souvent ce jugement est très dépendant du contexte. Ainsi la mortalité par cancer de la prostate n'est pas un problème… dans les pays où l'espérance de vie est de l'ordre de 40 ans (Afrique de l'Est). De même, la mortalité par paludisme est-elle une priorité dans un pays en guerre ?

Il est possible qu'il n'existe pas d'argument permettant de manière absolue de juger une situation comme étant défavorable et qu'on accède uniquement à une vision comparative (une relation d'ordre).

2. Comment juger qu'une recherche est nécessaire et comment prioriser les actions ?

Face à une multitude de situations jugées insatisfaisantes, par quel processus une recherche sera-t-elle entreprise ? Dans un monde économiquement libéral, les investissements privés peuvent se focaliser sur des situations et des solutions dont on attend un retour sur investissement. Ce mode de pensée privilégie ainsi la recherche sur les maladies des pays et/ou des personnes solvables.

Les recherches sur le paludisme seraient-elles au même niveau d'investissement si la frontière de la zone d'endémie traversait une grande partie des États-Unis ?

Selon ce modèle, les recherches sur les maladies rares seraient menacées par une éthique strictement utilitariste visant à maximiser le bénéfice attendu de chaque euro investi. Or ces recherches bénéficient actuellement d'un statut particulier au regard des règles économiques (législation particulière pour les médicaments orphelins) afin de les rendre possibles.

Le problème de la recherche bénéficiant de financement public est sans doute plus complexe à analyser (à l'image de la difficulté que l'on peut avoir à définir le bien public et plus encore à le mesurer). Mais en s'aidant de situations imaginaires extrêmes, il est possible de rendre compte partiellement de la difficulté de ce sujet. Imaginons une maladie dont le pronostic ou l'impact soit sévère. Il est envisageable de réaliser une recherche pouvant déboucher sur un traitement ou sur une prise en charge efficace, mais dont le coût serait tel qu'il épuiserait toutes les ressources du système de santé. L'éthique de la recherche (visant à augmenter nos connaissances) ne tiendra pas compte de cet élément. En revanche, une éthique responsable de l'innovation peut-elle conduire à accepter que cette recherche soit menée ? Ou doit-elle plutôt orienter les explorations vers des traitements peut-être moins efficaces mais accessibles à tous ?

On le voit, dans les questions d'innovation, les enjeux de justice distributive et d'équité de traitement sont centraux.

Dans la réalité, les recherches dont on pense qu'elles vont conduire à une innovation rentable sont menées dans des cadres privés, les autres (dites fondamentales) dans des cadres publics. Encore faut-il que cette division opérationnelle ne conduise pas à fragmenter l'éthique professionnelle, à opposer les acteurs, ou encore à favoriser des actions de type passager clandestin (*free rider*) prenant gratuitement un train que d'autres ont financé.

3. Comment réaliser une recherche ?

La production de connaissance, visant à l'amélioration d'une situation, ne peut suffire en soi à justifier tous les chemins qui pourraient répondre à cet objectif. En effet, les conditions de la recherche elle-même sont soumises à analyse critique et même à des limites. À l'extrême, une recherche pouvant sauver des milliers de vies serait-elle acceptable et réalisée si elle ne pouvait emprunter qu'un seul chemin exigeant le sacrifice d'une personne ? Non, selon le principe kantien qui refuse l'approche sacrificielle d'un individu au profit de la collectivité.

On peut noter que la mise en place de comités de protection des personnes se prêtant à la recherche biomédicale régule les méthodes des chercheurs mais également limite l'autonomie de décision des patients qui ne peuvent pas, en dehors d'un contrôle/d'une validation par une autorité extérieure, se prêter à une expérimentation qui aurait été jugée dangereuse ou dégradante. Il s'agit d'un débat qui réapparaît périodiquement face à des situations dramatiques et, notamment, des traitements compassionnels,

« héroïques ». Généralement, ces débats débouchent sur des solutions « locales » sans que ne soient vraiment explicités les attendus ou les arguments qui pourraient aboutir à la définition de bonnes conduites généralisables.

Enfin il faut signaler que le financement de la recherche pose à la fois des problèmes de conflits d'intérêts [3] et d'image [4] (est-il acceptable qu'une recherche puisse être financée par l'industrie du tabac ?).

Une action, une innovation, a plus d'une conséquence

Dans la chaîne théorique qui va de l'identification d'un problème à la découverte d'une innovation censée le résoudre, nombre de phénomènes viennent interférer. Ils posent souvent la question du choix des populations susceptibles de bénéficier de l'innovation, ou pour résumer : Qui paye ? Qui en bénéficie ? Qui en pâtit ?

Les femmes enceintes ont des besoins en folates supérieurs à la population générale et d'une manière générale il est possible que ce facteur alimentaire réduise les risques de maladies chroniques, comme les cardiopathies ischémiques. Si l'analyse de l'alimentation moyenne met en évidence un déficit moyen, il peut être tentant de vouloir corriger cet élément par une fortification obligatoire (des céréales par exemple). Néanmoins chez les personnes âgées une supplémentation de cette nature risque de masquer les signes d'une anémie macrocytaire liée à une carence en vitamine B12 et donc s'avérer délétère [5]. Ainsi la fortification peut être jugée globalement très favorable pour les femmes enceintes, favorable pour la population générale et dangereuse pour le groupe des personnes âgées. Mais cet exemple n'est pas le plus difficile car les populations pouvant pâtir d'une action utile pour d'autres sont identifiables, et une action d'information et de protection est envisageable.

Plus complexe d'un point de vue éthique est le cas de la vaccination contre la variole, qui était obligatoire car elle apportait un bénéfice pour la société et pour l'immense majorité des individus au prix d'une encéphalite vaccinale exceptionnelle mais gravissime (où l'image du sacrifice resurgit mais accepté car « aléatoire » et sous voile d'ignorance).

Une innovation n'est pas figée

Il s'agit là d'utiliser la métaphore universelle de la pente douce où l'on peut passer de proche en proche à partir de situations typiquement acceptables à des situations typiquement inacceptables sans que la frontière puisse être définie. Dans ce type de situation, l'éthique est le seul outil pour éclairer les arbitrages. Un exemple simple est celui du diagnostic prénatal (et du diagnostic préimplantatoire). D'un côté de la pente l'on peut décrire le cas du fœtus anencéphale et de l'autre côté de la pente une fente labio-palatine (bec-de-lièvre), ou une petite taille… en ayant entre ces deux extrêmes une infinité de situations.

Cette métaphore de la pente douce (glissante, selon la terminologie anglo-saxonne) est reprise parfois par des opposants à ces innovations qui craignent une dérive progressive et rapide de l'utilisation de ces nouveaux outils. La métaphore se transforme alors en fable, et la pente en boîte (de Pandore).

Ce type de problème possède deux modes de régulation (tous deux non satisfaisants, ce qui explique leur coexistence). D'un côté, la régulation administrative et juridique (il est autorisé, il est interdit) constitue un outil globalement reproductible, peu sensible aux particularismes locaux et donc loin de l'arbitraire, et de l'autre côté, la casuistique experte [6] prend en compte les cas particuliers des personnes mais sans doute aussi des… experts.

Conclusion

Il apparaît qu'il n'existe pas de solution univoque aux problèmes soulevés par l'éthique de l'innovation, pas plus d'ailleurs que par l'éthique de la recherche ou l'éthique des publications. Il existe en revanche une éthique humaine.

L'augmentation du champ du possible accroît l'importance des choix qui sont soumis dans nos sociétés complexes à plusieurs niveaux de régulation et de contrôle. Ces derniers doivent être collectifs, transparents et prévisibles (comme la loi et les réglementations les proposent) mais également plus intimes et plus individuels (comme l'est en partie l'éthique).

Si le « conséquentialisme » est une fable ou une illusion, voire un prétexte, et que nous ne pouvons prédire les conséquences futures de nos actions, pour juger d'une innovation nous ne disposons que d'une grille déontologique (Kant) ou de la rationalité procédurale (H. Simon).

Face à l'innovation, faut-il, pour reprendre la vision ironique et caustique des Shadocks, toujours innover (« Il vaut mieux pomper même s'il ne se passe rien que de risquer qu'il se passe quelque chose de pire en ne pompant pas ») et ainsi favoriser aveuglement les innovations ? Ou bien, doit-on prolonger une tradition d'une plus grande neutralité de la faute par inaction (le mensonge par omission) que de la faute par action et, appliquant le « principe » de précaution (principe auto-contradictoire), rejeter toute innovation n'ayant pas fait la « preuve » de son innocuité ? Ou bien encore, faut-il se servir de nos outils intellectuels et moraux pour naviguer entre Charybde et Scylla ?

Il faudrait, déjà, au départ de cette quête d'innovation, atteindre sans doute les trois souhaits attribués à Saint François d'Assises :

« Seigneur donne-moi la force de changer ce que je peux changer,

« La sagesse d'accepter ce que je ne peux changer (ou ce que je ne dois pas changer),

« Et l'intelligence de discerner entre les deux ».

Remerciements : À Philippe Mosse (LEST CNRS Aix-en-Provence) pour ses remarques pertinentes dans la discussion du texte (*in medium veritas* ?).

Bibliographie

1. Lenoir N. *Aux frontières de la vie : paroles d'éthique*, Paris : Rapport au Premier Ministre, 1991.
2. Funtowicz SO, Ravetz JR. *Risk management as a postnormal science.* Risk Anal, 1992,12 (1) : 95-97.
3. Eisinger F. *La recherche médicale et les conflits d'intérêts.* [Biomedical research and conflicts of interest]. Presse Med, 2002, 31 (36) : 1686-1689.
4. King J, Yamey G. *Why journals should not publish articles funded by the tobacco industry.* Br Med J, 2000, 321 (7268) : 1074-1076.
5. Tucker KL, Mahnken B, Wilson PW et al. *Folic acid fortification of the food supply. Potential benefits and risks for the elderly population.* JAMA, 1996, 276 (23) : 1879-1885.
6. Jonsen AR. *Casuistry : an alternative or complement to principles ?* Kennedy Inst Ethics J, 1995, 5 (3) : 237-251.

40

ÉTHIQUE ET IMAGERIE MÉDICALE

Guillaume Gorincour et Sébastien Tassy

En un peu plus de deux décennies, l'évolution des techniques de l'imagerie médicale (radiographie, échographie, scanner, imagerie par résonance magnétique [IRM], angiographie, médecine nucléaire, etc.) a bouleversé la médecine.

Ce bouleversement est tout d'abord scientifique : les capacités diagnostiques ont fait un bond en avant, rendant « visibles et transparents » des formes et des organes autrefois inaccessibles. Le fœtus, par exemple, a perdu la quiétude et l'opacité de l'utérus maternel, et l'IRM fonctionnelle permet d'observer le cerveau penser « en temps réel ».

Mais ce bouleversement est aussi « pratique ». D'une part, la participation majeure de l'imagerie dans la démarche diagnostique ne doit pas faire oublier aux médecins la cruciale démarche clinique et l'absolue nécessité de tisser de manière étroite cette relation médecin-malade indispensable. D'autre part, l'imagerie est en train d'entrer dans le champ du pronostic et de la prédiction.

Néanmoins, cette apparente toute-puissance de l'imagerie est trompeuse… D'abord parce que l'image médicale n'est pas la réalité mais une reconstruction de celle-ci au travers d'un procédé physique. Chaque technique a donc ses limites et ses fausses images, que le spécialiste doit bien connaître et intégrer dans son interprétation. Ensuite parce que nos capacités d'exploration du corps humain ont souvent anticipé la seule idée de l'utilisation que nous pourrions en faire…

Les deux exemples emblématiques de l'imagerie fœtale et de l'imagerie cérébrale permettent d'illustrer cette problématique.

Le poids des images fœtales

« La fuite en avant, technique et juridique, nous paraît très réductrice par rapport à l'outil d'investigation étonnant dont nous disposons et dont nous continuons à penser qu'il est notoirement sous-utilisé comme instrument de découverte et de construction de la parentalité. » [1]

Avant même la naissance, les médecins pénètrent déjà notre intimité, avec des conséquences parfois funestes. Le poids de ces images fœtales sera bien entendu différent selon le point de vue où l'on se place (médecin ou futur parent), et en fonction de la « qualité » des images (normales ou anormales). En effet, l'échographie fœtale est un examen médical dont la pratique est sous-tendue par plusieurs paradoxes et/ou ambiguïtés. Elle n'est pas obligatoire (quoique remboursée par la sécurité sociale) car elle n'a pas fait la preuve de son efficacité en termes de santé publique, mais elle constitue désormais et de manière indéniable un moment clé du suivi de toute grossesse. Elle a des objectifs bien différents pour chacun des intervenants : rencontrer un bébé à venir pour le couple en attente, et s'assurer qu'il est « normal », voire « traquer » la moindre anomalie pour l'échographiste, avec la pression médico-légale sous-jacente que l'on connaît et la solution « thérapeutique » éventuelle de l'interruption de grossesse pour motif médical.

1. Les images normales et le médecin

Pour le médecin, l'image « normale » procure le plaisir certain de pouvoir rassurer le couple, tout en tenant compte des réserves inhérentes à la technique elle-même, qui doivent être partagées avec le couple dans la mesure de sa compréhension. Si l'échographie a vu ses performances s'accélérer de manière exponentielle, elle demeure imparfaite et par définition artificielle. Il appartient au médecin de trouver un juste milieu entre confiance et défiance excessives dans sa maîtrise de la technique.

L'échographiste peut en effet être tenté par une certaine normalisation à outrance… alors que finalement le normal n'existe pas, et que chaque histoire est singulière. Comme le dit L. Gourand [1], « l'échographiste (…) s'engage dans un exercice périlleux, tant ce parcours a des racines évidemment très profondes. (…) Ce ventre mythique est sans aucun doute à l'origine de beaucoup de convoitises et de nostalgies ». L'autre tentation extrême est que tout fœtus peut rapidement devenir suspect et donc potentiellement dangereux pour le médecin lui-même, en tant que support possible d'une plainte pour faute professionnelle.

Dès lors on comprend le reproche adressé parfois aux échographistes de ne pas prendre le temps suffisant pour montrer le fœtus à ses futurs parents, de ne plus offrir la possibilité d'avoir des cassettes vidéo de l'échographie, d'être trop obnubilé par l'objectif médical. Cette attitude est la conséquence de l'immense attente diagnostique qui est exigée de leur part, et qui s'oppose de manière frontale à la croissante judiciarisation de cette pratique. Et ce phénomène a pour conséquence l'éclosion des « boutiques » d'échographie fœtale, ce qui n'est évidemment pas sans danger [2].

2. Les images normales et les futurs parents

Une échographie normale est pour le couple le moment d'une rencontre privilégiée, souvent la première concrétisation de l'état de grossesse. D'ailleurs le cliché échographique est de plus en plus en première page de l'album du bébé. La femme enceinte voit désormais son « bébé » avant de le sentir ; cette levée transitoire des correspondances entre vu et perçu induit une charge fantasmatique majeure. D'autant plus que le regard échographique fœtal confronte à ce que Freud nommait « l'inquiétante étrangeté » de l'étranger à l'intérieur du corps maternel. Et il est sans doute ici judicieux de rappeler que l'image en général utilise des procédés qui échappent au principe de réalité, et utilise ceux de la pensée magique, du rêve.

Dès lors, quand l'échographie est normale, l'enfant virtuel de l'imaginaire parental trouve dans l'imagerie une confirmation et un support à son anticipation ; la maturation de la parentalité s'actualise ; bref, la virtualisation échographique est un rituel de passage symboliquement efficace qui favorise l'anticipation [3].

Finalement, dans l'exigence de « normalité », on peut se demander si le couple ne désire pas « simplement » une non-contradiction de cette représentation intérieure anticipée, éventuellement associée à des éléments lui indiquant que tout est en ordre pour que ce fœtus « normal » devienne un bébé heureux. Malheureusement (ou heureusement), personne, ni aucune échographie, ne peut le leur garantir.

Et quand l'image « anormale » apparaît sur l'écran, c'est un coup de tonnerre pour l'ensemble des intervenants.

3. Les images anormales et le médecin

Durant cet instant suspendu où il constate une « anomalie » fœtale, l'échographiste est simultanément assailli par de nombreuses et contradictoires obligations.

Premièrement, se focaliser sur la confirmation de la réalité de cette image anormale, ainsi que sur le bilan échographique complémentaire auquel il doit procéder.

Deuxièmement, ne rien laisser paraître, car il sait très bien que la future mère regarde autant l'écran de l'échographe que les mimiques de l'échographiste… Ou du moins ne pas trop laisser paraître, afin de se laisser le temps de trouver les mots adéquats pour expliquer ces images sans trop inquiéter ni trop rassurer ; on sait très bien aussi que ce sont souvent ces premiers mots qui resteront figés dans l'esprit des couples.

Troisièmement, assumer le rôle évident d'oiseau de mauvais augure, d'annonceur de mauvaise nouvelle. Et l'expérience apprend comment retourner cette situation en expliquant que ce diagnostic est l'occasion donnée de rechercher les causes, de faire un bilan complet et surtout, et c'est l'option la plus souhaitée, d'anticiper l'évolution intra-utérine et post-natale immédiate de l'anomalie pour préparer au mieux l'arrivée de ce bébé à naître.

4. Les images anormales et les futurs parents

Pour le couple, c'est la fin de l'enfant virtuel qui était, forcément, idéalisé. Quand l'échographie contredit l'idée que les futurs parents se font de leur futur bébé, elle induit une paralysie, un blocage, dans la virtualisation de la parentalité. Le regard échographique perd sa fonction néo-rituelle. Il ne favorise pas « l'aménagement du devenir » [4]. Selon la structure psychique des parents et la qualité des attitudes et comportements de l'échographiste, l'impact de la contradiction sera d'une violence traumatique plus ou moins importante, parfois majeure.

Finalement, l'image a un poids, péjoratif, lorsqu'elle n'est qu'une image et qu'elle est silencieuse, laissant le champ libre aux interprétations. Le travail de l'échographiste et de l'équipe de médecine fœtale qui l'entoure est de trouver les « bons » mots qui doivent accompagner, traduire ces images, au moment où elles peuvent heurter le projet parental.

Cela illustre bien la difficulté quotidienne de cette pratique, où les situations cliniques douloureuses sont fréquentes et doivent conduire à une réflexion et une remise en cause permanentes. Comme le souligne S. Missonnier, « la prise de conscience par les futurs parents de la complexité (de l'échographie) est la condition d'un véritable consentement éclairé, pas seulement bouclier juridique mais surtout véritable négociation entre l'enfant virtuel parental et les objectifs médicaux » [5].

Le fœtus est un patient au quotidien, à la croisée d'intérêts parfois divergents, mais il n'est pas une personne au sens juridique. Demeure donc l'interrogation que la pratique échographique suscite : existe-t-il un besoin, et une place, pour un statut fœtal spécifique ?

Le poids des images cérébrales

La force d'une image est d'illustrer instantanément ce que dix mille mots sont nécessaires pour décrire. Les questions éthiques soulevées par l'imagerie cérébrale, ou neuro-imagerie, sont en grande partie liées à ce pouvoir d'illustration, lequel modèle notre perception d'un problème donné. En effet, peut-être plus encore que pour d'autres organes, l'imagerie du cerveau frappe l'imaginaire collectif car elle donne accès à l'organe support de l'esprit et à des réalités totalement abstraites, comme les processus psychiques complexes.

Cependant, si avec l'imagerie cérébrale une porte s'est ouverte sur la visualisation du « fonctionnement de l'esprit », les limites inhérentes à la technique elle-même doivent conduire à restreindre les interprétations des résultats des expérimentations menées avec ces outils.

1. Imagerie et état de conscience

Le scanner et l'IRM sont les deux techniques employées en pratique courante pour détecter les lésions cérébrales. Dans certains contextes, elles permettent donc, de manière indirecte, d'avoir un indice de la présence de « l'esprit » attaché à un corps.

Cela fut illustré par le douloureux cas de Terry Schiavo, dont l'histoire se déroula de 1991 à 2005 aux États-Unis. Après un arrêt cardiaque et un coma d'un mois, cette patiente se réveilla partiellement. Elle n'avait aucune conscience d'elle-même ou du monde extérieur, ne pouvait se nourrir ou faire quoi que ce soit de manière autonome ; seuls persistaient certains réflexes. Pour rester en vie, elle devait être alimentée artificiellement par une sonde apportant dans son estomac les nutriments prédigérés. Les techniques les plus sophistiquées pour la ramener à la conscience furent tentées sans succès. Après huit ans à s'occuper d'elle au quotidien, son époux demanda qu'on arrête ces soins de « suppléance ». Mais les parents de la patiente s'y opposèrent et une bataille juridique débuta. Les « *pro-life* » et les défenseurs de l'euthanasie allaient utiliser cette histoire comme un étendard pour la défense de leurs causes respectives. Les médias s'en emparèrent et divisèrent les Américains entre ceux qui pensaient qu'il fallait la maintenir en vie et ceux qui pensaient qu'il fallait la laisser mourir. Durant le procès, de nombreux éminents neurologues expliquèrent que la patiente n'avait plus aucune conscience, qu'il s'agissait uniquement de mouvements réflexes. Mais ce furent les images scanographiques du cerveau atrophié de Terry Schiavo qui permirent probablement de guider la décision du jury [6]. Elles ne laissaient aucun doute sur l'impossibilité de vie psychique, ce que devait confirmer ultérieurement l'autopsie. Finalement en 2005, une décision de la cour d'appel de Floride autorisa l'arrêt de la nutrition et elle mourut.

Les images avaient permis de surpasser, par un élément objectif, visible, l'impression de vie qui pouvait se dégager des mouvements réflexes de la patiente. Mais il s'agissait seulement d'images « figées », or nous entrons dans l'ère des images qui, permettant de visualiser des processus dynamiques, vont sans doute avoir un impact encore plus grand.

2. Imagerie des processus mentaux complexes

Depuis les années 1990, il est possible de visualiser l'activité des structures cérébrales mises en jeu lors de processus mentaux complexes. Les techniques utilisées permettent d'affiner le diagnostic de maladies neurologiques comme la maladie d'Alzheimer ou la maladie de Parkinson. Cependant leur utilisation pour l'identification de processus aussi complexes que la conscience reste de l'ordre de la recherche.

Parmi ces recherches, certaines ne font pas que susciter la réflexion éthique, elles explorent le cœur de cette réflexion éthique et philosophique. En 2001 dans la prestigieuse revue *Science*, Joshua Greene publia le compte rendu d'une expérience dans laquelle il enregistrait au moyen d'IRM fonctionnelle l'activité cérébrale de personnes faisant face à des dilemmes moraux [7]. L'objectif n'était pas moins que de déterminer qui, de la raison ou des émotions, guidait nos choix moraux. La conclusion tirée fut que suivant le contexte de la décision morale, notre cerveau émotionnel est plus actif que notre cerveau réflexif, et *vice versa*. Cela expliquerait pourquoi nous pouvons condamner ou approuver, suivant le contexte, deux décisions ayant exactement les mêmes conséquences. Cela montrerait ainsi que l'utilitarisme ou le personnalisme diffèrent par le fonctionnement cérébral mis en jeu, et qu'aucun ne peut avoir plus de légitimité que l'autre. Mais pouvons-nous dire que cela renforcerait le relativisme moral ? On peut seulement en tirer la conclusion que l'utilitarisme et le personnalisme ne sont pas simplement des doctrines mais des intuitions que chacun porte en soi, et qui donnent une assise éthique dans le questionnement où un système de pensée pondère l'autre en nous inclinant vers une solution de compromis.

3. Limites et précautions

Si les résultats de ces expérimentations ont des conséquences intellectuelles importantes, il faut savoir s'en tenir là pour le moment, car la puissance d'interprétation qui en découle est limitée. Par exemple, un fantasme serait de penser qu'il est possible de mesurer le degré de moralité d'un individu sur des images d'activations cérébrales. Avec le protocole décrit par Greene, on ne peut pas détecter les personnes ayant un mécanisme défectueux de prise de décision morale. En y soumettant une personne psychopathe, on ne peut pas détecter qu'il a une relation au « mal » différente de la norme. Or, fréquemment, ceux qui utilisent ou présentent ces images, en dehors du contexte scientifique, ne le comprennent pas. Ils ne perçoivent pas le sens des images sur lesquelles des zones du cerveau, dites actives, apparaissent « allumées ». Ces représentations sont des conventions. Ce n'est qu'après des calculs statistiques complexes, basés sur des données issues de dizaines de sujets différents, que sont identifiées ces zones, qui sont ensuite colorisées *a posteriori*.

Pourtant, cette utilisation « naïve » de l'imagerie cérébrale a déjà commencé. Aux États-Unis, des avocats essayent de se servir des conclusions de l'imagerie pour apporter des arguments à leurs plaidoiries dans les tribunaux. Souvent, ils le font en déformant les conclusions scientifiques pour les présenter à un public non averti, ayant besoin de se forger rapidement une opinion et particulièrement attentif aux images simplifiant des processus aussi complexes que le « sens moral ».

À ce jour, il n'existe aucune technique d'imagerie permettant le diagnostic formel d'une quelconque maladie psychiatrique. L'utilisation de ces techniques reste donc du domaine spéculatif de la recherche. De plus, si un jour nous avons la capacité de savoir si telle ou telle personne a un dysfonctionnement cérébral qui la fait entrer dans la catégorie « psychopathe », il faudra s'interroger sur le droit de contraindre à un traitement des personnes n'ayant encore commis aucun acte répréhensible. Au vu de la complexité des processus mis en jeu, il est probable que nul ne pourra dire à l'avance s'il y aura passage à l'acte. Dans ce cas, nos pensées fantasmatiques resteront secrètes, comme la preuve d'un ultime espace de liberté.

L'imagerie cérébrale, en faisant avancer notre connaissance de l'âme, participe à la résolution d'un des mystères de notre humanité, mais notre humanité ne se réduit pas à des images de processus biologiques. Elle ne saurait se contenter du « comment » sans rechercher, davantage encore, le « pourquoi ». Les images traduiront peut-être un jour le « comment », elles ne sauraient expliquer le « pourquoi ».

Conclusion

Le grand public découvre aujourd'hui la nouvelle génération des images médicales. En plus d'ouvrir une fenêtre sur l'intérieur de nos corps, et bientôt peut-être sur nos âmes, et non contentes de progrès diagnostiques vertigineux, elles sont entrées de plain-pied dans le domaine du pronostic et de la fonctionnalité.

Entre, d'un côté, la surmédiatisation et ses dérives quant aux croyances populaires, et de l'autre la surmédicalisation et ses penchants élitistes, les médecins « imageurs » doivent trouver une voie qui permette l'insertion adéquate de ces nouvelles techniques à la fois dans la démarche diagnostique et la relation médecin-malade, mais aussi dans l'éthique de la profession médicale.

Au-delà de la seule médecine, c'est notre société toute entière qui devra définir le champ d'application de ces connaissances. Dans les milieux industriels, politiques, éducatifs, sportifs et financiers pour ne citer que les plus impliqués, la nécessité d'une meilleure compréhension du cerveau de l'individu semble devenue une priorité [8], ce qui ne laisse pas d'être préoccupant. Les premières applications observées aujourd'hui au sein de la société laissent, en effet, présager des bouleversements majeurs dans l'appréhension des sciences comportementales et leurs conséquences, mais aussi dans la vision de l'humain et de la société. Le législateur devra donc se saisir de ce nouveau débat éthique sur l'utilisation, effective ou potentielle, des sciences du cerveau hors des laboratoires de recherche médicale et scientifique. De même devra-t-il sans doute tenir compte de l'évolution de l'imagerie fœtale dans l'actualisation des lois de bioéthique.

Bibliographie

1. Gourand L. *L'échographiste et l'accès au ventre.* Revue Française de Psychosomatique, 2004/2, 26 : 71-83.
2. Gorincour G, Tassy S, Le Coz P. *The moving face of the fetus - the changing face of medicine.* Ultrasound Obstet Gynecol, 2006, 28 (7) : 979-980.
3. Missonnier S. *L'enfant virtuel et les jeux échographiques.* Champ Psychosomatique, 2006/3, 43 : 37-53.
4. Maisonneuve J. *Les conduites rituelles,* Paris, PUF, 1988.
5. Missonnier S. *Entre extrême incertitude et extrême onction : le diagnostic fœtal.* Champ Psychosomatique, 2005/3, 45 : 71-84.
6. Check E. *Ethicists urge caution over emotive power of brain scans.* Nature, 2005, 435 : 254-255.
7. Greene JD, Sommerville RB, Nystrom LE et al. *An fMRI investigation of emotional engagement in moral judgment.* Science, 2001, 293 : 2105-2108.
8. Oullier O. Audition publique de l'Office Parlementaire d'Évaluation des Choix Scientifiques et Technologiques sur « Exploration du cerveau, neurosciences : avancées scientifiques, enjeux éthiques », Assemblée Nationale, 26 mars 2008.

VI

ÉTHIQUE ET SOCIÉTÉ

41

HANDICAPS À LA NAISSANCE

Jean-François Mattei

Les progrès accomplis dans le domaine du diagnostic prénatal sont à l'origine de situations inédites qui ne laissent pas d'interroger. Ces questions surviennent dans une société qui ne supporte plus la malchance, ni même l'aléa. Toute souffrance paraît injuste et nos contemporains estiment détenir une sorte de droit à la bonne santé qui se trouve entamé lorsque surviennent la maladie, la souffrance ou la mort. Il apparaît, alors, légitime de rechercher l'auteur de cette « atteinte au droit » pour en obtenir réparation, comme si le malade se ressentait alors comme une victime d'autrui et donc le créancier d'un droit à indemnité. Selon Pierre Rosanvallon [1], « ce mouvement de victimisation nous mènera, si l'on n'y prend garde, à une société de réparation généralisée ».

Un tel état d'esprit est légitime lorsqu'une faute est à l'origine du dommage. En revanche, en l'absence de faute, c'est le vaste champ des interrogations sur le risque social qui se présente à la réflexion du juge, du législateur et du citoyen. Cette évolution s'est concrétisée par la reconnaissance de l'aléa médical ou thérapeutique avec l'invocation de la responsabilité sans faute reconnue par la loi sur les Droits des malades du 4 mars 2002, qui instaure en pareil cas un régime d'indemnisation.

Or, avec « l'arrêt Perruche » rendu par la Cour de cassation[1], l'évolution de la jurisprudence relative à la responsabilité

1. Cass. Ass. Plén. du 17 novembre 2000, Nicolas P... « Attendu, cependant, que dès lors que les fautes commises par le médecin et le laboratoire dans l'exécution des contrats formés avec Mme P. avaient empêché celle-ci d'exercer son choix d'interrompre sa grossesse afin d'éviter la naissance d'un enfant atteint d'un handicap, ce dernier peut demander la réparation du préjudice résultant de ce handicap et causé par les fautes retenues (...) »

médicale en matière de diagnostic prénatal, en allant encore plus loin, a suscité de nouvelles interrogations à la fois juridiques et éthiques.

Il est important de se pencher rétrospectivement sur cette décision pour apprécier les effets potentiels qu'elle portait car elle est emblématique d'un usage du droit qui, voulant aider les plus faibles, se retourne contre eux.

Le cadre de la décision de la Cour de cassation dans « l'affaire Perruche »

En jugeant, dans son célèbre arrêt Perruche, qu'un enfant atteint d'un handicap congénital pouvait être indemnisé dès lors qu'à la suite d'une faute diagnostique, sa mère n'avait pu recourir à l'interruption volontaire de grossesse (IVG), l'Assemblée plénière de la Cour de cassation a créé un véritable trouble.

À ce propos, dans son avis n° 68 du 29 mai 2001, le Comité consultatif national d'éthique (CCNE) met en garde sur les conséquences juridiques et éthiques de l'affirmation d'un « droit à ne pas naître handicapé ». Il estime que, s'agissant d'une rubéole congénitale, le handicap lui-même n'a aucun rapport avec une quelconque faute des praticiens. Il dénonce, en outre, la possibilité induite, pour un enfant ou ses ayants droit, de reprocher à ses parents d'avoir choisi de poursuivre une grossesse en toute connaissance de cause, et d'obliger les professionnels à proposer à la femme enceinte « la panoplie complète des moyens de dépistage ».

Malgré cet avis défavorable du CCNE et l'hostilité de la majorité de la doctrine, la Cour a confirmé sa jurisprudence par un arrêt du 28 novembre 2001. Cet arrêt précise même que l'indemnisation du préjudice ne peut se limiter au seul préjudice matériel mais doit réparer intégralement le préjudice de l'enfant. Ce faisant, la Haute juridiction introduit dans notre droit l'action dite de *vie dommageable*, selon un anglicisme reçu (*wrongful life*). Elle maintient que la faute médicale est bien en relation de causalité directe avec le handicap. Pourtant, ce n'est pas ici la faute du médecin qui est à l'origine du handicap, contrairement à d'autres affaires dans lesquelles la cause du préjudice était directement reliée à un geste fautif du médecin, lors d'une intervention chirurgicale par exemple.

Rappelons que le handicap est lié, dans l'affaire Perruche, à la survenue chez la mère, pendant sa grossesse, d'une rubéole. C'est cette infection virale qui est directement à l'origine des malformations chez l'enfant (tableau de rubéole congénitale). Le médecin n'étant pas la cause de la rubéole, selon les articles 1382 et 1383 du Code civil, il ne devrait pas être tenu pour responsable du préjudice dont la cause ne vient ni de son fait, ni de son imprudence, ni de sa négligence.

Évidemment, la conclusion est différente au regard du préjudice subi par les parents. En effet, la faute du médecin (absence ou erreur de diagnostic prénatal) empêche la liberté de choix des parents, et plus particulièrement de la mère, au regard d'une éventuelle interruption médicale de grossesse selon la loi de janvier 1975. Il y a donc bien matière à indemnisation pour les parents.

C'est d'ailleurs à ce préjudice que se limite la juridiction administrative depuis l'arrêt du Conseil d'État du 14 février 1997 dans une affaire tout à fait comparable concernant la naissance d'un enfant porteur d'une trisomie 21 [2]. Le Conseil d'État exclut la responsabilité du médecin dans la trisomie 21 mais estime que la faute diagnostique est « la cause directe des préjudices entraînés pour M. et Mme Q. par l'infirmité dont est atteint leur enfant » ; ce faisant, il fait prévaloir une acception stricte de la notion de cause, s'appuyant sur la théorie de la causalité adéquate. Or, dans l'arrêt Perruche, la Cour de cassation, en procédant par pure affirmation, fait de l'erreur médicale la cause du handicap sans justifier sa décision, dès lors éminemment discutable.

Les conclusions du Commissaire du gouvernement, publiées avec la décision, après l'arrêt du Conseil d'État dans l'affaire Quarez, sont pourtant assez claires : « Nous ne pensons pas qu'un enfant puisse se plaindre d'être né tel qu'il a été conçu par ses parents, même s'il est atteint d'une maladie incurable ou d'un défaut génétique, dès lors que la science médicale n'offrait aucun traitement pour le guérir *in utero*. Affirmer l'inverse serait juger qu'il existe des vies qui ne valent pas la peine d'être vécues et imposerait à la mère une sorte d'obligation de recourir, en cas de diagnostic alarmant, à une interruption de la grossesse. Ce serait, selon nous, aller contre tous les principes qui fondent notre droit en matière médicale (...) ».

En effet, reconnaître que le handicap naturel (et non provoqué par un acte médical) d'un nouveau-né est source de responsabilité pour le médecin qui a surveillé la grossesse de la mère sans déceler ce handicap risque de modifier profondément la conception du droit à l'avortement. Ainsi, selon cette conception, il pourrait se faire sous influence sinon sous contrainte. En effet, la responsabilité qui pourrait peser sur le médecin le conduirait à inciter la mère à avorter dans tous les cas où un risque de handicap se présenterait. On passerait alors du droit à l'interruption volontaire de grossesse à une quasi-obligation d'y recourir. En cela, l'arrêt Perruche met en cause l'esprit même de la loi de 1975 basé sur le libre choix de la femme : certes le droit d'interrompre, mais aussi le droit de poursuivre.

En définitive, le handicap étant consubstantiel à la personne de l'enfant qui n'avait d'autre alternative que de naître handicapé ou ne pas naître du tout, c'est donc bien sa vie qui est considérée comme un préjudice réparable. En somme, la jurisprudence Perruche revient à reconnaître que l'enfant handicapé souffre du *préjudice de vivre*, puisque, faute d'information, sa mère n'a pu interrompre sa grossesse, alors que la vie telle qu'elle se présente ne méritait pas d'être vécue.

S'il est normal que le couple ait été indemnisé tout à la fois pour l'erreur médicale et la privation du libre choix d'interrompre ou non la grossesse, la question est de savoir si une personne née handicapée peut engager pour elle-même une action en justice pour obtenir réparation et être indemnisée du préjudice d'être née handicapée.

La jurisprudence Perruche présente donc deux curiosités du droit. D'une part en considérant un lien entre la faute et le handicap, lien qui n'existe pas, et d'autre part en réparant un préjudice qui n'est pas indemnisable, à savoir la vie, et cela à partir du postulat que l'IVG aurait certainement eu lieu…

Outre ces points qui ouvrent une grave dérive de notre droit, une telle jurisprudence en matière de responsabilité médicale conduit à plusieurs effets potentiellement pervers en termes d'inégalité, de normalité et d'iniquité, auxquels s'ajoute le maléfice du doute.

Les effets de l'arrêt Perruche

D'abord, *l'effet pervers d'inégalité*, car l'action de vie dommageable heurte de plein fouet le principe d'égalité en multipliant les risques de discrimination entre des personnes qui ont objectivement les mêmes besoins. D'une part, l'indemnisation ne serait pas ouverte aux enfants nés dans les hôpitaux publics puisque le Conseil d'État se refuse à accueillir ce type d'action, conformément à sa décision dans l'affaire Quarez. D'autre part, ne bénéficieraient d'une indemnisation que les personnes handicapées pouvant invoquer une faute médicale et dont, paradoxalement, les parents, au travers d'une action en justice, auraient exprimé le regret qu'ils soient venus au monde. Quant aux enfants nés handicapés, au terme d'une grossesse ordinaire, ou dont les parents n'auraient pas souhaité l'interruption de la grossesse, ils verraient leurs aides laissées à l'appréciation subjective d'instances sociales dont les moyens, par ailleurs, sont insuffisants. L'injustice au cœur de l'arrêt susciterait ainsi des discriminations difficilement acceptables pour les intéressés qui comprendraient mal en quoi ces critères sont pertinents pour rejeter une indemnisation accordée à d'autres.

Les parents qui ont fait le choix d'élever un enfant avec un handicap connu ou non et qui, à ce titre, mènent un combat quotidien, ne peuvent qu'être choqués qu'il y ait visiblement avantage à être né d'une erreur médicale et contre le souhait de ses géniteurs. Le comble serait qu'il leur soit reproché de n'avoir pas exercé l'action de leur enfant en méconnaissance de l'article 389-5 du Code civil et de lui avoir ainsi causé un préjudice. On peut légitimement se demander si, en regard de la liberté d'interrompre sa grossesse, pourrait persister la liberté de la poursuivre sous peine de risquer une action ultérieure en justice. Il s'agit bien d'un effet pervers d'inégalité.

Ensuite, apparaît un *effet pervers de normalité* car la Cour de cassation ne s'est pas exprimée sur le caractère réparable du préjudice de l'enfant qui suppose, d'abord, que celui-ci avait perdu quelque chose (mais qu'a-t-il perdu ?) et, ensuite, qu'il était titulaire, au stade fœtal, d'un droit subjectif qui a été violé. En l'occurrence, il ne peut s'agir que du droit de ne pas naître, ce qui va à l'encontre du simple bon sens puisque la vie, même si elle n'est pas un bienfait, est donnée à chacun d'entre nous et qu'il est impossible de choisir de ne pas venir au monde. En réalité, si l'enfant est dans un état dommageable, il n'a pas été victime d'un état dommageable imputable à un tiers.

Quant à l'évaluation du préjudice, elle est tout aussi problématique puisque l'avantage pour l'enfant aurait été d'être avorté. Les juges devront donc comparer la vie handicapée à l'inexistence qui, par définition, n'est pas évaluable (la mort vaudrait mieux que la vie ?) ou alors définir juridiquement des critères de normalité qui seront forcément arbitraires. D'autant que l'étendue du préjudice indemnisable ne se limite pas au préjudice matériel qu'est le handicap (arrêt du 28 novembre 2001), mais peut s'étendre au préjudice moral, voire esthétique ; ce qui introduit le problème des limites des demandes en indemnisation de personnes handicapées et des notions mêmes de handicap et de normalité. C'est l'effet pervers de normalité.

D'ailleurs, sur ce point, la position du vice-président du Conseil d'État est claire [3] : « Dès lors, n'entre-t-on pas dans la voie redoutable de l'eugénisme ?... le mot est fort, j'en conviens. Il ne s'agit pas ici d'évoquer un eugénisme d'État cherchant à préserver ou à recréer la pureté d'une race ; mais on a le droit de songer au risque de voir se développer de façon insidieuse un eugénisme privé, plus ou moins consciemment fondé sur une sorte de droit implicite à mettre au monde de beaux enfants, encouragés par le progrès de la technique prédictive et des techniques de diagnostic prénatal. Est-il besoin de rappeler qu'on serait là en contradiction évidente avec les principes les plus fondamentaux, non seulement de notre droit, mais de notre civilisation ? ».

On voit bien l'effet pervers de normalité et ses conséquences s'il fallait évaluer le préjudice d'une vie avec handicap.

Enfin, la jurisprudence Perruche a des effets directs sur l'exercice du diagnostic prénatal par les médecins désormais tenus pour responsables du handicap par erreur ou insuffisance de diagnostic.

Les médecins s'orienteraient vers la cessation de ce type d'activité. Le risque de fermeture de services d'échographie existe et s'est vérifié dans la réalité. Outre le souhait de ne pas être engagés dans des actions en justice, ils seront, pour tous ceux appliquant des honoraires conventionnels, dans l'incapacité d'assumer les surcoûts considérables des polices d'assurance déjà très élevées. Seuls les praticiens exerçant en secteur à honoraires libres pourraient éventuellement poursuivre leur activité en augmentant leurs tarifs, ce qui conduirait inévitablement à une médecine à deux vitesses. C'est *l'effet pervers d'iniquité.*

Les médecins pourraient également, afin de dégager leur responsabilité, développer la notion de doute après tout examen chez une femme enceinte, laissant la femme seule devant ses responsabilités. L'IVG deviendrait ainsi le recours au maléfice du doute. C'est *l'effet pervers du doute.* Dans tous les cas c'est un désengagement obligé des médecins qui risque d'être, pour le coup, préjudiciable aux femmes enceintes.

On voit bien le caractère insupportable d'une telle évolution de notre droit. En effet, à partir du moment où le préjudice indemnisé est une vie qui, selon les requérants, ne mérite pas d'être vécue, il est alors nécessaire de se demander ce qu'est une vie qui mérite de l'être : définition qui ne peut être donnée sans tomber dans des considérations de type eugénique. Il s'agirait bien de définir à partir de quand un handicap est considéré comme réellement préjudiciable : aujourd'hui, il s'agit de handicap lourd, mais demain un pied-bot, un membre manquant, un bec-de-lièvre, un sexe qui ne correspond pas à l'état psychologique… Tous ces phénomènes pouvant induire de tels troubles dans l'existence qu'ils constituent, si on en croit la jurisprudence actuelle, un préjudice indemnisable.

Conclusion

En réalité, la grande question à laquelle la Cour de cassation a été confrontée est l'accueil des personnes handicapées dans notre société. En effet, loin de penser que la Cour de cassation se situe dans une perspective eugénique, il semble que la Haute juridiction n'a pas souhaité laisser ces personnes handicapées sans ressources sûres, les mettant grâce à une indemnité élevée à l'abri de toutes difficultés financières. Il semble même qu'elle appelle ainsi de ses vœux à une amélioration de l'accueil des personnes handicapées ainsi qu'à une prise en compte plus réelle de leurs difficultés et leurs souffrances. Dès lors le législateur ne peut que se sentir interpellé.

Le sort de la personne handicapée ne doit pas dépendre d'une éventuelle responsabilité humaine, quitte à ce que celle-ci soit en parallèle recherchée, mais il doit être assuré indépendamment d'elle, comme la manifestation de la responsabilité collective de la société envers ses membres fragilisés, conformément au onzième alinéa du Préambule de la Constitution de 1946 qui considère que « tout être humain (...) a le droit d'obtenir de la collectivité des moyens convenables d'existence ».

Il apparaît, en définitive, que les règles du droit de la responsabilité civile, qui n'est pas un droit de générosité, ne sont pas adaptées aux besoins des personnes handicapées. La justice ne peut apporter de réponse qu'à des situations particulières. L'accompagnement des personnes handicapées est un problème de distribution sociale et d'intégration qui ne relève pas des tribunaux mais de la solidarité nationale. Cette meilleure prise en charge du handicap par la solidarité nationale permettrait aussi d'assurer aux parents une véritable liberté de choisir ou non de porter jusqu'à son terme la grossesse d'un enfant présentant des malformations. En effet, face à la solitude, à la souffrance et aux difficultés financières liées à la naissance d'un enfant handicapé, face à l'insuffisance des structures d'accueil à tous les âges, le choix d'une interruption de grossesse est rapidement fait, même s'il ne s'agit jamais d'un acte facile. C'est parce que la société toute entière doit être redevable de l'accueil de la personne handicapée qu'un article a été rajouté à la loi sur le Droit des malades du 4 mars 2002 afin d'affirmer que nul ne peut se prévaloir d'un préjudice du seul fait de sa naissance et que toute personne handicapée a droit, quelle que soit la cause de sa déficience, à la solidarité de l'ensemble de la collectivité nationale [4].

Dans un avis du 6 décembre 2002, le Conseil d'État a estimé que cette loi n'était contraire ni à la Convention européenne des droits de l'homme, ni au Pacte international relatif aux droits civils et politiques.

Il serait, cependant, étonnant que le débat soit définitivement clos.

Bibliographie

1. Rosanvallon P. *La nouvelle question sociale. Repenser l'État-Providence,* Paris, Seuil, 1995.
2. Conseil d'État, 14 février 1997, Epoux Quarez c/ Centre hospitalier régional de Nice.
3. Conseil d'État sur l'arrêt Perruche.
4. www.eleves.ens.fr/pollens/seminaire/seances/perruche/

42

LE MOUVEMENT ASSOCIATIF : L'EXEMPLE DES PARENTS D'ENFANTS HANDICAPÉS MENTAUX

Corinne Tourame, Jérôme Colonna et Pierre Le Coz

Le mouvement des associations de patients a pris un essor considérable au cours des dernières décennies. Un regard historique atteste que cette percée associative est moins récente qu'on ne pourrait le croire au premier abord. L'histoire nous montre que son point d'ancrage se situe dans la prise en charge du handicap auquel on a d'abord appliqué le concept de *charité*. Les institutions spécialisées ont, en effet, originairement revêtu le caractère des *bonnes œuvres*. C'est sur la base du don de généreux bienfaiteurs, la contingence des bonnes volontés et le bénévolat qu'ils ont pris corps au sein de la société. Aujourd'hui encore, les associations jouent un rôle majeur auprès de jeunes handicapés que la famille, l'école, voire les établissements de santé, ont des difficultés à accepter.

Pour comprendre la naissance des associations de parents d'enfants handicapés mentaux, il nous faut la replacer au cœur du champ social, familial et économique de ce que l'on désignait au début du XXe siècle « l'enfance inadaptée ». Cette mise en perspective historique nous permettra de mieux percevoir l'actualité des problèmes éthiques contemporains qui se posent à l'interface du monde associatif, de la collectivité et de l'univers des soins.

La place des associations dans le champ de l'enfance « inadaptée »

Les contours de la notion d'enfance inadaptée sont restés relativement indéterminés. Sous ce vocable, entraient aussi bien ce qu'on appelait la « débilité », la « psychose », la « prédélinquance » que les « déficits moteurs ou sensoriels ».

Durant la Seconde Guerre mondiale, un champ spécifique à l'« enfance inadaptée » s'est constitué en se démarquant de l'éducation nationale et du secteur asilaire. Une gestion institutionnelle s'est mise en place, utilisant la diversité et la souplesse des associations déjà existantes. Ainsi, dans plusieurs régions (Toulouse, Lyon, Clermont-Ferrand, Montpellier, Marseille, Paris, Lille, etc.), fut expérimentée une « association régionale de sauvegarde de l'enfance et de l'adolescence » (ARSEA) déficientes et en danger moral. Cette association loi 1901 à but non lucratif recevait ses directives et ses subsides du ministère. Créé officiellement dès 1943, cet organisme fut administré par un conseil constitué de personnalités publiques et privées. Il géra un centre d'observation qui eut pour mission de diagnostiquer et d'orienter les enfants inadaptés. Il donnait également son appui technique et financier aux œuvres et centres de rééducation dont la demande d'affiliation était agréée. L'Association de sauvegarde joua un rôle capital dans l'attribution des subventions dans la mesure où seules les institutions et services privés affiliés pouvaient obtenir des subventions d'équipement [1, 2].

Au cours des « Trente Glorieuses », période de forte croissance économique, les établissements spécialisés se sont multipliés grâce au renforcement du mouvement associatif type loi 1901 et au financement accordé par l'assurance maladie. Les associations de parents d'enfants inadaptés, déçues par la passivité de l'État et l'indifférence de la population, prirent en main le destin de leurs enfants. Une multitude d'institutions virent le jour de façon assez anarchique, au gré des initiatives locales. Ce fut la période de la « politique des châteaux » : les associations rachetèrent et rénovèrent de grandes propriétés plus ou moins abandonnées grâce aux prix de journée versés par la sécurité sociale. Afin de contrôler cette explosion désordonnée de créations d'établissements, un décret de 1956 fixa les conditions techniques d'habilitation des établissements médico-sociaux et garantit la compétence des personnels employés en créant un diplôme d'État, en 1967, pour les éducateurs spécialisés [1].

Un mouvement de regroupement national des associations fut initié par Germaine Poinsot-Chapuis, avocate au Barreau de Marseille et présidente de l'ARSEA de Marseille. Alors ministre de la Santé publique et de la Population, en 1948, elle proposa la première réunion générale des associations régionales à Montpellier qui donna naissance à Union nationale des associations régionales (UNAR) dont la présidence fut confiée au Professeur Lafon. Les congrès de l'UNAR firent autorité et influencèrent les orientations ministérielles. Véritables « assises de l'enfance inadaptée », ils regroupaient toutes les associations nationales, les représentants des secteurs publics et privés et participèrent ainsi à la défense du secteur privé associatif [1, 2].

La mise en place des Centres régionaux pour l'enfance et l'adolescence inadaptées (CREAI) dans les années 1960 a tenu compte d'un contexte nouveau, celui d'un État renforcé – la Ve République présidée par le Général de Gaulle – qui devait gérer une croissance démographique et économique sans précédent. Elle a mis fin aux organismes antérieurs. Aujourd'hui encore, ces centres régionaux demeurent des auxiliaires efficaces de la politique familiale. Ils assurent la prise en charge des enfants inadaptés et handicapés par des équipes pluridisciplinaires, en étroite collaboration avec leurs familles [3].

Les CREAI sont des lieux ouverts à tous les partenaires de l'action sociale en vue de favoriser leur collaboration et de créer une équipe technique compétente à la disposition du terrain et de l'administration qui venait d'être mise en place (la DDASS par exemple). À travers la formation de ces centres, on vit se dégager les grandes lignes de ce qui allait devenir l'une des missions les plus essentielles des mouvements d'association de patients : promouvoir l'information et la formation afin de permettre aux personnes vulnérables et à leurs proches de s'épanouir au sein de la collectivité.

Les premières associations de parents

Maître Perret-Gayet, avocat, crée à Lyon le premier groupement de parents sous la forme associative. Il parle sans honte de son enfant handicapé et souhaite rallier d'autres familles. Ainsi, en 1948, l'Association lyonnaise des amis et parents d'enfants inadaptés est officiellement déclarée afin « d'apporter aide et secours aux enfants et adolescents présentant une déficience ou une inadaptation physique, morale ou intellectuelle ». Elle se donne pour mission d'agir auprès des pouvoirs publics ou semi-publics et des organismes privés afin de favoriser « les réalisations nécessaires pour assurer le traitement médical, la rééducation (...) de ces enfants en vue de les rendre aussi aptes que possible à mener une existence normale ».

Un an plus tard, à Paris, Léonce Malécot, avocat lui aussi et père d'une enfant handicapée mentale, dépose les statuts d'un projet dénommé « Les Papillons Blancs ». Dans son esprit, il s'agit d'une œuvre de défense et de protection de l'enfance déficiente en même temps qu'une association familiale d'entraide mutuelle. Pourquoi « les Papillons Blancs » ? Parce que Léonce Malécot, alors qu'il assiste à un spectacle de danse d'enfants, eut ce mot : « regarde notre fille... elle a la blancheur de l'innocence et l'instabilité du papillon »[1].

De nombreuses associations suivront. Elles se fédèreront en 1960 dans l'Union nationale des associations de parents d'enfants inadaptés (UNAPEI). À son initiative est constitué un groupe de députés amis de l'enfance inadaptée, indépendant des appartenances politiques et, fin 1963, un groupe identique est formé au Sénat. C'est ainsi que l'UNAPEI fait voter à l'unanimité des parlementaires la prestation familiale d'éducation spéciale, inaugurant de nombreuses dispositions législatives jusqu'à la loi sociale de 1975 suivie des réformes de 2002 et 2005 [1, 4].

L'UNAPEI s'inscrit dans le champ du militantisme familial. Elle fédère des associations de parents qui sont, à titre personnel, impliqués dans la défense de la cause des enfants inadaptés. Mais ces associations sont également gestionnaires d'établissements et de services. L'UNAPEI constitue l'exemple d'une cohabitation certes délicate mais réussie du professionnalisme et du bénévolat.

Les associations de parents vont connaître un essor considérable. En 1964, l'UNAPEI représente 7 782 enfants accueillis dans 211 établissements. Aujourd'hui, elle représente 750 associations, 180 000 personnes handicapées, enfants et adultes, accueillies dans 2 700 établissements et services spécialisés. L'importance de cette évolution modifie les rapports de force. L'UNAPEI, présentée au départ comme substitut aux carences de l'État, joue à présent un rôle de partenaire vis-à-vis des pouvoirs publics.

---

1. Cité par Patricia Lionnet et Christophe Krawczyk dans *Histoire de l'Association Les Papillons Blancs de l'Eure* (2002).

De l'utilité des parents militants

Dans le cadre du handicap mental, il s'agit d'associations *pour* personnes handicapées et non d'associations *de* personnes handicapées. La personne handicapée mentale n'a pas la possibilité de faire entendre sa voix pour défendre sa cause. Les parents seront son premier porte-parole. L'appartenance à une association amplifie cette voix. C'est pourquoi les associations de parents sont si nombreuses et si indispensables. Les parents, les frères et sœurs ou les amis représentent les gardiens les plus motivés de leurs intérêts. *Il faut être touché de manière affective pour prendre conscience des valeurs auxquelles on tient.* C'est l'émotion, la sensibilité qui nous font percevoir la valeur de la personne handicapée mentale.

Dans le même temps, on met en valeur l'infirme qui se dépasse : le paralysé qui monte à cheval ou l'amputé qui gravit le sommet du Kilimandjaro. De même, dans le domaine du handicap mental, on s'émerveille devant la personne autiste qui calcule aussi vite qu'un ordinateur ou qui est un virtuose au piano. Mais quel est le regard de la société sur un enfant polyhandicapé dont l'exploit va être de saisir un biscuit sans le briser, de se retourner quand on l'appelle ou de vous regarder furtivement dans les yeux ? L'écart est immense. Il ne peut rejoindre le groupe. C'est à nous d'aller vers lui. Qui fera cet effort ?

La distinction entre les handicaps sensoriels, moteurs, mentaux et sociaux est une réalité. Mais au niveau du traitement social, cette différence est gommée. Car partout le même mot d'ordre prédomine : « il faut compenser ! » Le progrès social passe-t-il uniquement par la « réduction des inégalités » ? Les personnes réunies dans la grande catégorie des handicapés sont donc soumises aux mêmes règlements, aux mêmes attentes sociales, aux mêmes types d'aides. C'est la logique de la réadaptation. C'est ce qu'Henri-Jacques Stiker nomme le « grand effacement » [5]. Les parents militants, eux, restent en prise directe avec l'individu, au plus près de ses besoins. Ils font une place à chacun.

La parentalité nous rend responsable sitôt la venue au monde de l'enfant. La protection du nourrisson, blotti entre les bras de celle qui lui a donné la vie, nous offre l'image emblématique de la responsabilité que nous avons à exercer [6]. L'amour pour son enfant prouve que nous pouvons agir en faveur d'un autre sans attendre de réciprocité. Cette responsabilité ne relève pas de l'espace juridique de la mutualité des droits et des devoirs. Ce n'est pas parce qu'elle a des droits que les membres de la société se sentent responsables de la personne handicapée. L'État met en place un dispositif de financement des personnes handicapées mais la disposition d'esprit d'un « vivre ensemble » dépend aussi de nous, de la transmission culturelle de nos valeurs, de l'évolution de nos mœurs, des représentations sociales véhiculées par l'école, les médias, etc. L'État ne peut pas tout. Nous faisons parfois semblant de le croire pour nous dédouaner de nos responsabilités en tant que citoyens. Nous aimons nous sentir exemptés de prendre des dispositions pour les personnes handicapées (« on paye des impôts pour ça », « il y a des établissements qui s'en occupent »...) [7].

Les associations jouent donc un rôle de sensibilisation du public à travers des manifestations qui croisent les regards des parents et des professionnels, telles que la Journée nationale qui se déroule chaque année à l'Espace éthique méditerranéen de Marseille sous le titre « La parole aux parents d'enfants handicapés mentaux ». Où l'on voit que les parents qui s'associent veulent élargir la prise en charge de leur enfant au-delà de la seule « protection ». Ils ne s'organisent pas en association pour pérenniser un « couvage » de l'enfant, mais pour lui permettre d'exister au sein de la société et pour changer le regard collectif sur les possibilités intérieures de l'être aimé à qui ils ont transmis la vie. Pour preuve, ces parents bénévoles sont à l'origine de la création des établissements spécialisés[2]. Bien loin de vouloir maintenir l'enfant à la maison et le conserver au titre d'éternel enfant, les parents souhaitent créer des espaces de rencontre avec l'autre. Ils mettent leur énergie au service de l'épanouissement et de l'indépendance de l'enfant handicapé. Ils entendent lui garantir la possibilité d'une meilleure sociabilité, lui permettre de participer, à sa manière, à l'aventure humaine. Pas plus qu'un autre, l'enfant handicapé ne souhaite rester sans cesse sous la protection de ses parents. Il aspire à vivre au milieu du monde surprenant des choses et des autres. C'est la raison pour

2. Une estimation officielle de 1983 (IGAS : Inspection générale des affaires sociales) attribue la responsabilité d'environ 80 % des places en établissements spécialisés dits « médico-éducatifs » pour jeunes handicapés aux associations type loi 1901.

laquelle un établissement spécialisé ne doit pas être conçu comme un lieu d'enfermement mais comme un espace d'intégration.

Les parents produisent aussi une dynamique interactive avec les hôpitaux, et génèrent des effets de réactivité sociale. Ils sont portés par cette conviction que le regard dépréciatif des autres n'est pas une fatalité. La société est en perpétuel mouvement et nul ne peut dire ce que réserve l'avenir qui demeure, pour eux comme pour tout un chacun, l'horizon de tous les possibles. Ainsi, les parents restent-ils en prise directe avec les nouvelles technologies au service de leur enfant ; ils accèdent aux nouvelles connaissances et consignent leur savoir-faire dans des revues, publient des articles, interviennent lors de manifestations publiques ou de délibérations dans les instances de décisions, auprès des pouvoirs publics. Ils savent que c'est en développant leurs capacités de réaction et d'adaptation qu'ils favoriseront celles de leur enfant.

Les parents sont dans l'impossibilité de baisser les bras face au regard de l'enfant qui se tourne vers eux. Ils lui ont fait *la promesse de ne jamais l'abandonner*, ce qui est le sens même de la responsabilité (*spondeo*, « je m'engage »). Ils pressentent le désir de vivre et le courage de leur enfant face à l'adversité, ce qui les pousse à la persévérance et à l'innovation. Ils sont toujours prompts à lancer un signal d'alarme ou à réagir rapidement dans la décision et l'exécution face aux lenteurs administratives et aux manques de moyens.

Conclusion

Le handicap est une voie d'accès privilégiée pour entrer dans l'univers désormais complexe et diversifié des associations de patients. Le corps médical est souvent impuissant face à certaines situations de grande vulnérabilité. La maladie chronique ou le handicap comporte une forte dimension existentielle et subjective. C'est la tentation de réduire le handicap ou la maladie à sa dimension organique et médico-technique qui légitime la présence active des associations dans l'accompagnement et le suivi au long cours des patients. La fragilité de l'enfant handicapé, plus que tout autre peut-être, défie la société dans sa capacité d'écoute de la différence et d'accueil de l'altérité.

Ce que nous enseigne l'histoire du mouvement associatif à travers l'univers du handicap, c'est le besoin d'asseoir l'identité d'une association autour de figures emblématiques. À cet égard, Germaine Poinsot-Chapuis demeurera un modèle d'engagement. Mère d'un enfant handicapé, elle a été à l'origine d'associations et d'établissements pour lesquels elle a obtenu des financements par sa détermination sans faille et sa capacité de persuasion. La création du centre Saint-Paul à Marseille, spécialisé dans l'épilepsie, demeure le symbole de l'obstination raisonnable de cette femme. Alors qu'au début des années 1950, la recherche sur l'épilepsie de l'enfant était balbutiante, le professeur H. Gastaud et le docteur J. Roger ont trouvé auprès de cette femme l'écoute d'une mère personnellement sensibilisée au problème par la souffrance de son fils. Elle a non seulement créé un espace d'interactivité et obtenu des subventions, mais elle a également permis un progrès considérable des connaissances sur l'épilepsie.

Toute association renforce son identité et entretient l'espoir des malades en transmettant aux nouvelles générations la mémoire de personnalités de son envergure, qui ont su montrer ce que peut l'humain lorsqu'il va aux limites de ses possibilités.

Bibliographie

1. Allemandou B. *Histoire du handicap,* Bordeaux, Les études hospitalières, 2001.
2. Roca J. *Les relations ARSEA-UNAR avec l'État.* In : L'institution du handicap. Le rôle des associations. Presses Universitaires de Rennes, 2006.
3. Bobineau P. *Du bon usage des associations par l'État : les débuts des CREAI.* In : L'institution du handicap. Le rôle des associations. Presses Universitaires de Rennes, 2006.
4. Plaisance E. *Deux associations dans leur rapport à l'État au début des années soixante : l'APAJH et l'UNAPEI.* In : L'institution du handicap. Le rôle des associations. Presses Universitaires de Rennes, 2006.
5. Stiker H.J. *Corps infirmes et société,* Paris, Dunod, 1997.
6. Le Coz P. *Du bon amour des enfants. Regards philosophiques.* In : Histoires d'amour, n° 28, Ramonville Saint-Agne, Éditions Eres, 2003.
7. Stiker H.J. *Pour le débat démocratique : la question du handicap,* Paris, Editions du CTNERHI, 2000.

43

HANDICAP ET SOCIÉTÉ

Brigitte Chabrol et Patrick Collignon

Depuis quelques années, le handicap est devenu une cause nationale. Les pouvoirs publics et le législateur tentent de promouvoir une nouvelle culture de la solidarité et de l'égalité des chances. Les progrès significatifs accomplis au cours de ces dernières années, tant dans la prise en charge que du point de vue législatif, apportent de réels motifs d'espoir. Toutefois, la notion de progrès ne se réduit pas à sa signification matérielle. L'amélioration des infrastructures, l'apport de nouvelles ressources en termes de personnes et d'équipements, ne sont qu'une condition du progrès. Il n'y a « progrès », à strictement parler, que lorsque l'environnement relationnel et humain est conforme aux valeurs éthiques de la justice, de l'entraide et de l'hospitalité [1].

Une fois rappelée la difficile question de la définition du handicap et de la situation de handicap, il s'agit de préciser les relations qui existent dans ce domaine entre les textes législatifs et les références éthiques, en insistant sur les innovations de la loi n° 2005-102 du 11 février 2005 pour l'égalité des droits et des chances, la participation et la citoyenneté des personnes handicapées, avec une mention particulière sur la création des maisons départementales des personnes handicapées (MDPH). Puis le centre du sujet concernera la situation de l'enfant porteur de handicap, qui illustre bien l'importance de l'environnement relationnel et humain dans la notion de progrès social [1].

Handicap et situation de handicap

Pour Patrick Fougeyrollas, « plus qu'un simple instrument de communication, le langage illustre la façon dont on se représente mentalement une réalité. Il n'est donc pas étonnant que les mots employés pour parler des personnes handicapées aient fait l'objet d'une remise en question parallèle à l'évolution de leur place dans la société » [2]. Le terme *handicap*, qui signifie littéralement en anglais « la main dans le chapeau », est emprunté au vocabulaire turfiste avec une référence au tirage au sort avant l'épreuve. Dans une course hippique, il s'agit d'alourdir le cheval le plus vaillant pour donner à tous les coureurs la même chance d'arriver en tête au poteau. Ce terme, consacré par l'Académie française en 1913, est apparu dans le vocabulaire administratif après la Seconde Guerre mondiale, comme équivalent du mot *infirmité*, avec notamment la loi n° 57-1223 du 23 novembre 1957 sur le reclassement professionnel des travailleurs handicapés. Il fut repris et décliné dans le sens d'une égalisation des chances en 1967 par un haut fonctionnaire, François Bloch-Lainé, dans un rapport sur l'inadaptation des personnes handicapées [3]. À cette époque, une personne invalide ne bénéficiait pas des mêmes indemnités selon l'origine de ses difficultés : blessure de guerre, accident du travail, accident de la circulation ou anomalie congénitale. Ce rapport, cité comme source dans l'exposé des motifs de la loi n° 75-534 du 30 juin 1975 d'orientation en faveur des personnes handicapées, dite loi de 1975, avait justement pour objectif l'harmonisation de ces différents régimes de compensation. Mais on peut noter que ni le rapport ni la loi ne précisent la définition du terme handicap, s'en remettant à la pratique de commissions de façon à permettre des évolutions ultérieures [4]. La loi n° 2005-102 du 11 février 2005 pour l'égalité des droits et des chances, la participation et la citoyenneté des personnes handicapées constitue l'aboutissement d'une longue procédure de révision de la loi de 1975, marquée par la promulgation de plusieurs textes législatifs à partir de l'année 2002. Cette nouvelle loi fait une mention explicite à la définition du handicap dès son article 2, et cette même définition fait l'objet d'une insertion dans le Code de Santé publique. Au cours des trente années qui séparent ces deux textes fondamentaux, la notion de handicap est devenue un véritable concept, au sens d'une représentation intellectuelle, qui a suscité de nombreux écrits, parfois contradictoires, dans le champ des sciences sociales et de la médecine.

Pour simplifier, il existe deux approches du concept de handicap que l'on peut qualifier de courant médicalisé et courant anthropologique. Philippe Wood propose en 1975 une classification en trois niveaux qui distingue la déficience (niveau lésionnel), l'incapacité (niveau fonctionnel) et le handicap (niveau situationnel). Dans cette conception, le handicap est défini comme un désavantage d'un individu par rapport à la moyenne, et constitue en quelque sorte le versant social de l'incapacité [5]. Le modèle de Wood fut à l'origine de la Classification internationale des handicaps, adoptée par l'OMS en 1980 [6]. Le revers de son succès fut les nombreuses critiques sur son caractère réducteur et stigmatisant et sur la mise en avant du corps malade au détriment de la personne, privilégiant la dimension médicale par rapport à une réelle approche sociale. C'est bien cette dimension qui est soulignée par les théoriciens du courant anthropologique, parmi lesquels on peut citer Patrick Fougeyrollas et Claude Hamonet. Ce dernier a élaboré un système d'identification et de mesure du handicap qui propose un modèle proche de celui de Wood complété par une quatrième dimension, intégrant la subjectivité de l'individu [7]. Cette grille d'évaluation prend en compte trois aspects de la situation de handicap : les besoins de la personne, les réponses apportées et les résultats, notamment en termes de vécu émotionnel et de participation sociale. Il en résulte une définition élargie de la notion de réadaptation qui prend en compte une dimension médicale, sociale et communautaire. Patrick Fougeyrollas propose un modèle du processus de production du handicap résultant de l'interaction entre des facteurs personnels et environnementaux qui déterminent un résultat situationnel, défini comme la performance de réalisation des habitudes de vie correspondant à l'âge, au sexe et à l'identité socioculturelle de la personne [2]. Dans ce type d'approche, le handicap est la conséquence de la confrontation d'un être humain avec ses capacités et d'un environnement avec ses exigences. Dans le même esprit, la Classification du fonctionnement, des handicaps et de la santé, adoptée par l'OMS en 2001, distingue cinq niveaux : les fonctions organiques, les structures anatomiques, les activités, les participations et les facteurs environnementaux.

La loi de 2005 définit le handicap de la façon suivante : « Constitue un handicap, toute limitation d'activité ou de restriction de participation à la vie en société subie dans son environnement par une personne en raison d'une altération substantielle, durable ou définitive d'une ou plusieurs fonctions physiques, sensorielles, mentales, cognitives ou psychiques, d'un polyhandicap ou trouble de santé invalidant. » C'est donc *a priori* l'approche médicale, centrée sur les facteurs individuels, qui transparaît au travers de cette formulation.

Éthique et loi

La loi de 1975 met en exergue le devoir de solidarité comme une obligation nationale et son contenu fait référence au principe de normalisation et à la valorisation des rôles sociaux. Le principe d'intégration est affirmé de façon explicite pour l'enfant en milieu scolaire et pour l'adulte dans le monde du travail, grâce à des mesures de discrimination positive. Le principal reproche qui est fait à cette grande loi avec le recul du temps est lié au fait que la compensation du handicap est soumise à des seuils, définis par le taux d'invalidité et les barèmes de la COTOREP (Commission technique d'orientation et de reclassement professionnel).

La loi n° 2002-73 du 17 janvier 2002 de modernisation sociale élargit les domaines dans lesquels doit s'exercer l'obligation nationale de solidarité et affirme l'existence d'un droit à la compensation des conséquences du handicap, en stipulant que « la personne handicapée a droit à la compensation des conséquences de son handicap quels que soient l'origine et la nature de sa déficience, son âge ou son mode de vie, et à la garantie d'un minimum de ressources lui permettant de couvrir la totalité des besoins essentiels de la vie courante ». Dans la même logique, la loi du 4 mars 2002 relative aux droits des malades et à la qualité du système de soin réaffirme le principe que « toute personne handicapée a droit, quelle que soit la cause de sa déficience, à la solidarité de l'ensemble de la collectivité nationale ».

Des éléments nouveaux sont apportés par la loi 2005-102 du 11 février 2005 et ses décrets d'application. Cette loi constitue plusieurs avancées :

– la définition du terme de handicap est reconsidérée et actualisée ;

– la participation sociale est inscrite comme objectif dans l'intitulé puis déclinée dans le texte de la façon suivante : « rendre effectif l'accès à l'école, à l'emploi, au cadre bâti, aux transports, à la culture et aux loisirs » ;

– le droit à compensation pose le principe d'un nouveau droit pour la personne handicapée, le droit à voir « compenser » les conséquences de son handicap, quels que soient l'origine et la nature de sa déficience, son âge ou son mode de vie. Ainsi, la compensation du handicap de l'enfant est assurée par l'allocation d'éducation spéciale (AES), devenue allocation pour l'éducation de l'enfant handicapé (AEH), qui est une prestation familiale. La politique de compensation du handicap se traduit également par l'offre de services et de places dans les établissements du secteur médico-social ;

– le libre choix du mode de vie, qui consiste à « permettre aux personnes handicapées de choisir de vivre à domicile ou en établissement et de mener une vie familiale, sociale et professionnelle conforme à leurs aspirations » est préconisé ;

– des Maisons départementales des personnes handicapées (MDPH) sont créées dans chaque département, offrant ainsi un accès unique aux droits et prestations prévus pour les personnes handicapées. La MDPH informe et accompagne les personnes handicapées et leurs familles dès l'annonce du handicap et tout au long de son évolution. Elle assure l'organisation de la Commission des droits et de l'autonomie (CDA) et le suivi de la mise en œuvre de ses décisions, ainsi que la gestion du fonds départemental de compensation du handicap. La CDA regroupe la CDES (Commission départementale de l'éducation spéciale), la COTOREP et le site pour la vie autonome et reprend leurs attributions.

Situation de l'enfant porteur de handicap

1. Scolarisation

La loi reconnaît la responsabilité de l'Éducation nationale vis-à-vis de tous les enfants et adolescents. Tout enfant handicapé peut désormais être inscrit dans « l'école ou l'établissement du second degré de son quartier ». L'école ou l'établissement scolaire le plus proche du domicile constitue son établissement scolaire de référence (art. 19). C'est seulement avec l'accord de ses parents ou de son représentant légal qu'il peut être inscrit dans une école ou un établissement scolaire autre que cet établissement de référence, si l'enfant a besoin d'un dispositif qui n'existe pas dans l'établissement le plus proche. La loi reconnaît également aux enfants qui bénéficient d'une prise en charge en dehors du système scolaire ordinaire, notamment par le secteur médico-social, le droit à une inscription simultanée dans un établissement scolaire. Le droit à la scolarité s'intègre dans le *projet personnalisé de scolarisation* (PPS). La continuité du parcours scolaire est assurée en recourant, le cas échéant, à différentes modalités de scolarisation (intégration individuelle éventuellement accompagnée, soutien par un dispositif collectif d'intégration, enseignement à distance...) et à des séjours dans un établissement sanitaire ou médico-éducatif. Les parents sont étroitement associés à l'élaboration du projet personnalisé de l'enfant ainsi qu'à la décision d'orientation, prise en accord avec eux par la CDA. La loi du 11 février 2005 améliore les passerelles entre les milieux ordinaire et médico-social, ce qui permet à certains enfants handicapés d'être scolarisés au sein de l'école de leur quartier et de ne pas être exclusivement accueillis dans une structure spécifique. Les auxiliaires de vie scolaire (AVS) permettent à un certain nombre d'enfants handicapés de trouver leur place dans la classe comme dans la vie de l'école, mais aussi à l'enseignant, aux camarades, à toute l'école de les accueillir dans les meilleures conditions, en facilitant les relations et la communication. Les élèves sourds se voient garantir le droit de choisir entre un enseignement en français ou un enseignement bilingue, en français et en langue des signes française. Tous les examens et concours organisés par l'Éducation nationale offriront des possibilités d'aménagements étendus et renforcés pour les candidats handicapés.

La scolarisation comporte pour tout enfant deux volets : celui des apprentissages proprement dits et celui de la vie en groupe. Pour autant, il peut exister des limites à cette intégration, l'enfant ne doit pas payer son adaptation scolaire à un prix méconnu, par des efforts incessants, par un sentiment de ne jamais en faire assez, et devoir en faire toujours plus [8]. Ce sentiment risque de le conduire à une profonde dévalorisation, voire à une authentique dépression source de phobie scolaire. Dès lors, une orientation en milieu spécialisé ne doit pas être ressentie comme un échec mais comme un passage pour atteindre d'autres objectifs, mais dont la finalité est toujours la même : donner à l'enfant l'autonomie et l'intégration sociale les meilleures possibles. À côté du projet personnalisé de scolarisation, l'enfant porteur de handicap doit pouvoir participer à des activités de loisirs (centres de loisirs, centres aérés et colonies de vacances).

2. L'accompagnement de l'enfant porteur de handicap et de sa famille

Le pédiatre, en tant que médecin de l'enfant, occupe une place privilégiée auprès d'un enfant en situation de handicap. À tout moment, il se doit d'être le référent de l'enfant permettant une approche et une prise en charge globale afin de lui assurer la meilleure intégration sociale possible.

Le moment de la découverte du handicap : porter un diagnostic est une obligation légale pour tout médecin (article 35 du Code de déontologie), « le médecin doit à la personne qu'il examine, qu'il soigne ou qu'il conseille une information loyale, claire et appropriée sur son état, les investigations et les soins qu'il lui propose ». De même, le fait de porter un diagnostic s'inscrit fondamentalement dans une démarche éthique dans le respect du principe de vérité et de l'engagement du médecin aux côtés de l'enfant porteur de handicap et de sa famille. Plusieurs points méritent d'être soulignés.

Le dépistage d'un trouble du développement neuromoteur justifie, dans tous les cas, une recherche systématique des différentes causes connues à ce jour. L'existence de réseaux entre les structures de prise en charge et des centres de référence (service de neurologie pédiatrique, service de génétique, centres labellisés de référence des maladies rares) est devenue une nécessité pour orienter et effectuer la démarche étiologique diagnostique. Quand un premier bilan ne permet pas de retrouver une étiologie précise (50 % des cas de retard mental actuellement), une nouvelle évaluation diagnostique dans un centre de référence doit être envisagée dans les années qui suivent, permettant à l'enfant et à sa famille d'avoir accès aux connaissances médicales actualisées.

Aujourd'hui certaines causes de handicap de l'enfant sont accessibles à des thérapeutiques spécifiques (régime, thérapie enzymatique, greffe de moelle…) dont l'efficacité repose essentiellement sur la précocité du diagnostic. Cela justifie une recherche étiologique précise pour que tous les enfants atteints de ce type de pathologie puissent en bénéficier.

Enfin un certain nombre de maladies responsables de handicap sont de transmission héréditaire avec un risque de récurrence, ce qui justifie là encore un diagnostic exact pour avoir accès à la meilleure information génétique. Ces pathologies peuvent être dépistées pour la plupart lors d'un diagnostic prénatal.

Pour le professionnel, l'évaluation précise du trouble développemental et de sa cause est le garant d'une prise en charge individualisée et adaptée de l'enfant dont il s'occupe. La connaissance du diagnostic constitue ainsi un élément essentiel dans le choix du projet de l'enfant handicapé par la connaissance des handicaps associés, la connaissance du risque de survenue de complications évolutives responsables de surhandicap. Lorsque celui-ci est établi, l'annonce du diagnostic et de ses conséquences sera faite au mieux par un médecin ayant l'expérience de la pathologie retrouvée. Ce travail autour de l'annonce sera bien évidemment repris avec l'équipe de prise en charge, ce qui nécessite une excellente coordination entre les équipes. Quoi qu'il en soit, il paraît indispensable que la recherche diagnostique soit effectuée le plus précocement possible. Enfin, la découverte d'un trouble du développement chez un enfant en bas âge, qui a le plus souvent des parents jeunes avec un désir d'autres enfants, impose une recherche diagnostique précise qui constitue le pré-requis indispensable à un conseil génétique le plus approprié possible.

Par ailleurs, les équipes de prise en charge, qui constituent des acteurs privilégiés dans la relation d'accompagnement de l'enfant handicapé et de sa famille, doivent savoir garder un regard critique et du recul vis-à-vis d'un certain nombre de méthodes parfois largement diffusées dans le grand public (médias, internet...) sans que leur efficacité thérapeutique ne soit reconnue scientifiquement (méthode d'hyperstimulation dite de DOMAN, régime sans gluten et sans caséine chez les enfants autistes, caisson hyperbare chez les enfants IMC...). Des explications claires et précises seront alors données concernant ces différentes méthodes qui sont inefficaces et peuvent être par ailleurs délétères pour l'enfant [9].

De la part des familles, il existe la plupart du temps une très forte demande quant à la connaissance précise de la cause du trouble de développement que présente leur enfant. De nombreux reproches sont faits régulièrement par des parents devant l'absence de recherche diagnostique ou le délai à effectuer cette recherche par des équipes de prise en charge, ayant eu parfois des conséquences graves sur l'enfant (absence de thérapeutique spécifique dans certaines maladies métaboliques) ou sur la famille (naissance d'un deuxième enfant atteint sans demande de conseil génétique approprié). De très nombreux travaux sur le retentissement de l'annonce sur les parents ont été publiés. Le concept de traumatisme psychique est certainement le plus approprié pour définir des sentiments de bascule, d'ébranlement ressentis par les parents lors de l'annonce du diagnostic. Mais cette annonce peut constituer également un réel soulagement pour les parents, la réponse tant attendue du « pourquoi mon enfant est-il différent ? » leur ayant été apportée. Cette annonce du diagnostic devient alors une confirmation du handicap. La rencontre avec d'autres parents au sein d'associations est souvent souhaitée par les familles. Les parents peuvent ainsi s'apporter un soutien mutuel leur permettant d'exprimer leur souffrance, leur révolte, leurs craintes, mais aussi de reconstruire l'avenir.

Et l'enfant ? Si les conséquences de l'annonce du diagnostic et les règles de celle-ci sont clairement explicitées concernant l'annonce aux parents, peu d'études sont consacrées à l'information donnée à l'enfant, en particulier en situation de handicap. L'enfant pressent généralement ses limites, sa gêne, ses douleurs, sa différence. Le fait de lui expliquer avec des mots simples l'origine de ses difficultés, lui dire que l'on a compris pourquoi il ressentait tel ou tel symptôme est une étape fondamentale. Danielle Rapoport [10] nous rappelle que « quel que soit l'âge, si l'information médicale tient compte du vécu ressenti par l'enfant, elle sera un facteur d'expérience positive, de difficultés surmontées, de confiance en autrui ». Ce qu'Annie Barois [11] explicite ainsi : « l'information de l'enfant se fait de façon progressive, en évitant les non-dits, les mensonges. On respectera le désir de l'enfant de ne pas savoir. Toute prédiction sur son avenir peut avoir un effet potentiellement négatif. L'information doit aider l'enfant et sa famille à anticiper sur l'avenir. » De même, au cours de l'évolution de sa maladie, l'apparition de nouveaux signes et leurs conséquences doit être repris avec l'enfant.

Certaines étapes, comme la perte de la marche chez un enfant myopathe, constituent un rappel aux réalités de la maladie. Ces étapes devront être particulièrement accompagnées par l'équipe de prise en charge. Pour Patrick Alvin [12], dans un ouvrage récent sur l'annonce du handicap à l'adolescence, celle-ci ne peut avoir de sens éthique et de légitimité clinique que formulée et entendue comme une double annonce : celle de la maladie dans le respect du principe de vérité, et celle de l'engagement du médecin aux côtés de l'adolescent face à la maladie pour le meilleur et pour le pire. Enfin le pédiatre devra veiller au retentissement de cette annonce sur les frères et sœurs qui sont encore trop souvent les « oubliés de l'information » [13]. Lors de l'accompagnement de l'enfant handicapé, la mise en place des techniques plus lourdes est parfois nécessaire eu égard à la gravité du handicap et du pronostic (troubles de la déglutition, dénutrition, insuffisance respiratoire chronique, risque vital). Le pédiatre reste là encore l'interlocuteur de choix : ces différentes techniques, leurs apports, leurs contraintes, la notion de qualité de vie doivent être discutés avec l'enfant et sa famille. Dans certains cas où le pronostic vital est fortement engagé, la prise de décision concernant la poursuite des diverses thérapeutiques se discute selon la notion d'« obstination déraisonnable » définie par la loi n° 2005-370 du 22 avril 2005 relative aux droits des malades et à la fin de vie.

Ainsi la connaissance d'un diagnostic précis permettra au mieux à l'enfant et à sa famille de trouver au sein des équipes pluridisciplinaires une écoute, un accompagnement et une prise en charge adaptés. Autant de moments et de situations différents où le médecin doit garder un regard éthique et toujours considérer l'enfant porteur de handicap comme un interlocuteur à part entière.

Conclusion

Dans notre pays, les droits des personnes handicapées ont été définis par deux grandes lois, promulguées à trente ans d'intervalle dans un contexte économique, sanitaire et social très différent. Au-delà d'un simple aspect règlementaire et juridique, ces lois fixent des allocations de ressources et imposent des mesures de discrimination positive qui déterminent fortement la place des personnes handicapées dans notre société. Pour Philippe Pedrot, « le juge doit manier des catégories juridiques en interaction avec d'autres domaines, notamment philosophiques et éthiques » [14]. Il y a donc nécessairement un lien entre les fondements éthiques de ces lois et le débat d'idées suscité autour de la situation de handicap. Il ne s'agit pas d'une simple application du droit privé à une catégorie de personnes, mais de la question essentielle de la solidarité vis-à-vis des plus faibles. La réponse est d'ordre éthique, liée au regard que chacun porte sur ces enfants et ces adultes. Ce regard a évolué au cours des dernières décennies avec la prise en compte des aspirations personnelles de la personne handicapée qui revendique un droit à l'autodétermination. Le fil conducteur de cette évolution est le passage d'un objectif d'amélioration des conditions de vie à celui de la prééminence de la personne. Beaucoup reste encore à entreprendre.

Bibliographie

1. Mattei JF. Préface. In : B Chabrol, J Haddad. Handicaps de l'Enfant, Paris, Doin, collection Progrès en Pédiatrie, 2006 : 1.
2. Fougeyrollas P, Cloutier R, Bergeron H et al. *Classification québécoise : Processus de production du handicap,* Paris, CTNERHI, 1998, 164 pages.
3. Bloch-Lainé F. *Étude du problème général de l'inadaptation des personnes handicapées.* Rapport Premier Ministre, Paris, La Documentation Française, 1967, 72 pages.
4. Chapireau F. *Le handicap impossible : une analyse de la notion de handicap dans la loi d'orientation du 30 juin 1975, 1re et 2e partie.* Annales Médicopsychologiques, 1988, 146, 7 : 609-631 ; et 8 : 691-706.
5. Wood PH. *Measuring the consequences of illness.* World Health Stat Q, 1989, 42, 3 : 115-121.
6. CTNERHI. Classification internationale des handicaps déficiences, incapacités et désavantages : un manuel de classification des conséquences des maladies. Paris, CTNERHI, 1993, 203 pages.
7. Hamonet C, Magalhaes T. *Système d'identification et de mesure des handicaps (SIMH),* Paris, Eska, 2001, 63 pages.
8. Charlier M. *L'intégration des enfants handicapés : où en est-on ?* Sauvegarde de l'Enfance, 2002, 57 : 210-217.
9. Chabrol B, Haddad J. *Handicaps de l'enfant,* Paris, Doin, collection Progrès en Pédiatrie, 2006, 165 pages.

10. Rapoport D. *L'enfant, son pédiatre, sa famille : l'information médicale partagée.* Arch Ped, 2002, 9 : 889-891.
11. Barois A. *Maladies neuromusculaires.* Paris, Doin, collection Progrès en Pédiatrie 3, 1998, 219 pages.
12. Alvin P. *L'annonce du handicap à l'adolescence,* Paris, AP-HP, Vuibert, Collection Espace éthique, 2005, 127 pages.
13. Canoui P. *L'information de l'enfant et de sa famille : vécu des enfants et des parents.* Arch Ped, 2004, 11 : 32s-41s.
14. Pedrot P. Naître ou ne pas naître. Libération, 2000, 16/11 : 8.

44

PARENTALITÉ, FILIATION, FAMILLE

Jean-François Mattei

La diversité des questions en rapport avec la famille, la parentalité et la filiation montre la difficulté, voire le malaise ambiant sur ces questions fortement ancrées dans le passé et bousculées au cours des dernières décennies. Qu'il s'agisse de questions de société comme l'adoption ou l'accouchement secret, de nouvelles techniques médicales et biologiques comme l'assistance médicale à la procréation (AMP), le diagnostic prénatal (DPN), le diagnostic préimplantatoire (DPI), les empreintes génétiques ou encore de possibilités mythiques renouvelées comme le clonage, la référence aux structures familiales ne manque pas de susciter l'interrogation éthique [1].

L'évolution du concept de famille

1. La famille est, de longue tradition, la cellule de base de la société

L'Occident s'est bâti sur une définition très originale de la famille, héritée du Moyen-Âge et de l'Ancien Régime, et que la Révolution de 1789 elle-même n'a pas fondamentalement remise en cause, bien qu'elle ait légalisé le divorce et laïcisé le mariage. De fait, les formules maritales prononcées à la mairie côtoient de très près les rituels chrétiens, notamment dans l'engagement « pour le meilleur et pour le pire » et pour « l'intérêt supérieur de l'enfant ».

2. La famille fait l'objet de critiques et attaques

Sans qu'il s'agisse de porter un quelconque jugement de valeur, force est de constater que depuis 40 ans, cette cellule familiale traditionnelle n'est plus la référence univoque. Les utopies du début du XIXe siècle lui préfèrent l'association de production communautaire ou tout autre structure équivalente s'inscrivant dans l'organisation « rationnelle » et « positiviste » du monde nouveau. À leur manière, les *Lebensborn* du national-socialisme [2] ou les enfants collectifs des kibboutz [3] relevaient d'une telle idée.

Pourtant, malgré les critiques qui l'accusent de faire le lit du « paternalisme », aucun totalitarisme du XXe siècle n'est parvenu à effacer la famille. Au contraire, chacun a rapidement entrevu tout le parti qu'il peut tirer de cette structure de base. La psychanalyse freudienne elle-même, bien loin de remettre en cause la famille traditionnelle, la renforce puisqu'elle y décèle le nœud initial et originel de toute la psyché humaine.

Le basculement advient au cours de l'après-guerre. La société de consommation de masse, axée sur la satisfaction immédiate de besoins matériels sans cesse renouvelés, conteste l'ordre patriarcal conçu comme une morale du devoir, de la tempérance et du don de soi. La génération du *baby-boom* devenue, du fait de son importance numérique, la cible du commerce, développe une anthropologie individualiste que les rapports familiaux traditionnels contrarient, avec le summum de cette crise en mai 68.

La famille devient alors le cœur des critiques, à la fois des anarchistes, des féministes, des gauchistes marcusiens et des néolibéraux qui y substituent chacun leur préférence. Dans le contexte de l'époque, ces attaques relevaient d'une stratégie délibérée. Pour que tout devienne possible, il fallait d'abord supprimer ce qui était en place et donc provoquer la chute du modèle économique – le capitalisme – et du modèle culturel – la famille – au profit d'une vie communautaire censée combler les désirs de tous.

Bien que rien ne se soit produit de tout cela, parler, aujourd'hui, de la famille au sens traditionnel, c'est contrevenir au politiquement correct de l'individualisme libertaire et encourir toutes les critiques possibles.

3. Deux types d'évolution expliquent le changement

L'évolution sociale. Marquée par une évolution indiscutable, surtout au cours des cinquante dernières années, la famille est ouvertement dénoncée par une contre-culture devenue dominante comme lieu rétrograde de la transmission des valeurs traditionnelles, et se trouve volontiers reléguée au rang des accessoires discutables.

De fait, la baisse sensible du nombre des mariages entre 1970 et 1990 a multiplié les « unions libres » de plus en plus fréquentes et mieux balisées (un couple sur cinq chez les moins de 35 ans) ; ces unions libres s'accompagnent d'une forte augmentation des naissances hors mariage (7 % en 1970 et 50,5 % en 2007) de sorte que ce qui était un événement contraire aux normes est devenu majoritaire. Analysant le mariage, il apparaît que son recul (400 000 en 1970, 266 500 en 2007, soit une diminution de 40 %) ne traduit pas un véritable rejet (même si en toile de fond le mariage « bourgeois » est montré du doigt par Irène Théry [4]). C'est davantage la place sociale de l'institution matrimoniale qui a changé. On le comprend d'ailleurs avec d'autres données : l'âge moyen du mariage a augmenté de 6 ans en 30 ans, aujourd'hui à 30,9 ans ; de même l'âge moyen de la première maternité a augmenté en moyenne d'un an tous les 10 ans pour se situer en 2005 à 29,7 ans ; jadis élevé, le nombre d'enfants est aujourd'hui très rarement supérieur à trois ; le Pacte civil de solidarité (Pacs), depuis 1999, s'est imposé comme une forme de conjugalité qui n'est pas réservée aux seuls couples homosexuels (350 000 au total depuis sa création en 1999 et 90 000 pour la seule année 2007) ; dans le même temps, l'instabilité des unions augmente, quel qu'en soit le type, puisque les divorces sont passés de 12 % en 1970 à 40 % en 2005 ; cette augmentation des divorces et des remariages a engendré le phénomène des « familles recomposées », qui peuvent mettre à mal la notion d'autorité parentale.

Monette Vacquin [5] relève un malaise contemporain dû à la relation ambiguë entre la société d'aujourd'hui et les valeurs traditionnelles. Elle remarque que la filiation est au cœur de la tourmente et avance que l'essence des ruptures successives depuis des décennies, mai 68-procréation assistée-homoparentalité, pourrait traduire le refus de la transmission de la filiation.

Cette évolution semble généralement admise puisque ces données sont largement connues et ne suscitent aucune réaction. Néanmoins, depuis 2001, trois pays (Danemark, Suède et Portugal) font obligation aux femmes qui accouchent de révéler le nom du père avec recours éventuels aux tests ADN si nécessaire. Le droit est ainsi reconnu aux hommes de savoir s'ils sont pères ! En droit français « traditionnel », la paternité repose sur la volonté, sur l'engagement. L'homme qui se marie s'engage à devenir le père des enfants de son épouse. Si le couple n'est pas marié, faute de cet engagement fondateur, le père doit reconnaître l'enfant volontairement. Il ne s'agit donc pas d'un déni latent de sa fonction, bien au contraire. Par ailleurs, même en cas d'accouchement sous X, le père peut établir sa paternité ; il peut même depuis la loi du 22 janvier 2002 se faire aider par le procureur de la République. Seul le donneur de gamète ne peut pas devenir le père légal.

L'évolution biomédicale. L'avènement de la contraception, dont le bien-fondé ne se discute pas, a eu pour conséquence de séparer la sexualité de la procréation. L'insémination artificielle et la fécondation *in vitro*, qui ont rendu de signalés services, ont instauré la procréation sans sexualité. Le recours au don de gamètes a introduit une rupture assumée entre la génétique et l'affectif. La gestation pour autrui dissocie la procréation, la grossesse et la venue d'un enfant dans un foyer. La combinaison de toutes ces techniques permettant, non plus seulement de lutter contre les anomalies naturelles que la médecine a pour mission de corriger ou contourner, mais aussi de répondre à toutes demandes collectives ou individuelles d'obtenir un enfant quelles que soient les conditions de son accueil au sein de notre société.

Il s'agit moins de discuter des techniques elles-mêmes – qui trouvent leurs applications médicales – que de définir, à l'usage des médecins comme de ceux qui les consultent, les conditions requises pour leur mise en œuvre dans le champ médical et, éventuellement, hors du champ proprement médical.

En quarante ans, l'idée même de la procréation s'est trouvée complètement bouleversée. Alors qu'elle était souvent subie, elle est devenue un droit, parfois même une revendication. Or, s'il est facile de définir le cadre d'intervention médicale par référence à un modèle familial donné, il devient très difficile de refuser une demande qui ressemble davantage à une prestation de service mais qui s'inscrit dans l'un des multiples modèles néo-familiaux plus ou moins admis par le corps social. Organiser, aujourd'hui, le recours à l'AMP, c'est accepter l'idée de légitimer certaines indications et d'en écarter d'autres. Dans ce contexte, une interrogation plus générale sur les structures familiales s'avère indispensable.

La famille au cœur des paradoxes

1. L'État conduit une politique de soutien aux familles

Pour répondre à la nouvelle organisation liée à une croissance industrielle sans précédent et à une paupérisation structurelle, dans la seconde moitié du XXe siècle, l'État a progressivement mis en place une politique en faveur des familles marquée par la création de la Caisse nationale d'allocations familiales (CNAF). Cette intervention du politique traduit cette dualité équivoque : si la famille apparaît d'emblée comme un « domaine » relevant de la sphère privée, il s'agit, en fait, d'une affaire publique. Sans doute cette dualité se résout-elle au travers du mariage, véritable contrat entre la société qui s'engage à aider les couples, eux-mêmes ayant vocation au travers de leurs enfants à garantir la pérennité de la société. De fait, la politique familiale prend effet avec le mariage ou, à défaut, à la naissance d'un enfant.

2. Mais les lois s'adaptent à l'évolution sociale

Pourtant, dans le même temps, l'État n'a pas empêché le tissu familial d'être profondément modifié. Le législateur n'a pas chômé ces dernières années pour retoucher le droit de la famille, sans toujours éviter une certaine confusion, voire pour anticiper, au risque d'un fiasco comme dans la réforme du nom de famille. Cela souligne la difficulté de s'adapter aux nouvelles réalités de notre société. De toilettages en réformes, l'évolution des textes législatifs et réglementaires a fait voler en éclats les modèles traditionnels et a laissé la place à un grand flou dans lequel chacun tente de créer et défendre son propre schéma. Il s'agit, par exemple : des lois de 1967 sur la contraception, de 1975 sur l'avortement, et la même année de la loi sur le divorce qui libéralise et simplifie la procédure de divorce en introduisant la procédure par consentement mutuel, mais aussi de l'évolution du droit de la filiation (1972), de la modification de la prestation compensatoire (2000), de la révision des droits des conjoints survivants (2001), du libre choix du nom de famille des enfants par les parents (2002), de l'accès aux origines personnelles (2002), de l'exercice de l'autorité parentale (2002), de la refonte des droits de transmission (2007). L'État, de son côté, s'est vu davantage impliqué dans la transmission des valeurs comme le traduit bien le remplacement de l'« instruction publique » par le concept plus large d'« éducation nationale ».

Sans doute s'agissait-il de pallier l'hétérogénéité d'une société beaucoup plus diversifiée que les sociétés antérieures. Ce faisant, l'État, classiquement promoteur d'un certain modèle familial, a changé de rôle. En modifiant profondément le régime juridique de la famille depuis les années 1960, ce qui était d'ailleurs, à bien des égards, nécessaire, il n'est plus celui qui indique une norme, mais joue le rôle d'arbitre qui accompagne les évolutions de la société. L'égalité entre l'homme et la femme au sein de la famille, l'accent mis sur les droits de l'enfant, la prise en compte de nouvelles formes de conjugalités en sont autant de preuves.

C'est également la pluralité des situations qui, peu à peu, a fait émerger la notion de couple en droit civil. Cette notion n'a pas seulement une valeur symbolique, mais elle prend en compte la réalité du concubinage. Ainsi, les enfants légitimes ou naturels sont placés sur un même pied d'égalité au prix d'une dissociation de la légitimité de la filiation et de la légitimité du mariage. Dans cet esprit, la loi de bioéthique de 1994 réserve le recours à l'AMP à un couple bien défini : « L'homme et la femme formant le couple doivent être vivants, en âge de procréer, mariés ou en mesure d'apporter la preuve d'une vie commune d'au moins deux ans. » Ces nouveautés soulignent que le couple ne se confond ni avec le mariage, ni avec le concubinage. Il s'émancipe du mariage car il ne porte pas les mêmes effets, il s'émancipe du concubinage car il se veut fondateur d'un lien affectif et moral annonciateur d'un lien parental.

Pour se tenir à la pointe de la réflexion sur un sujet sensible, en 2006, une mission parlementaire sur la famille et les droits des enfants s'est longuement penchée sur les évolutions possibles [6]. Devant les revendications insistantes des communautés homosexuelles (mariage, adoption, assistance médicale à la procréation, gestation pour autrui), le rapport de la mission parlementaire rappelle dès son préambule les repères pris en compte, à savoir les principes applicables au mariage, les règles en vigueur pour l'adoption et le respect des lois bioéthiques françaises. La mission souligne ainsi qu'il n'est pas envisageable de toucher aux fondamentaux de la filiation qui, jusqu'à preuve du contraire, consistent en l'union d'un homme et d'une femme. Ce sont, d'ailleurs, ces affirmations qui ont justifié les critiques jugeant le rapport trop conservateur et timoré.

De fait, le rapport montre que le désir d'enfant tend à se transformer en un « droit à l'enfant » dont la société devrait permettre, par tous les moyens, la satisfaction. Face à une telle demande, vouloir adapter systématiquement le droit aux exigences des adultes peut soulever des questions éthiques et conduire à remettre en cause des principes fondamentaux. Ce qui compte avant tout, c'est l'intérêt supérieur de l'enfant.

3. La notion de famille reste paradoxale

Une telle situation est, à l'évidence, un véritable paradoxe par rapport à l'attente la plus commune : fonder une famille reste un objectif pour l'immense majorité des jeunes. « Les Français continuent de considérer la famille comme ce qui compte le plus dans leur vie et ce qui contribue le plus au bonheur » écrivent Jacques Bichot et Denis Lensel dans leur livre *Atout famille* [7]. Une enquête menée par l'IFOP en 2007 montre que 56 % des Français sont favorables au maintien d'une aide aux familles quels que soient leurs revenus. À cet égard, la France fait exception par son taux de fécondité qui est désormais proche de 2, quand il n'est que de 1,2 à 1,5 chez nos voisins.

Au-delà de cette aspiration à fonder une famille, qui reste une constante sociale, de quoi parle-t-on en évoquant la famille tant il est vrai que sa définition a beaucoup évolué au cours du temps ?

Il devient, de fait, de plus en plus difficile d'en parler sauf à préciser qu'elle est, désormais, à géométrie variable puisque la famille nucléaire traditionnelle n'est plus le seul modèle. Les discours soulignent, désormais avec application, la nécessité de parler « des familles ». Ces nouvelles formes de conjugalités se déclinent ainsi : on peut être hétérosexuels mariés, ou bien concubins hétérosexuels ou homosexuels, d'une famille monoparentale ou recomposée, ou encore sous le régime du Pacs, sans oublier quelques originalités dues aux différences de pratiques et de législations d'un pays à l'autre. On constate, toujours dans la ligne du paradoxe, que ceux-là mêmes qui menaient le combat contre la famille classique en ce qu'elle pouvait avoir de « réactionnaire » réclament aujourd'hui « le droit pour tous » de construire sa famille selon sa propre définition, au demeurant le plus proche possible de la famille traditionnelle. Les communautés homosexuelles, qui, récemment, réclamaient le droit à une « union civile », revendiquent aujourd'hui le droit au mariage, moins pour donner un cadre à leur union, puisqu'ils l'ont déjà, qu'avec l'objectif d'obtenir le droit à l'adoption et à l'assistance médicale à la procréation, et composer ainsi une famille.

C'est ainsi que personne ne sait plus très bien ce qu'est une « famille ». On raisonne le plus souvent en termes de droits et rarement de devoirs, alors même que l'engagement familial est d'abord un engagement de devoir (fidélité, soutien mutuel, etc.). Seul semble jouer l'infini désir humain livré à lui-même qui, un jour, prend, et le lendemain, rejette. Pour Paul Yonnet [8], la famille devenue protéiforme est l'écrin de notre individualisme et de nos narcissismes. Cette sorte d'atomisation est évidemment à la source de problèmes éthiques majeurs qui se posent en médecine dès lors qu'il s'agit d'enfants, de procréation assistée, de dons d'organes entre vivants, de secret et de personne de confiance, de solidarité.

Encore faut-il constater que toutes ces évolutions ne guérissent pas les blessures liées à l'individualisme de ceux qui, bien souvent, les ont engendrées. C'est pourquoi l'on observe dans toute leur acuité ces problèmes revisités au travers de l'adoption nationale et internationale, l'accouchement sous X et l'accès aux origines, l'identité déchirée entre le biologique et le social, sans oublier le vieillissement qui bouleverse la pyramides des âges et la cohabitation des générations. L'interrogation sur la valeur de la famille est d'autant plus cruciale qu'elle est aussi, pour chacun, une interrogation sur lui-même et sa place dans la société.

Le paradoxe est donc bien que la famille est à la fois désirée et malmenée [9].

Pourtant, si l'on veut avancer une définition de la famille, la référence anthropologique qui considère que la famille est le lieu où s'articulent les liens d'alliance et de filiation est probablement la plus satisfaisante. Il faut, en effet, toujours deux personnes, un homme et une femme, pour donner naissance à un enfant (hors l'improbable clonage reproductif). À cet égard, le discours qui prétend soutenir les liens familiaux en se désintéressant de la conjugalité est marqué par une contradiction car le lien de filiation dépend toujours du lien de conjugalité.

Pour Luc Ferry [10], le mariage d'amour qui a supplanté le mariage d'intérêt est évidemment moins stable mais, en contrepartie, il met en avant l'amour partagé des enfants et conduit les parents à garder de bonnes relations. C'est désormais le rapport à l'enfant qui stabilise l'équilibre des familles dans leur nouvelle évolution.

De ce point de vue, l'expression « famille monoparentale » s'avère d'ailleurs inexacte puisqu'un enfant a toujours deux parents ! Il vaut mieux parler de « foyer monoparental » car il est indispensable de différencier les évolutions de la vie et la référence fondatrice à la famille. Quelle que soit l'appellation, il n'en demeure pas moins qu'il y a, en 2007, 2,1 millions de familles monoparentales, soit une sur cinq.

Que l'acte fondateur entre un homme et une femme ouvre désormais sur différentes architectures, nul ne peut le contester, mais l'ouverture du cadre des liens familiaux ne doit pas conduire à leur délitement.

L'évolution actuelle de la famille est donc étroitement dépendante d'une double évolution, celle du désir résultant de l'individualisme (moi !) et celle des techniques biomédicales (droit !). Par rapport aux tendances fortes des trois ou quatre décennies passées, le regard pourrait encore évoluer au cours des prochaines années.

4. Le paradigme d'une telle discussion est constitué par la famille homoparentale

Sur fond de réticence sociale et politique, les communautés homosexuelles utilisent la voie juridique avec quelques succès.

La première famille homoparentale est authentifiée en septembre 2004. La justice permet à deux femmes vivant en couple de partager, à la fois, la filiation et l'autorité parentale exercée sur les trois enfants conçus en Belgique par l'une des deux compagnes suite à des inséminations artificielles avec sperme provenant de trois donneurs différents, dont d'ailleurs deux sont en couple. Il n'y a pas eu appel de la décision.

Cette première juridique s'est construite en deux temps. D'abord, la conjointe de la mère biologique a obtenu l'adoption simple des trois enfants en 2001 ; cette procédure a imposé à la mère biologique de renoncer à l'autorité parentale tout en conservant la filiation. Puis, en juillet 2004, la mère adoptive a obtenu de partager l'autorité parentale avec sa conjointe. Cette décision résulte d'une loi de 2002 prévoyant la possibilité de partager l'autorité parentale avec un « tiers digne de confiance » (un grand-parent, le nouveau conjoint...). Déjà, des dizaines de juges aux affaires familiales ont accepté que le tiers en question soit le conjoint homosexuel.

Il faut néanmoins encore attendre l'arrêt de la Cour de cassation puisque dans une affaire semblable à Angers, il y a eu pourvoi. Dans une affaire plus récente, le Tribunal de grande instance de Lille vient d'accorder l'autorité parentale conjointe à deux femmes homosexuelles vivant ensemble avec deux enfants conçus par chacune par insémination artificielle pratiquée en Belgique. Néanmoins, cette autorité conjointe se limite aux affaires de la vie courante (scolarité, soins médicaux, démarches administratives...) et tomberait d'office en cas de décès de la mère biologique. Le juge ayant argué, notamment, que « le mécanisme de la délégation d'autorité parentale ne permettrait pas d'assurer la protection de l'enfant en cas de décès du parent biologique ». Il semble que, petit à petit, on commence à accepter que deux femmes ou deux hommes puissent devenir parents, mais on a toujours du mal à penser la parenté plurielle. En effet, avec la parenté plurielle, on doit imaginer un système de parenté entre plusieurs personnes, pas seulement un homme et une femme. Un tel raisonnement est difficile car, le plus souvent, la sexualité et la parenté sont confondues : il y a un père et une mère parce qu'il faut un homme et une femme pour concevoir un enfant. Or, la parenté plurielle existe chez les familles recomposées et c'est elle qui est invoquée aujourd'hui par les parents homosexuels.

Sur le sujet, les avis sont très partagés. Certains proposent une nouvelle approche de la parenté en suggérant que le parental relève avant tout du social. L'homoparentalité existant déjà et se développant, on ne peut espérer stopper le mouvement et, dès lors, il conviendrait de le reconnaître et de l'accompagner socialement.

De fait, il existe des arguments qui plaident en faveur de cette évolution. En effet, un enfant découvrira la différence des sexes à travers ses oncles, ses tantes, ses amis, à l'école. Les fonctions paternelles et maternelles peuvent être assumées par des personnes sans lien génétique avec l'enfant. En outre, la tolérance diminue les risques d'attaques publiques. Mais il existe aussi des arguments défavorables. On peut, en effet, craindre que les enfants ne soient les victimes ou les supports des fantasmes des adultes qui veulent, avant tout, satisfaire leur désir d'enfant, quel que soit le prix pour l'enfant.

Au total, selon Irène Théry, « il faut bien admettre que, quelle que soit la situation juridique du couple, c'est la naissance d'un enfant qui crée socialement une famille ». Dans cette hypothèse, soit on admet le mariage homoparental et l'adoption va avec, soit on refuse l'adoption et alors il ne faut pas autoriser le mariage.

On se prend alors à penser que la loi n'a pas à donner une consistance à une revendication qui s'éloigne de la vraisemblance biologique et qui n'est pas conforme à la vérité de l'origine de l'enfant. Et la conclusion au regard de l'assistance médicale à la procréation est claire : il est souhaitable de préserver le modèle français qui réserve l'intervention de la médecine et de la biologie à des causes médicales et non à des filiations de circonstances. Il n'appartient pas à la médecine de faire des enfants sans père ! On voit bien là combien il est difficile de dissocier l'éthique biomédicale de l'évolution sociale entérinée par la société.

Au-delà des choix politiques, se posent des problèmes d'éthique biomédicale au regard de la parenté et de la filiation

1. Données du problème

La parenté et la filiation reposent du point de vue anthropologique sur des *liens biologiques.* Ce sont les rapports de sexualité entre les conjoints et les liens de sang entre parents et enfants. Mais, pour autant, la parenté et la filiation reposent aussi sur une *construction sociale* telle que la conjugalité réglée par contrat (mariage, Pacs, union libre), la parentalité avec notion d'obligation (naturelle, AMP, adoption...), la fraternité avec la découverte de l'altérité solidaire.

Comment distinguer la vérité lorsque les deux références divergent ? Dans certaines sociétés, c'est le lien biologique qui est prépondérant (droit du sang, génétique). Dans d'autres sociétés, c'est le lien social qui domine (droit du sol, priorité de l'éducation, de l'engagement, des sentiments) relié à la culture et à l'environnement. En outre, les façons de penser varient beaucoup en fonction de la culture (par exemple, Polynésie et adoption), du temps et des aléas de l'histoire (adoption, union libre).

2. L'évidence est-elle toujours vérité biologique ?

L'évidence repose sur la notion de couple et de leur enfant, le père est le mari dont la femme accouche de l'enfant, les parents biologiques sont aussi des parents affectifs.

Les réalités ne sont pas toujours aussi évidentes puisque plus de 3 % des enfants ne sont pas du père présumé, sans que personne ne s'en doute. Pendant longtemps, les moyens biologiques de recherche en paternité étaient très incomplets, permettant parfois de l'exclure mais jamais de l'affirmer ! Les procédures juridiques demeuraient toujours très complexes. Au total, les recherches étaient rares en dehors de litiges fortement motivés devant des faits avérés et/ou des intérêts matériels manifestes, jamais entreprises par simple curiosité. Autrement dit, l'intervention de la loi, des procédures encadrées et des laboratoires accrédités limitait les demandes.

Mais une telle attitude considérée comme favorisant le secret est de plus en plus contestée. Du fait de l'évolution sociale et de la monogamie sérielle avec changements de partenaires et nécessité plus fréquente de savoir. Du fait de l'évolution des techniques biologiques qui permettent désormais l'étude des empreintes génétiques avec une fiabilité quasiment absolue (99,99 %), une facilité déconcertante. Du fait de l'évolution juridique faisant voisiner des pays permettant l'accès libre et d'autres avec un accès très encadré comme en France.

Pourtant de nouveaux problèmes sont apparus au regard de la vérité biologique. Ils sont de trois ordres :

– les examens peuvent être pratiqués à l'insu de la personne, donc sans son consentement (pas de prise de sang obligatoire mais analyse possible à partir d'un bulbe de cheveux prélevé sur un peigne ou une brosse, de cellules cutanées récupérées sur un mégot, ou tout autre situation simple…) ;

– l'accès est libre par internet (plus de 10 000 tests par an), se jouant des législations nationales : pour quelques dizaines d'euros (le coût est compris entre 150 et 400 euros) le matériel de prélèvement est envoyé avec les explications nécessaires, les résultats sont rendus sans aucun contrôle d'identité ;

– enfin, l'identification est possible après la mort, avec un intérêt manifeste pour la paléontologie et les études historiques (Louis XVII, famille du tsar, pharaons…), mais aussi pour régler des affaires plus sordides liées à des faits divers devant la justice.

Comment répondre à ceux qui veulent tout savoir, tout dire, tout chercher ? Ceux qui sont en quête d'eux-mêmes, que le doute assaille et qui privilégient la méfiance plutôt que la confiance ? Ces questions sont très prégnantes car, après tout, pourquoi renoncer à tout ce qui est possible ? Dans une société anxiogène comme la nôtre, qui ne sait plus très bien définir ce qu'est une famille, il peut être tentant de chercher son identité à travers son ADN. Si le recours à ces tests se banalise, la filiation biologique risque de prendre une importance démesurée, alors qu'elle est parfois désespérément pauvre, dans les faits, par rapport à la filiation sociale. Si ces conflits devaient s'amplifier, le droit devrait intervenir et pourrait être conduit à renforcer la filiation sociale afin de protéger l'intérêt de l'enfant. Le législateur français s'est déjà engagé dans cette voie : l'ordonnance du 4 juillet 2005 portant réforme de la filiation prévoit que désormais les actions relatives à la filiation se prescrivent au bout de 10 ans contre 30 antérieurement, de sorte qu'à l'issue de ce délai, la filiation sociale se trouve définitivement établie et protégée.

Pourtant, chacun ressent bien que cette quête de vérité biologique se heurte, du point de vue éthique, au problème du consentement de l'autre en ouvrant un conflit de libertés, et à une limite, la mort, accompagnée du respect qu'elle suscite (le repos des morts !). On peut même imaginer que les tests ADN pourraient être réalisés pendant la grossesse et que l'enfant serait gardé selon l'identité du père désignée par le test.

Dès lors, il convient bien d'admettre que la vérité ne peut être absolue. La vérité issue des données de la génétique doit parfois s'effacer, au nom du respect de l'altérité (le consentement de l'autre) et de la temporalité (la survenue de la mort). Dans ces cas, il est préférable qu'une vérité sociale l'emporte sur la vérité biologique, même si de plus en plus de situations nouvelles, contradictoires, voire conflictuelles, ne manquent pas de renouveler l'interrogation.

Exemples de questions d'éthique biomédicale soulevées

1. L'étude de l'ADN *post-mortem*

Comment réagir aux demandes *post-mortem* ? Où doit s'arrêter la vérité ? La génétique doit-elle s'arrêter à la porte des cimetières ? Faut-il autoriser, voire organiser, les exhumations à des fins génétiques dès lors qu'une contestation surviendrait après le décès du père revendiqué ?

Mais alors, ne risque-t-on pas de voir augmenter le nombre d'incinérations qui, elles, rendent impossible toute analyse génétique, au risque de jeter le soupçon sur ceux qui ont choisi d'être incinérés ?

Les lois de bioéthique de 1994 ont introduit les procédures judiciaires en fonction du cadre pénal ou civil de la demande. La révision de 2004 a tenu compte de la jurisprudence « Y. Montand » et a pris le parti, sage au demeurant, de rendre impossible toute analyse de l'ADN en dehors d'un cadre pénal.

2. L'insémination artificielle avec donneur et, plus généralement, le don de gamètes

De nombreuses questions sont soulevées par le don de gamètes. Qu'il s'agisse de la sélection des donneurs en fonction de leurs antécédents sanitaires, de leur âge, voire de leurs propres descendants. Qu'il s'agisse encore des campagnes en faveur de ce type de don. Qu'il s'agisse aussi des modalités de dédommagement, voire de rétributions comme le demandent certains face à la pénurie d'ovocytes, notamment. Elles ont été abordées dans le chapitre consacré aux techniques d'assistance à la procréation. Mais, directement liée à la parenté et la filiation, se pose la question de l'attitude à adopter au regard de l'anonymat du donneur ou de la donneuse.

Car si l'homme et la femme sont unis par la conjugalité sous forme d'un contrat, mariage ou autre, leur infertilité éventuelle peut, grâce à l'AMP, conduire à la parentalité. Prendre une telle décision, c'est privilégier la confiance, le désir d'accueil et la responsabilité partagés. Ce choix fait primer l'amour sur la biologie. Mais faut-il, par exemple, que l'identité du donneur de sperme soit connue ?

Outre le fait que les donneurs ne souhaitent pas être pères (qui plus est, 5 à 10 fois !), qu'apporte la connaissance par rapport à l'ignorance ? La connaissance peut entraîner un doute identitaire : de qui suis-je l'enfant ? De mon père biologique ou de mon père affectif ? L'ignorance peut entraîner une quête identitaire : qui est mon père biologique, celui dont je porte les gènes ? Les deux questionnements sont légitimes. On retrouve le sempiternel clivage entre la biologie et le sentiment, entre l'inné et l'acquis, entre la génétique et la sociologie.

Pourtant, le seul fait de pratiquer l'IAD conduit à considérer le gamète comme une aide… Il agit moins sur le fond que sur la forme.

Et ce qui n'est pas le moins étonnant est le renversement du raisonnement de certains psychiatres, affirmant que l'enfant dont le lien biologique n'est pas identifié n'est l'enfant de personne, alors que justement leur orientation est d'abord tournée vers l'affectif et l'environnement. Comme si le fait d'aimer ne suffisait pas pour créer parentalité et filiation.

Dans cette hypothèse où l'anonymat des donneurs est privilégié, le consentement vaut l'action et donc la volonté sociale l'emporte sur la réalité biologique. La question se pose néanmoins de savoir dans quelle mesure le secret de l'identité du donneur ne devrait pas s'accompagner d'une information de l'enfant sur son mode de conception car la vérité biologique pourrait apparaître un jour, à l'occasion d'un groupage sanguin, d'un typage tissulaire ou d'une greffe d'organes, par exemple.

Enfin, il faut bien reconnaître que ce modèle parfaitement légitime sur le plan affectif repose sur une fiction biologique délibérée. C'est la raison pour laquelle, afin d'éviter toute confrontation de la justice à une vérité biologique en cas de recours ultérieur, le législateur a cru devoir assimiler ce recours au donneur de gamète à une forme de reconnaissance par anticipation entérinée devant le juge ou le notaire. Il s'agit même d'une véritable forme d'adoption en cas d'accueil d'embryon.

3. Les mères porteuses, ou la gestation pour autrui

La tentation de recourir à la gestation pour autrui est de plus en plus grande, y compris en allant à l'étranger. C'est ainsi qu'un couple ayant eu recours à une mère porteuse aux États-Unis a bénéficié d'un non-lieu quand le ministère public le poursuivait pour « tentative de simulation ayant entraîné une atteinte à l'état civil ». De fait, le problème est d'une très grande complexité, eu égard aux situations particulières et aux enjeux éthiques.

Dans la situation initiale, il s'agit d'un couple dont la femme est infertile. Une autre femme fait le don d'un ovule qui sera fécondé par les spermatozoïdes du conjoint de la femme infertile. L'embryon sera ensuite transféré dans l'utérus de la donneuse qui accepte, en outre, d'assumer la gestation au terme de laquelle, ayant accouché, elle remet l'enfant aux parents génétiques, en quelque sorte commanditaires.

Une telle procédure repose nécessairement sur un contrat définissant les montants de dédommagement et les modalités de remise de l'enfant.

On ne peut pas manquer de relever que la remise de l'enfant évoque la remise d'un bien au terme d'une commande assimilant l'enfant à une chose. De même, on doit noter que la gestation pour autrui est bien différente du don de gamètes car le temps de la gestation n'est pas neutre, ni pour la mère, ni pour l'enfant car l'on sait de mieux en mieux les échanges biologiques mais aussi psychoaffectifs qui s'établissent entre eux.

D'ailleurs, en pareil cas, on a déjà observé des situations ne respectant pas les dispositions contractuelles : une mère porteuse refuse de donner l'enfant à la naissance car elle s'y est trop attachée et s'avère incapable de s'en séparer (on peut le comprendre, mais qu'advient-il de la paternité biologique de l'homme ?) ; un enfant né trisomique 21 que les parents commanditaires refusent pour non-conformité aux termes du contrat (imposer l'enfant aux parents ne peut empêcher son abandon !).

Il arrive aussi que la femme infertile le soit par absence d'utérus alors qu'elle possède des ovaires fonctionnels. C'est donc son ovule qui sera fécondé par le sperme de son conjoint. En pareil cas, la mère porteuse n'est impliquée que dans la gestation. Pour autant, les neuf mois de la grossesse ne peuvent s'effacer. La dimension sociale et environnementale apparaît trop importante pour autoriser le recours à ce procédé bien que l'enfant soit l'enfant génétique de ses parents. Évidemment les mentalités évoluent, comme l'atteste l'avis d'une commission sénatoriale [11], et l'opinion pourrait porter une appréciation différente lorsque viendra le temps d'un éventuel utérus artificiel comme le prévoient certains [12].

Il en va tout autrement lorsqu'il s'agit d'un accueil d'embryon, car malgré le capital génétique étranger à la mère gestante, le seul fait de la grossesse, de l'accouchement et de l'investissement affectif justifie que ce type de procédure soit autorisé comme étant la forme la plus précoce de l'adoption, en quelque sorte.

Naturellement cette procédure, qui a été utilisée dans les rares cas de grossesse post-ménopausique (en Italie, notamment), ne peut alors être autorisée en raison de données médicales (risques de complications non négligeables) et biologiques (âge avancé de la mère correspondant davantage à celui d'une grand-mère et n'autorisant pas d'espérer une éducation menée à son terme).

Il est très intéressant de noter que dans tous les cas, analyse *post-mortem*, don de gamètes, gestation pour autrui, accueil d'embryons, se dégage une attention prédominante pour les facteurs psychosociaux et affectifs plutôt que pour les seules données génétiques. C'est d'ailleurs ce sentiment qui a prévalu lors de la discussion à propos des tests ADN dans le dossier du regroupement familial de personnes immigrées. Le motif essentiel invoqué pour refuser le recours aux analyses d'ADN a reposé sur le fait que la génétique n'était pas le seul élément permettant de définir des liens de parenté et filiation. Il y a donc une logique assez constante quelles que soient les situations et on va retrouver les mêmes problèmes en abordant les questions de l'accouchement sous X et l'adoption.

4. Autres extravagances

On le devine, toutes les combinaisons techniques, biologiques et sociales peuvent conduire aux situations les plus variées. En clair, il est possible de concevoir des enfants ayant cinq parents différents : une femme donnant son ovule, un homme apportant ses spermatozoïdes, une autre femme prêtant son utérus le temps de la grossesse et un couple accueillant l'enfant à la naissance pour le prendre en charge, l'entourer et l'élever.

Parmi les techniques, certaines sont encore à l'étude ou n'ont été utilisées que dans quelques rares cas. Il s'agit, par exemple de la greffe de tissu ovarien, notamment chez les femmes qui sont dépourvues d'ovaires. La technique propose de prélever les ovaires de fœtus féminins mort-nés sachant qu'à la fin de la grossesse le stock d'ovocytes est constitué. Dès lors, après la puberté, une femme ayant bénéficié d'une greffe ovarienne va ovuler chaque mois d'un ovocyte n'ayant pas le même patrimoine génétique qu'elle. Cette femme est une chimère génétique. Ses enfants ne seront génétiquement pas les siens, quand bien même les concevrait-elle naturellement. En pareil cas on voit bien que la génétique ne peut être considérée comme le critère premier.

Il en est de même du clonage qui n'a, de façon connue, donné lieu à aucune naissance humaine, mais qui, par extrapolation et compte tenu des conséquences éventuelles, a pris une importance considérable dans la discussion sur la parentalité et la filiation, ne serait-ce qu'à titre symbolique. N'a-t-il pas, d'ailleurs, entre fiction et réalité proche, inspiré la littérature romanesque [13, 14] ? Le clonage est, en effet, une rupture à tous égards. Rupture anthropologique qui transforme l'espèce humaine, par le passage d'une reproduction sexuée à une reproduction asexuée. Rupture génétique au regard du brassage génétique qui permet sélection naturelle et adaptation grâce à l'addition de différences. Rupture biologique dans le sens où les clones sont en réalité menacés de vieillissement précoce ainsi que d'atteintes immunologiques ou cancéreuses en raison de l'absence du processus de réparation méiotique. Rupture encore au regard de la singularité de la personne car, quelles que soient les différences minimes liées à l'hérédité cytoplasmique et à l'action environnementale, il n'en demeure pas moins que l'être cloné est la reproduction de l'être original. Ce refus du hasard et cette volonté de reproduire une personne dont le patrimoine génétique serait choisi peuvent être considérés comme une atteinte à la personnalité humaine. Ils imposent, en effet, un destin biologique sélectionné. C'est en ce sens que le clonage est considéré comme une atteinte à la dignité humaine et a été reconnu par les lois de bioéthique comme un crime contre l'humanité de l'homme.

En conclusion

On se gardera bien de prétendre à l'exhaustivité et on conviendra du caractère un peu schématique de la description des différentes situations. Néanmoins, on se rend compte de quelques évidences auxquelles il est difficile d'échapper.

D'une part le mythe de la transparence est probablement aussi dangereux que le mythe du secret et il est bien hasardeux de vouloir généraliser, en privilégiant l'un plutôt que l'autre, sans tenir compte des situations particulières. Paradoxalement, le choix délibéré d'intervenir dans la procréation conduit à un autre choix, impossible, entre le cœur et la biologie. C'est l'illustration par excellence du fait qu'il ne peut pas y avoir de choix éthique sans tension morale.

À la question de savoir « qui est mon père, qui est ma mère ? » il semble, aujourd'hui, que la réponse la plus spontanée soit : « sont mes parents, ceux qui m'ont voulu, m'ont cherché, m'ont trouvé, m'ont pris par la main, m'ont entouré, élevé, m'ont aimé pour la vie de telle sorte qu'à mon tour je souhaite accueillir un enfant ».

C'est cette vérité qui semble l'emporter. Certes, elle exige le nécessaire respect de l'histoire, de l'histoire la plus complète possible, mais la réponse ne peut reposer sur la seule vérité biologique imposée. Pour grandir, l'enfant a besoin de savoir de quel amour il est né plus encore que de connaître les équations génétiques qui ont présidé à sa conception.

Bibliographie

1. Le Coz P. *Quelle philosophie de la famille pour la médecine de la reproduction ?* Paris, L'Harmattan, 2006, 151 pages.
2. Hillel M. *Au nom de la race,* Paris, Fayard, 1975.
3. Bettelheim B. *Les Enfants du rêve,* Paris, Robert Laffont, 1971.
4. Théry I. *Couple, filiation et parenté aujourd'hui,* Rapport à la ministre de l'Emploi et de la Solidarité et au garde des Sceaux, ministre de la Justice, Paris, ed Odile Jacob/la documentation française, juin 1998.
5. Vacquin M. *Main basse sur les vivants,* Paris, Fayard, 1999.
6. Bloche P, Pecresse V. Rapport fait au nom de la mission d'information sur la famille et les droits des enfants - Tome I : Rapport ; Tome II – Auditions, Paris, Documents d'information de l'Assemblée Nationale, 2006, 1036 pages.
7. Bichot J, Lensel D. *Atout famille,* Paris, Presses de la Renaissance, 2007.
8. Yonnet P. Famille, tome 1 : *Le recul de la mort : l'avènement de l'individu contemporain,* Paris, Gallimard, 2006, 517 pages.
9. Guillebon J de. *Nous sommes les enfants de personne,* Paris, Presses de la Renaissance, 2005.
10. Ferry L. *Familles je vous aime,* Paris, XO éditions, 2007.
11. André M, Milon A, Richemont H de. *Contribution à la réflexion sur la maternité pour autrui.* Rapport d'information fait au nom de la commission des lois et de la commission des affaires sociales n° 421 (2007-2008) – 25 juin 2008, Paris, Les Rapports du Sénat, 2008. 119 pages.
12. Atlan H. *L'utérus artificiel,* Paris, Seuil, 2005, 215 pages.
13. Houellebecq M. *La possibilité d'une île,* Paris, Fayard, 2005, 488 pages.
14. Mattei JF. *Sonate pour un clone,* Paris, Les Presses de la Renaissance, 2000.

45

ACCOUCHEMENT SOUS X ET ACCÈS AUX ORIGINES PERSONNELLES

Jean-François Mattei

Disons, d'emblée, qu'une telle question doit être abordée avec infiniment d'humilité. Elle ne peut pas trouver de bonne réponse puisqu'elle repose sur un drame : l'abandon d'un enfant. Tous les questionnements se heurtent à l'indicible, à l'inimaginable et pourtant, à défaut de comprendre, il faut essayer d'admettre et d'accompagner [1]. Lors de la loi sur l'adoption, en 1996, l'évocation d'une structure de médiation entre les femmes accouchant secrètement et les enfants en quête de leurs origines n'avait pas rencontré d'écho favorable [2]. Les esprits n'étaient pas encore prêts. Pourtant de telles situations d'abandon ne sont pas de découvertes récentes.

Depuis toujours, des femmes ne pouvant assumer la charge et l'éducation d'un enfant accouchent secrètement et abandonnent leur enfant peu après la naissance. Déjà, comme le rapporte l'Ancien Testament, Moïse fut abandonné dans son panier avant d'être sauvé des eaux. Aujourd'hui encore, même si le fait demeure exceptionnel, des enfants trouvés dans un couffin, sous le porche d'une église ou sur un banc public, sont régulièrement signalés, tout comme, d'ailleurs, les corps de nouveau-nés retrouvés sans vie, dans des conditions insupportables.

C'est ce comportement pérenne qui a conduit, au fil de l'histoire, à reconnaître les maternités secrètes et assurer la prise en charge des frais de gésine (Révolution française), à développer les « tours » dans certains couvents pour y déposer un enfant (Saint-Vincent-de-Paul), puis à organiser l'accompagnement des femmes exprimant la volonté d'abandonner leur enfant à la naissance.

La persistance de l'accouchement secret peut surprendre, d'autant plus qu'aujourd'hui le développement de la contraception, de la pilule du lendemain et la possibilité d'interrompre la grossesse auraient dû contribuer à faire disparaître de tels agissements. En fait, les raisons les plus souvent évoquées pour les expliquer sont les hésitations prolongées sur la conduite à choisir, le déni de grossesse, le choix de respecter la vie ou l'impossibilité de consulter un médecin pour avorter en raison d'une clandestinité. En outre, il s'agit généralement de femmes en situations impossibles du fait d'un contexte socio-économique précaire ou d'un environnement familial intransigeant, par exemple des filles grandies dans un milieu culturel où leur écart peut leur valoir le déshonneur, voire la mort. C'est la crainte de la réaction des proches et d'un avenir impossible qui conduit ces femmes à prendre une décision, toujours difficile et douloureuse. Certaines même revendiquent leur abandon comme un acte d'amour [3] puisqu'elles choisissent de donner la vie puis de s'effacer pour permettre à leur enfant de connaître un destin meilleur que celui qu'elles pourraient lui offrir.

Tenant compte de la gravité psychologique de telles situations, des risques vitaux liés à un accouchement clandestin, de l'abandon sauvage ou de la suppression de l'enfant, la France a pris des dispositions pour admettre et organiser l'accouchement secret et anonyme [4]. Ce choix n'est pas sans provoquer d'interminables débats. Il ne faut pas s'en étonner car il s'agit d'un des problèmes les plus douloureux qui soit tant il apparaît impossible de concilier des exigences contraires : celle des mères qui, refusant de supprimer la vie, revendiquent de ne pas la prendre en charge, et celle des enfants qui, prenant conscience des conditions de leur venue au monde, réclament de connaître leurs origines. Ce sont, bel et bien, pour la femme et l'enfant, deux légitimités contraires qui s'opposent avec la même force.

Les droits de la femme

Devant une femme enceinte qui choisit de poursuivre sa grossesse mais refuse d'assumer la fonction de mère, faut-il la mettre hors la loi ? La contraindre à donner son identité ? Faut-il prendre le risque de la rejeter dans la clandestinité ? L'abandon du nouveau-né dans des conditions aléatoires et garant d'un anonymat définitif n'est pas une solution acceptable, pas plus que ne l'est l'infanticide anonyme, dernier acte désespéré d'une femme rejetée par une société qui, par le seul fait de ses exigences, refuserait de l'aider.

Ne vaut-il pas mieux accueillir cette femme en perdition, l'entendre, engager avec elle un échange sur les enjeux futurs de son choix ? Se sentant écoutée, elle peut devenir plus accessible à certains arguments. Des aides peuvent lui être apportées, elle peut aussi comprendre, tout en abandonnant l'enfant, l'intérêt de laisser derrière elle quelques éléments, identifiants ou non. Ils permettront à l'enfant de construire son histoire et sa vie, de mieux comprendre pourquoi il a été abandonné, et peut-être, si elle le désire aussi, de rétablir le contact le moment venu.

Cette attitude constitue, dans tous les cas, le meilleur garant sanitaire pour la femme et l'enfant que de pouvoir vivre cet instant où le magique cède au tragique en un lieu sûr et approprié. Elle permet aussi d'offrir de meilleures conditions psychologiques à ces femmes qui ont perdu tout repère, et qui, sans aucune contrainte, peuvent parfois accepter de confier leur identité, ce qu'elles n'envisageaient pas initialement. Elle donne encore les meilleures chances d'avenir pour l'enfant qui, au terme du délai de rétractation de deux mois accordé à la mère, peut être confié très précocement en vue d'une adoption plénière.

En Europe, la législation encadrant la maternité secrète était présentée comme une spécificité française jusqu'à une époque récente car peu connue des législations européennes. Seuls l'Italie et le Luxembourg avaient une législation proche de celle de la France, en n'imposant pas légalement aux parents biologiques de déclarer leur identité lors de l'enregistrement du nouveau-né.

L'obligation faite dans certains pays de donner l'identité de la mère et du père a entraîné une hausse des abandons sauvages de nouveau-nés, voire d'infanticides. C'est ce qui a conduit l'Allemagne, dont la Constitution garantit pourtant l'accès des personnes à leurs origines biologiques, à mettre en place des « boîtes à bébés » pour les recueillir (*Babyklappen*). Il s'agit de boîtes transparentes, installées dans un mur le long d'une rue. Un lit auto-chauffant recueille l'enfant et un tampon permet à la mère de déposer une empreinte permettant de l'identifier. Elle dispose de huit semaines pour, éventuellement, changer d'avis et venir chercher son enfant. Dès que le *babyklappe* est occupé, un signal électronique prévient une équipe qui prend en charge le nouveau-né. En 2003, vingt-trois « boîtes à bébés » ont été installées dans les grandes villes d'Allemagne. Si l'abandon sauvage sur la voie publique est puni pénalement, le dépôt d'un nouveau-né dans une « boîte à bébés » est légal. La Suisse confronté au même problème de délaissements d'enfants a mis en place un système similaire, les *Babyfenster*, « fenêtres à bébés ». En Italie, la polyclinique Cassilio, dans la banlieue de Rome, a installé un système permettant l'abandon anonyme à la porte de la clinique et il est envisagé que chaque hôpital du pays soit ainsi équipé. Au Japon c'est la « poste aux bébés » ou le « berceau des cigognes » qui sont mis en place pour permettre d'abandonner anonymement un nouveau-né non désiré sans mettre sa vie en danger. L'Autriche a installé des « nids de bébés » et a légalisé le droit d'accoucher anonymement par une loi en 2001, tout comme la Hongrie et la République tchèque. En Belgique, la démarche est identique. Il en est de même aux États-Unis du fait de l'augmentation des infanticides ou des délaissements sauvages suivis de mort [5].

Toutes les législations ne sont, néanmoins, pas unanimes sur le sujet et peuvent même apparaître, sur certains points, tout à fait opposées. Cela n'est pas étonnant compte tenu des enjeux. Pourtant, le mouvement semble bien aller dans le sens de l'organisation de l'accouchement secret, sous certaines conditions, notamment en France après la loi du 22 janvier 2002 destinée à faciliter l'accès aux origines des personnes adoptées et pupilles de l'État [6]. Cette loi a voulu instituer un nouvel équilibre entre les intérêts en présence : elle a supprimé la remise secrète de l'enfant dont la filiation est déjà établie à l'état civil, mais a maintenu la possibilité pour une femme de demander lors de son accouchement le secret de son admission et de son identité, tout en organisant la réversibilité du secret [7]. C'est ce qu'a rappelé, en février 2003, la Cour européenne des droits de l'homme dans l'affaire Odièvre contre France en ne condamnant pas la France. Ce faisant, elle a validé le dispositif français relatif à l'accouchement sous X et à la connaissance de ses origines par dix voix contre sept, en estimant que la France a tenté d'atteindre un équilibre et une proportionnalité suffisants entre les intérêts en cause [8].

Les droits de l'enfant

On a parfois dit que l'accouchement sous X était contraire à la Convention internationale des droits de l'enfant [9] qui stipule dans son article 7 que « l'enfant est enregistré aussitôt sa naissance et a dès celle-ci le droit à un nom, le droit d'acquérir une nationalité et, dans la mesure du possible, le droit de connaître ses parents et être élevé par eux ». Personne ne peut, évidemment, contester ce droit. Mais il est bien stipulé « dans la mesure du possible », car chacun sait que dans certaines situations il est impossible d'atteindre l'idéal recherché. Il faut, en outre, préciser que cet article vise, avant tout, les déplacements de personnes lors des conflits, les déportations, les guerres civiles et les grandes migrations.

Que la connaissance de ses origines corresponde, le plus souvent, à une nécessité pour construire sa propre vie apparaît comme une évidence. Il peut être très difficile de se construire quand le début de son histoire est inconnu ou incertain. Le droit de connaître ses origines est donc légitime et tout aussi fort que le droit de la mère de s'effacer.

Si, parfois, il cède le pas c'est bien parce que le choix de la mère est le premier à s'exercer. Il y aurait beaucoup moins de demandes d'accès aux origines si les femmes contraintes avaient choisi d'interrompre leur grossesse, de supprimer l'enfant ou de l'abandonner sans laisser de traces, comme le dit clairement l'association Aide suisse pour la mère et l'enfant : « Il est évident que les personnes qui ne pourront pas connaître leurs parents ressentiront une grande peine, mais il n'en reste pas moins que c'est grâce à la naissance anonyme qu'ils sont en vie et que leur existence est garantie. »

L'action menée par les personnes en quête d'origine a souligné le caractère insupportable des actes de naissance mensongers, des dossiers hermétiques et des silences convenus. Si ces personnes n'ont pas obtenu tout ce qu'elles espéraient, elles ont, néanmoins, contribué grandement à faire évoluer les choses. La culture du secret en matière d'adoption a considérablement reculé et l'évolution se fait de plus en plus vers une vérité assumée.

Dans le domaine précis de l'accouchement sous X il est évidemment difficile, sinon impossible, de choisir pour une légitimité plutôt qu'une autre. Il a donc fallu trouver le moins mauvais équilibre et inventer une procédure originale pour donner toutes leurs chances aux retrouvailles éventuelles [10]. Tout est mis en œuvre dans les services d'accueil spécialisé pour persuader les femmes de comprendre qu'il faut aller au bout de leur choix, en donnant vraiment à l'enfant toutes les informations qui pourraient lui être nécessaires. Elles peuvent confier des éléments non identifiants qui ont leur importance, notamment les raisons de ce geste d'abandon. Elles peuvent aussi laisser leur identité sous pli cacheté en étant assurées que rien n'en sera révélé sans leur consentement.

C'est dans cet état d'esprit que travaille le Conseil national pour l'accès aux origines personnelles (CNAOP) créé par la loi du 22 janvier 2002[1]. Celui-ci a reçu deux missions. En effet, il coordonne le réseau des correspondants départementaux dont le rôle est d'informer les mères qui font aujourd'hui ce choix du secret de la naissance en leur rappelant l'importance, pour toute personne, de connaître ses origines et son histoire, et de recueillir auprès d'elles les renseignements non identifiants et éventuellement le pli fermé contenant leur identité. C'est le CNAOP également qui reçoit les demandes d'accès aux origines, traite les dossiers, sollicite les accords et organise, le cas échéant, une rencontre entre le demandeur devenu adulte et celle qui l'a mis au monde. Ce n'est qu'une possibilité mais l'expérience montre que le CNAOP, qui fonctionne maintenant depuis cinq ans, a permis de régler bon nombre de cas. Le CNAOP est également impliqué dans la formation des acteurs professionnels.

Le débat est sans doute faussé car les dossiers analysés, correspondant aux demandes d'aujourd'hui, se rapportent à des faits antérieurs aux lois récentes. Il faudra donc du temps pour apprécier la réalité du service rendu. Néanmoins l'état d'esprit a changé si l'on en croit la diminution très importante du nombre d'enfants nés sous X en quelques années, de presque 800 par an à moins de 500. Par ailleurs, depuis sa création en 2002 jusqu'au 31 décembre 2007, le CNAOP a reçu 3471 demandes et traité 2291 dossiers, soit 66 % des cas, après avoir mené toutes les investigations autorisées par la loi. Dans près de 55 % des dossiers aboutis, l'identité de la

1. Le CNAOP est une institution publique placée sous l'autorité du ministre des Affaires sociales, qui s'appuie sur un réseau de correspondants départementaux désignés par les présidents de conseils généraux au sein de leurs services.

mère de naissance a pu être communiquée au demandeur. Toutes les mères identifiées ne sont pas obligatoirement contactées par le CNAOP ; elles peuvent ne pas avoir demandé le secret, auquel cas la communication de leur identité est de droit, sans que leur accord soit recherché par le CNAOP ; la médiation des professionnels de l'aide sociale à l'enfance peut alors être recherchée par les pupilles. Il arrive aussi, fréquemment, que les mères de naissance soient décédées lorsque le CNAOP retrouve leur identité, car les demandeurs ont souvent plus de 50 ans. Au total, parmi les mères contactées de leur vivant par le CNAOP pour leur demander si elles consentent à lever le secret, le pourcentage de celles qui consentent est passé en quatre ans de travail du CNAOP de 35 % environ à 52 % en 2006 et 2007.

Restent encore des situations inextricables que la justice a bien du mal à démêler. Ainsi, la Cour de cassation a dû répondre récemment à la question de savoir si les enfants dont les mères avaient accouché sous X pouvaient avoir un père. Cette question, apparemment absurde, repose pourtant sur une interprétation logique des faits. Il est, en effet, difficile pour un homme de reconnaître l'enfant de sa compagne qui, ayant accouché sous X, n'est pas connue pour avoir accouché. Après des jugements contradictoires, la Cour de cassation vient de confirmer la paternité du père d'un enfant né sous X au motif précis qu'il l'avait reconnu avant la naissance. Dans cette histoire dramatique, l'enfant avait été confié pour adoption plénière et les délais de procédure additionnés font qu'il est aujourd'hui âgé de sept ans[2]. Il semble heureux que le père biologique, désormais reconnu, et les parents adoptants aient, ensemble, trouvé le meilleur compromis pour préserver l'équilibre affectif de l'enfant.

Par ailleurs, la loi du 22 janvier 2002 (qui a organisé l'accès aux origines personnelles) a prévu que désormais le père qui se verrait empêché de faire valoir ses droits en raison de la décision de la mère d'accoucher dans le secret, peut s'adresser au procureur de la République pour faire transcrire sa reconnaissance de paternité à l'état civil.

---

2. Note sous Cass. 1er civ. n° 899 du 7 avril 2006.

Conclusion

L'accouchement sous X, qu'il vaut mieux appeler aujourd'hui accouchement sous le secret, comme le don de gamètes anonyme et l'accès à l'étude des empreintes génétiques, est au cœur du débat sur l'identité biologique et sur son importance relative au regard des liens de filiation affective. Les données récentes permettent de penser que le nombre d'accouchements sous X continuera de diminuer et que des solutions pourront être trouvées, plus souvent, grâce à un consentement réciproque. Encore faut-il admettre que cette évolution est probablement le résultat d'un accompagnement plus respectueux des femmes contraintes à un choix tragique. Loin d'attitudes dogmatiques, c'est un domaine où se pose avec une rare intensité le questionnement éthique.

Bibliographie

1. Mattei JF. *Enfants d'ici, enfants d'ailleurs - L'adoption sans frontière,* Paris, La Documentation Française, 1995.
2. Loi n° 96-604 du 5 juillet 1996 relative à l'adoption, JO n° 156 du 6 juillet 1996.
3. Décret-loi du 2 septembre 1941, décrets du 29 novembre 1953 et du 7 janvier 1959, loi du 8 janvier 1993.
4. Bonnet C. *Geste d'amour – L'accouchement sous X,* Paris, Odile Jacob, 1990.
5. Rubellin-Devichi J. *La recherche des origines personnelles et le droit à l'accouchement sous X dans la loi du 22 janvier 2002,* Droit de la famille, mai 2002, 5 : 7-11.
6. Loi n° 2002-93 du 22 janvier 2002, JO du 23 janvier 2002.
7. Le Boursicot MC. *Accéder à ses origines personnelles. Le rôle du Conseil national pour l'accès aux origines personnelles,* Caisse nationale des Allocations familiales, Informations sociales, 2008/2, n° 146.
8. Le Boursicot MC. *La CEDH valide le dispositif français relatif à l'accouchement sous X et à la connaissance de ses origines,* Revue Juridique Personnes et Famille, avril 2003, n° 4.
9. Convention internationale des Droits de l'Enfant, ONU, 1989 (http://www.droitsenfant.com)
10. Dossiers éthiques : L'éthique dans l'adoption au Québec et les retrouvailles : http://www.quebecadoption.net.

46

L'ADOPTION

Jean-François Mattei

L'adoption est un extraordinaire révélateur de l'état des consciences puisque sont mobilisés dans cet acte tout à la fois la valeur de l'enfant, le besoin de générosité, le pouvoir de s'indigner, l'idée de la famille, le sens donné à la vie. C'est dire que l'objet d'un tel débat ne peut se restreindre aux seules données administratives ou juridiques. Chacun souhaite y participer avec son cœur et sa raison. Commençons par quelques données historiques pour distinguer les idées fausses de celles qui correspondent à la réalité.

Il est utile de rappeler l'évolution des pratiques en matière d'adoption avant d'envisager les différents problèmes éthiques rencontrés.

Repères historiques

L'adoption dans la mythologie est souvent évoquée au travers de l'abandon, la face honteuse que l'on veut cacher de l'histoire, qui préside à la survenue des catastrophes. L'adoption de Moïse par la fille du pharaon est suivie de ruines et désolations sur la terre d'Égypte. Le retour de Pâris à Troie provoque sa chute, ce qui laisse penser que Priam, son père, avait eu de bonnes raisons de l'abandonner. Enfin, le retour d'Œdipe à Thèbes est associé à l'assassinat de son père et à son mariage avec sa mère, prémices de tragiques événements.

La conception romaine de l'adoption repose sur le souci d'instituer son héritier. Il fallait être père de famille à Rome pour exercer des fonctions politiques et la paternité y était exclusivement légale.

L'adoption est alors, d'abord, sous-tendue par le souci de transmettre son nom, son pouvoir et son patrimoine.

Puis, après des siècles d'interdiction par le droit canon, car l'adoption ne devait pas être utilisée pour légitimer des bâtards, les idées révolutionnaires tentent de faire évoluer les pratiques. L'adoption doit avoir pour but de donner une famille à un enfant qui en est dépourvu et on légalise les maternités secrètes pour augmenter le nombre d'adoptions (1793).

Cette évolution est stoppée par la résurgence sous l'Empire, avec le Code civil (1804), de la conception romaine, dynastique, de l'adoption. Les adoptants doivent avoir plus de 50 ans, être célibataires et sans descendants légitimes. Les adoptés ont plus de 25 ans. L'adoption est d'abord un contrat, une démarche de filiation par consentement mutuel.

Après l'Empire, l'évolution se fait lentement vers le modèle de l'adoption contemporaine qui procède davantage d'une démarche de parentalité. L'adoption des enfants mineurs n'est autorisée qu'en 1923. Les Français découvrent, en 1966, avec l'affaire Novack, qu'on peut aimer un enfant adopté comme si on l'avait engendré. Nés de parents naturels inconnus, l'enfant est confié pour adoption au couple Novack. Mais le père naturel, qui l'a reconnu la veille de sa naissance sans en connaître le lieu, et s'est marié avec la mère, attaque la décision de légitimation adoptive. L'adoption, sur le point d'aboutir, ne peut plus avoir lieu ! La famille Novack, éperdue, prend la fuite en Suisse avec l'enfant. En définitive, la Cour de cassation tranchera en faveur de la famille adoptive alors que l'enfant est âgé de 12 ans. C'est ce drame qui a fait mieux prendre conscience que la force de la filiation par le cœur est comparable à celle qui se fait par le sang. Mais depuis, le conflit est toujours latent, expliquant l'insécurité vécue par les familles adoptives et leur grande méfiance lorsqu'il s'agit de toucher à nouveau aux fragiles équilibres des procédures établies.

Les procédures d'adoption en France

Pour éviter que ne se reproduisent de telles déchirures autour d'un enfant, le législateur, dans une loi fondatrice de l'adoption moderne en 1966, va identifier deux types d'adoption et définir les obligations qui leur sont associées.

Dans *l'adoption simple*, les parents adoptifs vont exercer l'autorité parentale sans que le lien de filiation naturelle ne soit rompu. Ils assument le rôle que les parents naturels sont dans l'incapacité de remplir.

L'adoption plénière, quant à elle, est la forme la plus complète de l'adoption. Elle entraîne une rupture irrévocable entre l'enfant et les parents biologiques, en effaçant tout lien entre eux. Dans cette forme, les parents adoptifs prennent la place des parents naturels définitivement ignorés.

Dans tous les cas, pour pouvoir adopter, les candidats, couples ou célibataires, doivent obtenir un agrément au terme d'une véritable enquête. Celle-ci cherche à s'assurer des qualités éducatives (enquête sociale), de la bonne santé (examen médical) et d'un bon équilibre (évaluation psychologique) des requérants. Elle a aussi pour buts de tenter de comprendre leurs motivations réelles et d'évaluer les conditions d'accueil et de prise en charge d'un enfant. Cette enquête, qui ne devrait pas excéder neuf mois, apparaît souvent aussi interminable qu'intrusive. Elle est qualifiée de véritable parcours du combattant. Lorsqu'elle aboutit à un avis défavorable, elle est presque toujours contestée. Ainsi, les limites d'âge sont souvent mal vécues et l'on ne manque pas de protester en soulignant que la nature fait les choses différemment. Et pourtant, il n'est pas de l'intérêt de l'enfant de lui donner pour parents des grands-parents !

Une fois l'agrément délivré par le Conseil général de leur département, les candidats doivent confirmer leur demande d'accueillir un enfant et mieux définir les caractères de l'enfant qu'ils souhaitent adopter.

Les démarches s'avèrent souvent extrêmement compliquées, sachant qu'il s'agit pour les adoptants de ne pas être victimes de pratiques frauduleuses (heureusement plus rares qu'on ne l'affirme souvent), de ne pas être exploités par des trafiquants, voire des escrocs. L'affaire récente de l'Arche de Zoé doit inciter à la prudence. On peut être certain de la nature commerciale de certains réseaux qui offrent, sur internet, de choisir son enfant sur catalogue, avec photographies et commentaires à l'appui, moyennant une somme totale payable en trois fois : à la commande, à l'arrivée dans le pays et lors de la remise de l'enfant. On peut redouter que certaines pratiques n'assimilent l'enfant à un objet de consommation que l'on se procure selon son goût. Aussi, les candidats à l'adoption peuvent-ils, utilement, se faire aider et accompagner dans leurs démarches par les associations reconnues, les organismes autorisés pour l'adoption et les associations de parents adoptifs regroupés au sein des fédérations Enfance et familles d'adoption, et Mouvement de l'adoption sans frontière. Par ailleurs, le dispositif mis en place par les lois de 1996 et de 2001 permet aux futurs adoptants d'accomplir ce délicat parcours en toute sécurité. C'est la raison pour laquelle il est si important de dénoncer et sans doute de réprimer des actions semblables à celles organisées par les dirigeants de l'Arche de Zoé.

Éthique, désir d'enfant et droit à l'enfant

1. Le désir d'enfant

Il est presque toujours le déclencheur de la démarche d'adopter [1]. Ce sera un des buts de l'enquête préalable à l'agrément que de s'assurer de l'authenticité de ce désir et des conditions d'accueil qui lui sont promises. Beaucoup s'étonnent de la procédure d'agrément, souvent mal vécue, en avançant qu'il n'y a aucun contrôle pour la procréation naturelle (on n'empêche pas les personnes alcooliques d'avoir des enfants !). La situation est évidemment très différente dans le cas de l'adoption car il s'agit d'une sorte de contrat moral entre, d'une part, la société qui va confier un enfant déjà existant et privé de parents, et d'autre part, les parents adoptifs qui vont l'accueillir. En cas d'échec – ils sont rares, mais il y en a – on a vite fait de se retourner vers ceux qui ont accordé l'agrément pour vérifier les éléments fondant leur appréciation.

En revanche, le passage par le deuil de l'enfant biologique ne semble pas constituer une obligation. Certains, déjà parents d'un « enfant fait maison », peuvent désirer agrandir leur cercle familial en accueillant un enfant qui leur est génétiquement étranger. Et l'expérience a montré que l'intégration de ces enfants dans une famille déjà constituée s'opérait dans la sérénité et la joie. Aujourd'hui, les professionnels qui procèdent à l'évaluation psychologique, lors de l'enquête d'agrément, ne font plus de ce « deuil » une condition de sa délivrance, faute d'ailleurs de pouvoir définir en quoi il consiste.

Enfin, il faut apprécier si les demandes concernant les caractéristiques de l'enfant ne confinent pas à la recherche de l'enfant conforme. Une telle appréciation est toujours très difficile car il faut faire la part des choses entre l'histoire familiale, le contexte environnant et les choix personnels. Certes tout le monde n'a pas la force de caractère ou les moyens de prendre en charge un enfant porteur de handicap ou d'origine étrangère avec une couleur de peau différente. Il n'en demeure pas moins que l'adoption est une démarche qui repose sur un engagement généreux dans lequel les attitudes par trop discriminantes ne sont pas souhaitables.

On le voit, l'enquête pour l'agrément est une étape qui exige une éthique personnelle rigoureuse, tant il est facile de s'égarer entre intransigeance et compassion. Pour les professionnels de l'aide sociale à l'enfance, l'impératif éthique est de procéder en toute objectivité, d'abord dans l'intérêt de l'enfant mais aussi dans le plus grand respect des candidats à l'adoption, qui peuvent vivre l'enquête comme une sorte de jugement. Un refus d'agrément insuffisamment motivé peut être la cause de très douloureuses remises en question.

2. Peut-ton parler d'un « droit à l'enfant » ?

Tout au long de la démarche d'agrément, il faut des repères précis qui servent de guide pour éviter les erreurs d'appréciation. Les repères de notre société évoluent, le droit essaie de suivre les mœurs tandis que de nouveaux droits tentent de s'imposer. L'enfant revient au cœur des préoccupations, ce qui est bien en soi, à condition qu'il n'y ait pas de contresens dans cette prééminence. La démarche d'adoption est-elle un bien pour l'enfant lui-même ? Ou est-elle justifiée par le fait qu'avoir un enfant est nécessaire au bonheur des adultes ? Les deux sans aucun doute, mais le danger qui menace est de faire de l'enfant l'objet d'un droit, fut-ce au travers de l'adoption. L'expression même du « droit à l'enfant », comme dans l'assistance médicale à la procréation, lui confère le statut d'objet dont on décide quand et comment on le veut. Personne ne peut prétendre avoir droit à quelqu'un, comme on pourrait éventuellement avoir droit à une chose.

Contribuer à faire de l'enfant un objet apparaît donc comme un risque éthique considérable de l'adoption, montrant comment toutes nos actions, même les plus généreuses dans leur intention première, peuvent être perverties quand l'égoïsme, conscient ou inconscient, l'emporte au bout du compte sur l'amour [1].

3. L'adoption d'enfants « différents »

Le droit à l'enfant est une revendication plus ou moins affirmée. Elle prend souvent la forme d'une protestation étonnée devant la longueur des délais et l'apparent décalage entre le nombre d'agréments et le nombre d'enfants adoptés : en effet, on compte environ 30 000 titulaires d'un agrément, couples ou célibataires (plus de 8 000 agréments sont délivrés chaque année), et il y a autour de 5 000 adoptions par an, dont presque 4 000 à l'étranger. Mais ce dernier chiffre a diminué de 20 % en 2007 (3 162 adoptions réalisées à l'étranger) et il semble bien que ce ne soit qu'un début.

Pourtant, restent adoptables et non adoptés des enfants dits « à particularités » parce qu'ils sont plus âgés, typés, malformés, handicapés ou malades. Même si les choses s'améliorent depuis quelques années et que sont aussi adoptés des enfants trisomiques 21, par exemple, force est de constater que beaucoup de ces « enfants-là » sont ignorés une deuxième fois. Pour dire le vrai, ils ne correspondent pas à la recherche habituelle des candidats à l'adoption qui souhaitent un enfant le plus conforme à leurs désirs et à tout le moins normal. Il y a bien inadéquation entre le désir de ceux qui veulent adopter et la situation de ces enfants, inadéquation entre l'enfant rêvé et l'enfant réel. Pourtant, le nombre de ces pupilles de l'État non adoptés a également diminué considérablement ces 10 dernières années et ne dépassait pas 300 au 31 décembre 2007.

L'adoption internationale

Avec le développement de la contraception et de l'avortement, il naît de moins en moins d'enfants non désirés. Les enfants français en bas âge susceptibles d'être adoptés sont donc peu nombreux, environ 600 par an, dont 500 nés d'un accouchement secret. Les délais d'attente peuvent donc atteindre trois à cinq ans, ils sont d'autant plus longs qu'un enfant français en bas âge est souhaité.

Compte tenu de ces données et dans le désir de voir aboutir leur démarche plus rapidement, ou plus simplement de la voir aboutir un jour, nombre de couples se tournent vers l'adoption internationale. Ils peuvent alors entreprendre une démarche strictement individuelle en s'adressant directement aux responsables des pays d'origine qui l'autorisent. Ils peuvent également être accompagnés par un organisme agréé pour l'adoption sous le contrôle de l'Autorité centrale pour l'adoption internationale. Ils peuvent encore, à titre individuel, être conseillés et orientés par l'Agence française de l'adoption[1].

Les textes internationaux, la Convention internationale des droits de l'enfant de 1989 et la Convention de La Haye du 29 mai 1993 énoncent le principe de la subsidiarité de l'adoption internationale par rapport à l'adoption interne. En effet, pour ces pays, accepter de laisser partir leurs enfants c'est, tout à la fois, reconnaître leur impuissance à les prendre en charge de façon satisfaisante et se priver, pour leur développement futur, des adultes qu'ils seront demain. Ils sont donc soucieux du devenir de ces enfants adoptables et très attentifs à suivre chacune des démarches entreprises chez eux, d'autant que certains circuits clandestins existent et fonctionnent avec des préoccupations plus lucratives qu'altruistes.

C'est pour développer la coopération entre les États d'origine des enfants et les pays d'accueil et prévenir d'éventuelles dérives financières qu'a été adoptée, à La Haye, la Convention du 29 mai 1993 sur la protection des enfants et la coopération en matière d'adoption internationale. Elle est entrée en vigueur en France le 1er septembre 1998 et 75 États l'ont désormais ratifiée. Cette convention prévoit la création d'autorités centrales dans chacun des États signataires. Dans les États d'origine, elles s'assurent que les enfants sont adoptables, qu'il n'existe pas de possibilité familiale locale et que les consentements requis ont été donnés. Dans les États d'accueil, elles veillent à la capacité des candidats à devenir parents. De part et d'autre, ces structures font en sorte que l'adoption ne donne pas lieu à des profits ou gains indus. Avant que l'adoption ne soit prononcée dans l'État d'origine, l'accord de l'État d'accueil est sollicité, de sorte que celui-ci puisse ensuite reconnaître le lien de filiation ainsi créé.

L'adoption est donc plus sûre dans les pays ayant ratifié la Convention de La Haye. Elle est aussi plus contraignante. On

---

1. On trouvera toutes les infirmations détaillées sur le portail internet de l'Agence (http://www.agence-adoption.fr).

comprend qu'il soit, en principe, plus efficace et plus sûr de recourir aux conseils d'associations agréées et souvent spécialisées selon le pays vers lequel on souhaite se tourner.

De leur côté, un certain nombre de pays n'ont pas ratifié la convention. Des pays musulmans comme l'Algérie, le Maroc – mais pas la Tunisie – refusent de reconnaître le principe même de l'adoption. Ils n'acceptent que la reconnaissance d'un parrainage, la *kafala*. Les enfants de ces pays ne sont donc pas adoptables. Cependant, il faudra bien un jour régler ce conflit de lois. D'autres pays espèrent trouver leur propre solution en organisant une politique d'adoption au sein même de leur territoire. D'autres enfin ne disposent pas encore d'un dispositif de protection de l'enfance dans lequel intégrer l'adoption et ne veulent donc pas s'impliquer dans de telles procédures, y compris par voie conventionnelle (comme l'a fait le Vietnam avec la France en 1999).

Quoi qu'il en soit, on comprend que la sécurité et les garanties de transparence ne peuvent être obtenues que dans les pays ayant ratifié la Convention de La Haye. Pourtant, dans quelques situations conjoncturelles telles que les guerres ou les grandes catastrophes, l'adoption s'impose parfois comme une solution indispensable pour aider les enfants privés de parents. Il faut alors redoubler de vigilance pour être certains que l'enfant est bien orphelin et ne fait l'objet d'aucun marchandage. Il faut aussi se garder de considérer, en pareilles circonstances, l'adoption comme une action humanitaire.

L'adoption humanitaire n'est pas une motivation recevable et l'adoption internationale, y compris dans les pays en voie de développement, ne peut relever de cette démarche. On a récemment vu, avec la déplorable affaire de l'Arche de Zoé, que toutes les démarches doivent être accomplies, dans les pays d'accueil et d'origine, que les formalités administratives et les décisions juridiques doivent être coordonnées. Cela, dans le respect des familles, des États et, naturellement, des enfants.

L'accès de l'enfant à sa propre histoire

Il est devenu au cours des deux dernières décennies un nouvel enjeu de l'adoption. Déjà en 1954, le pédopsychiatre Michel Soulé, dont les travaux sur l'adoption font autorité, recommandait aux adoptants de dire à leurs enfants qu'ils étaient adoptés. Depuis le début des années 1970, cette recommandation est largement suivie. D'ailleurs, contrairement à une idée reçue, ce n'est pas l'adoption plénière, complète et irrévocable mais prononcée par un jugement public et inscrite sur les registres de l'état civil, qui crée le secret. Si secret il y a, c'est celui qui se situe en amont, au moment de l'accouchement ou de l'abandon.

Deux évolutions expliquent ce changement d'attitude. Tout d'abord le développement de l'adoption internationale met en évidence, plus souvent qu'auparavant, que l'enfant vient d'ailleurs et a été adopté – surtout quand la couleur de sa peau indique clairement ce fait. Dès lors l'adoption se banalise et le non-dit n'a plus aucun sens. Parallèlement, le développement des recherches génétiques de paternité a donné un ultime espoir à tous ceux qui veulent absolument savoir de qui ils sont les enfants biologiques. Car au-delà de la seule curiosité quant à sa filiation biologique, il peut également y avoir un intérêt médical à connaître l'existence éventuelle de telle ou telle maladie ou même d'une simple prédisposition dans le patrimoine génétique de ses parents biologiques. Cette question de la connaissance des origines biologiques atteint son point d'exergue dans l'accouchement sous X puisque par définition l'identité de la mère également est, généralement, inconnue.

Il est donc désormais acquis que l'enfant doit savoir qu'il a été adopté. L'annonce ne doit pas revêtir la solennité d'une révélation mais l'adoption doit apparaître comme un élément d'évidence dépourvu de mystère et dont on pourra parler autant que de besoin. C'est l'occasion de fournir, quand on les possède, les informations sur l'origine géographique et familiale, sur les raisons qui ont conduit à l'adoption et tout autre élément nécessaire à l'enfant pour structurer son histoire et sa personnalité.

Conclusion

L'adoption est une démarche qui comporte toujours des risques. C'est une raison de plus pour affirmer fortement la générosité d'un geste qui prend toute sa dimension quand les deux souffrances que sont l'abandon pour l'enfant et l'infertilité pour le couple s'équilibrent dans une rencontre affective réussie. La diversité des situations rend difficile une solution susceptible de satisfaire les uns et les autres. Il faut donc s'accrocher au fil conducteur du meilleur intérêt de l'enfant. Ce principe ne connaît pas de frontières et il permet sans aucun doute d'éclairer le questionnement de notre temps sur les valeurs qui nous habitent et nous font vivre. Dans ce sens, l'adoption constitue l'une des meilleures preuves des prodiges que la force de l'amour peut construire entre un enfant et ses parents.

Bibliographie

1. Mattei JF. *Le chemin de l'adoption – le cœur et la raison,* Paris, Albin Michel, 1997.

47

LE COMITÉ CONSULTATIF NATIONAL D'ÉTHIQUE

Pierre Le Coz et Jean-François Mattei

Repères historiques

Depuis les années 1970, le monde des sciences de la vie et de la santé est le théâtre permanent de recherches et de découvertes qui nourrissent des conflits de valeurs autour de l'usage des savoirs et des pouvoirs médicaux. Le concept de « bioéthique » est apparu à cette époque pour embrasser l'ensemble des problèmes liés à l'identification et à la manipulation des éléments du corps humain, des gènes aux organes, en passant par les cellules et les tissus. L'une des marques originales de la bioéthique, comparée à d'autres domaines comme l'environnement ou même celui des droits de l'homme, est d'avoir généré des institutions jusqu'alors sans équivalent : les comités d'éthique. D'abord mis en place au niveau national, de tels comités ont ensuite vu le jour dans un cadre international, universel (celui de l'ONU) et régional (celui de l'Europe).

C'est la Déclaration d'Helsinki de l'Association médicale mondiale (AMM), dans sa version de 1975, qui préconise pour la première fois d'instituer de tels comités. La Déclaration de Manille précise ensuite leur nature et leur pluridisciplinarité en 1981. D'une façon générale, quels que soient leurs statuts, leurs attributions et le niveau d'exercice de leurs compétences, les comités d'éthique doivent satisfaire à des caractéristiques communes.

Leur composition doit d'abord être pluridisciplinaire afin de répondre à la nature intrinsèque de l'éthique : « Réflexion holistique sur l'homme, celle-ci se situe obligatoirement au carrefour de plusieurs domaines, scientifiques, philosophiques, juridiques et autres. »

Ils doivent être pluralistes dans leur composition afin de refléter la diversité des courants de pensée et d'opinion. Cela pour traduire encore la spécificité de la démarche éthique qui vise à réunir des points de vue différents sur la base d'un compromis acceptable par tous.

Enfin, l'indépendance d'un comité d'éthique représente, pour ce type d'instance, un principe d'organisation essentiel. Par définition, un comité d'éthique chargé de dire l'éthique ne peut être juge et partie. Les avis du comité éthique d'une société savante seront toujours sujets à controverse. De même, les instances consultatives mises en place par diverses organisations professionnelles, scientifiques ou médicales (le comité éthique Hugo de la *Human genome organisation*, le comité d'éthique de l'Inserm, etc.) ne constituent pas des comités d'éthique *stricto sensu*, quand bien même s'exprimeraient en leur sein de réelles préoccupations éthiques. La multiplication de comités d'éthique sans droit ni titres, au sein d'établissements ou d'institutions qui n'ont d'autre finalité que de cautionner le choix de l'organisme auquel ils appartiennent, constitue même un problème éthique en soi. Certes, le fait qu'un comité d'éthique ne soit pas une autorité administrative indépendante ne lui interdit nullement d'exister au sein d'un établissement de santé. Mais plutôt que de s'appeler comité d'éthique, il serait mieux nommé « commission » ou « groupe de réflexion » éthique.

Le premier comité national répondant pleinement aux objectifs de pluridisciplinarité, de pluralisme et d'indépendance a été le *Comité consultatif national d'éthique* (CCNE) créé par décret du président de la République en 1983. Devant l'importance de ses avis et de la part prise dans le débat public, le CCNE a vu ses missions renforcées par les lois de 1994 (il peut désormais formuler des recommandations), et son indépendance accrue par la loi de 2004 (budget rattaché au Premier ministre et non plus à l'Inserm). Les organismes tutélaires, les institutions sanitaires, les médecins et les acteurs de la recherche biomédicale ont pris l'habitude, en effet, de se tourner vers le Comité d'éthique pour soumettre à son examen les aspects éthiques liés à leurs projets, qu'ils soient d'orientations préventives ou thérapeutiques.

Indépendamment des textes qui régissent ses missions, ce sont ces acteurs et ces institutions qui ont peu à peu donné au Comité d'éthique sa légitimité sociale.

Missions et limites du Comité consultatif national d'éthique

La mission du CCNE porte sur les « questions de société soulevées par les progrès de la connaissance dans les domaines de la biologie, de la médecine et de la santé » (loi du 6 août 2004). Historiquement parlant, le CCNE a été créé en 1983 par le président François Mitterrand à la suite de la naissance du premier bébé français conçu par fécondation *in vitro* en 1982. Ce sont les questions qui gravitent autour de l'assistance à la procréation qui ont ainsi donné son impulsion première à la bioéthique en France.

Le droit de regard que s'accordent les membres du CCNE sur les pratiques scientifiques et médicales de notre temps s'accompagne, comme tout droit, du devoir de tracer les limites de son ressort. Le Comité ne doit pas traiter de tous les problèmes éthiques posés par la société mais de ceux qui ont un impact sur la société. C'est ce centre de gravité qui lui assure sa pleine lisibilité. En ce sens, l'avis 94 rendu en 2006 sur « La santé dans les prisons » [1] peut paraître problématique. Assurément, s'il s'était agi de réfléchir à propos d'un projet de recherche sur des détenus (recherche biomédicale ou neuropsychiatrique dans le cadre d'un essai de nouveaux médicaments), le Comité se serait retrouvé au cœur de ses prérogatives. Mais dès l'instant où l'objet de l'avis était de dresser un inventaire des conditions accablantes de détention des personnes incarcérées dans les prisons françaises, on est en droit de se demander si le Comité n'a pas empiété sur le domaine réservé à une commission des droits de l'homme, par exemple la Commission nationale consultative des droits de l'homme (CNCDH).

Ce que les citoyens sont en droit d'attendre d'une institution de cette nature, c'est qu'elle pose les questions de société en partant des conflits de valeurs ou des événements technoscientifiques qui secouent le champ de la santé et de la recherche biomédicale. Le Comité assoit sa pleine légitimité lorsque sa réflexion demeure au plus près des missions inscrites dans le texte de loi, à savoir de réfléchir sur des questions d'éthique biomédicale (et non d'éthique sociale).

Les avis du Comité

Environ quatre fois par an en moyenne, le Comité rend publics des rapports que l'on appelle des avis. Un avis est un point de vue officiellement exprimé par voie de conférence de presse après une délibération de tous les membres qui peut s'étendre sur plusieurs mois (voire des années comme ce fut le cas de l'avis 90 « Accès aux origines, anonymat et secret de la filiation » en 2005) [2]. Un avis du CCNE ne porte jamais sur un cas de conscience ponctuel ou une expérimentation isolée (autorisation d'une greffe pour X ou d'un diagnostic préimplantatoire pour Y). Ces avis relèvent des compétences de l'Agence de biomédecine. Un avis du CCNE est par nature d'ordre général.

Un avis n'a pas force de décision politique. Il revient au législateur de trancher, quelle que soit la position prise par le CCNE. Ainsi, le législateur français n'a pas suivi l'avis qui recommandait le droit à l'implantation posthume de l'embryon (avis 40 du 17 décembre 1993 sur « Le transfert d'embryons après décès du conjoint ») [3] ni tenu compte de toutes les réserves du Comité à propos des tests génétiques pratiqués auprès des populations migrantes candidates au regroupement familial (avis 100 « Migration, filiations et identification par empreintes génétiques ») [4].

Les avis répondent à des sollicitations faites au Comité que l'on appelle des saisines. Celles-ci proviennent d'organismes de recherche, d'autorités sanitaires, d'institutions publiques, voire de ministères. Elles peuvent aussi émaner du chef de l'État (comme ce fut le cas lors de l'avis 54 relatif au clonage reproductif le 22 avril 1997) [5]. Un particulier n'est pas habilité à poser une question au Comité. Cependant, les interrogations du citoyen peuvent être prises en compte à travers la procédure de l'autosaisine. Ainsi, en 2005, le Comité a décidé de s'autosaisir sur « le refus de soin et l'autonomie des personnes » [6] pour répondre à diverses questions lancinantes autour du refus de traitement exprimé par des patients adeptes de croyances idéologiques, des grévistes de la faim, des patients en fin de vie refusant des soins de confort ou le refus d'alimentation chez les patientes anorexiques.

Sur un plan organisationnel, les séances de réflexion du Comité se déroulent à huis clos afin d'assurer la pleine liberté d'expression des membres qui ne doivent pas craindre la divulgation sur la place publique de leurs prises de position orales. Chaque membre est tenu par un devoir de discrétion qui l'oblige à la plus stricte réserve : il ne doit parler ni de l'avancée des travaux ni des opinions exprimées par les autres membres en séance. Chacun doit respecter un temps de parole équivalent à celui des autres. Une opinion n'est pas *a priori* plus valable qu'une autre. Il n'existe pas de porte-parole autorisé. La seule contrainte légitime est celle du meilleur argument, ainsi que l'énonce l'éthique de la discussion thématisée par J. Habermas [7].

En principe, le Comité recourt à des experts pour instruire son dossier. Il s'ouvre aux critiques du grand public lors des journées annuelles où il rend compte de l'état de ses travaux.

Le Comité d'éthique français s'ouvre également aux autres comité nationaux d'éthique qui se sont mis en place à l'échelle internationale, dans la plupart des pays. Le 7e sommet mondial des Comités nationaux d'éthique, qui s'est tenu les 1er et 2 septembre 2008 à Paris et a réuni pas moins de 30 pays, a permis de rendre compte des convergences de questionnement des différents États de tous les continents : l'indisponibilité du corps humain et de ses éléments (organes, tissus, gamètes), le respect de l'autonomie de la personne et les questions que posent l'accompagnement en fin de vie, le statut des personnes incapables, la problématique des états végétatifs. La France est loin d'être isolée et ses échanges réguliers avec les autres comités d'éthique à l'échelle internationale constituent la source la plus précieuse d'enrichissement des débats au sein même de l'Hexagone.

Composition

Le CCNE se compose d'un président, nommé par le président de la République pour un mandat renouvelable de deux ans, et de 39 membres. Même si rien n'est stipulé sur le plan réglementaire, la coutume veut que le président soit un biologiste ou un médecin. L'équilibre des pouvoirs est assuré par l'élection d'un vice-président qui appartient au champ des sciences humaines ou du droit.

La composition des membres du Comité n'est pas pluridisciplinaire mais pluraliste. À la différence de la « pluridisciplinarité » qui caractérise un groupe composé uniquement de spécialistes, de chercheurs et de médecins, la « pluralité » élargit le cercle des participants à la présence de tierces personnes réputées pour leur compétence en éthique. Ces tiers sont nommés par le gouvernement ou par des organismes de recherche.

D'une durée de 4 ans, le mandat de chaque membre est renouvelable une fois. Le CCNE inclut aussi des personnalités appartenant aux principales familles religieuses qui sont nommées par le président de la République. Ces appartenances spirituelles ne les astreignent pas à endosser le rôle d'un porte-parole. Chacun parle en son nom propre. Les religions invitées à la table de discussion sont le catholicisme, le protestantisme, le judaïsme et l'islam. Le texte fondateur prévoit également qu'un membre soit élu en qualité de représentant d'une famille philosophique en marge des courants spirituels institués.

Quel lien entre le Comité consultatif national d'éthique et les Comités d'éthique hospitaliers ?

Le CCNE n'a pas de délégations régionales. Il existe, certes, des instances consultatives au sein de certains établissements hospitaliers, mais ce sont des commissions d'aide éthique à la décision médicale qui répondent à des sollicitations intra-hospitalières. En l'état actuel des choses, il n'existe pas de texte législatif instituant un quelconque lien entre les comités locaux ou régionaux et le CCNE. Cela tient essentiellement au fait que – comme l'avait déjà énoncé l'avis 13 du 7 novembre 1988 [8] – il n'entre pas dans la mission du CCNE d'investir une fonction d'autorité morale qui l'habiliterait à délivrer des agréments à quelque instance que ce soit.

Le problème est qu'en l'absence de procédure d'agrément, il y a toujours lieu de craindre que de tels « Comités » s'intronisent eux-mêmes. L'auto-proclamation de « comités éthiques » prononçant des avis en vase clos soulève des interrogations dont le CCNE a évoqué la gravité à l'occasion de son avis sur la neurochirurgie fonctionnelle d'affections psychiatriques sévères. Dans le cas de psychoses graves, par exemple, l'avis 71 a suggéré de minimiser le risque de l'unilatéralité des avis par l'instauration d'un comité comportant, outre des médecins traitants et des experts, « des personnels médicaux pluridisciplinaires et extra-médicaux, avec des personnes capables d'évaluer ce qu'est un handicap, la souffrance de la personne, de sa famille et de son entourage [qui] permettrait d'atténuer les souffrances et l'anxiété de la prise de décision » [9].

À dessein d'éviter un tel écueil, le Comité a suggéré, dans son avis 84 de 2004 sur « La formation à l'éthique médicale » [10], que les comités d'aide éthique à la décision médicale ne soient pas composés exclusivement de spécialistes. Il est indispensable que leurs membres soient issus d'horizons divers afin que les recommandations paraissent justifiées aux yeux de personnes extérieures et profanes, n'appartenant pas au corps médical.

Les comités d'éthique locaux devraient s'assurer du renouvellement périodique de leur composition, de leur procédure de nomination et de la transparence de leur mode de financement. Strictement consultatifs, ils ne devraient en aucun cas se substituer à la décision prise en concertation avec la famille, par une équipe soignante, un chef de service ou un médecin généraliste.

Bibliographie

1. CCNE. Avis N° 94 du 13 décembre 2006 sur « La santé et la médecine en prison ».
2. CCNE. Avis N° 90 du 24 novembre 2005 sur « Accès aux origines, anonymat et secret de la filiation ».
3. CCNE. Avis N° 40 du 17 décembre 1993 sur « Le transfert d'embryons après décès du conjoint ».
4. CCNE. Avis N° 100 du 9 octobre 2007sur « Migration, filiation et identification par empreintes génétiques ».
5. CCNE. Avis N° 54 du 22 avril 1997 sur « Réponse au Président de la République au sujet du clonage reproductif ».
6. CCNE. Avis N° 87 du 14 avril 2005 sur « Refus de traitement et autonomie de la personne ».
7. Habermas J. *Morale et communication*, trad. C. Bouchindhomme, Pàris, Flammarion, coll « Champs », [1983], 1986.
8. CCNE. Avis N° 13 du 11 juillet 1988 sur « Recommandations sur les Comités d'éthique locaux » (ccne-éthique.fr).
9. CCNE. Avis N° 71 du 25 avril 2002 sur « La neurochirurgie des affections psychiatriques sévères » (ccne-éthique.fr).
10. CCNE. Avis N° 84 du 29 avril 2004 sur « La formation à l'éthique médicale ».

48

LES ESPACES DE RÉFLEXION ÉTHIQUE : DES LIEUX D'ENSEIGNEMENT ET DE FORMATION AU QUESTIONNEMENT

Jean-Robert Harlé et Pierre Le Coz

L'éthique peut-elle s'enseigner ? C'était la question que se posait déjà Socrate dans les dialogues que Platon nous a rapportés voici plus de 25 siècles. Aujourd'hui nous continuons à être hantés par cette interrogation. Un enseignement peut-il contribuer à infléchir la relation à celui qui souffre dans le sens d'une plus grande sensibilité empathique ? Peut-on éveiller les consciences au sens du questionnement ? La disposition à l'autocritique peut-elle se transmettre ? Doit-on penser au contraire que l'éthique est de l'ordre de l'expérience individuelle, subjective et indicible ?

Ce serait sans doute se faire une idée étroite de l'éthique que de la réduire à un vécu intérieur qui s'éprouve sans pouvoir se communiquer aux autres. L'éthique s'apprend, même si ce n'est pas sous la forme didactique usuelle. L'idée selon laquelle le médecin incarnerait l'éthique à lui seul du simple fait de la vocation humaniste inhérente à sa profession appartient à une époque révolue, où les problématiques éthiques étaient moins aiguës. Du fait des nouvelles techniques et de leur potentiel iatrogène, le patient ne veut plus être livré pieds et poings liés au pouvoir médical. Les mœurs ont changé et l'éthique médicale n'est plus l'affaire des seuls médecins. Chacun a conscience de la nécessité de se familiariser avec les questions éthiques que suscite le développement contemporain de la technique dans les espaces de soin. L'enseignement de l'éthique s'inscrit dans la perspective d'un surcroît de dialogue et de concertation, aussi bien dans la relation entre patients et praticiens que dans celle qui se noue entre les acteurs du monde médical. L'enseignement de l'éthique vise à promouvoir une « culture du partage » [1].

Les vocations pédagogique et coordonnatrice des espaces éthiques

La formation à l'éthique des professionnels de santé a besoin d'être nourrie par l'apport des sciences humaines et sociales. Elle requiert la mise en place d'un pôle de formation continue qui ne s'adresse pas seulement aux médecins hospitaliers, mais à tous les membres de la communauté soignante. Pour réfléchir sur les questions de l'information et de la communication avec les patients ou pour participer à des comités d'aide à la décision en milieu hospitalier, les professionnels du soin expriment le besoin de se former à des disciplines extérieures à la science médicale, comme le droit, la philosophie, l'anthropologie ou l'histoire de la pensée médicale.

Tout en pointant les obstacles liés à la transmission pédagogique et à la spécificité de l'enseignement en la matière, le Comité consultatif national d'éthique (CCNE) a rendu un avis favorable (avis 84) [2] au développement d'une formation en éthique dans les institutions hospitalières et universitaires. Cet avis reprenait, en cela, les conclusions du Rapport Cordier [3] rédigé à la demande du ministre de la Santé dans la perspective de la révision des lois dites de bioéthique de 1994. Ainsi, le législateur a préconisé le développement de l'enseignement *via* des structures appelées « Espaces de réflexion éthique ».

Un espace de réflexion éthique est un pôle d'enseignement autant qu'un lieu d'échanges culturels pour tous les professionnels de la santé. Historiquement, ce type d'institution a été conçu pour la première fois en France par Alain Cordier, alors directeur de l'Assistance publique des hôpitaux de Paris, en 1995. Sa démarche novatrice a ensuite été relayée par Emmanuel Hirsch dans les locaux de l'hôpital Saint-Louis. Un tel espace participe du développement de la réflexion éthique chez les professionnels de santé déjà en exercice par le biais de la formation continue. Mais il est ouvert à tous les représentants de la société civile qui se sentent directement concernés par les problèmes d'éthique médicale et, naturellement, aux patients, à leurs proches et aux représentants des associations d'usagers.

Le terme *espace* – dans le concept d'« espace de réflexion éthique » – doit s'entendre en deux sens.

Au sens premier et physique du terme, il indique la présence (au sein de CHU régionaux) de locaux mis à disposition des personnes appelées à en assurer l'animation. Pour exemple, l'Espace éthique méditerranéen de l'Assistance publique des hôpitaux de Marseille est doté d'une salle de conférence/réunion pouvant accueillir jusqu'à 130 personnes. Il est également équipé en matériels et en bureaux. C'est un espace qui a été conçu pour être un endroit chaleureux où tous ceux qui le désirent peuvent venir prendre du champ par rapport à la pression émotionnelle des situations cliniques, se ressourcer intellectuellement et se concerter afin de délibérer sur des décisions éthiquement difficiles.

Au sens second et métaphorique, la notion d'« espace » symbolise la liberté de parole et l'ouverture d'esprit. L'avis 84 du CCNE insiste sur cette signification analogique : « Évoluer dans un Espace éthique signifie, pour la pensée, pouvoir se déployer dans un horizon de réflexion plus large que celui des espaces exigus de la scène médiatique, de s'épanouir en dehors des institutions politiques, scientifiques ou ecclésiastiques où elle demeure trop souvent confinée. »

C'est la raison pour laquelle un enseignement dispensé dans un espace de réflexion éthique est pluridisciplinaire. Dans le cadre de formations diplômantes (certificats, diplômes interuniversitaires, master), se côtoient médecins, paramédicaux, juristes, philosophes, psychologues, anthropologues, théologiens, acteurs des sciences humaines et sociales. Cette formation à la pluralité ne peut avoir qu'un retentissement favorable au niveau des pratiques du soin. Elle sensibilise à l'apport que représente la diversité des approches. Il est en effet « difficile pour des professionnels, quels qu'ils soient, de s'évader de leurs domaines et d'évaluer la totalité des questions qui se posent à eux. Un concours extérieur est un apport précieux » (avis 13 du CCNE : « Recommandation sur les comités d'éthique locaux ») [4]. Chacun des participants extérieurs à la structure hospitalo-universitaire est invité à apporter ses compétences personnelles et éclairer les problèmes d'éthique médicale au moyen des concepts propres à sa discipline. Ainsi, sont posées et mises en lumière les questions difficiles que soulèvent les nouvelles technologies biomédicales : techniques de réanimation, transplantation d'organes, assistance à la procréation, diagnostic prénatal, etc.

La création d'espaces de réflexion éthique dans chaque région ou interrégion représente une chance d'échapper au cloisonnement des disciplines dont l'université française a longtemps pâti au cours des décennies passées. On ne peut que se féliciter de voir des médecins y côtoyer des hommes de réflexion appartenant à des familles philosophiques ou religieuses différentes, et des chercheurs en sciences humaines et sociales participer à des cursus sanctionnés par la faculté de médecine. Leurs rencontres et leurs échanges, à la faveur de cours interactifs et de conférences-débats, permettent une approche multidimensionnelle qui seule convient à la notion d'éthique. Les espaces de réflexion éthique brouillent les frontières convenues en France qui séparent théoriciens et praticiens. Ces nouvelles formes de coopération entre scientifiques et acteurs de terrain pourraient aussi présenter l'intérêt de faire participer les soignants à l'organisation des services hospitaliers.

Missions définies par le Rapport Cordier et l'avis 84 du CCNE [2, 3]

Si un espace de réflexion éthique peut être un espace qui se situe entre les murs d'un établissement de santé, c'est à la condition de n'être pas un service hospitalier. Un espace de réflexion éthique offre à l'intelligence des hommes de l'art investis dans l'action au quotidien la possibilité de s'exercer dans d'autres lieux que celui d'un service ou d'un cabinet médical. Une des missions fondamentales pointée par le Rapport Cordier a été de faire de l'espace éthique un observatoire des pratiques : « En qualité de centre de ressources et de compétences, chaque espace régional de réflexion éthique pourrait comporter un observatoire des pratiques au regard de l'éthique. Ce point est l'un des plus importants. La réflexion éthique se nourrit de l'observation des pratiques. » [5] L'observatoire des pratiques est un prisme qui permet de s'observer soi-même et, partant, de s'évaluer. Quand chacun agit à son échelle microscopique, assume machinalement sa micro-responsabilité dans un processus administratif devenu aveugle et indifférent à sa propre signification, alors le service hospitalier « fonctionne » comme une usine de production des soins.

Comme lieux privilégiés de l'enseignement de l'éthique en formation continue, les espaces de réflexion occupent une place importante dans l'éventail des réponses que les pouvoirs publics doivent apporter à la crise que traverse l'univers hospitalier contemporain. Cette crise a été résumée par l'avis 84 du CCNE en quatre motifs de préoccupation appelés à constituer une plateforme commune pour alimenter le contenu des cours à dispenser dans chaque espace éthique.

En premier lieu, *la dépersonnalisation des relations entre l'usager de la santé et la communauté savante.* Le colloque singulier tend à s'élargir à une multitude d'interlocuteurs et de spécialistes. Le patient bute contre un système (« on s'occupe de vous ! »). Il y a une nécessité de repenser la communication entre les acteurs d'une même équipe : Comment prendre en charge le malade dans sa globalité ? Qui fait quoi ? Que dit-on et qui le dit ? Comment le dire ?

Le deuxième motif de malaise à l'hôpital est *l'effacement de la clinique au profit de la technique.* La médecine devient une médecine d'organes et oublie qu'en dehors du corps qui se voit, il y a un corps qui se vit, un corps invisible qui s'éprouve dans des émotions et se dérobe aux images de l'échographie et du scanner. L'exploration de l'organisme remplace la rencontre avec le visage et les chiffres se substituent aux mots.

Un troisième motif de crise est lié à *la peur du procès* qui induit des comportements biaisés de la part des professionnels car ils craignent d'être poursuivis par la justice. Le Code de déontologie doit être appréhendé par les médecins comme un système de règles qui condensent de longues réflexions éthiques, et non comme un manuel de protection contre les éventuels procès que les patients pourraient intenter contre eux.

Le dernier point est celui du *rationnement des soins.* Comment user des ressources allouées au système de santé de manière équitable afin que tous aient un égal accès au soin ? Ce souci d'équité n'est pas dissociable d'une interrogation sur le bon usage des dépenses publiques. Les ressources allouées au secteur de la santé n'étant pas indéfiniment extensibles, l'amplification actuelle des dépenses de soin requiert que les praticiens réfléchissent davantage à la juste répartition des biens et des services sanitaires. Parler des maladies en termes de coûts ne doit plus être un tabou. Le Comité met en garde contre les formules rituelles et convenues selon lesquelles « la santé n'a pas de prix », « le médecin n'est pas un comptable » qui deviennent de plus en plus difficilement acceptables.

Les commissions de réflexion

En dehors de sa mission d'enseignement, un espace de réflexion éthique est un lieu privilégié pour promouvoir une nouvelle culture de la relation. Les soignants s'organisent au sein d'un espace éthique en fonction de leurs préoccupations propres, de leurs champs de compétence. Ces groupes de discussion (appelés, selon les cas, « commissions éthiques » ou « ateliers de réflexion ») n'ont pas pour objectif de donner des directives ou des recommandations en fonction de l'urgence d'une situation clinique où il faudrait décider au plus vite. Le but est bien plutôt de prendre du recul vis-à-vis du contexte émotionnel dans lequel se déroule l'action, afin de repenser son sens et ses objectifs. Il existe ainsi actuellement à Marseille une dizaine de commissions d'éthique coordonnées par un ou deux responsables (par exemple, à propos des enjeux éthiques de l'assistance médicale à la procréation, autour de la notion de handicap, en gérontologie, dans les soins palliatifs, en psychiatrie ou du fait de l'usage des nouvelles technologies de l'information et de la communication).

De telles commissions offrent aux praticiens libéraux la possibilité de confronter leurs expériences décisionnelles et de rencontrer des personnels hospitaliers avec lesquels ils pourront réfléchir aux cas de conscience soulevés par leur pratique individuelle. Un espace de réflexion éthique a vocation à prendre en considération les problèmes posés par l'isolement actuel des praticiens de ville et de campagne, souvent seuls pour prendre des décisions lourdes de conséquences. L'espace éthique participe d'une mission de changement des relations entre médecine de ville et hospitalière, dans le souci d'une meilleure coordination des soins au service de la qualité de la prise en charge des patients.

Dans cette culture du partage, on notera que les commissions d'éthique offrent aussi la possibilité aux médecins et juristes de croiser leurs regards sur les problèmes de santé ailleurs que sur la scène du contentieux, à laquelle leur relation tendait à se limiter depuis quelques années.

Pour assurer ses missions d'enseignement et nourrir la réflexion de ses commissions, un espace éthique doit comporter un centre de documentation. Doivent s'y trouver consignées les publications disponibles concernant l'éthique médicale, la philosophie, le droit, les sciences humaines et sociales, l'histoire de la pensée médicale ainsi que les notes de lectures, les mémoires et travaux réalisés par les étudiants. Pour dynamiser la réflexion, il est indispensable que les publications les plus récentes en matière d'éthique soient mises à disposition de ceux qui s'investissent dans la recherche. Muni d'un réseau internet, les centres de documentation de Paris et de Marseille, par exemple, offrent aux étudiants (de formation initiale ou continue) qui mènent une recherche en éthique médicale les ouvrages et les publications qui correspondent à leur demande.

Conclusion

L'enseignement de l'éthique est possible moyennant la mise en place de pôles de formation, de rencontres et de conférences qui soient à même de stimuler les dispositions au questionnement. Le souci de l'amélioration de la qualité des pratiques et des relations entre les personnes engagées dans le système de soin passe par la promotion de l'enseignement en éthique.

Espace de documentation, de formation et de dialogue entre professionnels de la santé, des sciences humaines et membres de la société civile, un espace de réflexion éthique est un espace libéré des contraintes de l'action et de l'urgence du quotidien. Les notions d'espace et d'éthique sont étroitement corrélées. L'idée même d'éthique, si on remonte à sa première occurrence, a trait à l'habitabilité. Les premiers auteurs grecs qui ont utilisé le mot *êthos* désignaient par ce terme « le lieu de séjour habituel », « le gîte », « la demeure ». Comment rendre un espace humainement habitable ? L'espace éthique est un espace de réflexion sur ce qui peut insuffler de l'humanité à nos espaces de soin. Il participe d'un renouvellement de la perception collective de l'hôpital qui exprime un réel besoin de ceux qui y travaillent au quotidien.

Bibliographie

1. Rapport Fieschi, « Les données du patient partagées : la culture du partage et de la qualité des informations pour améliorer la qualité des soins », 14 avril 2003.
2. Avis du Comité Consultatif National d'Éthique n° 84 sur « La formation en éthique médicale », avril 2004, p.7. www.ccne-éthique.com
3. Rapport « Éthique et professions de santé » (sous la direction d'Alain Cordier), mai 2003, http://www.sante.gouv.fr/htm/actu/cordier
4. Avis du Comité Consultatif National d'Éthique n° 13 sur « Recommandation sur les comités d'éthique locaux », novembre 1988. www.ccne-éthique.com
5. Rapport « Éthique et professions de santé » (sous la direction d'Alain Cordier), mai 2003, p. 47, http://www.sante.gouv.fr/htm/actu/cordier

TABLE DES MATIÈRES

III
ÉTHIQUE DE LA RELATION DE SOIN

IV
ÉTHIQUE DES PRATIQUES MÉDICALES

V
ÉTHIQUE ET RECHERCHE

VI
ÉTHIQUE ET SOCIÉTÉ

Composition : Facompo - Lisieux (14100)

CET OUVRAGE
A ÉTÉ ACHEVÉ D'IMPRIMER
SUR ROTO-PAGE
PAR L'IMPRIMERIE FLOCH
À MAYENNE EN OCTOBRE 2008

N° d'éd. 10980. N° d'impr. 72208.
D. L. : octobre 2008.